内分泌代谢病中医治疗
——方剂应用指南

主　编　倪　青

副主编　史佩玉　周　扬　张润云　陈世波　白　煜

编　委　布天杰　常瑞婷　陈玉鹏　李雨倩　刘馨谣

　　　　刘艺旋　倪　青　裴珍珍　秦　瑞　史佩玉

　　　　王皓朔　温志歌　张　婉　周　扬　庄子凡

　　　　张　珊　张润云　陈世波　白　煜

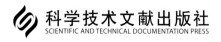

科学技术文献出版社
SCIENTIFIC AND TECHNICAL DOCUMENTATION PRESS
·北京·

图书在版编目（CIP）数据

内分泌代谢病中医治疗：方剂应用指南 / 倪青主编. -- 北京：科学技术文献出
版社，2024.8. -- ISBN 978-7-5235-1561-7

Ⅰ . R289.51-62

中国国家版本馆 CIP 数据核字第 2024G9P664 号

内分泌代谢病中医治疗——方剂应用指南

策划编辑：付秋玲	责任编辑：郭 蓉 何惠子	责任校对：张吲哚	责任出版：张志平

出 版 者	科学技术文献出版社
地 址	北京市复兴路15号　　邮编 100038
编 务 部	(010) 58882938，58882087（传真）
发 行 部	(010) 58882868，58882870（传真）
邮 购 部	(010) 58882873
官 方 网 址	www.stdp.com.cn
发 行 者	科学技术文献出版社发行　全国各地新华书店经销
印 刷 者	北京厚诚则铭印刷科技有限公司
版 次	2024 年 8 月第 1 版　2024 年 8 月第 1 次印刷
开 本	787×1092　1/16
字 数	468千
印 张	27　彩插4面
书 号	ISBN 978-7-5235-1561-7
定 价	136.00元

主编简介

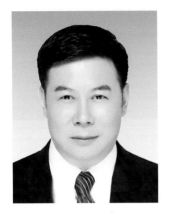

倪 青

倪青，男，江苏泗阳县人，中共党员，研究生学历，医学博士、博士后。中国中医科学院广安门医院内分泌科主任，主任医师，二级教授，博士生导师；北京中医药大学教授（兼）；中国中医科学院"中医内分泌学"学科带头人；享受国务院政府特殊津贴专家、国家卫生健康委员会具有突出贡献的中青年专家。

现任国家中医内分泌区域诊疗中心主任、国家重点临床专科中医内分泌专科主任。主要学术任职有中华中医药学会糖尿病学分会副主任委员、中国中西医结合学会内分泌专业委员会候任主任委员、中国中医药信息学会内分泌分会会长等。

从医30余年，擅长以中医为主治疗甲状腺功能亢进症、甲状腺功能减退症、甲状腺结节、糖尿病、糖尿病周围神经病变、糖尿病肾病、高尿酸血症与痛风、代谢综合征、多囊卵巢综合征、围绝经期综合征等。

已获得国家奖2项，省级和学会奖23项。其他获得荣誉有全国优秀规培医生带教老师、全国首届"郭春园式好医生"、全国第六届"国之名医·卓越建树"、北京中医行业榜样、中国医师协会"白求恩式好医生"、中华中医药学会"科技之星"、中国医师协会全国优秀规培教师、北京市"十佳优秀规培医生带教老师"、首都中青年名中医、仲景国医门人、北京市科技新星、北京市学习之星、中国中医科学院"中青年名中医"等。

前 言

内分泌代谢病科主要学术领域是人体内分泌系统的功能失调和相关疾病的诊断与治疗，涉及众多疾病，如糖尿病及其并发症、甲状腺疾病、库欣病、骨质疏松症、代谢综合征、肥胖、代谢性肝病、高尿酸血症与痛风等。随着科技的进步，内分泌代谢病领域基础与临床研究成果日新月异，对患者的个性化治疗方案和生活质量的提高提供了保障。对于内分泌代谢科的医师而言，紧跟时代步伐、瞄准学术前沿，熟悉并掌握内分泌代谢病相关进展，以及中医中药学的进展，尤其是中医方剂学的现代应用至关重要。

中医药作为我国的瑰宝，一直以来强调整体观念和辨证论治。对于内分泌代谢病而言，中医药能够综合调理肝、胰、脾、肾等多脏器的功能，促进气血、阴阳的平衡，从而改善机体状况。同时也重视个体差异和辨证施治，通过望、闻、问、切四诊合参，全面了解患者的病因、症状、体征、指标、体质等信息，制定有针对性的个体化治疗方案。中医药讲究同病异治，异病同治，审因论治，因人制宜，中医复方多种药物组合使用，往往能达到综合治疗的效果。内分泌代谢疾病具有起病隐匿，病情迁延的特点，对于许多慢性内分泌代谢的疾病来说，中医药的长期调理效果更加明显。

《内分泌代谢病中医治疗——方剂应用指南》旨在为中医内分泌代谢病科医师和其他医疗专业人员提供一个实用的方剂使用指南。本书共收录了 149 首方剂，其中包含中国中医科学院广安门医院内分泌科优势病种诊疗方案（2022 版）中推荐的方剂 62 首，在方剂名称右上角以"★"标识，以便区分，如糖尿病周围神经病变之气虚血瘀证推荐方剂补阳还五汤，甲状腺功能减退症之心肾阳虚证推荐方剂金匮肾气丸等。在编纂本书的过程中，我们特别注重方剂的科学性和实用性，并以实用为导向，选用对临床确切有效的方剂。根据文献资料提供了详细的信息，书中特别注意引用了现代临床报道，并且结合了临床实践中的经验和案例。此外，根据收集的丰富的方剂资源，每首方剂按照方歌、出处、组成、功效、主治、方解、加减及衍化方，以及现代药理研究、内分泌科临床应用等方面的内容罗列。结合临床实践，对每个疾病的发病机

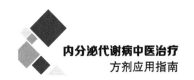

制、临床表现和治疗原则进行了详细阐述。通过对现代药理研究的概述，帮助医师们更好地理解方剂的作用机制，并在临床应用中更加科学地运用。强调病证结合个体化治疗，如根据患者的具体情况灵活应用方剂，并随证加减化裁，以达到最佳的治疗效果。

本书特别强调病证结合的理念，致力于整合中医和现代医学的优势，为患者提供更全面、个体化的治疗方案。希望本书能够为临床工作带来帮助和启迪。

编写这样的临床应用指南也是笔者的一次尝试。本书在学术观点、逻辑关系、文字表达诸方面肯定存在很多不足或错误，恳请读者批评指正。

本书编制过程中，引用了大量文献资料，谨对原作者和出版单位表示衷心的感谢！

中国中医科学院广安门医院　倪青

目　录

总　论

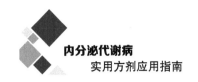

各 论

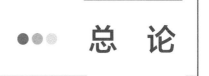

总　论

第一章　内分泌代谢病的病证范围

内分泌代谢病是由内分泌系统功能紊乱引起的一类疾病，主要涉及内分泌腺体的异常分泌和激素水平失衡所导致的代谢异常。内分泌代谢病的发病机制涉及内分泌腺体分泌功能的紊乱、激素受体的异常、细胞信号传导通路的异常等多个方面，不同的内分泌腺体受到损害或功能异常会导致不同类型的内分泌代谢病。常见的内分泌代谢病包括糖尿病及其并发症、甲状腺疾病、高脂血症、高尿酸血症及痛风、代谢综合征、骨质疏松症、围绝经期综合征、多囊卵巢综合征等。中医学对内分泌代谢病的认识经历了漫长的历史积累和临床实践探索，历代医家在继承前人医学经验的基础上，通过不断临床实践和理论探索，根据对常见内分泌代谢病的病因病机、临床表现的理解，不断完善和丰富了内分泌代谢病的病证描述范畴和内涵，为后人研究治疗提供了宝贵的经验和启示。随着现代医学科技的进步和研究方法的不断创新，对内分泌代谢病的病证范围进行了重新审视与规范，以期更加精准地反映疾病的本质特征，对于推动中国医学的不断发展进步，加强中国医学与现代医学的交流与合作，推动内分泌代谢病的研究与发展具有重要意义。

一、糖尿病及其主要并发症

糖尿病是基于多基因遗传和环境因素在内的多种因素共同作用，导致内源性胰岛素分泌缺陷和（或）胰岛素作用障碍的一组以慢性高血糖为特征的代谢性疾病。糖尿病的临床表现为多尿、多饮、多食、消瘦、衰弱等症状。糖尿病是一种慢性疾病，病变过程中容易并发酮症酸中毒、糖尿病高渗性昏迷等急性病变，并发心血管、肾、视网膜及神经等慢性病变更是普遍。糖尿病可归属于中医学"消渴""脾瘅""消瘅""肾消"等病证范围。

糖尿病肾病，又称糖尿病性肾小球硬化症，是糖尿病的慢性并发症之一，是由于长时间患糖尿病而导致的蛋白尿及肾小球滤过率（GFR）进行性降低。糖尿病肾病的

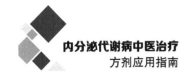

临床表现主要是水液代谢失常所导致水肿、小便频数、小溲如脂、小便不利等症状。糖尿病肾病可归属于中医学"精气下泄""尿浊""肾消""水肿""关格""癃闭""溺毒""消渴病肾病"等病证范围。

糖尿病心肌病是指糖尿病引起的以心脏结构和心室舒缩功能改变为特点的一种心脏病变，以心悸怔忡、心绞痛、心力衰竭为主要临床表现，以心肌细胞肥大、心肌间质纤维化和冠状动脉微小血管病变为主要病理特征，需要排除高血压心脏病、冠状动脉粥样硬化性心脏病（冠心病）、风湿性心脏病等其他心脏疾病。糖尿病阴虚燥热经久不愈，逐渐涉及于心，影响心神、心脉、心体而出现"虚""痰""瘀"，甚至"水""衰"等多种病理表现。糖尿病心肌病可归属中医学的"消渴病""胸痹""心痛""心悸""怔忡""消渴病心病"等病证范畴。

糖尿病周围神经病变是指排除其他致病因素的情况下，糖尿病患者出现与周围神经功能障碍相关的症状和（或）体征，其发生发展与糖尿病病程、血糖水平及慢性低度炎症等密切相关。糖尿病周围神经病变典型的临床表现主要包括肢体酸胀、麻木、疼痛、发凉，甚至萎废不用，多伴有针刺痛觉、温度觉、踝反射的减弱或消失；由于丧失痛温觉，加上自身微循环改变，导致发生糖尿病足，甚至截肢。心脏自主神经病变者不能正常感知心肌缺血，而缺失保护性反应易发展为无痛性心肌梗死，甚至猝死；早期积极干预，可以改善预后。在中医学中，本病可归属于"血痹""麻木""痛证""痿证"等病证范畴。

糖尿病视网膜病变是糖尿病最常见的微血管并发症之一，是慢性进行性糖尿病导致的视网膜微血管渗漏和阻塞从而引起一系列的眼底病变，其临床表现以闪光感和视力减退最为常见，眼底可见微血管瘤、硬性渗出、棉絮斑、新生血管、玻璃体增殖、黄斑水肿，甚至视网膜脱离。糖尿病视网膜病变以是否有从视网膜发出的异常新生血管作为判断标准，可分为增殖性糖尿病视网膜病变和非增殖性糖尿病视网膜病变。根据视物改变症状的不同，可将其归属于中医学"视瞻昏渺""云雾移睛""眼底血证""雀目""内障""血灌瞳神"等病证范畴。

糖尿病胃轻瘫，是一种在糖尿病的基础上以胃动力障碍、胃排空延迟、胃电节律紊乱为主要特征并不伴有机械性梗阻的胃动力障碍疾病，如胃脘胀满、早饱、厌食、嗳气、恶心呕吐、吞酸等，为糖尿病常见的慢性并发症之一。中医文献中无糖尿病胃轻瘫的病名，根据本病的临床症状，可归属于中医学"消渴腹胀""腹胀""胃痞""呕吐""泄泻""便秘"等中医病证范围。

糖尿病酮症酸中毒（DKA）是由于胰岛素不足和升糖激素不适当升高引起的糖、脂肪和蛋白质代谢严重紊乱综合征，临床以高血糖、高血酮和代谢性酸中毒为主要特征。糖尿病酮症酸中毒的发生常有诱因，包括急性感染、胰岛素不适当减量或突然中断治疗、饮食不当、胃肠疾病、脑卒中、心肌梗死、创伤、手术、妊娠、分娩、精神刺激等。糖尿病酮症酸中毒常呈急性起病。在糖尿病酮症酸中毒起病前数天可有多尿、烦渴多饮和乏力症状的加重，失代偿阶段出现食欲减退、恶心、呕吐、腹痛，常伴头痛、烦躁、嗜睡等症状，呼吸深快，呼气中有烂苹果味（丙酮气味）；病情进一步发展，出现严重失水现象，尿量减少，皮肤黏膜干燥、眼球下陷，脉快而弱，血压下降、四肢厥冷；到晚期，各种反射迟钝甚至消失，终至昏迷。中医学针对糖尿病酮症酸中毒尚无一个统一的病名，历代医家以"形弊""尸夺""秽浊""毒火""神昏""糖毒"等名之。目前普遍依据其酸中毒程度而所表现出的不同症状命名，分属于"口臭""恶心""呕吐""哕""腹痛""闭证""脱厥"等范畴。曾有学者认为，当以"糖毒秽浊"合称更为恰当。

糖尿病足是指初诊糖尿病或已有糖尿病病史的患者，足部出现感染、溃疡或组织的破坏，通常伴有下肢神经病变和（或）周围动脉病变。糖尿病足是糖尿病严重和治疗费用高的慢性并发症之一，重者可以导致截肢和死亡。糖尿病以足肢体末端疼痛、感染、溃疡、坏疽为主要临床表现。中医学中并没有与糖尿病足相对应的病名，但相当于消渴病伴足部感染溃疡，现多以"消渴病足"而命名。根据糖尿病足溃疡、缺血不同阶段的主要临床表现又可将其归为"脱痈""脱疽""血痹"的范畴。因其既属消渴病，又属脱疽，故又称之为"消渴病脱疽"。

二、甲状腺疾病

甲状腺功能亢进症（简称甲亢），是指由于甲状腺本身或甲状腺以外的多种原因引起的甲状腺激素增多，进入循环血中，作用于全身的组织和器官，造成机体的神经、循环、消化等各系统的兴奋性增高和代谢亢进为主要表现的疾病的总称。甲状腺功能亢进典型症状为易激动、烦躁、失眠、心悸、乏力、怕热、多汗、消瘦、食欲亢进、大便次数增多或腹泻等。典型体征为心率加快、甲状腺肿大（可伴血管杂音）、手震颤、甲状腺相关眼病表现、胫前黏液性水肿或类杵状指等，实验室检查见血清促甲状腺激素（TSH）水平降低，血清游离甲状腺激素、总甲状腺激素水平增加，血清促甲状腺激素受体抗体（TRAb）阳性和（或）[131]I摄取率升高。甲状腺功能亢进症广义上属于

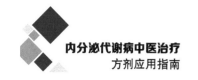

中医学"瘿病"的范畴。根据甲状腺功能亢进症临床表现不同，其应纳入中医学不同病证范畴讨论，如"瘿病"（无甲状腺肿大和突眼征者）、"瘿气"（仅甲状腺肿大而无突眼征者）、"瘿瘤"（甲状腺肿大、坚硬者）、"心悸"（伴甲状腺功能亢进性心脏病者）、"自汗"（伴泌汗功能异常者）、"消渴"（伴多饮、多食、多尿、形体消瘦者）等。

甲状腺功能减退症（简称甲减），是由各种原因导致的低甲状腺激素血症或甲状腺激素抵抗而引起的全身性低代谢综合征，其病理特征是黏多糖在组织和皮肤堆积，表现为黏液性水肿。甲状腺功能减退症根据病变发生的部位分为原发性甲状腺功能减退症、中枢性甲状腺功能减退症和甲状腺激素抵抗综合征。根据甲状腺功能减退的程度分为临床甲状腺功能减退症和亚临床甲状腺功能减退症。根据病变的原因分为自身免疫性甲状腺功能减退症、药物性甲状腺功能减退症、甲状腺手术后甲状腺功能减退症、[131]I 治疗后甲状腺功能减退症、垂体或下丘脑肿瘤手术后甲状腺功能减退症、先天性甲状腺功能减退症等。甲状腺功能减退症可归属于中医学"劳瘿""虚劳""五迟"等病证范畴。主要病机为脾肾阳气不足，导致脏腑功能衰减而发病。若临床表现以水肿为主症，可归属于中医学"水肿"病证范畴；若以心悸心慌为主症，则可归属于中医学"心悸"病证范畴。

自身免疫性甲状腺炎又称慢性淋巴细胞性甲状腺炎、Hashimoto 甲状腺炎、桥本病等。患者可以表现为甲状腺功能正常、一过性甲状腺毒症或甲状腺功能减退，有时在病程中三种功能异常均可发生，部分患者最终发展为永久性甲状腺功能减退症。多见于中年女性，病程长，发病缓慢，甲状腺呈弥漫性、轻至中度肿大，质地坚韧，多无症状，疼痛少见，偶尔也可有轻度疼痛或触痛，见于甲状腺肿生长形成快、抗甲状腺抗体滴度明显升高者。可有咽部不适，甲状腺肿大引起的局部症状很少见，如颈部压迫感、吞咽困难等。无颈部淋巴结肿大。本病可归属于中医学"肉瘿""气瘿"等病证范畴，若发展为桥本甲状腺功能减退症，当属于"劳瘿""虚劳"病证范畴。

亚急性甲状腺炎是由病毒感染引起的自限性甲状腺局部炎症，多见于中年女性，发病有季节性，如夏季是其发病的高峰，起病时患者常有上呼吸道感染，病毒感染后 1~3 周发病。典型者整个病期可分为早期伴甲状腺功能亢进症，中期伴甲状腺功能减退症及恢复期三期。本病的典型临床表现为发热、颈部疼痛，可归属于中医学"瘿痛"病证范畴。根据亚急性甲状腺炎的临床症状，其早期属于"温毒"继发的"瘿病"，可称之为"温毒·瘿病"；而后表现为"瘿气"的心悸、汗出等典型症状，可称之为"瘿痛·心悸""瘿痛·汗证"；表现为阴损及阳、阴阳俱虚证候者，则可称之为"瘿痛·虚劳"。

甲状腺结节是甲状腺细胞在局部异常增生所引起的病变，尽管大多数甲状腺结节患者初期无临床症状，但伴随病情发展，会出现甲状腺功能异常或甲状腺增生压迫局部组织，并有 10%~15% 的结节有恶性变可能。甲状腺结节以肝失条达、木郁不舒为核心病机，气滞、痰浊、血瘀是主要病理变化。甲状腺结节可归属于中医学"瘿病""瘿瘤"等病证范畴。若甲状腺结节为恶性结节，发展为甲状腺癌，则可归属于中医学"石瘿"病证范畴。

三、高脂血症

高脂血症通常指血浆中甘油三酯（TG）和（或）总胆固醇（TC）升高，也包括低密度脂蛋白胆固醇（LDL-C）升高和高密度脂蛋白胆固醇（HDL-C）降低。根据升高脂蛋白的种类不同，临床上常将高脂血症分为高胆固醇血症、高甘油三酯血症、混合性高脂血症、低高密度脂蛋白胆固醇血症四种类型。高脂血症的典型临床表现包括黄色瘤、早发性角膜环、眼底改变，但发生率并不高，多见于家族性高胆固醇血症患者。本病可归属于中医学"血浊""脂浊""痰饮"等病证范畴。

四、高尿酸血症与痛风

高尿酸血症是指机体嘌呤代谢紊乱，尿酸分泌过多或肾排泄功能障碍，使尿酸在血液中积聚的状态。血尿酸超过其在血液或组织液中的饱和度可在关节局部形成单钠尿酸盐结晶并沉积，诱发局部炎性反应和组织破坏，即痛风。高尿酸血症和痛风与肥胖、代谢综合征、脂肪肝、慢性肾病、高血压、心脑血管疾病及糖尿病等疾病的发生发展密切相关，是过早死亡的独立预测因子。高尿酸血症在痛风发作前临床症状多不明显，属中医学"未病"或"伏邪"病证范畴。《黄帝内经》曰："风寒湿三气杂至，合而为痹也。"当并发关节炎或肾损害，出现关节肿痛、变形，尿路结石或肾功能不全时，可归入"痛风""痹证""历节""淋证""水肿"等病证范畴。

五、代谢综合征

代谢综合征是指以高血糖、肥胖、血脂异常和高血压等聚集发病，以一系列代谢紊乱为标志性表现的临床综合征，涉及 2 型糖尿病、高血压、冠心病、肥胖等多个疾

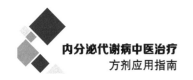

病。代谢综合征可使患糖尿病、脑卒中、心血管疾病、慢性肾疾病的发病风险升高，同时与高尿酸血症、多囊卵巢综合征、骨质疏松、睡眠呼吸暂停综合征、结肠癌、胰腺癌、肝癌、前列腺癌、乳腺癌、非酒精性脂肪肝等疾病的发病相关。对于糖尿病患者，由于动脉粥样硬化的加速可致使冠心病发病率增加 2～4 倍，外周疾病增加约 10 倍；以高血压、血脂异常为主导的代谢综合征后期则以大血管损害为主；以脂肪肝为主导的代谢综合征后期则可出现肝硬化；以高尿酸血症为主导的代谢综合征后期可以出现高尿酸性肾病等。中医学中无代谢综合征对应病名，根据其临床症状，可归于中医学"肥胖""肥满""湿阻""消渴""眩晕"等病证范畴。

六、骨质疏松症

骨质疏松症是一种以骨量降低和骨组织微结构破坏为特征，导致骨脆性增加和易于骨折的代谢性骨病。按病因可分为原发性和继发性两类。原发性骨质疏松症多见于绝经后妇女和老年男性，初期通常没有明显的临床表现，随着病情进展，骨量不断丢失，患者会出现疼痛、脊柱变形，严重者可发生骨质疏松性骨折，部分患者出现肌容量和肌力下降，容易跌倒，导致骨折风险增加。继发性骨质疏松症的原发病因明确，常由内分泌代谢疾病（如性腺功能减退、甲状腺功能亢进症、甲状旁腺功能亢进、库欣综合征、1 型糖尿病等）或全身性疾病引起。骨质疏松症根据其临床所表现出的症状，可归属于中医学"骨痿""骨枯""骨痹""骨极"等病证范畴。

七、围绝经期综合征

围绝经期综合征（更年期综合征）指妇女绝经前后因卵巢功能衰退，出现性激素波动或减少所致的以自主神经系统功能紊乱为主，伴有神经心理症状的一组症候群。临床常见的一系列症状，如情绪急躁、易怒、焦虑、抑郁、头晕、耳鸣、失眠、五心烦热、烘热汗出、水肿、便溏、心慌、心悸、腰膝酸软、月经紊乱。《金匮要略·妇人杂病脉证并治》言："妇人脏躁，喜悲伤欲哭，象如神灵所作，数欠伸。"即是对围绝经期综合征的描述。《金匮要略·百合狐惑阴阳毒病脉证并治》载："百合病者，百脉一宗，悉致其病也。意欲食，复不能食，常默然，欲卧不能卧，欲行不能行；饮食或有美时，或有不用闻食臭时；如寒无寒，如热无热；口苦，小便赤；诸药不能治，得药则剧吐利。如有神灵者，而身形如和，其脉微数。"与围绝经期综合征的临床表现相似。故根据围绝经期综合征的临床表现，可将其纳入中医学"脏躁""百合病"等病证范畴。

八、多囊卵巢综合征

多囊卵巢综合征以慢性无排卵和高雄激素血症为特征，主要临床表现为高雄激素、无排卵、卵巢多囊样改变、不孕、多毛、肥胖，常并发高胰岛素血症、高血脂、糖尿病和心血管疾病，是生育年龄妇女常见的一种复杂的内分泌及代谢异常所致的疾病。古籍中对此病没有形成系统认识，由于其临床表现多种多样，现今中医学界对其命名仍然尚未达成共识，故多囊卵巢综合征的临床表现散见于中医学的"月经后期""闭经""崩漏""癥瘕""不孕"等病证。

【参考文献】

[1] 中华医学会糖尿病学分会.中国2型糖尿病防治指南（2020年版）[J].中华糖尿病杂志，2021，13（4）：315-409.

[2] 倪青，徐逸庭.糖尿病中医治疗学[M].北京：中国科学技术出版社，2019.

[3] 方朝晖，陆瑞敏，赵进东，等.糖尿病中医病名渊源探讨[J].中医药临床杂志，2012，24（2）：146-147.

[4] 苏克雷，朱垚，贾晓玮，等.糖尿病肾病病名探源及病机述评[J].辽宁中医药大学学报，2012，14（1）：88-90.

[5] 钱秋海，倪青，杨文军.糖尿病心肌病病证结合诊疗指南（2021-12-31）[J].世界中医药，2022，17（12）：1641-1653.

[6] 王秀阁，倪青，庞国明.糖尿病周围神经病变病证结合诊疗指南[J].中医杂志，2021，62（18）：1648-1656.

[7] 陈秋，倪青，刘桠.糖尿病视网膜病变病证结合诊疗指南（2021-09-24）[J].世界中医药，2021，16（22）：3270-3277.

[8] 王开放，母中明，张建中.古代文献中关于糖尿病胃轻瘫的辨证治疗[J].中医药学报，2017，45（5）：5-9.

[9] 陆灏，倪青，柳国斌，等.糖尿病足病中医病证结合诊疗指南[J].中医杂志，2021，62（12）：1099-1104.

[10] 倪青.甲状腺功能亢进症病证结合诊疗指南（2021-01-20）[J].世界中医药，2021，16（2）：193-196.

[11] 倪青，杨亚男.甲状腺疾病中医诊断与治疗—基础与临床[M].北京：科学技术文献出版

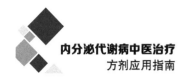

社，2022.

［12］倪青.高尿酸血症和痛风病证结合诊疗指南（2021－01－20）［J］.世界中医药，2021，
　　　16（2）：183－189.

［13］徐桂琴，谢雁鸣，张志斌.原发性骨质疏松症中医病名探讨［J］.中国中医基础医学杂志，
　　　2009，15（9）：651，655.

［14］周贵凤，林色奇.从多囊卵巢综合征的古代病名探究中医病因病机［J］.江西中医药大学
　　　学报，2021，33（1）：5－7.

第二章　内分泌代谢病选方用药模式

方剂，是在辨证审因、确定治法后，遵循"七情六和"与"君臣佐使"的组方原则，选择适宜的中药，明确用量，并酌定剂型、用法而成的药物配伍组合，是中医理法方药体系的重要组成部分。方剂之名首见于《梁书·陆襄传》"襄母卒病心痛，医方须三升粟浆……忽有老人诣门货浆，量如方剂"；《医学源流论·方药离合论》载"药有个性之专长，方有合群之妙用"。方剂是通过中药的配伍，调其偏胜，制其毒性，消除或减缓不良反应，发挥相辅相成或相反相成的综合作用，发挥更好的预防与治疗疾病的作用。此即"方之既成，能使药各全其性，亦能使药各失其性，操纵之法，有大权焉，此方之妙也"。在临床诊疗疾病时，如何选择适宜的方剂，有效发挥其治疗疾病的作用，是亟待关注的重要问题。内分泌代谢病的常用选方用药模式包括根据病机选方、根据主病选方、根据主要症状和体征选方及根据主要阳性指标选方。

一、审病机，寻本质，辨证求因选主方

病机是研究疾病发生、发展、变化的机制，包括病性、病位、病势、脏腑气血虚实变化及其预后等。病机一词首见于《素问·至真要大论》"审察病机，无失气宜"，并归纳为"病机十九条"等辨证要领，奠定了脏腑病机和六气病机的基础。张介宾提出"机者，要也，变也，病变所由出也"。表明病机是指由各种致病因素作用于人体引起疾病的发生、发展与变化的机制。

审察病机可识别证候的本质，有助于定主方。《素问·至真要大论》曰"审察病机，无失气宜""谨守病机，各司其属，有者求之，无者求之，盛者责之，虚者责之，必先五胜，疏其血气，令其调达，而致和平，此之谓也"。"审察病机"是辨证论治的前提，"谨守病机"是论治必须遵守的原则。病机是病变本质的反映，对临床立法组方有着直接的指导作用，中医对相应证候所确立的治法，是通过调整病机而起到治疗作用。因此，提高临床辨证论治水平的前提，实质上是提高临证"审察病机"的能力，把握

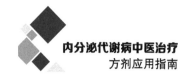

病机是提高中医临床疗效的关键。掌握了病机的变化规律，才能把握疾病的转归，预测证候的演变趋势，识别证候的病变本质，从而做出正确的证候诊断，为论治提供依据，从而选择合适的主方。

以糖尿病周围神经病变为例，在此介绍"审病机，寻本质，辨证求因定主方"的具体方法。

1. 辨识"病因病机"

根据特异症、可见症和相关舌、脉，识别病理因素及病位、病性。特异症是指人体内在病理变化表现在外的特征性症状、体征，是辨识"病因病机"的主要依据；可见症是指人体内在病理变化可能表现的症状、体征，可因病而异；相关舌、脉是辨识病机与脉症是否对应的参考依据。例如，糖尿病周围神经病变与气虚、血瘀、痰浊有密切关系，主要由于素体阴虚，加之久病失治、饮食不调、情志异常、劳欲过度等，均可导致此病的发生。该病主要病机为阴虚血瘀，病理可总结为虚、瘀。虚即气阴亏虚，瘀为瘀血阻络，因虚致瘀，虚瘀相兼，虚为本，瘀为标，贯穿糖尿病周围神经病变病程的始终。

2. 根据"病因病机"确定证候

"病因病机"是辨证诊断的基本单元，多为脏–脏病机、病理因素之间的兼夹、复合，临证必须注意病机的动态演变，围绕病机之间的兼夹、复合和转化、演变规律，进行分析、归纳，根据各种疾病的不同，明晰病机分类、组合特点。根据糖尿病周围神经病变的病因病机，确定其基本证型。气虚血瘀证以手足麻木，如有蚁行，气短乏力，神疲倦怠，舌质淡暗，或有瘀点，苔薄白，脉细涩等为主；阴虚血瘀证以肢体麻木，腿足挛急，五心烦热，腰膝酸软，舌质嫩红或暗红，苔花剥少津，脉细数或细涩等为主；阳虚寒凝证以肢体麻木不仁，四末冷痛，得温痛减，遇寒痛增，舌质暗淡或有瘀点，苔白滑，脉沉紧等为主；痰瘀阻络证以麻木不止，足如踩棉，肢体困倦，舌质紫暗，舌体胖大有齿痕，苔白厚腻，脉沉滑或沉涩等为主；肝肾亏虚证以肢体痿软无力，肌肉萎缩，头晕耳鸣，舌质淡，少苔或无苔，脉沉细无力等为主。

3. 确立治则治法

临证必须注意病机的动态变化，根据病机的兼夹、组合情况，确立相应的治则治法，做到辨证准确，法随证转。根据糖尿病周围神经病变病因病机及证候确定治则治法。气为血之帅，血为气之母，气虚推动无力，血行不畅，缓慢涩滞而成瘀血者，治以益气养血，化瘀通络；阴虚火旺，煎熬津液，津亏液少则血液黏稠不畅成瘀者，治以滋阴活血，柔筋缓急；血得温则行，得寒则凝，阳虚无以温煦血行而成瘀血者，治以温经散寒，通络止痛；痰瘀阻络，血行不畅者，治以化痰活血，宣痹通络；病程日久，经脉失养，不荣则痛者，治以滋补肝肾，兼以通络。

4.选方用药　依据确立的治则治法选方用药，并随症状的不同加减。糖尿病周围神经病变气虚血瘀证以益气养血、化瘀通络为法，以补阳还五汤为主方；阴虚血瘀证以滋阴活血、柔筋缓急为法，以芍药甘草汤合四物汤为主方；阳虚寒凝证以温经散寒、通络止痛为法，以当归四逆汤为主方；痰瘀阻络证以化痰活血、宣痹通络为法，以指迷茯苓丸合黄芪桂枝五物汤为主方；肝肾亏虚证以滋补肝肾、兼以通络为法，以壮骨丸为主方。

二、明主病，握全局，辨病为先定主方

中医辨病论治是伴随着人们对疾病的认识而产生的，是中医不可或缺的诊治模式之一。辨病论治，是指辨西医之病，并在中医理论指导下用中药进行治疗，或者结合现代医学对疾病的认识及现代中药药理学的研究成果来用中药进行治疗。辨病就是为从疾病全过程、特征上认识疾病本质，把握疾病基本矛盾，进而掌握治疗全局。《素问·腹中论》载"帝曰：有病口甘者，病名为何？何以得之？岐伯曰：此五气之溢也，名曰脾瘅……治之以兰，除陈气也。"对辨病论治的诊治模式已有了详细描述，表明辨病论治的原则和方法已得到了确立。《伤寒论·辨太阳病脉证并治》曰："中风，发热六七日，不解而烦，有表里证，渴欲饮水，水入则吐者，名曰水逆，五苓散主之。"《金匮要略·肺痿肺痈咳嗽上气病脉证并治》曰："咳而胸满，振寒脉数，咽干不渴，时出浊唾腥臭，久久吐浓如米粥者，为肺痈，桔梗汤主之。"将辨病论治与辨证论治融为一体，创立了辨病与辨证相结合的中医诊断疾病的方法，对后世中医理论与临床的发展产生了深远的影响。

1.辨主病有利于定主方

徐灵胎提出"一病必有一方，专治者名曰主方"。主方非是执一成方以治百病，而是明一治法随证加减。主方随主病而确立，立方之法必切中病源而后定，以求一剂病安。在辨别主病的基础上，以一方为主，并可根据病情、证候、体质的多样性，据主方加味，体现病-体-证一统观。如糖尿病患者合并感冒，根据"夫病痼疾，加以卒病，当先治其卒病，后乃治其痼疾也"的原则，辨感冒为主病，属气虚外感证者予败毒散加减以发汗解表、散风祛湿；属风热感冒者予银翘散加减以辛凉透表、清热解

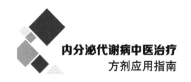

毒；属外感风寒表实证者予麻黄汤加减以发汗解表、宣肺平喘。当感冒痊愈后，当辨糖尿病为主病进行选方用药。

2. 辨主病有利于定专方

专方是指在中医临床实践中，一些经过长期临床验证、总结，对特定病症具有较好疗效的方剂。专方因其在特定病症治疗中具有独特疗效，常被广泛应用于临床实践中。如消渴方是治疗糖尿病的专方，丹溪痛风方是治疗痛风的专方。消渴方出自朱丹溪《丹溪心法》，为治消渴病而设，具有清热生津、滋阴补血之功。现代药理学研究表明消渴方具有保护胰腺、改善胰岛 β 细胞功能、抗氧化应激、改善糖脂代谢等作用，治疗糖尿病疗效确切。丹溪痛风方"治痛风，上、中、下一身尽痛"，具有清热祛湿、活血化瘀之功。现代药理学研究表明，丹溪痛风方具有降尿酸、抗炎等作用，为治疗痛风之专方。

三、抓主症，查体征，病证结合方药选

抓主症，查体征，是确定内分泌代谢病选方用药的另一种模式。主症就是疾病的最主要脉症，最能体现疾病病理变化的外在表现。每一种病证都有它特异性的主症，可以是单个症状，也可以是多个症状组成的症候群。通过抓住主要症状与主要体征可以执简驭繁，直接找到疾病诊治的切入点，依据疾病的主要脉症进行辨证施治，确定选方用药。如甲状腺功能亢进症患者以怕热、多汗为主症，若肝郁化火，火邪迫津外泄，则见怕热多汗者，予丹栀逍遥散等清肝胆湿热；若火热扰心，心神不宁，失眠多梦者，可予天王补心丹等宁心安神清热；若五心烦热、盗汗等症者，可予当归六黄汤滋阴降火。甲状腺功能亢进症患者伴有明显突眼体征，若伴目眦红肿，急躁易怒者，属肝火亢盛，可选用龙胆泻肝汤；伴眼干目涩，腰酸耳鸣者，属肝肾阴虚，可选用杞菊地黄丸或二至丸加减。

1. 初见者，主症先现

在内分泌代谢病发生之初，在各种致病因素的作用下，往往首先出现的症状即为主症。例如，亚急性甲状腺炎以发热、颈部疼痛、咳嗽为首发症状，伴见心慌、手抖、乏力等不适，当以发热、颈部疼痛、咳嗽为主症，方选桑菊饮、银翘散等疏散风热之品，再加清热解毒利咽之药。又如，糖尿病性心肌病患者以心胸刺痛为首发症状，辨为主症，当以活血行气止痛为法，方用丹参饮加减。

2.危重者，主症最急

急则治其标，缓则治其本，应辨清疾病的主次、轻重、缓急，根据不同的情况采取相应的治疗措施。一般情况下患者原有疾病是本，是病变的关键，也是治疗的重点。但在疾病的发展变化过程中，卒然出现急症，标病甚急，则救治法应当先治其标病。如糖尿病患者出现糖尿病酮症酸中毒，以呕吐为主症，在西医治疗的基础上可选用大柴胡汤和解少阳、内泻热结；痛风性关节炎急性发作时，以关节疼痛为主症，可选用四妙丸清热利湿、舒筋壮骨。

3.复杂者，主症易解

对于复杂疾病，往往证候变化多样，病机错综复杂，应以抓主症为切入点，先易后难，先新病后痼疾。抓主症就用主方，主症不变，主方不变，病情才能迎刃而解。《伤寒论》云："伤寒中风，有柴胡证，但见一证便是，不必悉具。"狭义上说，内分泌代谢病只要见"往来寒热""胸胁苦满""默默不语饮食""心烦喜呕"等主症，即可选用小柴胡汤。

四、探微观，悉药理，循本求因疗效彰

微观指标通常指经过仪器检查采集到的客观的、可量化的诊断信息，包括生理、生化、病理和免疫、微生物等客观征象。微观指标诊断是以西医的病或病理为基础，将西医疾病的诊断指标作为疾病诊断与治疗的依据。微观辨证是基于微观指标，判断疾病的病位与病性，探寻证的物质基础的过程，其实质可以理解为是中医整体观念的体现。从微观指标角度出发，基于中药药理作用，以药理作用纠正异常的微观指标可以显著提高临床疗效，是内分泌代谢病选方用药的另一重要模式。

1.调节葡萄糖代谢

葡萄糖不仅是人体最主要的能量来源，还涉及脂肪、蛋白质的生物合成。人体内的血糖水平主要是由胰岛素和胰高血糖素等激素调节，以保持稳定的能量供应，血糖水平的波动会影响到整个身体的功能。胰岛素的缺乏与抵抗是糖代谢紊乱的重要因素且与糖尿病、代谢综合征、肥胖症和心血管疾病等多种疾病相关。主要涉及自身免疫性破坏、胰岛 β 细胞功能减退、胰岛素受体数量减少、细胞内信号转导异常、脂肪组织堆积、炎症反应等机制。从微观角度，可根据不同方剂的药理作用结合中医理论进行选方。

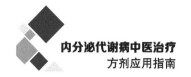

（1）乌梅丸可通过增加胰高血糖素样肽-1（GLP-1）水平、调节肠道菌群丰度、抑制炎症因子等多种机制促进胰岛素分泌。适用于糖尿病、糖尿病胃轻瘫、糖尿病性腹泻寒热错杂证。

（2）大柴胡汤能显著减轻胰岛素抵抗，调节葡萄糖代谢，改善肝胃功能障碍，降低空腹血糖和餐后血糖。适用于糖尿病肝胃郁热证。

（3）葛根芩连汤能够通过改善胰岛素抵抗，调节糖脂代谢，发挥抗炎和抗氧化作用，以及调整肠道菌群平衡，有效降低血糖水平。适用于糖尿病协热下利证。

（4）半夏泻心汤能够调节肿瘤坏死因子-α（TNF-α）、白细胞介素-6（IL-6）、脂联素水平，从而改善胃肠道激素分泌和胰岛素抵抗。适用于糖尿病寒热互结证。

（5）龙胆泻肝汤能有效改善肝胰岛素抵抗，调节葡萄糖代谢。适用于糖尿病周围神经病变肝胆实火上炎证。

（6）小柴胡汤可以促进脂肪游离脂肪酸的代谢，提高外周组织对胰岛素的反应性，改善胰岛素抵抗，还可以增强葡萄糖的吸收，有效控制高血糖和高血脂状态。适用于糖尿病、糖尿病胃轻瘫少阳不和证。

（7）逍遥散能通过调节内质网压力相关蛋白，减轻胰岛β细胞的应激损伤，改善胰岛素抵抗。适用于糖尿病、糖尿病抑郁症、糖尿病性便秘肝郁血虚脾弱证。

（8）四君子汤能提高GLP-1水平，促进胰岛β细胞的胰岛素分泌、降低胃排空速度以及增强餐后的饱腹感，还能抑制胰高血糖素水平，可以显著降低空腹血糖水平，适用于糖尿病、妊娠糖尿病脾胃气虚兼痰湿证。

2. 调节脂肪代谢

糖代谢的紊乱往往会导致脂代谢的紊乱，脂代谢紊乱是指体内脂类物质的代谢过程出现异常，通常涉及脂肪的合成、分解、运输等方面。脂代谢紊乱可能导致多种健康问题。脂肪的合成增加通常在高糖饮食、胰岛素抵抗、炎症和氧化应激损伤的情况下，甘油三酯合成增加，肝脂肪堆积，可导致非酒精性脂肪肝等的发病。脂肪的分解减少通常在肥胖或炎症的条件下，脂肪细胞对胰岛素等激素的信号反应降低，导致脂肪分解减少，游离脂肪酸进入血液循环，增加了心血管疾病和卒中的风险。同时还导致肌肉和肝对胰岛素敏感性降低，促进胰岛素抵抗的发生。脂蛋白是脂肪在血液中的运输形式，胰岛素抵抗又会导致脂蛋白清除减慢，增加血液中的低密度脂蛋白。

（1）柴胡疏肝散能通过提高抗氧化酶活性，抑制脂质过氧化来缓解氧化应激损伤，从而减少脂肪堆积，治疗高脂血症，还能有效改善非酒精性脂肪性肝患者的临床症状及肝功能。适用于高脂血症、非酒精性脂肪性肝病肝气郁滞证。

（2）二陈汤的有效成分槲皮素和山柰酚可以通过抑制炎症反应，减少脂质的合成并促进脂质的分解。二陈汤加味也可通过上调肝组织中的脂质相关蛋白来减轻肝细胞中的脂质蓄积。适用于高脂血症、非酒精性脂肪性肝、肥胖之痰湿证。

（3）连朴饮中的有效成分小檗碱、厚朴酚等可以通过调节炎症递质，减少脂质摄取的同时促进脂质外流，降低入血的游离脂肪酸含量，减轻对血管内皮功能的影响，稳定冠状动脉粥样硬化斑块。适用于动脉粥样硬化之湿热证。

（4）苓桂术甘汤不仅能有效降低血清中的抵抗素和胰岛素水平，调节脂代谢，还可以通过清除超氧阴离子自由基，从而减轻脂质过氧化。适用于代谢综合征、非酒精性脂肪肝、肥胖型2型糖尿病之中阳不足、痰饮内生证。

（5）五苓散可通过改善胰岛素抵抗，降低脂肪含量、脂肪细胞体积和数目，减轻患者体重。适用于高脂血症之脾胃虚弱、水湿内停证。

（6）小陷胸汤不仅能降低甘油三酯、总胆固醇、低密度脂蛋白水平，升高高密度脂蛋白水平；还可以增加内皮细胞分泌的一氧化氮（NO）水平，降低内皮素-1（ET-1）含量，促进内皮细胞的生长并抑制其凋亡，从而保护内皮细胞，对抗动脉粥样硬化。适用于稳定型心绞痛、高脂血症之痰热互结证。

（7）桃红四物汤可改善患者血压、血糖、血脂及体质量指数（BMI），扩张心脏冠状动脉，增加冠状动脉血流，降低血管阻力。适用于2型糖尿病心肌病、高脂血症之血虚兼血瘀证。

3. 调节尿酸代谢

尿酸是人体代谢过程中的一种废物产物，主要来源于嘌呤的代谢。嘌呤是核酸的组成部分，既可以来源于饮食，也可以是体内细胞分解时的产物。嘌呤经过氧化作用，最终转化为不溶于水的尿酸。尿酸在血液中以溶解状态存在，主要通过肾排泄，小部分通过肠道排泄。在肾中，尿酸首先被过滤到肾小球，然后在肾小管中发生重吸收和分泌的过程。尿酸的生成和排泄通常处于平衡状态。当尿酸生成过多（如高嘌呤饮食、细胞快速分解等情况）或排泄减少（如肾功能不全）时，血液中的尿酸水平可能升高，导致高尿酸血症，长期高尿酸血症可能导致痛风等代谢性疾病。

（1）萆薢分清饮可抑制NLRP3炎症小体的活化，阻断肾小管上皮细胞的上皮-间质转化进程，从而缓解肾炎症和纤维化损伤。此外，萆薢分清饮还能纠正肠道菌群紊乱，重塑肠道菌群结构，调节胆汁酸、吲哚等菌群代谢产物的异常变化，从而发挥抗

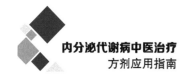

高尿酸血症的作用。适用于治疗高尿酸血症和急性痛风性关节炎虚寒白浊证。

（2）丹溪痛风方可有效抑制肝组织中黄嘌呤氧化酶的活性，减少血尿酸生成，并可通过下调肾组织 URAT1 的表达抑制尿酸重吸收，从而降低血尿酸水平。适用于痛风瘀热阻滞证。

（3）四妙丸可有效抑制黄嘌呤氧化酶和黄嘌呤脱氢酶，减少尿酸生成，并降低肾尿酸盐阴离子转运体和葡萄糖转运体的表达，从而抑制尿酸的重吸收。适用于治疗高尿酸血症和痛风湿热证。

（4）大秦艽汤可增加肾上腺皮质激素分泌，减轻炎症反应，改善微循环，具有抗氧化和减轻水肿的作用。适用于急性痛风性关节炎风中经络证。

（5）防己黄芪汤可作用于多个关键靶点和通路，促进尿酸排泄，并保护肾。适用于原发性慢性尿酸性肾病表虚不固之风水或风湿证。

4. 调节甲状腺相关疾病

甲状腺病理状态通常源于内分泌调节机制的失衡、炎症介导的组织破坏及细胞增殖调控的异常。甲状腺功能亢进症时自身免疫反应使甲状腺刺激激素受体抗体过度激活甲状腺，甲状腺激素的过量合成和释放。而甲状腺功能减退症，特别是桥本病，由于自身免疫反应攻击甲状腺组织，使甲状腺激素合成减少。甲状腺结节的形成可能与细胞增殖信号通路的异常激活有关，导致了甲状腺细胞的非典型增殖。甲状腺癌的发展则可能与特定致癌基因突变和环境致癌因素的相互作用有关，这些因素导致甲状腺细胞的恶性转化。甲状腺炎症，如亚急性甲状腺炎和慢性甲状腺炎，可能源于病原体感染引起的免疫反应或自身免疫调节失衡，导致甲状腺组织的局部炎症和功能障碍。

（1）当归六黄汤可调节 Th1 细胞和 Th2 细胞间的免疫平衡，抑制自身免疫相关的炎症反应。适用于治疗甲状腺功能亢进之阴虚火旺证。

（2）四逆散中的核心活性成分槲皮苷、山柰酚等，可作用于肿瘤坏死因子（TNF）、IL-17 等炎症信号通路，抑制 IL-6 的表达，增加总三碘甲状腺原氨酸（TT3）的活化。适用于治疗桥本甲状腺炎之肝郁血虚脾弱证。

（3）银翘散全方及其单味药对多种细菌及病毒均有抑制作用。适用于治疗亚急性甲状腺炎温邪犯肺证。

（4）生脉散可作用于甲状腺素蛋白（TTR）、酪氨酸蛋白激酶血肌酐（SRC）、蛋白激酶 Bα（AKT1）等靶点，调节炎症反应和细胞增殖。适用于治疗甲状腺功能亢进、桥本甲状腺炎、甲状腺癌术后气阴两虚证。

（5）半夏厚朴汤可调节 PI3K－AKT 通路，抑制细胞的异常过度增殖。适用于治疗甲状腺结节气滞痰凝证。

（6）右归丸能通过调节甲状腺细胞凋亡相关因子，保护甲状腺功能，调整甲状腺激素水平。适用于治疗甲状腺功能减退症之肾阳不足证。

（7）桂附地黄汤中的组分可通过提高还原性谷胱甘肽（GSH）、血清超氧化物歧化酶（SOD）的活性，增强抗氧化能力，减轻氧化应激，降低甲状腺功能减退症患者血清 TPOAb 和 TgAb 水平。适用于甲状腺功能减退症、桥本甲状腺炎之肾阳不足证。

5. 调节性激素

性激素调节是通过下丘脑－垂体－性腺轴（HPG轴）的精密内分泌反馈机制实现的。下丘脑释放促性腺激素释放激素（GnRH），刺激垂体分泌促卵泡激素（FSH）和黄体生成激素（LH），进而作用于性腺。在男性中，LH 促进睾丸产生睾酮；在女性中，FSH 和 LH 调控卵巢的雌激素和孕激素产生及卵子成熟。性激素水平通过负反馈机制调节 GnRH 及垂体激素的释放。此外，性激素水平受到生理、生活方式和环境因素的影响，尤其在女性中，其水平随月经周期变化，是调控生殖周期的关键阶段。

（1）百合固金汤能有效调节神经内分泌免疫网络，增加雌激素分泌，降低血清中的 LH、FSH 和去甲肾上腺素等神经递质指标。适用于围绝经期综合征之肺肾阴虚、虚火上炎证。

（2）二仙汤能显著增加下丘脑中神经内分泌细胞的数量，提高 GnRH 的转录和表达水平，从而促进激素合成与释放。它还通过提高血清雌激素水平，负反馈影响下丘脑，减少促性腺激素释放激素的分泌，改善下丘脑功能，延缓衰老。适用于围绝经期综合征之肾阴阳不足证。

（3）固冲汤能有效调节雌二醇、黄体酮水平，提高凝血能力，减少子宫内膜厚度，具有显著的抗炎效果。适用于多囊卵巢综合征和无排卵性功能失调性子宫出血之脾肾亏虚、冲脉不固证。

（4）桂枝茯苓丸可通过减轻胰岛素抵抗来降低空腹血糖、雄激素、脂联素含量，同时升高黄体酮、雌二醇水平，调整内分泌及性腺功能。适用于多囊卵巢综合征之痰瘀互结证。

（5）四物汤可能通过提高 G 蛋白偶联雌激素受体（GPER）介导的下游信号通路 PI3K/AKT 的表达，从而发挥雌激素样效应。适用于治疗多囊卵巢综合征和围绝经期综合征之营血虚滞证。

（6）右归丸能够降低病理性囊性卵泡数目，并生成黄体，增加血清中雌二醇（E_2）含量。同时还可以降低胰岛素样生长因子-1表达，通过对下丘脑-垂体-性腺轴的影响治疗内分泌相关生殖疾病。适用于多囊卵巢综合征和糖尿病性勃起功能障碍之肾阳不足证。

6. 调节骨代谢

骨代谢调节是一个涉及成骨细胞和破骨细胞活动平衡的复杂过程，受到多种激素和细胞因子的共同调控。成骨细胞负责新骨的形成和矿化，而破骨细胞则负责旧骨的吸收和重塑。这一动态平衡过程受到甲状腺激素、生长激素和性激素等的影响，它们促进骨生长和维持骨密度。

（1）地黄饮子能够提高绝经后骨质疏松大鼠模型的骨密度，促进骨的形成，抑制骨的吸收，防治绝经后骨代谢异常。适用于绝经后骨质疏松症之下元虚衰、痰浊上泛证。

（2）二至丸能促进骨形成的生物标志物骨源性碱性磷酸酶（BALP）的表达，抑制破骨细胞相关蛋白抗酒石酸酸性磷酸酶-5b、基质金属蛋白酶-9、组织蛋白酶K表达。适用于绝经后骨质疏松症之肝肾阴虚证。

（3）鹿角胶丸能够提高骨密度，抑制破骨细胞的增殖活性。适用于治疗原发性骨质疏松症之肝肾亏虚证。

（4）左归丸能增强碱性磷酸酶（ALP）、TGF-β1、Smad4蛋白的表达，影响TGF-β1/Smad4信号途径，促进骨髓间充质干细胞向成骨细胞的分化。适用于原发性骨质疏松症、糖尿病合并骨质疏松症、绝经后膝骨关节炎之真阴不足证。

【参考文献】

［1］ 严石林，于宏波，刘锋，等.诊病辨证的核心是辨识病机［J］.辽宁中医杂志，2009，36（7）：1090-1091.

［2］ 周仲瑛，周学平，郭立中，等.中医病机辨证新体系的构建及临床应用［J］.江苏中医药，2019，51（2）：1-4.

［3］ 岳振松，姜战胜，欧阳华强，等.辨病与辨证相结合的"病机辨证"源流考［J］.辽宁中医杂志，2016，43（2）：278-281.

［4］ 周学平，叶放，郭立中，等.中医病机辨证新体系的构建［J］.南京中医药大学学报，2016，32（4）：301-304.

［5］ 逢冰，倪青.病证结合六步法治疗2型糖尿病模式探讨［J］.中医杂志，2021，62（14）：

1228-1230，1237.

［6］ 马乾章，孔爱斌.辨病论治与辨证论治探究［J］.辽宁中医杂志，2017，44（10）：
2079-2081.

［7］ 马冠军.关于辨病论治的认识［J］.中医杂志，2014，55（7）：626-627.

［8］ 吴瑕，郭志平.中医辨证论治和辨病论治［J］.时珍国医国药，2012，23（10）：
2652-2653.

［9］ 余建中.试论辨病论治［J］.中国中医基础医学杂志，2006（7）：486-488.

［10］丁晶，袁静.徐灵胎"主病主方主药"医学思想探究［J］.安徽中医药大学学报，2014，33（5）：
7-9.

［11］陈康桂.王伯章"抓主症"临床辨治思维［N］.中国中医药报，2017-04-10（04）.

［12］倪青.甲状腺功能亢进症病证结合诊疗指南（2021-01-20）［J］.世界中医药，2021，
16（2）：193-196.

［13］倪青，张润云，苏宁.甲状腺功能亢进症病证结合治疗思路与方法［J］.中国临床保健杂志，
2022，25（6）：735-739.

［14］王秀阁，倪青，庞国明.糖尿病周围神经病变病证结合诊疗指南［J］.中医杂志，2021，
62（18）：1648-1656.

［15］陆灏，倪青，柳国斌，等.糖尿病足病中医病证结合诊疗指南［J］.中医杂志，2021，62（12）：
1099-1104.

［16］李井彬.乌梅丸及其寒热配伍改善大鼠 2 型糖尿病胰岛素抵抗分子机制的研究［D］.华中
科技大学，2013.

［17］吴帆.乌梅丸调节肠道菌群对 2 型糖尿病的干预作用及机制研究［D］.江西中医药大学，
2019.

［18］余旭彪，徐海虹，陈丽芳，等.乌梅丸加减方治疗糖尿病胃轻瘫寒热错杂证 51 例［J］.浙
江中医杂志，2021，56（11）：807.

［19］梅刚，漆冬梅.乌梅丸治疗糖尿病性腹泻 50 例临床观察［J］.云南中医中药杂志，2010，
31（1）：43-44.

［20］宋小雪，黄金凤，田明，等.大柴胡汤的药理及临床应用［J］.中医药学报，2019，47
（4）：112-116.

［21］张晓晖.大柴胡汤治疗 2 型糖尿病的临床观察［J］.云南中医中药杂志，2018，39（7）：
44-45.

［22］施进宝，黄宝英，刘芳，等.大柴胡汤治疗糖尿病前期肝胃郁热证的临床观察［J］.中国
中医药现代远程教育，2017，15（13）：72-74.

［23］刘莲萱，张会永，庞琳琳，等.葛根芩连汤治疗 2 型糖尿病研究进展［J］.辽宁中医药大
学学报，2023，02：83-87.

［24］彭林佳，刁新建，王琳琳.半夏泻心汤药理作用研究进展［J］.中国医药导报，2019，16
（36）：37-39，45.

［25］谈钰濛，胡骏，赵晖，等.半夏泻心汤治疗 2 型糖尿病寒热错杂证的随机对照临床研究［J］.
中医杂志，2022，63（14）：1343-1349.

［26］张泽鑫，黄志凯，曾慕煌，等．龙胆泻肝汤方的药理研究进展［J］.国医论坛，2018，33（4）：67－70.

［27］周春巧，文君，陈宇．龙胆泻肝汤的药理作用及其临床应用研究进展［J］.临床合理用药杂志，2018，11（33）：180－181.

［28］鲁义，陈陈燕，刘栋，等．龙胆泻肝汤治疗糖尿病周围神经痛经验举隅［J］.中国处方药，2022，20（1）：137－138.

［29］张志雄，刘春芳，刘明洋，等．小柴胡汤的药理作用及临床应用研究进展［J］.中医药临床杂志，2021，33（3）：580－584.

［30］罗小燕．2型糖尿病患者给予小柴胡汤加减治疗的临床效果分析［J］.糖尿病新世界，2019，22（24）：75－76.

［31］刘红艳．小柴胡汤治疗2型糖尿病胃轻瘫（肝郁脾虚型）的效果及对患者胃泌素、生长抑制素的影响［J］.糖尿病新世界，2021，24（9）：17－21，25.

［32］谢韶妍．小柴胡汤加减治疗少阳型消渴病（2型糖尿病）的生存质量研究［D］.广州中医药大学，2018.

［33］陈欢，张铭珈，倪慧，等．逍遥散含药血清影响RIN－m5f细胞活性及胰岛素分泌的机制探讨［J］.中药新药与临床药理，2019，30（6）：647－652.

［34］薛欣，李玉梅，李海玉，等．逍遥散对大鼠肝细胞脂肪变性及内质网/SREBP1/脂代谢通路的影响［J］.中国中医基础医学杂志，2012，30（2）：154－157.

［35］刘梦瑶，张家林，裴瑞霞．中西医结合治疗肥胖型2型糖尿病30例临床观察［J］.四川中医，2014，32（8）：93－95.

［36］许海燕，刘明明，许惠玲．逍遥散加减联合按摩治疗糖尿病便秘临床观察［J］.陕西中医，2015，36（1）：54－55.

［37］武春丽．逍遥散加减配合西药治疗糖尿病抑郁症疗效观察［J］.陕西中医，2011，32（12）：1625－1626.

［38］陈欢，张铭珈，倪慧，等．逍遥散含药血清影响RIN－m5f细胞活性及胰岛素分泌的机制探讨［J］.中药新药与临床药理，2019，30（6）：647－652.

［39］张旭．四君子汤对糖尿病前期大鼠GLP－1分泌障碍的改善作用及其机制［D］.皖南医学院，2019.

［40］周良军．益气健脾法治疗脾虚型2型糖尿病的临床疗效观察及作用机理探讨［D］.山东中医药大学，2012.

［41］张喆，赵静洁，王永志，等．柴胡疏肝散药理作用及机制研究进展［J］.中国中医药信息杂志，2017，09：128－131.

［42］常建国．柴胡疏肝散加味治疗肝郁气滞血瘀型高脂血症［J］.四川中医，2010，28（4）：72－73.

［43］苏伟．柴胡疏肝散治疗肝气郁滞型非酒精性脂肪肝患者的临床效果［J］.实用中西医结合临床，2021，21（9）：8－9.

［44］陈卫蓉，付彩琴，高生．二陈汤联合健脾降浊化瘀灸法治疗高脂血症（脾虚痰湿证）临床观察［J］.光明中医，2021，36（22）：3808－3810.

［45］赵田，战丽彬.二陈汤在代谢性疾病中的作用机制研究进展［J］.世界科学技术－中医药现代化，2021，04：998－1005.

［46］褚璨灿，师为人，陈云志，等.连朴饮的临床应用与实验研究进展［D］.中华中医药学刊，2018，36（10）：2478－2480.

［47］陈君媚，周春祥.苓桂术甘汤药理作用及其机制研究进展［J］.中国实验方剂学杂志，2019，25（14）：222－227.

［48］罗力，刘春菇，黄钰，等.加味苓桂术甘汤联合二甲双胍治疗痰湿内盛证肥胖型2型糖尿病的临床效果［J］.中国医药导报，2021，18（33）：127－130.

［49］喻晓，王雯婕，金嘉悦，等.苓桂术甘汤联合益生菌治疗非酒精性脂肪肝［J］.长春中医药大学学报，2019，35（5）：891－894.

［50］易佳佳，徐泽鹤.加味苓桂术甘汤对代谢综合征患者脂联素影响［J］.中国继续医学教育，2019，22：135－137.

［51］杨洋，王丹，杨楚枫，等.五苓散对高脂膳食诱导小鼠胰岛素抵抗的影响［J］.中国中医药信息杂志，2015，22（3）：73－76.

［52］赵红杰.五苓散加减联合中医治疗痰湿内阻型高脂血症的临床分析［J］.当代医学，2020，35：139－140.

［53］喻秀兰，梅国强，张德玲，等.小陷胸汤加味含药血清对人脐静脉内皮细胞分泌NO/ET－1的调节作用［J］.微循环学杂志，2005（2）：41－42，88－90.

［54］左建国.加味小陷胸汤联合辛伐他汀治疗高脂血症疗效观察［J］.广东医学，2010，14：1878－1880.

［55］吴萍.枳实薤白桂枝汤合小陷胸汤治疗痰热内阻型稳定型心绞痛的临床观察［D］.黑龙江中医药大学，2020.

［56］胡红卫.桃红四物汤和二陈汤加减治疗高脂血症100例临床分析［J］.当代医学，2013，29：156.

［57］陈常周，李永杰.桃红四物汤对2型糖尿病心肌病变阴虚血瘀证患者的影响［J］.中国疗养医学，2021，30（5）：558－560.

［58］徐子金，杨章坚，叶锡勇，等.草薢分清饮临床应用及现代研究进展［J］.世界最新医学信息文摘，2017，17（90）：88.

［59］林相豪.基于肠道菌群探讨草薢分清饮干预肾阳虚型高尿酸血症机制研究［J］.湖北中医药大学，2022.

［60］寇俊梓，李钊.加味草薢分清饮治疗痛风性关节炎临床研究［J］.辽宁中医药大学学报，2014，16（3）：171－172.

［61］刘淦新.加味草薢分清饮治疗高尿酸血症25例［J］.光明中医，2011，26（5）：957－958.

［62］肖战说，罗成贵，殷海波.朱丹溪上中下通用痛风方的研究进展［J］.湖北中医药大学学报，2022，24（2）：126－129.

［63］梁少瑜，曾永长，俞励平，等.基于尿酸转运蛋白的四妙散改良方降尿酸作用及机理探讨［J］.中药材，2016，39（11）：2610－2614.

［64］赵向波，赵永凯，李兰英．四妙丸加减治疗急性痛风性关节炎临床研究［J］．新中医，
2021，53（4）：58-60.

［65］赵勤，胡锐，葛明娟，等．大秦艽汤抗炎作用研究［J］．中药药理与临床，2012，28（3）：
21-22.

［66］黄有翰，朱坚，林天旭．大秦艽汤加减治疗急性痛风性关节炎的疗效观察［J］．中医药学报，
2013，41（3）：115-116.

［67］岑文新．六味地黄汤合防己黄芪汤加减治疗原发性慢性尿酸性肾病50例临床疗效观察［J］.
中国民族民间医药，2013，22（18）：41.

［68］杨玲，彭江丽，李娟，等．当归六黄汤的药理作用和临床应用研究进展［J］．中国实验方
剂学杂志，2021，27（2）：233-241.

［69］孙扶，阮志华．当归六黄汤治疗阴虚火旺型甲亢的疗效分析［J］．实用中医内科杂志，
2019，33（10）：27-29.

［70］肖瑶，李俊，魏军平．基于网络药理学探讨四逆散治疗桥本甲状腺炎作用机制［J］．北京
中医药，2021，40（6）：655-659.

［71］刘婉璐，喻秀兰．四逆散加减治疗30例桥本氏病患者的临床观察［J］．世界最新医学信息
文摘，2017，17（99）：212-213.

［72］李长辉．银翘散联合西药治疗亚急性甲状腺炎随机对照临床研究［J］．实用中医内科杂志，
2012，04：56-57.

［73］刘鑫馗，吴嘉瑞，张丹，等．基于网络药理学的生脉散作用机制分析［J］．中国实验方剂
学杂志，2017，23（16）：219-226.

［74］沈全林．优甲乐联合生脉散治疗气阴两虚型桥本甲状腺炎的临床观察［D］．黑龙江中医药
大学，2019.

［75］程煜，林江涛．生脉散加减治疗甲状腺功能亢进症临床观察［J］．辽宁中医药大学学报，
2014，16（12）：166-168.

［76］黎绮颖．加味生脉散治疗甲状腺癌术后气阴两虚证疗效观察［D］．广州中医药大学，2022.

［77］高显赫．基于网络药理学和分子对接探讨半夏厚朴汤治疗甲状腺结节的作用机制［D］.
湖南中医药大学，2023.

［78］姜旻，王锐，王芬，等．右归丸联合左甲状腺素钠片治疗甲状腺功能减退症的临床效果
［J］．中国医药导报，2017，14（33）：165-168.

［79］李亚丽，楚伟，周利霞，等．中药六味地黄汤对衰老大鼠卵巢组织抗氧化能力的研究［J］.
河北医药，2012，34（24）：3703-3704.

［80］程相稳．桂附地黄汤加减方治疗桥本甲状腺炎所致甲状腺功能减退症的临床观察［D］.
山东中医药大学，2015.

［81］辛斐斐．百合固金汤对更年期综合征患者生殖内分泌激素水平及机体免疫的影响［J］.
中国疗养医学，2020，29（11）：1226-1228.

［82］靳庆丰，靳紫薇，马晓玲，等．应用百合固金汤与利维爱对更年期综合征患者内分泌以及
神经内分泌免疫网络的影响［J］．世界中医药，2019，14（5）：1222-1226.

［83］方肇勤，司富春，张伯讷，等．二仙汤及其拆方对老龄大鼠下丘脑GnRH基因转录与表达

的调节作用［J］.中国中医基础医学杂志，1998（1）：24-26.

［84］张慧珍.二仙汤合甘麦大枣汤治疗围绝经期综合征55例［J］.中国中医基础医学杂志，2010，16（9）：841，845.

［85］裴娅丽，许秀秀，司杰.固冲汤治疗无排卵性功能失调性子宫出血期的分析［J］.承德医学院学报，2023，40（3）：220-223.

［86］李青丽.克罗米芬联合调经固冲汤治疗多囊卵巢综合征不孕患者的效果［J］.黑龙江中医药，2021，50（3）：135-136.

［87］赵秋生，谭秀芬，王南苏.桂枝茯苓丸对多囊卵巢综合征大鼠胰岛素抵抗及脂联素的影响［J］.新中医，2012，44（1）：116-117.

［88］王悦.桂枝茯苓丸加味治疗多囊卵巢综合征临床观察［J］.山东医药，2006（1）：70-71.

［89］崔丽霞，石丹宁，焦世红，等.基于G蛋白偶联雌激素受体介导的EGFR/PI3K途径探讨四物汤对MC3T3-E1细胞增殖的影响［J］.北京中医药大学学报，2019，42（11）：923-933.

［90］罗小妹，牛向馨，王小蔓，等.四物汤合五子衍宗加减治疗痰湿阻滞型多囊卵巢综合征不孕临床疗效观察［J］.中华中医药学刊，2023，05：59-62.

［91］刘晶岩.四物汤加减治疗女性更年期综合征疗效观察［J］.实用妇科内分泌电子杂志，2019，09：47，49.

［92］徐海霞，朱春兰，张尊胜，等.右归丸联合二陈汤加减治疗多囊卵巢综合征的效果观察［J］.实用临床医药杂志，2021，25（10）：107-111，115.

［93］颜春鲁，安方玉，刘永琦，等.地黄饮子水煎剂对去势骨质疏松大鼠骨强度和股骨病理形态结构的影响［J］.中国实验方剂学杂志，2017；23（24）：148-52.

［94］黄少杰，陈海霞，牟菲，等.二至丸化学成分及药理作用研究进展［J］.中华中医药杂志，2021，36（11）：6617-6619.

［95］李雪琳.中西医结合治疗绝经妇女骨质疏松症30例［J］.实用中医药杂志，2012，28（4）：285-286.

［96］于冬冬，赵丹阳，杨芳，等.中药复方鹿角胶丸防治绝经后骨质疏松症的机制研究［J］.中国骨质疏松杂志，2020，26（11）：1668-1673.

［97］于冬冬，赵丹阳，姚啸生.中药复方鹿角胶丸通过PI3-K/AKT信号通路调节破骨细胞凋亡［J］.中国骨质疏松杂志，2018，24（7）：874-878.

［98］王如然，鞠大宏，黄胜男，等.左归丸治疗2型糖尿病合并骨质疏松肾阴虚证30例临床观察［J］.中国中医基础医学杂志，2014，20（2）：259-261.

［99］许日明，陈美雄，林业武，等.从肾论治绝经后膝骨关节炎肝肾亏虚证的临床观察［J］.中国实验方剂学杂志，2020，26（13）：150-155.

［100］李明超，张前德.左归丸治疗老年性骨质疏松症临床观察［J］.河北中医，2018，40（5）：673-676.

第三章　内分泌代谢病的康复方药

　　内分泌代谢病的康复治疗体现了中医治未病的思想。治未病一词首见于《素问·四气调神大论》："圣人不治已病治未病，不治已乱治未乱。"张仲景继承和发展了《黄帝内经》《难经》治未病的思想，其所著的《伤寒杂病论》包含着未病先防、既病防变、瘥后防复的治未病思想。治未病思想是中医预防医学的精髓与核心，其关于预防、保健、治疗、康复为一体的综合防治理念、方法和手段与现代医学的三级预防有着异曲同工之处，对于内分泌代谢病的诊治与康复预后具有重要指导意义。

一、未病先防

　　《素问·上古天真论》云："其知道者，法于阴阳，和于术数，食饮有节，起居有常，不妄作劳，故能形与神俱，而尽终其天年，度百岁乃去……虚邪贼风，避之有时，恬淡虚无，真气从之，精神内守，病安从来。"张仲景《金匮要略》曰："若人能养慎，不令邪风干忤经络……更能无犯王法禽兽灾伤，房室勿令竭乏，服食节其冷、热、苦、酸、辛、甘，不遗形体有衰，病则无由入其腠理。"内分泌代谢病患者需重视饮食有节、起居有常，避免过食肥甘醇酒厚味；劳逸适度、不妄作劳，坚持规律运动、锻炼身体，维持合理体重；调畅情志、精神内守，预防五志过极化火伤阴；虚邪贼风、避之有时，避免外邪入侵伤正；禀赋不足、脏腑柔弱者需"谨察阴阳所在而调之"，致令"阴平阳秘，精神乃治"，从而调养人体正气，提高机体抗邪能力，防止病邪的侵害。

二、既病防变

　　《金匮要略·脏腑经络先后病脉证》曰："夫治未病者，见肝之病，知肝传脾，当先实脾，四季脾旺不受邪，即勿补之……适中经络，未流传脏腑，即医治之。四肢才觉重

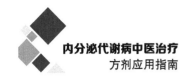

滞，即导引、吐纳、针灸、膏摩，勿令九窍闭塞。"因此，内分泌代谢病的治疗应先治或先安未病脏腑，以阻断疾病的传变途径，防止疾病的蔓延，使疾病向着痊愈的方向发展，同时重视疾病的早期诊治。中医学认为，糖尿病的核心病机为阴虚燥热，以阴虚为本，燥热为标，若久病不愈，则多夹血瘀。因此，在糖尿病并发症阶段的治疗，一要注重阴虚燥热之基本；二要注意使用活血化瘀类药物及通经活络的药物。在疾病早期，尽早使用活血化瘀、通经活络的方法，重视应用虫类药化瘀散结通络，可以延缓或减轻并发症。若发生糖尿病急性并发症时，须及时诊治截断病势，避免病情的加重和恶化。应注重正气是否损伤，若正气未损，正邪交争剧烈，则治疗以祛邪为主，兼以扶正，使邪去正自安；若正气已损，邪气偏盛，则治疗以扶正为主，兼以祛邪。

三、瘥后防复

瘥后防复、调护正气是内分泌代谢病康复治疗的重要内容之一。《伤寒论·辨阴阳易差后劳复病脉证并治》专门论述了初瘥防复的思想，提出了食复、劳复、阴阳复等多种引起病情反复的因素，阐明了治疗瘥后劳复诸病的辨证论治方法。孙思邈在其《千金方》云"其（消渴患者）所慎者三：一饮酒，二房事，三咸食及面。能慎此者，虽不服药而自可无它，不如此者，纵有金丹亦不可救，深思慎之！"提示患者大病初愈宜调摄心神，慎起居、节饮食，促进正气来复。内分泌代谢病为慢性疾病，疾病的发生与饮食不节、情志失调尤为密切，因此患者病情控制平稳时，医师应鼓励患者继续坚持摄生养慎，规律饮食，适当运动，维持合理体重，保持良好的心态，以防病情反复，促进疾病康复。

四、常见内分泌代谢病的康复方药

甲状腺功能亢进症初期多以火旺为主，兼阴虚、气滞、血瘀、痰凝，症见颈部肿胀，眼胀眼突，畏光、迎风流泪，怕热多汗，急躁易怒，心慌，消谷善饥，心烦失眠，胁胀或手抖舌颤，大便频多，小便色黄，舌红而干，脉数有力，治以滋阴清热为主。中期为阴虚与火旺、痰凝、血瘀并重，症见颈部肿胀伴刺痛有痰，五心烦热，夜间盗汗，情绪急躁，多食易饥，女性伴月经期痛经，大便溏，舌质紫暗，苔少，脉弦细数，治以清热化痰、理气活血并重。恢复期以气阴两虚或阳虚水泛为主，属气阴两虚者，症见颈部肿胀，眼胀眼突，畏光、迎风流泪，神疲乏力，气短懒言，脘腹胀满或纳呆，咽干口燥，烦渴欲饮，自汗，盗汗，失眠，健忘，腰膝酸软，头晕耳鸣，五心烦热，大便干，小便黄，舌体瘦薄，苔少而干，脉虚数，可选用生脉散合四君子汤益气养阴、化痰消瘿；属阳虚水泛者，症见颈部肿大伴轻微疼痛，痰色白黏稠难咯，身重困倦，面色白，畏寒肢冷，神疲乏力，突眼，眼睑无力水肿，大便溏薄如水样，舌质淡胖，苔白腻或水滑，脉沉细弱，可选用真武汤温阳利水、化痰消瘿，促进甲状腺功能亢进症的康复。

糖尿病性脑血管病变属中医学"中风"病证范畴，糖尿病性脑血管病变的康复治疗包括病后调摄，采取各种措施防止宿疾的复发。疾病初愈，邪气未尽，正气未复，气血未定，阴阳未平，所以在病后，通过培补正气，调理脏腑功能，使其紊乱的状态得以恢复。糖尿病性脑血管病变恢复期患者仍有偏瘫，口眼㖞斜，语言及感觉障碍，或伴认知、情感障碍，多由于久病耗气，气虚运化无力，瘀血内生，脑络不通，或肝肾阴虚，神机失用。糖尿病性脑血管病变后遗症期患者仍有头晕、偏瘫、语言障碍等症状，多由于久病耗气，运化无力，风痰内生，阻滞脑络；或久病肝肾亏虚，肢体失养。可辨证选用补阳还五汤、通窍活血汤、地黄饮子等方剂配合益气活血通络的中药，同时配合中医康复运动、针灸治疗，促进糖尿病性脑血管病变康复。

高尿酸血症与痛风应注重中医康复治疗，结合中医针灸、耳穴压丸、穴位贴敷等外治法，达到"既病防变、瘥后防复"的目的。高尿酸血症与痛风急性期浊瘀毒热突出；间歇期浊瘀稍减，机体正气受损，脏腑功能失调，虚实夹杂，多表现为脾肾不足，湿毒流连；维持期正气暂复，浊瘀蛰藏，或浊瘀攻窜，正气大虚，脏腑衰败，而成危候。间歇期的调护是高尿酸血症与痛风康复治疗的关键，以降低血尿酸水平、减少痛风发作频率为目标，治疗重在治本，可辨证选用金匮肾气丸、七味白术散以调补脾肾为主，使尿酸生成减少，促进尿酸排泄，达到疾病康复稳态。

【参考文献】

[1] 史丽伟，倪青.《伤寒杂病论》治未病思想在糖尿病三级预防中的应用[J].辽宁中医杂志，2018，45（7）：1383-1386.

[2] 郭赫，倪青.甲状腺功能亢进症康复治疗进展[J].北京中医药，2018，37（8）：763-767.

[3] 倪青，张润云，苏宁.甲状腺功能亢进症病证结合治疗思路与方法[J].中国临床保健杂志，2022，25（6）：735-739.

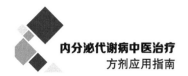

［4］ 陈红霞，李双蕾.中医药治疗甲状腺功能亢进症的研究进展［J］.湖南中医志，2016，32（11）：188-189.

［5］ 李艳婷，崔云竹，邵红雨，等.甲状腺功能亢进症的中医药治疗进展［J］.湖南中医杂志，2014，30（7）：191-192.

［6］ 黄明，田东昌，于志强.甲状腺功能亢进症的中医药治疗进展［J］.湖北中医杂志，2013，35（11）：78-80.

［7］ 孙绪敏，徐云生.甲状腺功能亢进症的中医药治疗进展［J］.实用中医内科杂志，2011，25（9）：32-33.

［8］ 陈惠，倪青.甲状腺功能亢进症中医病因病机探讨[J].辽宁中医药大学学报,2013,15（3）：76-78.

［9］ 刘万宏.中医治未病思想在中风防治中的运用［J］.河北中医，2016，38（5）：764-768.

［10］衡先培，倪青.糖尿病性脑血管病病证结合诊疗指南［J］.世界中医药，2022，17（21）：2985-2991.

［11］倪青.高尿酸血症和痛风病证结合诊疗指南（2021-01-20）［J］.世界中医药，2021，16（2）：183-189.

各 论

1. 安宫牛黄丸*——《温病条辨》

【方歌】安宫牛黄丸最精，芩连栀子郁砂并；

更加雄角珠冰麝，退热清心力更宏。

【出处原文】"太阴温病，不可发汗，发汗而汗不出者，必发斑疹，汗出过多者，必神昏谵语。发斑者，化斑汤主之；发疹者，银翘散去豆豉，加细生地、丹皮、大青叶，倍元参主之。禁升麻、柴胡、当归、防风、羌活、白芷、葛根、三春柳。神昏谵语者，清宫汤主之，牛黄丸、紫雪丹、局方至宝丹亦主之。"（《温病条辨》）

【组成】牛黄、犀角、麝香、珍珠、朱砂、雄黄、黄连、黄芩、栀子、郁金、冰片、金箔、蜂蜜。

【功效】清热解毒，豁痰开窍。

【主治】邪热内陷心包证。症见高热烦躁，神昏谵语，或舌謇肢厥，舌红或绛，脉数。亦治中风昏迷，小儿惊厥，属邪热内闭者。

【方解】此为手太阴、手厥阴之方。温病由口鼻而入，邪不在足太阳之表，误用发汗致温邪郁于肌表血分，且汗为心液，心阴伤而心阳独亢，心阳伤而神明自乱，故见神昏谵语诸症，此为病在手太阴病不解，逆传手厥阴心包之经。故以安宫牛黄丸芳香化秽浊而利诸窍，咸寒保肾水而安心体，苦寒通火腑而泻心用。方中牛黄味苦性凉，善清心解毒，豁痰开窍；犀角咸寒，清心凉血解毒而定惊；麝香芳香走窜，通达十二经，芳香开窍醒神。三味相配，清心开窍，凉血解毒，使闭固之邪热温毒深在厥阴之分者从内透出，共为君药。黄连泻心火，黄芩泻胆、肺之火，栀子泻心、三焦之火，共为臣药。冰片、郁金芳香辟秽，通窍开闭，增麝香开窍醒神之功；雄黄豁痰解毒，助牛黄劫痰解毒之力；朱砂补心体、泻心用，珍珠得太阴之精，而通神明，助犀角补水救火之功；金箔为衣，亦取其重镇安神之效，共为佐药。蜂蜜和胃调中，为使药。诸药配伍，共奏清热解毒、芳香开窍之功。

【加减及衍化方】

（1）加减：若邪陷心包，兼有腑实，见神昏舌短，大便秘结，饮不解渴者，用安宫牛黄丸2丸化开，调大黄末3克灌服，可先服一半，不知再服，以泻热通便、釜底抽薪。

（2）衍化方：牛黄清心丸。（《痘疹世医心法》）

◆ 组成：辰砂、黄连、黄芩、山栀子仁、郁金、牛黄。

◆ 功效：清心化痰，镇惊祛风。

◆ 主治：风痰阻窍所致的头晕目眩、痰涎壅盛、神智混乱、言语不清及惊风抽搐、癫痫。

◎ 鉴别要点：安宫牛黄丸和牛黄清心丸都属于凉开剂，均有清心开窍之功，治疗热陷心包之神昏谵语、小儿急惊等证。但牛黄清心丸清心开窍之力较弱，适用于热闭神昏之轻证；安宫牛黄丸是在牛黄清心丸的基础上加犀角解毒，雄黄豁痰，麝香、冰片开窍，珍珠、金箔安神，故清热解毒、豁痰开窍、镇心安神之功较著。常用于治疗温热之邪内陷心包、痰热蒙蔽清窍的重证。

※【现代药理学研究及内分泌科临床应用】

本方具有清热解毒、豁痰开窍之功。现代药理学研究表明，本方具有脑保护、改善意识障碍、抗炎、抗感染、解热、抗休克、镇静、抗惊厥等作用。现代常用于治疗糖尿病酮症、低血糖、脑血管病等导致的脑性昏迷，糖尿病等内分泌系统疾病并发脑梗死等内分泌科疾病属邪热内陷心包证者。

1.现代药理学研究

（1）脑保护作用：安宫牛黄丸在动物模型中对各类脑损伤（包括缺血、出血、感染和外伤）显示出显著的保护作用。在大鼠实验中，该药物可有效减轻神经功能障碍、脑梗死和脑水肿，降低脑组织乳酸含量，增强抗氧化能力，减少神经细胞凋亡，并改善脑组织形态学损伤。特别在缺氧条件下，它提高了小鼠存活率和抗氧化能力，改善脑皮质突触结构损伤，增强突触功能。

（2）抗炎、抗感染：安宫牛黄丸在脓毒血症大鼠中降低了血浆内毒素水平和肺组织中髓过氧化物酶含量。此外，它还显著刺激小鼠腹腔内巨噬细胞的吞噬功能，表现为吞噬百分率和吞噬指数的增加，巨噬细胞体积的明显增大，以及被吞噬的鸡红细胞数量的增多，从而表明安宫牛黄丸能增强机体的免疫功能。

（3）解热、抗休克：安宫牛黄丸能够降低由家兔耳缘静脉注射伤寒 Vi 多糖菌苗或伤寒、副伤寒甲乙三联菌苗所造成的高热模型体温。

（4）镇静、抗惊厥：安宫牛黄丸显著延长了小鼠的睡眠时间，并表现出一定的镇静作用。它能有效对抗苯丙胺所引起的小鼠兴奋性增加，并显著延缓小鼠戊四氮阵挛性癫痫发作，降低小鼠的惊厥和死亡率。

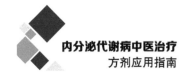

2. 内分泌科临床应用

（1）糖尿病酮症、低血糖、脑血管病等导致的脑性昏迷：安宫牛黄丸治疗组在 Glasgow–Pittsburgh 评分上显著优于未使用安宫牛黄丸的对照组，表明其在脑性昏迷治疗中的有效性。

（2）糖尿病等内分泌系统疾病并发脑梗死：安宫牛黄丸联合阿加曲班注射液治疗急性脑梗死显著改善了患者的神经功能和生活质量，调节了血液学指标，并改善了血管内皮功能。

（3）高血压脑出血：安宫牛黄丸联合半夏白术天麻汤治疗早期高血压脑出血患者，总有效率达到93.9%，显著高于仅使用常规治疗的对照组，治疗2周后显著改善了患者的昏迷症状、神经功能和日常生活能力。

【参考文献】

［1］ 中国医药教育协会. 安宫牛黄丸临床应用专家共识［J］. 中国中西医结合杂志，2022，42（8）：933–946.

［2］ 黄坡，郭玉红，赵京霞，等. 安宫牛黄丸的临床研究进展［J］. 中国中医急症，2018，27（2）：361–364，376.

［3］ 方芳，孙建宁，杨莉，等. 安宫牛黄丸全方及简方对大鼠脑出血损伤的影响［J］. 北京中医药大学学报，2007，30（9）：611–614.

［4］ 郑伟，牛立健，朱超，等. 安宫牛黄丸对大鼠脑外伤后血脑屏障损伤及脑水肿作用机制的实验研究［J］. 临床医学工程，2014，21（10）：1246–1247.

［5］ 杨文清，任玉录，郭克锋，等. 安宫牛黄丸对急性脑出血大鼠脑组织中一氧化氮合酶及单胺类神经递质的影响［J］. 中国中医急症，2009，18（1）：83–84.

［6］ 李佳，张贵君，赵晖，等. 安宫牛黄丸药效组分对小鼠总抗氧化能力及耐缺氧存活时间的影响［J］. 辽宁中医药大学学报，2010，12（2）：99–101.

［7］ 朱坤杰，张硕峰，孙建宁，等. 安宫牛黄丸及重金属组分对内毒素脑损伤大鼠大脑皮层单胺类递质的影响［J］. 中国中药杂志，2007，32（10）：949–953.

［8］ 刘静. 安宫牛黄丸的临床应用进展 [J]. 现代中医药，2019，39（4）：142–146.

［9］ 胡华白，马俊杰. 安宫牛黄丸治疗急性脑血管病临床及药理机制研究进展［J］. 世界科学技术–中医药现代化，2015（7）：1510–1513.

［10］ 徐静泓，朱祖福. 胃管注入安宫牛黄丸治疗脑性昏迷的研究［J］. 河南实用神经疾病杂志，2002（2）：65–66.

2.八正散——《太平惠民和剂局方》

【方歌】八正木通与车前,萹蓄大黄滑石研;

　　　　草梢瞿麦兼栀子,煎加灯草痛淋蠲。

【出处原文】"治大人、小儿心经邪热,一切蕴毒,咽干口燥,大渴引饮,心忪面热,烦躁不宁,目赤睛疼,唇焦鼻衄,口舌生疮,咽喉肿痛。又治小便赤涩,或癃闭不通及热淋、血淋,并宜服之。(《太平惠民和剂局方》)

【组成】车前子、瞿麦、萹蓄、滑石、山栀子仁、甘草、木通、大黄、灯芯。

【功效】清热泻火,利水通淋。

【主治】湿热淋证。症见尿频尿急,溺时涩痛,淋漓不畅,尿色浑赤,甚则癃闭不通,小腹急满,口燥咽干,舌苔黄腻,脉滑数。

【方解】此为手足太阳、手少阳之方。足太阳膀胱藏水,手少阳三焦出水,膀胱有热,三焦气化不利,则小便不利,心火移热于手太阳小肠,故见小便涩痛诸症。实热当利,以八正散泻膀胱、小肠实火,利三焦气化,则小便自利。方中滑石利窍散结,清热渗湿通淋;木通清肺热而降心火,使湿热之邪从小便而去,共为君药。萹蓄、瞿麦、车前子降火通淋,利湿而兼泻热,共为臣药。佐以山栀子仁苦寒下行,清泄三焦,通利水道,以增强清热利水通淋之功;大黄荡涤邪热,使湿热从大便而去,大便动则小便自通。甘草合滑石为六一散,甘草梢径达茎中,兼能清热、缓急止痛,是为佐使之用。煎加灯心以增利水通淋之力。诸药合用,虽治下焦而不专治下焦,既可直入膀胱清利而除邪,又兼通利大肠导浊以分消,务使湿热之邪尽从二便而去,共成清热泻火、利水通淋之剂。

【加减及衍化方】

(1)加减:若属血淋者,宜加生地黄、小蓟、白茅根等凉血止血;石淋者,宜加金钱草、海金沙、石韦等化石通淋;膏淋者,宜加萆薢、菖蒲等分清化浊;尿频明显者,加益智仁暖肾缩尿;尿热、尿痛明显者,加蒲公英、野菊花等清热止淋;小腹坠胀疼痛者,加川楝子、荔枝核等行气止痛。

(2)衍化方:五淋散。(《太平惠民和剂局方》)

◆ 组成:赤茯苓、甘草、赤芍、山栀子仁。

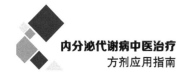

◆ 功效：清热凉血，利水通淋。

◆ 主治：湿热血淋。症见尿如豆汁，溺时涩痛，或溲如砂石，脐腹急痛。

◎ 鉴别要点：五淋散与八正散均治疗湿热蕴结膀胱证，其鉴别要点在于八正散集诸多利水通淋之品于一方，意在清热通淋，以治疗热淋为主；五淋散重用栀子、赤芍，意在清热凉血，以治血淋为主。

※【现代药理学研究及内分泌科临床应用】

本方具有清热泻火、利水通淋之功。现代药理学研究表明，本方具有广谱抗病原微生物、影响泌尿系统功能、抗炎、抗氧化损伤等作用。现代常用于治疗糖尿病合并泌尿系感染、糖尿病神经源性膀胱、急性痛风性关节炎等内分泌科疾病属湿热淋证者。

1. 现代药理学研究

（1）广谱抗病原微生物作用：本方有较强体外抗淋球菌作用，对大肠埃希菌、变形杆菌等尿路致病菌有较强的抗菌作用，对逆行性大肠埃希菌膀胱肾盂肾炎模型动物，可增加其排尿量，能有效清除尿路感染细菌。

（2）对泌尿系统功能的影响：本方具有利尿作用，部分药味可增加尿钙、尿酸等易结石物质的排泄，抑制结石形成，促进结石排出；而且滑石所含 MgO、FeO_2、Al_2O_3 等对黏膜有保护作用，所含维生素 A 也有利于黏膜的修复；大黄还有止血作用，这些均能抑制泌尿系结石的形成和排出。

（3）抗炎、抗氧化损伤作用：本方能够清除氧自由基，选择性抑制环氧化酶及脂氧化酶活性，抑制一氧化氮产生，对炎症的水肿、渗出、毛细血管通透性亢进等均有较好的抑制作用，同时对免疫性炎症也有抑制作用，具有较强的抗氧化损伤作用。

2. 内分泌科临床应用

（1）糖尿病合并泌尿系感染：使用八正散加味方治疗的糖尿病患者显示出 93.3% 的总有效率，高于使用呋喃妥因肠溶片治疗的 83% 有效率。在另一研究中，糖脂清联合八正散治疗的观察组有效率明显高于仅使用八正散治疗的对照组。

（2）糖尿病神经源性膀胱：加味八正散治疗组的临床治疗总有效率为 74.36%，显著高于仅接受常规治疗的 50%。治疗后，实验组在尿流动力学指标上的改善优于对照组。说明加味八正散可改善湿热下注型糖尿病神经性膀胱的尿流动力学指标，减轻患者的排尿功能异常。

（3）急性痛风性关节炎：八正散加减方与常规西药（秋水仙碱和别嘌醇）治疗的有效率相近，分别为 90.0% 和 93.34%，但八正散加减方不良反应更少，患者更易于耐受。

【参考文献】

[1] 邓中甲. 方剂学［M］. 上海：上海科学技术出版社，2008.
[2] 李冀. 方剂学［M］. 北京：中国中医药出版社，2012.
[3] 李昌勤，于海林，康文艺. 八正散的现代临床应用概述［J］. 中成药，2010（5）：840－844.
[4] 黄美艳，徐荣芝，蔡秀江. 八正散临床应用研究进展［J］. 实用中医药杂志，2019（10）：1295－1296.
[5] 白雪. 八正散加味治疗女性2型糖尿病合并泌尿系感染45例［J］. 云南中医中药杂志，2010（2）：39－40.
[6] 王伟，赵月霞，马春丽. 辨证分型论治配合西药治疗糖尿病并发泌尿系感染49例［J］. 陕西中医，2011（4）：418－419.
[7] 张犁，王旭，汪悦，等. 糖脂清合八正散治疗2型糖尿病并发泌尿系感染76例［J］. 南京中医药大学学报，2011（3）：229－231.
[8] 陆向然. 糖脂清合八正散治疗2型糖尿病并发泌尿系感染的临床疗效［J］. 中国现代药物应用，2013（10）：81－82.
[9] 刘晶晶，张广德. 魏子孝教授分期论治老年糖尿病合并泌尿系感染经验［J］. 环球中医药，2020（7）：1269－1271.
[10] 张犁，王旭，叶丽芳，等. 中西医结合治疗2型糖尿病并发泌尿系统感染［J］. 江苏医药，2011（11）：1350－1351.
[11] 王秀颖，袁晓庆，谢建军. 加味八正散治疗湿热下注型糖尿病神经性膀胱的效果［J］. 医学信息，2020（2）：163－164.
[12] 黄建乐. 八正散加减治疗急性痛风性关节炎30例［J］. 湖南中医杂志，2005（2）：65－66.

3. 白虎汤——《伤寒论》

【方歌】白虎汤清气分热，石膏知母草米协；

阳明大汗兼烦渴，清热生津法最宜。

【出处原文】"三阳合病，腹满身重，难以转侧，口不仁而面垢，谵语遗尿。发汗则谵语，下之则额上生汗，手足逆冷。若自汗出者，白虎汤主之。"（《伤寒论》）

【组成】石膏、知母、炙甘草、粳米。

【功效】清热生津。

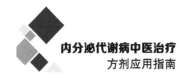
【主治】阳明气分热盛证。症见壮热面赤，烦渴引饮，汗出恶热，脉洪大有力。

【方解】此为足阳明、手太阴之方。腹满身重，口不仁，谵语，为阳明证；面垢为少阳证；遗尿为太阳证，三阳证中，阳明为多，属表里有邪。太阴肺热，故又可见咳嗽、鼻干诸症，以白虎汤解阳明、太阴之热。方中重用石膏辛甘大寒，主入阳明太阴气分，善能清阳明气分大热，清热而不伤阴，并能止渴除烦，用为君药。热淫于内，以苦发之，臣以知母苦寒质润，滋阴润燥，止渴除烦。粳米、炙甘草益胃生津，缓石膏、知母苦寒重降之性，不致伤胃，均为佐药。炙甘草兼以调和诸药为使。烦出于肺，躁出于肾，石膏清肺而泻胃火，知母清肺而泻肾火，甘草和中而泻心脾之火。四药配伍，共奏清热除烦、生津止渴之效。

【加减及衍化方】

（1）加减：若气血两燔，引动肝风，见神昏谵语、抽搐者，加羚羊角、水牛角以凉肝息风；若兼阳明腑实，见谵语、大便秘结、小便短赤者，加大黄、芒硝以泻热攻积；消渴病而见烦渴引饮者，加天花粉、芦根、麦冬等以增强清热生津之力。

（2）衍化方：白虎加人参汤。（《伤寒论》）

◆ 组成：知母、石膏、炙甘草、粳米、人参。

◆ 功效：清热，益气，生津。

◆ 主治：气分热盛、气津两伤证。症见汗、吐、下后，里热炽盛而见四大症者；白虎汤证见有背微恶寒，或饮不解渴，或脉浮大而芤者；暑热病见有身大热属气津两伤者。

◎ 鉴别要点：白虎加人参汤由白虎汤加味而成。白虎汤清热生津，适用于阳明气分热盛证，症见壮热面赤，烦渴引饮，汗出恶热，脉洪大有力。白虎加人参汤是清热与益气生津并用之剂，在白虎汤清热生津的基础上加人参益气生津，适用于气分热盛、气津两伤之证。

※【现代药理学研究及内分泌科临床应用】

本方具有清热生津之功。现代药理学研究表明，本方具有降血糖、解热、抗炎、提高免疫力等作用。现代常用于治疗糖尿病、糖尿病酮症酸中毒、急性痛风性关节炎、甲状腺功能亢进症等内分泌科疾病属阳明气分热盛证者。

1. 现代药理学研究

（1）降血糖：人参白虎汤能明显降低糖尿病大鼠的血糖、胆固醇、甘油三酯含量，升高高密度脂蛋白含量，改善糖耐量，增强糖尿病大鼠 INS 敏感性。

（2）解热：白虎汤对多种致热源（如伤寒菌、脂多糖、2，4-二硝基苯酚、细菌内毒素、干酵母）引发的发热模型表现出显著的解热效果。其作用机制可能涉及抑制致热性细胞因子的释放，调节细胞因子失衡，以及优化机体免疫功能。

（3）抗炎：白虎汤在肺炎双球菌肺炎模型中显示显著抗炎作用，提升肠组织中的抗氧化酶活性，降低炎症标志物，减轻肺组织炎症。同时，在大肠埃希菌引起的全身炎症反应模型中，它有效调节促炎和抗炎因子，防止多器官功能障碍综合征的发展。

（4）提高免疫力作用：白虎汤中的钙和微量元素能改善 T 淋巴细胞亚群间的比例关系，调整 T 淋巴细胞平衡，并解除细胞免疫抑制状态，从而提高细胞免疫功能。其中的芒果苷作为自由基清除剂和抗氧化剂，能抗脂质过氧化，稳定红细胞膜受体活性，增加老化红细胞数量，进而提升 T 淋巴细胞 IL-2 的分泌水平，提高机体免疫水平。

2. 内分泌科临床应用

（1）糖尿病：在盐酸二甲双胍治疗基础上加服加味白虎汤，疗效可提高 60%，血糖、血脂下降及血液流变学指标的改善均优于单用西药。胰岛素联合白虎汤治疗 2 型糖尿病急性高血糖时，空腹血糖及相关炎症因子（IL-6、TNF-α、hs-CRP）显著下降。动物实验也显示，白虎汤对糖尿病周围神经病变有治疗和预防效果。林兰教授提出的糖尿病辨证论治方法，特别是阴虚热盛型中的肺胃热盛证，主张使用白虎汤加减。

（2）急性痛风性关节炎：秋水仙碱联合加味白虎汤治疗急性痛风性关节炎后，关节烧灼感、疼痛和肿胀的症状评分显著低于单用秋水仙碱的对照组，总有效率高达 93.8%。加味白虎汤还能显著降低 IFN-γ、TNF-α 和 TGF-β 等多种炎性指标，有效抑制炎症反应，改善关节功能。

（3）甲状腺功能亢进症：倪青教授认为，甲状腺功能亢进症早期肝郁气滞，郁而化火，火热伤阴，致肝阴不足，阴不制阳，阳偏亢盛；兼因肝气郁滞，气血运行不畅，酿生痰浊、瘀血。治疗以疏肝解郁、化痰散结、活血化瘀、清肝泻火、清胃生津、清心养血等，常用方剂如龙胆泻肝汤、白虎汤、四逆散、柴胡疏肝散等。

【参考文献】

［1］ 杜立遥，于蓓蓓，孙丹丹，等.经方白虎汤药理作用及药效成分研究进展［J］.北京中医药，2018，37（5）：476-479.

［2］ 吕邵娃，苏红，郭玉岩，等.白虎汤的临床应用及药理作用研究进展［D］.河北中医药学报，2017，32（1）：55-59.

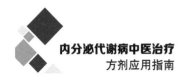

［3］ 杜立遥, 闫雪生, 涂晓龙, 等. 经方白虎汤临床应用概况［D］. 辽宁中医药大学学报,
2017, 19（11）：111-113.

［4］ 谢平金, 温俊茂, 卢锦东, 等. 白虎汤加减的临床应用 [J]. 河南中医, 2015, 35（2）：
217-219.

［5］ 林慧, 李志敏, 陆志夫. 加味白虎汤联合秋水仙碱治疗急性痛风性关节炎的效果及对患者
炎性因子水平的影响［J］. 中国医药, 2020, 15（8）：1292-1296.

［6］ 潘圣融. 白虎汤现代临床应用文献研究［D］. 北京中医药大学, 2010.

［7］ 庞晴, 倪青. 甲状腺功能亢进症当从五脏论治［J］. 世界中医药, 2022, 17（13）：
1923-1927.

［8］ 倪青, 张润云, 苏宁. 甲状腺功能亢进症病证结合治疗思路与方法[J]. 中国临床保健杂志,
2022, 25（6）：735-739.

［9］ 魏军平. 林兰教授糖尿病三型辨证学术思想渊源与临床经验整理研究［D］. 中国中医科
学院, 2012.

4. 白头翁汤——《伤寒论》

【方歌】白头翁汤热痢方，连柏秦皮四药良；

味苦性寒能凉血，坚阴止痢在清肠。

【出处原文】"热利下重者，白头翁汤主之。"（《伤寒论》）

【组成】白头翁、黄连、黄柏、秦皮。

【功效】清热解毒，凉血止痢。

【主治】热毒痢疾。症见腹痛，里急后重，肛门灼热，下痢脓血，赤多白少，渴欲饮水，舌红苔黄，脉弦数。

【方解】此为足阳明、少阴、厥阴之方。阳明热利下重，为热邪伤气，气下陷则见里急后重；陷下则伤阴，阴伤则血热，阴分为火所灼，则渴欲饮水，当予凉药解之。肾欲坚，急食苦以坚之，利则下焦虚，故以纯苦之剂坚之。方中白头翁清热解毒，入阳明血分，凉血止痢。黄连凉心清肝，泻火解毒，燥湿厚肠，为治痢要药；黄柏泻火补水，清下焦湿热，二者助君药清热解毒、燥湿止痢而为臣药。秦皮苦寒性涩，凉肝益肾而固下焦，清热解毒而兼收涩止痢，用为佐使。四药合用，共奏清热解毒、凉血止痢之功，为治疗热毒血痢之良方。

【加减及衍化方】

（1）加减：若细菌性痢疾身热恶寒者，加葛根、马齿苋等；若下重甚者，加木香、槟榔、白芍等；若食滞者，加焦三仙、炒枳壳等；若下痢脓血甚者，加金银花、连翘等；若肝热迫血之鼻衄者，去秦皮，加桑叶、茅花、牡丹皮；肝火犯胃之脘痛者，宜去黄柏、秦皮，加白芍、甘草；吞酸者，加瓦楞、牡蛎；痔者，则黄连改胡黄连，加鱼腥草、槐花；崩漏者，则黄柏用炭，加黑豆，地榆炭、侧柏炭；赤带者，加椿根皮、鸡冠花、赤小豆等。

（2）衍化方：白头翁加甘草阿胶汤。（《金匮要略》）

◆ 组成：白头翁、黄连、柏皮、秦皮、甘草、阿胶。

◆ 功效：清热解毒，凉血止痢，养血和中。

◆ 主治：妇人产后血虚热利，心烦不得眠者。

◎ 鉴别要点：白头翁汤与白头翁加甘草阿胶汤均可以用于治疗热痢。白头翁汤偏于清热燥湿，适用于热毒血痢之实证；白头翁加甘草阿胶汤尚有养血和中之功，用于妇人产后或营血亏虚之热痢。

※【现代药理学研究及内分泌科临床应用】

本方具有清热解毒、凉血止痢之功。现代药理学研究表明，本方具有抗菌、抗炎和修复溃疡、免疫调节、抗腹泻、抗癌等作用。现代常用于治疗糖尿病、糖尿病周围神经病变、糖尿病合并抑郁症，或合并肝病，或合并围绝经期综合征者等并发症者、糖尿病肝损伤、多种肠道疾病等内分泌科疾病属热毒痢疾者。

1. 现代药理学研究

（1）抗菌作用：白头翁汤展现了显著的抗菌活性。研究表明，白头翁根的不同提取物，包括原白头翁素、白头翁总皂苷和白头翁浸膏液，对金黄色葡萄球菌、全同绿假单胞菌和副伤寒杆菌等具有不同程度的抑菌效果且效果随浓度增加而增强。

（2）抗炎和修复溃疡作用：白头翁汤与清热解毒药配伍后，能减少血浆中大肠埃希菌内毒素，改善血液流变学特性。在乙酸诱导的大鼠溃疡性结肠炎模型中，白头翁汤通过灌胃和灌肠两种给药方式均表现出显著的溃疡愈合作用，尤其是高剂量组，效果优于甲硝唑。

（3）免疫调节作用：白头翁汤能有效调节机体的免疫细胞因子，促进免疫功能。它显著降低血清中 IgA、IgG 和 IL-6 的含量，减少血清和结肠组织中的脂质过氧化物丙二醛（MDA）含量，同时提高过氧化物歧化酶的含量。

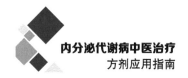

（4）抗腹泻作用：白头翁汤对蓖麻油引起的小鼠小肠性腹泻和番泻叶引起的大肠性腹泻均有良好的治疗效果，效果优于单味药且作用迅速持久。

（5）抗癌作用：白头翁汤通过调节 G 蛋白偶联受体的信号传导途径和下调趋化因子，增强机体的抗肿瘤免疫功能，并能抑制血管新生，间接抑制肿瘤生长。白头翁皂苷 A 能诱导 DNA 损伤，调节细胞周期，使肿瘤细胞在 G2 期停滞并诱导凋亡，有效抑制小鼠皮下移植瘤的生长。

2. 内分泌科临床应用

（1）糖尿病及其并发症：倪青教授认为，糖尿病周围神经病变患者若出现厥阴热利之腹痛等症状，可选白头翁汤加减治疗。李赛美教授认为，治疗糖尿病合并抑郁症，或合并肝病、周围神经病变、围绝经期综合征者，若属厥阴热利证，当用白头翁汤治疗。

（2）糖尿病肝损伤：白头翁汤可以有效改善链脲佐菌素（STZ）诱导的糖尿病肝损伤，作用机制与其能有效改善肝组织中抗氧化酶活性、缓解肝组织氧化应激损伤，减少炎症递质释放有关。

（3）高尿酸血症：全小林教授治疗高尿酸血症属下焦湿热证者，予白头翁汤清利下焦湿热。

（4）多种肠道疾病：加味白头翁汤治疗细菌性痢疾、大肠湿热型溃疡性结肠炎等肠道疾病表现出高效率，其中治疗溃疡性结肠炎的有效率为 96.7%，高于西药对照组。此外，联合白头翁汤与葛根芩连汤治疗小儿感染性腹泻的总有效率为 95%，并发现白头翁汤保留灌肠治疗对未定型肠炎具有良好的治疗作用，无不良反应。

【参考文献】

［1］ 杨娜娜，吴迪，胡扬，等.中药方剂白头翁汤历史沿革及研究概况［J］.辽宁中医药大学学报，2022，12：146-152.

［2］ 金燊懿，毕凌，焦丽静，等.白头翁汤化学成分及药理作用研究进展［J］.上海中医药杂志，2019，03：109-111.

［3］ 孙俊颖，彭新宇，魏光伟，等.白头翁汤的药理作用研究进展［J］.广东农业科学，2010，12：112-113.

［4］ 王瑞锋，王雪.白头翁汤的药理作用与临床应用［J］.中医学报，2010，02：270-271.

［5］ 冯奕斌，罗伟权，朱世清.从黄连及其复方古今临床应用，发掘现代临床新应用［J］.中国中药杂志，2008，10：1221-1225.

［6］ 汤叔良.白头翁汤加减运用浅识［J］.中医杂志，1985，07：38－39.

［7］ 傅晔柳，诸梦露，楼霆.白头翁汤对链脲佐菌素诱导的糖尿病肝损伤的保护作用研究［J］.
药物评价研究，2018，08：1430－1435.

［8］ 王静茹，倪青.糖尿病神经病变六经辨证论治思路与方法［J］.世界中医药，2021，05：
730－732，737.

［9］ 李赛美.糖尿病辨病辨证治疗 5 步法［J］.中医杂志，2004，05：388－389.

［10］ 李赛美.糖尿病中医治疗的思路及验案［J］.中医杂志，2015，18：1608－1612.

［11］ 李赛美.浅谈糖尿病及其并发症六经辨治思路［J］.中华中医药杂志，2007，12：
857－859.

［12］ 王佳，冯磊，仝小林.仝小林教授运用黄连不同配伍经验［J］.中医药导报，2015，22：
16－20.

［13］ 仝小林，周强，刘文科.经方新用的思索［J］.中医杂志，2011，11：901－903.

5. 百合固金汤——《医方集解》引赵氏方

【方歌】百合固金二地黄，玄参贝母桔草藏；

　　　麦冬芍药当归配，喘咳痰血肺家伤。

【出处原文】"治肺伤咽痛，喘嗽痰血（肺金受伤，则肾水之源绝。肾脉挟咽，虚火上炎，故咽痛，火上熏肺故喘嗽。痰因火生，血因火逼）。"（《医方集解》）

【组成】熟地黄、生地黄、当归、白芍、甘草、桔梗、玄参、贝母、麦冬、百合。

【功效】滋养肺肾，止咳化痰。

【主治】肺肾阴亏，虚火上炎证。症见咳嗽气喘，痰中带血，咽喉燥痛，头晕目眩，午后潮热，舌红少苔，脉细数。

【方解】此为手太阴、足少阴之方。肺肾为子母之脏，手太阴肺金受伤，则足少阴肾水绝源，肾脉夹咽喉，虚火上炎，故见咽喉燥痛；火热上熏肺金，故咳嗽气喘；"疾因火生，血因火逼"，故见痰中带血。金不生水，火炎水干，故以生地黄、熟地黄滋补肾阴亦养肺阴，滋水退热，熟地黄兼能补血，生地黄又能凉血，共用为君药。百合保肺安神，麦冬清热润燥；玄参咸寒，协生地黄、熟地黄滋肾生水且降虚火，共为臣药。佐以贝母散肺郁而除痰；桔梗载药上行，清金化痰散结，并利咽喉；当归、白芍养血平肝。佐使以甘草，调和诸药且与桔梗为伍以利咽喉。诸药合用，甘寒培元清

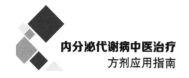

本，共奏滋养肺肾，止咳化痰之功。

【加减及衍化方】

（1）加减：若痰多而色黄者，加胆南星、黄芩、栝蒌皮以清肺化痰；若咳喘甚者，可加杏仁、五味子、款冬花以止咳平喘；若咳血重者，可去桔梗，加白及、白茅根、仙鹤草以止血；若乏力甚者，可加黄芪、白术以益气。

（2）衍化方：补肺阿胶汤。（《小儿药证直诀》）

◆ 组成：阿胶、牛蒡子、炙甘草、马兜铃、杏仁、糯米。

◆ 功效：养阴补肺，清热止血。

◆ 主治：小儿肺阴虚兼有热证。咳嗽气喘，咽喉干燥，喉中有声，或痰中带血，舌红少苔，脉细数。

◎ 鉴别要点：百合固金汤与补肺阿胶汤均有肺虚有热。但百合固金汤主治肺肾阴亏，虚火上炎之咳嗽痰血证，偏于滋肾养阴润肺，并能清热化痰；补肺阿胶汤主治小儿肺阴虚兼有热之咳嗽证，偏于补益肺阴，兼以清肺化痰宁嗽。

※【现代药理学研究及内分泌科临床应用】

本方具有滋养肺肾、止咳化痰之功。现代药理学研究表明，本方具有降血糖、调节内分泌、止咳化痰、抗肿瘤等作用。现代常用于治疗糖尿病、糖尿病合并肺结核、围绝经期综合征、多囊卵巢综合征及各种内分泌疾病合并呼吸道症状属肺肾阴亏、虚火上炎证者。

1. 现代药理学研究

（1）降血糖作用：百合固金汤中的百合纯多糖单体对四氧嘧啶诱导的高血糖小鼠显示出显著的降血糖效果。

（2）调节内分泌作用：百合固金汤能有效调节神经内分泌免疫网络，提高雌激素分泌，改善机体免疫指标，增强免疫力。特别是在围绝经期综合征患者中，它能显著降低血清中的LH、卵泡刺激素、5-羟色胺（5-HT）和去甲肾上腺素等神经递质指标，同时升高血清雌激素和白细胞介素-2（IL-2）的水平。

（3）止咳化痰作用：百合固金汤中多种药物成分具有止咳化痰作用。百合中的甾体皂苷、酚酸、黄酮和多糖等化合物具有明显的止咳化痰和镇静催眠效果。百合提取液能增加小鼠呼吸道排痰量，并有效抑制 SO_2 引起的咳嗽。地黄和贝母提取物也对血液系统、中枢神经系统和免疫系统有显著作用，贝母提取物尤其在抑制咳嗽、化痰和平喘方面表现出色。

（4）抗肿瘤作用：百合固金汤中的成分，如百合粗多糖、熟地黄多糖、麦冬甾体皂苷和当归香豆素类成分，均显示出抗肿瘤活性。这些成分能延长咳嗽潜伏期，减少咳嗽次数，增强免疫功能，促进巨噬细胞吞噬、脾细胞增殖和细胞因子产生，从而抑制肺癌生长。它们还能诱导肿瘤细胞凋亡，抑制肿瘤细胞增殖，增强机体免疫功能，提高 NK 细胞活性，从而有效对抗移植肿瘤。

2. 内分泌科临床应用

（1）糖尿病：使用百合固金汤加减治疗糖尿病患者，经过四个疗程的治疗，尿糖转阴率分别为 13%，24%，33% 和 13%，有效率达 82%。

（2）糖尿病合并肺结核：百合固金汤显著提升糖尿病合并肺结核患者的治疗效果。接受百合固金汤治疗的实验组在痰菌转阴率和病灶吸收率上显著优于仅接受常规治疗的对照组。另一研究中，实验组接受百合固金汤治疗后，临床总有效率达 95%，显著高于对照组的 76%。这些结果均表明，百合固金汤在治疗糖尿病合并肺结核方面的显著效果。

（3）围绝经期综合征：在围绝经期综合征患者中，使用百合固金汤治疗组在生殖内分泌激素水平和免疫指标上的改善显著且不良反应发生率较低。此外，百合固金汤联合利维爱治疗能有效调节神经内分泌免疫网络，提高雌激素分泌，增强免疫力，改善临床症状。

【参考文献】

［1］ 郭明鑫，吴霞，沈颖，等.经典名方百合固金汤现代临床应用研究进展［J］.亚太传统医药，2023，19（4）：197-203.

［2］ 郭朝晖，蒋生祥.中药百合的研究和应用［J］.中医药学报，2004（3）：27-29.

［3］ 王雄.百合固金汤加减治疗糖尿病46例［J］.云南中医中药杂志，1995（4）：22.

［4］ 姜伟洲，迟晶宇.百合固金汤对糖尿病合并肺结核的疗效观察［J］.临床医药文献电子杂志，2020，7（33）：144，146.

［5］ 刘敏，余海林.百合固金汤对糖尿病合并肺结核治疗的增效作用［J］.中医药临床杂志，2011，23（4）：286-287.

［6］ 王少波，张亚梅，马如臣.中西医结合治疗糖尿病合并肺结核11例体会［J］.黑龙江医学，2000（5）：64.

［7］ 辛斐斐.百合固金汤对更年期综合征患者生殖内分泌激素水平及机体免疫的影响［J］.中国疗养医学，2020，29（11）：1226-1228.

［8］ 靳庆丰，靳紫薇，马晓玲，等.应用百合固金汤与利维爱对更年期综合征患者内分泌以及

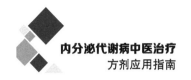

神经内分泌免疫网络的影响 [J]. 世界中医药，2019，14（5）：1222-1226.

[9] 田莉. 百合固金汤合桃红四物汤加减治疗多囊卵巢综合征 30 例 [J]. 光明中医，2014，01：98-99.

6. 败毒散——《小儿药证直诀》

【方歌】人参败毒草苓芎，羌独柴前枳桔同；

生姜薄荷煎汤服，祛寒除湿功效宏。

【出处原文】"治伤风、瘟疫、风湿，头目昏暗，四肢作痛，增寒壮热，项强睛疼，或恶寒咳嗽，鼻塞声重。"（《小儿药证直诀》）

【组成】柴胡、前胡、川芎、枳壳、羌活、独活、茯苓、桔梗、人参、薄荷、甘草、生姜。

【功效】发汗解表，散风祛湿。

【主治】气虚外感证。症见憎寒壮热，头项强痛，肢体酸痛，无汗，鼻塞声重，咳嗽有痰，胸膈痞满，舌淡苔白，脉浮无力。

【方解】此为足太阳少阳、手太阴之方。风寒袭表，太阳首先受邪，正邪交争，故见憎寒壮热、头项强痛；风寒在肺，则鼻塞声重、痰多咳嗽；正气耗伤，邪气侵入少阳，可见头痛目昏。方中羌活入太阳而理游风，独活入少阴而理伏风，羌活、独活并用，祛风散寒，除湿止痛，通治一身上下之风寒湿邪，共为君药。柴胡散热升清，助君解表；川芎行气活血平肝，助君药宣痹止痛，俱为臣药。桔梗宣肺泄热，枳壳、前胡降气化痰，茯苓渗湿消肿，升降相合，宽胸利气，化痰止咳，共为佐药。佐入人参辅正匡邪，意在扶助正气以鼓邪外出，并使祛邪不更伤正气且可防邪复入。生姜、薄荷为引，以助发散表邪；甘草调和药性，兼以益气和中，共为佐使。诸药相伍，疏导经络，表散邪滞，共奏发汗解表、散风祛湿之功。

【加减及衍化方】

（1）加减：若正气未虚，而表寒较甚者，去人参，加荆芥、防风以祛风散寒；气虚明显者，可重用人参，或加黄芪以益气补虚；湿滞肌表经络、肢体酸楚疼痛甚者，可酌加威灵仙、桑枝、秦艽、防己等祛风除湿，通络止痛；咳嗽重者，加杏仁、白前止咳化痰；痢疾之腹痛、便脓血、里急后重甚者，可加白芍、木香以行气和血止痛。

（2）衍化方：荆防败毒散。（《摄生众妙方》）

◆ 组成：羌活、独活、柴胡、前胡、枳壳、茯苓、荆芥、防风、桔梗、川芎、甘草。

◆ 功效：发汗解表，消疮止痛。

◆ 主治：疮肿初起。症见红肿疼痛，恶寒发热，无汗不渴，舌苔薄白，脉浮数。

◎ 鉴别要点：荆防败毒散即败毒散去人参、生姜、薄荷，加荆芥、防风而成，其祛风散寒之力增强而无扶正之功，为祛风散寒、除湿解表之剂，是治疗外感风寒湿表证之常用方。原用治疮疡初起，寒热无汗者。

※【现代药理学研究及内分泌科临床应用】

本方具有发汗解表、散风祛湿之功。现代药理学研究表明，本方具有抗炎、解热、镇痛、抗病毒、改善肠道微环境、护肝等作用。现代常用于治疗痛风、亚急性甲状腺炎及各种内分泌科疾病合并呼吸系统疾病、合并皮肤病等属气虚外感证者。

1.现代药理学研究

（1）抗炎作用：人参败毒散可有效抑制由蛋清引起的大鼠足肿胀和由二甲苯引起的小鼠耳郭肿胀。它还能提升大鼠肾上腺中胆固醇含量，对维生素 C 含量也呈现上升趋势，降低大鼠血浆中醛固酮和皮质醇含量，减少腹腔毛细血管的通透性。网络药理学研究揭示，羌活和独活的药对靶点涉及多条抗炎镇痛通路，包括病毒调控、白细胞反应、淋巴调控等。川芎嗪通过抗炎、清除氧自由基、保护重要脏器等作用，有助于缓解脓毒症症状。

（2）解热作用：人参败毒散的各药味合煎后给予酵母致热大鼠灌胃，能在服药后 3 小时内明显解热。然而，将方剂中的各药味分别煎煮后混合给药，未显示解热效果。

（3）镇痛作用：无论是合煎还是分煎，人参败毒散均显示出明显的镇痛作用，其中合煎效果更佳。

（4）抗病毒作用：包括直接抑制病毒和提高免疫力增强病毒抵抗和清除能力。桔梗多糖、茯苓多糖、桔梗提取物、甘草酸等具有免疫增强作用；桔梗皂苷 d、枳壳黄酮、甘草酸、甘草多糖、甘草黄酮等具有抗病毒作用。

（5）改善肠道微环境作用：茯苓多糖、桔梗菊粉型果聚糖可以促进肠道益生菌定植，改善肠道微环境，维护肠道上皮细胞屏障作用。

（6）护肝作用：对硫代乙酰胺中毒的大鼠，人参败毒散能显著降低血清中乳酸脱氢酶（LDH）、天门氨酸氨基转移酶、谷氨酸氨基转移酶的水平，其中合煎的效果优于

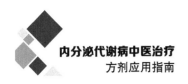

单煎。

2. 内分泌科临床应用

（1）痛风：《丹溪心法·痛风》载"遍身骨节疼痛，昼静夜剧，如虎啮之状，名曰白虎历节风，并宜加减地仙丹，或青龙丸、乳香丸等服之。又有痛风而痛有常处，其痛处赤肿灼热，或浑身壮热，此欲成风毒，宜败毒散。凡治臂痛以二陈汤加酒炒黄芩、苍术、羌活。"

（2）亚急性甲状腺炎：连翘败毒散加减治疗亚急性甲状腺炎总有效率97.14%，能显著改善亚急性甲状腺炎患者发热、咽痛、颈痛等不适症状。

【参考文献】

［1］ 王诗蕴.荆防败毒散临床新用［J］.实用中医药杂志，2022，38（4）：686-687.
［2］ 冯芹，张贵民.荆防败毒散治疗急性呼吸道感染的临床应用以及作用机制的探讨［J］.中药与临床，2020，11（3）：28-32，42.
［3］ 朱新红.荆防败毒散临床运用拾零［J］.浙江中医杂志，2018，53（7）：533.
［4］ 杨今实.朝医荆防败毒散对哮喘小鼠气道炎症的影响［D］.延边大学，2018.
［5］ 李东东，王姗姗，杨素清.人参败毒散类方在皮肤科当代应用［J］.辽宁中医药大学学报，2018，20（3）：69-72.
［6］ 魏英俊，田永衍.败毒散源流与古今临床应用研究［J］.西部中医药，2015，28（3）：50-53.
［7］ 张巧丽，吴桐.败毒散临床应用体会［J］.河南中医，2009，29（12）：1227-1228.
［8］ 张德新.荆防败毒散临床应用体会［J］.陕西中医，2009，30（10）：1404-1405.
［9］ 郑海燕，程长明.连翘败毒散加减治疗亚急性甲状腺炎35例［J］.中国中医急症，2011，11：1868.
［10］ 凌远潮.人参败毒散临床新用［J］.河南中医，2004（2）：70.

7. 半夏白术天麻汤★——《医学心悟》

【方歌】半夏白术天麻汤，苓草橘大枣生姜；

眩晕头痛风痰盛，痰化风息复正常。

【出处原文】"痰厥头痛者，胸膈多痰，动则眩晕，半夏白术天麻汤主之。"（《医

学心悟》)

【组成】半夏、天麻、茯苓、橘红、白术、甘草、生姜、大枣。

【功效】化痰息风，健脾祛湿。

【主治】风痰上扰证。症见眩晕，头痛，胸膈痞闷，恶心呕吐，舌苔白腻，脉弦滑。

【方解】此为足太阴之方。太阴脾虚，化湿生痰，夹风邪上扰，故见眩晕、呕恶诸症。方中半夏辛温而燥，燥湿化痰，降逆止呕；天麻甘平而润，平肝息风，而止头眩，两者合用，为治风痰眩晕头痛之要药。白术、茯苓为臣，补太阴脾虚，治生痰之源。佐以橘红理气化痰，俾气顺则痰消。使以甘草调和诸药，煎加姜、枣调和脾胃，生姜兼制半夏之毒。诸药合用，共奏化痰息风，健脾祛湿之效。

【加减及衍化方】

（1）加减：若眩晕较甚者，可加僵蚕、胆南星等以加强化痰息风之力；头痛甚者，加蔓荆子、白蒺藜等以祛风止痛；呕吐甚者，可加代赭石、旋覆花以镇逆止呕；兼气虚者，可加党参、生黄芪以益气；湿痰偏盛，舌苔白滑者，可加泽泻、桂枝以渗湿化饮。

（2）衍化方：半夏白术天麻汤。（《脾胃论》）

◆ 组成：黄柏、干姜、天麻、苍术、白茯苓、黄芪、泽泻、人参、白术、炒神曲、半夏、大麦、蘖面、橘皮。

◆ 功效：燥湿化痰，益气和胃。

◆ 主治：吐逆食不能停，痰唾稠黏，涌吐不止，眼黑头眩，恶心烦闷，气短促上喘，无力，不欲言，心神颠倒，兀兀不止，目不敢开，如在风云中，头苦痛如裂，身重如山，四肢厥冷，不得安卧。

◎ 鉴别要点：《医学心悟》的半夏白术天麻汤与《脾胃论》的半夏白术天麻汤均可健脾祛痰。但前者以化痰息风为重，兼健脾祛湿，为治风痰上扰之眩晕、头痛之剂；后者以补气健脾燥湿为主，兼化痰息风，为治气虚痰厥头痛之专方。

※【现代药理学研究及内分泌科临床应用】

本方具有化痰息风、健脾祛湿之功。现代药理学研究表明，本方具有降压、抗炎和氧化应激、保护神经细胞损伤、镇痛、镇静、降血糖等作用。现代常用于治疗胰岛素抵抗综合征、糖尿病合并眩晕、糖尿病合并高血压、高脂血症、代谢综合征等内分泌科疾病属风痰上扰证者。

1. 现代药理学研究

（1）降压作用：半夏白术天麻汤能显著影响自发性高血压大鼠（SHR）肾蛋白点，

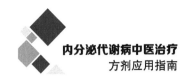

表现出向正常大鼠（WKY）回归的趋势。该方剂通过改善血流动力学指标和调节肾素–血管紧张素系统（RAS），有效降低动脉压。此外，半夏白术天麻汤对离体血管环的收缩也有明显抑制作用，进一步证实其通过调节 RAS 产生降压效果。

（2）炎症和氧化应激作用：半夏白术天麻汤在改善 SHR 肠系膜上动脉内皮功能方面表现显著，可能与其抑制一氧化氮合酶（iNOS）和白细胞介素–1（IL–1）表达，改善血管微环境的氧化应激状态有关。临床研究表明，该方剂对巨噬细胞具有重要影响，显示出抗炎和改善人体健康指标的作用。它能显著提高 SHR 的铜锌 SOD 和过氧化物酶 2 含量，增强组织的抗氧化能力，调节抗氧化应激酶的含量，从而通过增强酶抗氧化系统的调节能力来抗氧化应激，进而调节血压。

（3）对神经细胞损伤的保护作用：天麻素能拮抗兴奋性氨基酸的神经毒性，保护培养皮质神经细胞免受谷氨酸引起的损伤，并对缺血再灌注引起的神经细胞损伤有保护作用。

（4）镇痛、镇静作用：天麻素和天麻苷元均能提高致痛小鼠的痛阈，显示出明显的镇痛效果。天麻苷元结构与脑内抑制性递质 γ–氨基丁酸相似。其作用机制可能是天麻素在体内代谢为天麻苷元，后者转化为脑内苯二氮类物质，与受体结合，同时降低脑内多巴胺、去甲肾上腺素含量，从而产生镇静效果。

（5）降血糖作用：研究表明，白术内含物能够有效加快葡萄糖代谢，阻止肝糖原分解，有显著的降糖作用。

2. 内分泌科临床应用

（1）胰岛素抵抗综合征：半夏白术天麻汤联合西药卡托普利和硝苯地平缓释片治疗高血压 2 个月后，在胰岛素敏感指数和血脂方面的改善显著优于仅接受西药治疗的对照组。

（2）糖尿病合并眩晕：半夏白术天麻汤治疗脾虚痰湿型糖尿病合并眩晕临床疗效显著，可降低善患者血糖、血压水平，降低中医证候积分，提高生存质量评分。

（3）糖尿病合并高血压：半夏白术天麻汤联合应用丹参酮治疗糖尿病合并高血压，治疗后患者收缩压和舒张压均有不同程度下降且血糖、血脂水平均降低，具有良好效果且无不良反应，值得推广应用。

（4）高脂血症：加味半夏白术天麻汤治疗高血压病并高脂血症可以改善患者头、痛头晕、神疲乏力、胸闷症状，治疗总有效率为 95.24%。

（5）代谢综合征：加味半夏白术天麻汤治疗代谢综合征，可降低血压、降糖、减肥、调节脂代谢，对胰岛素抵抗有改善作用，临床治疗总有效率为86.67%。

【参考文献】

［1］ 闫梦晗，李晓，姜月华.半夏白术天麻汤的临床应用及药理研究进展［J］.中西医结合心脑血管病杂志，2020，14：2265-2268.

［2］ 高晓菁.半夏白术天麻汤治疗眩晕的临床研究进展［J］.中国民间疗法，2021，03：116-118.

［3］ 徐男，王淑玲，时海燕.半夏白术天麻汤的化学成分及效应机制研究进展［J］.中华中医药杂志，2021，08：4802-4808.

［4］ 徐男，王亮，时海燕，等.基于整合药理学平台探究半夏白术天麻汤治疗高血压的分子机制［J］.中国实验方剂学杂志，2019，02：109-117.

［5］ 吴启锋，温茂祥，兰东辉.半夏白术天麻汤对痰湿壅盛型高血压病胰岛素抵抗及血脂的影响［J］.福建中医学院学报，2007，02：8-10.

［6］ 刘荣东，黄如萍，张玉辉，等.加味半夏白术天麻汤对痰湿壅盛型代谢综合征的影响［J］.中华中医药学刊，2008，10：2242-2245.

［7］ 刘宁宁，张铁军，郝菲凡，等.半夏白术天麻汤治疗痰湿壅盛型高血压机制探讨［J］.河北中医药学报，2020，04：40-43，57.

［8］ 王卉.半夏白术天麻汤治疗高血压病临床观察［J］.光明中医，2022，09：1598-1600.

［9］ 王玲玲.半夏白术天麻汤治疗脾虚痰湿型糖尿病合并眩晕［J］.中医学报，2018，11：2099-2103.

［10］ 李艳，李克明.半夏白术天麻汤合丹参酮治疗糖尿病合并高血压58例临床观察［J］.中医临床研究，2014，18：27-29.

8. 半夏厚朴汤——《金匮要略》

【方歌】半夏厚朴与紫苏，茯苓生姜共煎服；

痰凝气聚成梅核，行气化痰郁自舒。

【出处原文】"妇人咽中如有炙脔，半夏厚朴汤主之。"（《金匮要略》）

【组成】半夏、厚朴、茯苓、生姜、紫苏叶。

【功效】行气散结，降逆化痰。

【主治】梅核气。症见咽中如有物阻，咯吐不出，吞咽不下，胸膈满闷，或咳或

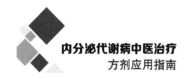

呕，舌苔白润或白腻，脉弦缓或弦滑。

【方解】此为太阳、太阴之方。《金匮要略》云："妇人咽中如有炙脔，半夏厚朴汤主之。"其核心病机为七情怫逆，气滞痰凝，阻塞咽喉之太阳太阴痰湿水湿气滞证。方中半夏辛温，入肺胃经，化痰散结，降逆和胃，为君药。厚朴苦辛性温，下气除满，以散胸中滞气，其重在行气，为臣药。半夏、厚朴二药相合，一化痰结，二行气滞，痰气并治，痰降则气行，郁开则痰降。茯苓健脾渗湿，湿去则痰无由生；生姜辛温散结，和胃止呕且制半夏之毒；紫苏叶芳香宣郁，宣通胸中郁结之气，助厚朴顺气宽胸且可解太阳之表，共为佐药。诸药合用，辛以开结，苦能降逆，温以化痰，共奏行气散结，降逆化痰之功。

【加减及衍化方】

（1）加减：若气郁较甚者，可酌加香附、郁金助行气解郁之功；胁肋疼痛者，酌加川楝子、延胡索以疏肝理气止痛；咽痛者，酌加玄参、桔梗以解毒散结，宣肺利咽。

（2）衍化方：小半夏加茯苓汤。（《金匮要略》）

◆ 组成：半夏、生姜、茯苓。

◆ 功效：和胃止呕，引水下行。

◆ 主治：停饮呕吐，心下痞闷，头眩，心悸者。

◎ 鉴别要点：小半夏加茯苓汤与半夏厚朴汤相比少了治"气"的厚朴及紫苏，增加生姜的用量达半斤，同时配合善于治眩悸又能逐饮的茯苓以增强化饮的力量，渗湿利水，给饮邪以出路，则悸眩止而痞消矣。

※【现代药理学研究及内分泌科临床应用】

本方具有行气散结、降逆化痰之功。现代药理学研究表明，本方具有镇静催眠、抗抑郁、镇呕止吐、改善胃肠功能、消炎抗菌止痛等作用。现代常用于治疗甲状腺结节、亚临床性甲状腺功能减退症、糖尿病合并抑郁症、失眠等内分泌科疾病属痰湿水湿气滞证者。

1. 现代药理学研究

（1）镇静催眠作用：半夏厚朴汤显示出与戊巴比妥钠相似的镇静催眠效果。其作用可能通过调节脑内谷氨酰胺等物质，减轻神经兴奋性，从而调整睡眠。研究指出，半夏厚朴汤中的主药半夏，其水提取物能与戊巴比妥钠协同发挥中枢抑制作用，而半夏的生物总碱和乙醇提取物则具有抗惊厥效果。

（2）抗抑郁作用：半夏厚朴汤通过多种机制减轻抑郁症状，包括抑制神经炎症反应、神经保护、促进脑源性神经营养因子的分泌和表达、调节神经递质及减轻氧化应激。在卒中后抑郁大鼠模型中，半夏厚朴汤能改善抑郁症状，可能与促进细胞因子分泌有关。

（3）镇呕止吐作用：半夏厚朴汤高剂量组能有效延长呕吐潜伏时间，其止吐作用可能与抑制胃泌素分泌及促进表皮生长因子有关。

（4）改善胃肠功能作用：半夏厚朴汤与西药铝酸镁结合治疗功能性消化不良效果显著。铝酸镁能与胃酸结合，而半夏厚朴汤则通过激活胆碱能神经元释放乙酰胆碱，增强胃排空功能。

（5）消炎、抗菌、止痛作用：半夏厚朴汤中的法半夏具有消炎止痛、祛痰止咳作用，有效缓解刺激性咳嗽；厚朴改善肌肉痉挛、松弛肌肉；茯苓具有抗病毒、抗炎和免疫调节作用；紫苏叶则具有抗病毒、抗菌和镇静止痛作用。因此，半夏厚朴汤在治疗慢性咽喉炎方面，能有效缓解临床症状，减轻声带及咽腔黏膜充血，加速病情恢复。

2. 内分泌科临床应用

（1）甲状腺结节：半夏厚朴汤能改善甲状腺结节症状和减小结节直径，尤其在联合左甲状腺素片治疗时效果更佳。

（2）亚临床性甲状腺功能减退症：半夏厚朴汤加味方明显改善促甲状腺激素水平，有效缓解肝气郁结、痰气交阻证患者的临床症状。

（3）糖尿病合并抑郁症：有学者将糖尿病抑郁症分虚实论治，实证包括肝气郁结型、痰气交阻型、气滞血瘀型，痰气交阻型选用半夏厚朴汤治疗；另有学者将本病分为5型论治：肝气郁结型、气滞痰郁型、忧郁伤神型、心脾两虚型、阴虚火旺型，气滞痰郁型选用半夏厚朴汤治疗。

（4）失眠：有实验依托代谢组－磁共振技术来研究半夏厚朴汤治疗失眠的作用机制，根据分析结果推测，半夏厚朴汤通过调控谷氨酸、2－酮戊二酸的含量进而降低机体兴奋，发挥镇静催眠的作用。

【参考文献】

［1］ 陈朝阳，韩新民. 半夏厚朴汤研究进展［J］. 河南中医，2021，06：848－853.

［2］ 李岚. 半夏厚朴汤加减治疗甲状腺结节60例［J］. 河南中医，2018，38（1）：48－50.

［3］ 王红梅. 半夏厚朴汤加减治疗甲状腺结节的临床疗效分析［J］. 内蒙古医学杂志，2018，50（10）：1209－1210.

［4］ 韩煦. 魏军平教授甲减诊疗经验总结及半夏厚朴汤加味治疗亚甲减临床疗效评价［D］. 北京：北京中医药大学，2017.

［5］ 宣磊．糖尿病合并抑郁症的中西医治疗［J］.中国临床医师，2011，39（11）：15－17.

［6］ 吴群励．糖尿病抑郁症与消渴兼证"郁证"及其中医治疗.中国临床医师，2006，34（5）：13－15.

［7］ 陆建华．糖尿病伴发抑郁症中医证治体会［J］.中国社区医师，2003，19（16）：32.

［8］ 张韦华，冯兴中．糖尿病合并抑郁症的中医药治疗概况［J］.中华中医药杂志，2016，31（4）：1374－1376.

［9］ 赵信科，孙少伯，刘凯，等.基于网络药理学探讨半夏厚朴汤作用机制［J］.中医学报，2020，35（2）：379－383.

［10］王龙，高鑫，郭栩廷，等.经典名方半夏厚朴汤研究进展［J］.中南药学，2022，20（9）：2000－2007.

［11］蔡国英，黄露艳.半夏在治疗失眠中的应用［J］.吉林中医药，2017，37（7）：729－731.

［12］林昶，杨长福，杨红梅，等.半夏厚朴汤的现代药理研究进展［J］.贵阳中医学院学报，2016，38（6）：92－95，99.

9.半夏泻心汤——《伤寒论》

【方歌】半夏泻心配连芩，干姜枣草人参行；

辛苦甘温消虚痞，治在调阳与和阴。

【出处原文】"伤寒五六日，呕而发热者，柴胡汤证具，而以他药下之，柴胡证仍在者，复与柴胡汤。此虽已下之，不为逆，必蒸蒸而振，却发热汗出而解。若心下满，而硬痛者，此为结胸也，大陷胸汤主之；但满而不痛者，此为痞，柴胡不中与之，宜半夏泻心汤。"（《伤寒论》）

【组成】半夏、黄芩、黄连、人参、干姜、炙甘草、大枣。

【功效】寒热平调，散结除痞。

【主治】寒热互结之痞证。症见心下痞，但满而不痛，或呕吐，肠鸣下利，舌苔腻而微黄。

【方解】此为手少阴、足太阴之方。伤寒五六日，呕吐发热，邪在少阳，法当和解少阳，误用下法，致邪气深入少阴、太阴，邪气结于心下胃脘，故见心下痞，但满而不痛，或呕吐，肠鸣下利诸症。方中半夏散结除痞，降逆止呕，为君药。干姜温中散寒，黄芩、黄连泄热开痞，共为臣药。半夏、干姜相伍，分阴而行阳，黄连、黄芩相配，降阳而升阴，君臣相伍，寒热平调，辛开苦降。然寒热互结，又缘于中虚失运，升降失常，欲通上下、交阴阳，必和其中，故以人参、大枣甘温益气，以补太阴脾虚，为佐药。炙甘草补脾而和中，调和诸药，为佐使药。诸药相伍，俾寒去热清，升降复常，则痞满可除，呕利自愈。

【加减及衍化方】

（1）加减：湿热蕴蒸者，重用黄连、黄芩，加大黄（后下）；脾虚夹湿者，加茯苓、薏苡仁；肝气犯胃者，加佛手、柴胡；气滞血瘀者，加丹参、五灵脂；脾胃虚寒者，重用干姜，加吴茱萸；若以嘈杂反酸为主者，加海螵蛸；疼痛甚者，加川楝子、延胡索；纳差甚者，加鸡内金。

（2）衍化方一：生姜泻心汤。（《伤寒论》）

◆ 组成：生姜、炙甘草、人参、干姜、黄芩、半夏、黄连、大枣。

◆ 功效：和胃消痞，宣散水气。

◆ 主治：水热互结痞证。症见心下痞硬，干噫食臭，腹中雷鸣下利。

（3）衍化方二：甘草泻心汤。（《伤寒论》）

◆ 组成：炙甘草、黄芩、人参、干姜、黄连、大枣、半夏。

◆ 功效：和胃补中，降逆消痞。

◆ 主治：胃气虚弱痞证。症见下利日数十行，谷不化，腹中雷鸣，心下痞硬而满，干呕，心烦不得安。

（4）衍化方三：黄连汤。（《伤寒论》）

◆ 组成：黄连、炙甘草、干姜、桂枝、人参、半夏、大枣。

◆ 功效：和胃补中，降逆消痞。

◆ 主治：胃热肠寒证。症见腹中痛，欲呕吐者。

◎ 鉴别要点：生姜泻心汤即半夏泻心汤减干姜二两，加生姜四两而成。方中重用生姜，取其和胃降逆，宣散水气而消痞满，配合辛开苦降、补益脾胃之品，故能用治水热互结于中焦、脾胃升降失常所致的痞证。甘草泻心汤即半夏泻心汤加重炙甘草用量而成，方中重用炙甘草调中补虚，配合辛开苦降之品，故能用治胃气虚弱、寒热互结所致的痞证。黄连汤即半夏泻心汤加黄连二两，并以黄芩易桂枝而成。本方证为上热下寒，胃热则欲呕，肠寒则腹痛，故用黄连清胃热，干姜、桂枝温肠寒，配伍半夏和胃降逆，人参、炙甘草、大枣补虚缓急。

※【现代药理学研究及内分泌科临床应用】

本方具有寒热平调、散结除痞之功。现代药理学研究表明，本方具有降血糖、改

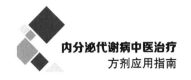

善胰岛素抵抗、保护胃肠道黏膜、抗胃肠道肿瘤、调节肠道菌群、调节神经递质、调节免疫功能等作用。现代常用于治疗2型糖尿病、糖尿病胃轻瘫、多囊卵巢综合征、内分泌疾病继发失眠等内分泌科疾病属寒热互结者。

1. 现代药理学研究

（1）降血糖、改善胰岛素抵抗作用：半夏泻心汤在糖尿病大鼠模型中显示出显著的降血糖效果，并能改善胰岛素抵抗状态。它对2型糖尿病模型大鼠的血糖和血脂代谢紊乱有显著改善作用，能调节 TNF-α、IL-6、脂联素水平，从而改善胰岛素抵抗。此外，半夏泻心汤还能降低2型糖尿病患者的血糖、胃动素、胃泌素等水平，提高胰岛素、C肽等指标，改善胃肠道激素分泌和胰岛功能。

（2）保护胃肠道黏膜作用：半夏泻心汤能显著对抗应激性胃黏膜损伤，可能通过上调胃黏膜 Bcl-2 mRNA 表达，下调活化的 caspase-3 表达，抑制胃黏膜上皮细胞的过度凋亡来实现的。

（3）抗胃肠道肿瘤作用：半夏泻心汤无论是全方还是拆方，均能抑制肿瘤细胞生长，改变肿瘤细胞形态。其抑制细胞生长的机制可能与干预 STAT3 转录因子的表达，促进肿瘤细胞凋亡有关。研究发现，半夏泻心汤能增加胃癌细胞 SGC-7901 在 G1 期的比例，促进细胞凋亡。

（4）调节肠道菌群作用：半夏泻心汤能有效调节脾虚便秘型小鼠的肠道菌群，改善炎症症状，恢复小肠绒毛完整性，使黏膜隐窝深度变浅。研究表明，半夏泻心汤各剂量组均能改善肠道微生态环境，促进益生菌增殖，减少致病菌水平，调控肠道黏膜免疫应答。

（5）调节神经递质作用：半夏泻心汤能有效改善 NTG 致偏头痛模型大鼠的行为表现，降低一氧化氮及其合酶 NOS 的水平，同时升高大鼠血浆中多巴胺、去甲肾上腺素、5-羟色胺的水平，降低5-羟基吲哚乙酸水平和大鼠脑干中 *c-jun* 基因的表达。

（6）调节免疫功能作用：本方能增加小鼠脾指数，提高抗体生成滴度和吞噬能力，提示对机体免疫功能具有明显的增强作用且主要表现在体液免疫方面。

2. 内分泌科临床应用

（1）2型糖尿病：在一项针对2型糖尿病寒热错杂证患者的随机对照试验中，治疗组接受半夏泻心汤，对照组使用格列美脲。结果表明，半夏泻心汤在改善中医证候和控制血糖方面表现优异。

（2）糖尿病胃轻瘫：半夏泻心汤能显著改善糖尿病胃轻瘫模型小鼠的血糖水平

和胃排空速度，尤其在高剂量时效果最佳。其作用机制可能包括抑制胃组织 AGEs 的生成和 RAGE 的表达，以及促进 nNOS 的表达，从而调节胃动力。在临床研究中，半夏泻心汤联合 α-硫辛酸能显著改善患者的胃排空功能，降低胃动素和糖化血红蛋白（HbA1c）水平。

（3）多囊卵巢综合征：在关于多囊卵巢综合征的研究中，观察组接受半夏泻心汤联合辨证取穴治疗，结果显示半夏泻心汤在调节性激素和改善临床症状方面疗效显著。

（4）内分泌疾病继发失眠：有研究指出，影响人体睡眠觉醒机制的激素也在胃肠道系统中有分布，如胃肠道是褪黑素的重要来源。半夏泻心汤具有修复胃肠道黏膜、调节免疫等作用，这些作用可能通过影响胃肠道激素分泌或神经递质信号交换等生理过程，调节人体睡眠觉醒机制。

【参考文献】

［1］ 刘万鹏.半夏泻心汤的现代研究进展［J］.甘肃科技纵横，2020，49（7）：6-9.

［2］ 彭林佳，刁建新，王琳琳.半夏泻心汤药理作用研究进展［J］.中国医药导报，2019，16（36）：37-39，45.

［3］ 赵建一.半夏泻心汤现代药理研究浅述［J］.中国中医药现代远程教育，2011，9（19）：73.

［4］ 李斌斌，高音来，康毅，等.半夏泻心汤研究进展[J].中医学报，2019，34（12）：2549-2554.

［5］ 王若玲，霍静娴，张辉兰，等.半夏泻心汤化学成分、药理作用的研究进展及质量标志物的预测[J].世界中医药，2024，19（5）：719-726.

［6］ 谈钰濛，胡骏，赵晖，等.半夏泻心汤治疗 2 型糖尿病寒热错杂证的随机对照临床研究［J］.中医杂志，2022，63（14）：1343-1349.

［7］ 杜立娟，吴倩，倪青.半夏泻心汤对糖尿病小鼠糖脂代谢及胰岛素分泌的影响［J］.北京中医药，2021，40（3）：246-249.

［8］ 杜立娟，孙敏，王凡，等.半夏泻心汤对胰岛 B 细胞凋亡及氧化应激的影响［J］.中华中医药杂志，2020，35（9）：4390-4394.

［9］史丽伟，杜立娟，倪青.半夏泻心汤治疗糖尿病的理论探讨与临床应用［J］.中医杂志，2018，59（3）：246-250.

［10］倪青，孟祥，杜立娟.半夏泻心汤对 H_2O_2 诱导的 RIN-m5F 细胞凋亡和胰岛素分泌的影响［J］.北京中医药，2017，36（12）：1117-1120，1129.

［11］倪青，杜立娟，孟祥，等.半夏泻心汤对初诊 2 型糖尿病患者血浆 GLP-1 的影响初探［J］.北京中医药，2017，36（6）：549-551.

［12］苏虹霞，刘燕妮.半夏泻心汤联合 α-硫辛酸治疗糖尿病胃轻瘫疗效研究［J］.陕西中医，

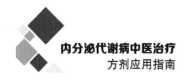

2018，39（10）：1411-1413.

［13］李霖芝，丁宁，岳仁宋.半夏泻心汤对糖尿病胃轻瘫模型小鼠胃排空、胃组织AGEs含量及RAGE、nNOS蛋白表达的影响［J］.中医杂志，2022，63（24）：2375-2381.

［14］哈虹.多囊卵巢综合征患者应用半夏泻心汤联合辨证取穴治疗的内分泌状况分析［J］.中国妇幼保健，2019，34（3）：692-695.

［15］李巧，万晓刚.万晓刚教授运用半夏泻心汤治疗内分泌疾病继发失眠经验介绍［J］.新中医，2016，48（8）：224-225.

10. 保和丸*——《丹溪心法》

【方歌】保和神曲与山楂，陈翘莱菔苓半夏；

消食化滞和胃气，方中亦可用麦芽。

【出处原文】"保和丸治一切食积。山楂（六两），神曲（二两），半夏、茯苓（各三两），陈皮、连翘、萝卜子（各一两）。上为末，炊饼丸如梧子大。每服七八十丸，食远白汤下。"（《丹溪心法》）

【组成】神曲、山楂、半夏、陈皮、连翘、茯苓、莱菔子、麦芽。

【功效】消食和胃。

【主治】食积。症见脘腹痞满胀痛，嗳腐吞酸，恶食呕吐，或大便泄泻，舌苔厚腻，脉滑。

【方解】此为足太阴、阳明之方。伤于饮食，脾不运化，食滞胃肠，故见脘腹痞满胀痛，嗳腐吞酸，恶食呕吐诸症。然而食滞不甚，不可投之峻剂，当以平和之剂缓而消之。《脉经》云："大肠有宿食，寒慄发热有时如疟，轻则消导，重则下之，当求之伤食门。"方中以山楂为君药，可消一切饮食积滞，尤善消肉食油腻之积；臣以神曲消食健脾，更长于化酒食陈腐之积。莱菔子消食下气，长于消麦面痰气之积。三药同用，可消各种饮食积滞。佐以半夏、陈皮行气化滞，和胃止呕；麦芽咸温，消谷软坚；伤食必兼湿，配以茯苓健脾利湿，和中止泻。积久必郁而化热，故又佐以苦而微寒之连翘，既可散结以助消积，又可清解食积所生之热。全方合用，共奏消食和胃之功，使食积得化，脾胃调和，热清湿去，则诸症可愈。

【加减及衍化方】

（1）加减：脾虚者，加白术；热积者，加黄连；寒积者，加炮姜；气滞者，加木香。

（2）衍化方：大安丸。（《丹溪心法》）

◆ 组成：山楂、炒神曲、半夏、茯苓、陈皮、莱菔子、连翘、白术。

◆ 功效：消食健脾。

◆ 主治：食积兼脾虚证。症见饮食不消，脘腹胀满，纳少肢倦，大便稀溏，以及小儿食积。

◎ 鉴别要点：大安丸较保和丸多白术一味，余药用量也较之为轻。全方配伍，消中兼补，即消食之中兼有健脾之功。故适用于食积兼脾虚者，对于小儿食积证尤宜。

※【现代药理学研究及内分泌科临床应用】

本方具有消食和胃之功。现代药理学研究表明，本方具有调节胃肠运动、调节肠道菌群、抗胃黏膜损伤等作用。现代常用于治疗肥胖症、糖尿病胃轻瘫等内分泌科疾病属食积证者。

1. 现代药理学研究

（1）调节胃肠运动作用：在胃肠动力障碍性疾病模型小鼠上的研究显示，保和丸能显著促进胃排空和小肠推进率。食积症状主要源于消化功能减弱和消化酶活性下降。保和丸在大剂量（20g/kg）时能减少大鼠的胃酸和总酸分泌量，而在小剂量、中剂量及大剂量时均能轻度增加胰液、胆汁分泌量和胰蛋白浓度，显著提高胰蛋白排出量。

（2）调节肠道菌群作用：保和丸能显著降低食积小鼠肠道中的细菌、乳酸菌及大肠埃希菌数量，并降低木聚糖酶、淀粉酶、蛋白酶及蔗糖酶等消化酶的活性。

（3）抗胃黏膜损伤作用：加味保和丸对束缚水浸应激性胃溃疡模型大鼠的胃黏膜损伤有一定的保护作用，能够减少溃疡指数，提高溃疡抑制百分率。

2. 内分泌科临床应用

（1）肥胖症：保和丸联合小承气汤可用于治疗肥胖症患者，症见多食、消谷善饥、形体肥胖、脘腹胀满。肥胖型糖耐量减低患者接受保和丸加减方治疗，并配合饮食控制及运动锻炼，与仅进行生活方式干预的对照组相比，在降低糖尿病发生率和改善葡萄糖耐量受损（IGT）方面表现更为显著。

（2）糖尿病胃轻瘫：在糖尿病胃轻瘫的治疗研究中，采用多潘立酮与保和丸联合治疗在改善症状和促进胃排空方面表现出显著效果且总有效率明显高于单独使用多潘立酮的对照组。

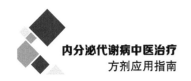

【参考文献】

[1] 何云山，谭周进，惠华英.保和丸研究进展［J］.现代中药研究与实践，2020，34（1）：77-81.

[2] 金翠英，周建平，王焕秀.加味保和丸主要药理作用研究［J］.中国实验方剂学杂志，2006（7）：53-57.

[3] 陈少仕.保和丸加减治疗肥胖型糖耐量减低60例临床观察[J].中国热带医学，2011，11（8）：1000-1001.

[4] 张卫峰.多潘立酮合保和丸治疗糖尿病胃轻瘫（DG）的疗效观察[J].医学理论与实践，2012，25（8）：926-927.

11. 贝母栝蒌散——《医学心悟》

【方歌】贝母栝蒌花粉研，陈皮桔梗茯苓添；

呛咳咽干痰难咯，清肺润燥化痰涎。

【出处原文】"燥痰涩而难出，多生于肺，肺燥，则润之，贝母栝蒌散。"（《医学心悟》）

【组成】贝母、栝蒌、天花粉、茯苓、橘红、桔梗。

【功效】润肺清热，理气化痰。

【主治】燥痰咳嗽。症见咳嗽呛急，咳痰不爽，涩而难出，咽喉干燥哽痛，苔白而干。

【方解】此为手太阴之方。燥热伤肺，灼津成痰，燥痰不化，清肃无权，以致肺气上逆，而致咳嗽呛急诸症。故以贝母栝蒌散润肺清热、理气化痰。方中贝母甘而微寒，主入太阴肺经，清热化痰，润肺止咳，为君药。栝蒌清热涤痰，利气润燥，与贝母相须为用，增强清润化痰止咳之力，为臣药。佐以天花粉清肺生津，润燥化痰；茯苓健脾渗湿以祛痰，橘红理气化痰，使气顺痰消；桔梗宣利肺气，化痰止咳，使肺宣降有权，亦为佐药。诸药相伍，使肺得清润而燥痰自化，宣降有权而咳逆自平。

【加减及衍化方】

（1）加减：兼风邪犯肺者，加桑叶、杏仁以疏风宣肺；喉中作痒者，可加前胡、牛蒡子以宣肺利咽；如火较甚者，加石膏、知母以清泄肺热；若燥热甚，咽干、哽痛甚者，可加百合、百部、麦冬、玄参、无花果以清热润燥；声音嘶哑，痰中带血者，可去橘红，加沙参、麦冬、侧柏、生地黄、芦根、仙鹤草清热润燥养阴止血；气逆喘咳者，加杏仁开降肺气。

（2）衍化方：桑杏汤。（《温病条辨》）

◆ 组成：桑叶、杏仁、沙参、浙贝母、香豉、栀子皮、梨皮。

◆ 功效：清宣温燥，润肺止咳。

◆ 主治：外感温燥证。症见头痛，身热不甚，微恶风寒，口渴，咽干鼻燥，干咳无痰，或痰少而黏，舌红，苔薄白而干，脉浮数而右脉大。

◎ 鉴别要点：贝母栝蒌散和桑杏汤皆能清润肺燥而止咳，用治肺有燥热之咳嗽证。但贝母栝蒌散重在润肺祛痰，润燥与化痰两相兼顾，主治燥痰咳嗽证，故以咳嗽痰少而黏，涩而难出，咽干口燥，舌苔干为主；桑杏汤用药轻清宣透，偏于轻宣肺经温燥之邪而化痰止咳，其宣散之力大于清润化痰之力，适用于温燥外袭，肺燥津伤之轻证，症见身热不甚，干咳或痰少而黏，脉浮数者。

※【现代药理学研究及内分泌科临床应用】

本方具有润肺清热、理气化痰之功。现代药理学研究表明，本方具有抗炎、抗氧化损伤、祛痰和镇咳等作用。现代常用于治疗内分泌疾病合并咳嗽及反流性咽喉炎等属燥痰咳嗽证者。

1. 现代药理学研究

（1）抗炎、抗氧化损伤作用：贝母栝蒌散中的主药贝母（浙贝母）具有显著的抗炎作用，能有效抑制炎症引起的毛细血管通透性增高和水肿。臣药栝蒌对毛细血管通透性具有调节作用。佐药橘皮中的橙皮苷和甲基橙皮苷均显示出抗炎效果，能降低炎症引起的毛细血管通透性，对肉芽肿性炎症也有抑制作用。陈皮水提取液能显著清除氧自由基，对肝、肾、心肌的过氧化反应有抑制作用。茯苓中的新型羧甲基茯苓多糖对关节炎或继发性炎症具有强效抑制作用，并能改善炎症的全身症状。桔梗及其粗皂苷对炎症引起的毛细血管通透性增强、炎性渗出和水肿有显著抑制作用。

（2）祛痰和镇咳作用：贝母在祛痰和镇咳方面表现出显著效果，其有效成分可能是贝母总碱。贝母醇提取物及总生物碱对组胺和乙酰胆碱引起的哮喘有显著平喘效果。栝蒌中的总氨基酸也具有良好的祛痰效果。橘皮及其成分橙皮苷、川皮素有显著的镇咳、祛痰、平喘作用。桔梗煎剂能增加呼吸道分泌物，稀释痰液，便于咳出，同时具有显著的镇咳效果。

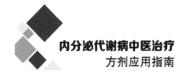

2.内分泌科临床应用

（1）内分泌疾病合并咳嗽：贝母栝蒌散加减治疗咳嗽总有效率95.8%，其中治愈34例（70.8%），好转12例（25%），无效2例（4.2%）。

（2）内分泌疾病合并反流性咽喉炎：对比贝母栝蒌散联合奥美拉唑与单纯奥美拉唑治疗的效果。结果显示，贝母栝蒌散组的总有效率为88.3%，显著高于对照组的58.3%，在降低反流症状指数和体征指数方面更为有效。

【参考文献】

［1］ 张淑丽，刘玉明.贝母属植物化学成分及药理活性研究进展［J］.中华中医药学刊，2022，40（11）：180-184.

［2］ 孙禹，梁伟.浙贝母的化学成分、药理作用及临床应用研究进展［J］.特产研究，2022，44（1）：87-92.

［3］ 徐顺连，曾中兰，林青，等.贝母化学成分及药理作用的研究［J］.青海草业，2021，30（1）：43-46.

［4］ 赵金凯，杜伟锋，应泽茜，等.浙贝母的现代研究进展［J］.时珍国医国药，2019，30（1）：177-180.

［5］ 杨帆，张轩，张荟荟.基于网络药理学探索栝蒌活性成分的药理作用［J］.中国药物经济学，2021，16（9）：92-98.

［6］ 王力玄，杨磊磊，郭颖婕，等.栝楼化学成分及药理作用研究进展［J］.特产研究，2020，42（2）：79-84.

［7］ 和焕香，郭庆梅.栝蒌化学成分和药理作用研究进展及质量标志物预测分析［J］.中草药，2019，50（19）：4808-4820.

［8］ 鄢海燕，邹纯才.栝蒌的药理学作用与机制研究进展及网络药理学研究展望［J］.国际药学研究杂志，2019，46（2）：89-96，115.

［9］ 丁建营，刘春娟，郭建军，等.天花粉化学成分的药理活性及其提取与检测方法研究进展［J］.中国药房，2018，29（13）：1859-1864.

［10］ 许宏亮，李彦川，张雅琴，等.天花粉主要化学成分研究进展［J］.亚太传统医药，2018，14（5）：120-123.

［11］ 冯果，陈娟，刘文，等.天花粉有效成分及药理活性研究进展［J］.微量元素与健康研究，2015，32（6）：59-62.

［12］ 白玉兰.贝母栝蒌散加减治疗咳嗽48例疗效观察［J］.中国社区医师，2008，No.356（14）：52.

［13］ 赵铁葆.贝母栝蒌散联合奥美拉唑治疗反流性咽喉炎［J］.长春中医药大学学报，2015，31（4）：759-761.

12.萆薢分清饮——《丹溪心法》

【方歌】萆薢分清石菖蒲，萆薢乌药智仁俱；

或加茯苓共煎煮，淋浊留连自可除。

【出处原文】"治真元不足，下焦虚寒，小便白浊，频数无度，漩白如油，光彩不定，漩脚澄下，凝如膏糊。"（《丹溪心法》）

【组成】益智仁、萆薢、石菖蒲、乌药。

【功效】温暖下元，利湿化浊。

【主治】虚寒白浊。症见小便频数，白如米泔，凝如膏糊，舌淡苔白，脉沉。

【方解】此为手足少阴、足厥阴阳明之方。《外台秘要》云："肾水虚则心肺俱热，使小便赤而涩也；肾既虚热，膀胱不足，加之以渴饮，则小便淋漓，由脏虚不能主其腑也。"少阴肾气不足，气化无权，清浊不分，则小便浑浊，白如米泔，或稠如膏糊；肾虚失封藏，膀胱失约，湿浊滞于厥阴阳明，则小便频数。若欲兴阳，先滋筋力；若欲便清，先分肝火，方中萆薢泄阳明之湿，入厥阴，清肝火，去浊而分清，为治疗白浊、膏淋之要药，为君药。益智仁固肾而散结，温补肾阳，涩精缩尿，为臣药。石菖蒲开九窍而通心，化浊祛湿，兼祛膀胱之寒，以助萆薢分清化浊；乌药逐寒温肾，行气止痛，能除膀胱冷气，治小便频数，为佐药。加盐同煎，则取其咸以入少阴肾经，引药直达下焦，为使药。诸药合用，共奏温暖下元、利湿化浊之功。

【加减及衍化方】

（1）加减：若兼虚寒腹痛者，可加肉桂、盐茴香以温中祛寒；久病气虚者，可加黄芪、白术以益气祛湿；腰酸神疲者，可加人参、鹿角胶等以补肾气。

（2）衍化方：萆薢分清饮。（《医学心悟》）

◆ 组成：萆薢、黄柏、石菖蒲、茯苓、白术、莲子心、丹参、车前子。

◆ 功效：清热利湿，分清化浊。

◆ 主治：湿热白浊。症见小便浑浊，尿有余沥，舌苔黄腻。

◎ 鉴别要点：《丹溪心法》的萆薢分清饮与《医学心悟》的萆薢分清饮皆用萆薢、石菖蒲利湿分清，均可治疗白浊。但《丹溪心法》萆薢分清饮配以益智、乌药，功可

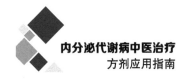

温暖下元，主治下焦虚寒之白浊；《医学心悟》萆薢分清饮则伍黄柏、车前子以清热祛湿，功可清热利湿，主治下焦湿热之白浊。

※【现代药理学研究及内分泌科临床应用】

本方具有温暖下元、利湿化浊之功。现代药理学研究表明，本方具有降尿酸、抑制炎症及免疫调节等作用。现代常用于治疗糖尿病肾病、急性痛风性关节炎、高尿酸血症等内分泌科疾病属虚寒白浊证者。

1. 现代药理学研究

（1）降尿酸作用：萆薢分清饮在肾阳虚型高尿酸血症（HUA）小鼠模型中表现出显著的疗效。它不仅改善了小鼠的一般症状和表征，还降低了血浆尿酸水平并改善了肾功能。其作用机制包括抑制 NLRP3 炎症小体的活化，阻断肾小管上皮细胞的上皮–间质转化（EMT）进程，从而缓解肾炎症和纤维化损伤。此外，萆薢分清饮还能纠正肠道菌群紊乱，重塑肠道菌群结构，调节胆汁酸、吲哚等菌群代谢产物的异常变化，从而发挥抗高尿酸血症的作用。

（2）抑制炎症及免疫调节作用：萆薢化浊栓高剂量组、前列安栓对照组 IL–1β、TNF–α 含量及 iNOS 的表达与模型对照组有统计学差异。萆薢化浊栓对免疫性大鼠慢性非细菌性前列腺炎有治疗效果，其效果与剂量相关，其作用可能主要是通过抑制炎症及免疫调节而实现。

2. 内分泌科临床应用

（1）糖尿病肾病：使用葛根芩连汤合程氏萆薢分清饮联合口服降糖药治疗糖尿病肾病，治疗后患者在24小时尿蛋白、血肌酐（Scr）、血清尿素等指标上均有显著改善。

（2）急性痛风性关节炎：采用程氏萆薢分清饮加减及桃花膏外敷治疗急性痛风性关节炎显示出良好的疗效，优于单独使用秋水仙碱或双氯芬酸组。这种治疗方法通过调节脾肾二脏的清浊代谢，有效地缓解了临床症状，并降低了机体的炎症反应。

（3）高尿酸血症：萆薢分清丸在高尿酸血症的治疗中表现出优于别嘌醇的长期疗效，能有效控制病情复发。另一项研究显示，萆薢分清丸对高尿酸血症具有明确的疗效且安全性良好，无不良反应。

【参考文献】

[1] 林相豪.基于肠道菌群探讨萆薢分清饮干预肾阳虚型高尿酸血症机制研究［D］.湖北中医药大学，2022.

[2] 张玲玲.应用萆薢分清饮治疗28例痛风性关节炎临床分析［J］.中外医疗，2019，38（16）：184－186.

[3] 朱晓荣，曹盼举.萆薢分清饮源流及古今临床运用探析［J］.中医药临床杂志，2019，31（3）：430－433.

[4] 李娜，魏锦慧，马鸿斌.程氏萆薢分清饮的临床研究进展［J］.现代中医药，2019，39（1）：105－108.

[5] 徐子金，杨章坚，叶锡勇，等.萆薢分清饮临床应用及现代研究进展［J］.世界最新医学信息文摘，2017，17（90）：88.

[6] 寇俊梓，李钊.加味萆薢分清饮治疗痛风性关节炎临床研究［J］.辽宁中医药大学学报，2014，16（3）：171－172.

[7] 刘欢，陈亮，邱卫芳，等.加味萆薢分清饮足浴预防高尿酸血症痛风发作临床研究［J］.新中医，2013，45（8）：52－53.

[8] 刘淦新.加味萆薢分清饮治疗高尿酸血症25例［J］.光明中医，2011，26（5）：957－958.

[9] 高晓村.葛根芩连汤合程氏萆薢分清饮加减治疗湿热型糖尿病肾病的疗效观察［J］.北京中医药，2009，28（9）：718－719.

[10] 胡柏均.萆薢分清饮结合桃花膏治疗急性痛风性关节炎轻症的疗效分析［D］.广州中医药大学，2009.

[11] 朱文宏，白金山.萆薢分清丸治疗高尿酸血症30例疗效观察［J］.临床合理用药杂志，2017，10（8）：45－46.

13. 补阳还五汤 ★——《医林改错》

【方歌】补阳还五芪归芎，桃红赤芍加地龙；

半身不遂中风证，补气活血经络通。

【出处原文】"此方治半身不遂，口眼歪斜，语言謇涩，口角流涎，大便干燥，小便频数，遗尿不禁。"（《医林改错》）

【组成】黄芪、当归尾、赤芍、地龙、川芎、红花、桃仁。

【功效】补气活血通络。

【主治】气虚血瘀之中风。症见半身不遂，口眼㖞斜，语言謇涩，口角流涎，小便

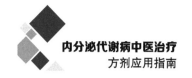

频数或遗尿不禁，舌黯淡，苔白，脉缓。

【方解】此为足太阴之方。脾气亏虚，不能行血，脉络瘀阻，筋脉肌肉失于濡养，故见半身不遂、口眼㖞斜；气虚血瘀，舌本失养，故见语言謇涩；气虚矢于固摄，故见口角流涎、小便频数、遗尿失禁诸症。方中重用黄芪，大补元气，使气旺以促血行，血行则瘀去络通，为君药。当归尾活血通络而不伤血且行血活血，为臣药。赤芍、川芎、桃仁、红花助当归尾活血祛瘀，俾瘀血去、新血生，为佐药；地龙通经活络，引诸药之力直达络中，为佐使药。诸药合用，补气则气旺，活血则瘀消，通络则滞通，诸症可愈。

【加减及衍化方】

（1）加减：痰多者，加制半夏、天竺黄；语言不利者，加石菖蒲、郁金、远志；口眼㖞斜者，加蜈蚣、全蝎、白附子；肌肉萎缩者，加鹿角胶、阿胶；肢体痿软者，加虎骨、熟地黄；气虚明显者，可加重黄芪用量；气短自汗明显者，加太子参、麦冬；易于感冒者，加白术、防风；血虚明显者，加熟地黄、阿胶；病变以上肢为主者，加桑枝、桂枝；以下肢为者，主加川牛膝、木瓜。

（2）衍化方：黄芪桂枝五物汤。（《金匮要略》）

◆ 组成：黄芪、桂枝、芍药、生姜、大枣。

◆ 功效：益气温经，和血通痹。

◆ 主治：血痹。症见肌肤麻木不仁，脉微涩而紧。

◎ 鉴别要点：补阳还五汤是王清任所创气虚血瘀理论的代表方剂，常用于中风后的治疗，以半身不遂，口眼㖞斜，苔白脉或脉细无力为辨证要点。方中重用黄芪补气，与活血化瘀药配伍，功在益气活血，大量补气药与少量活血药相配伍，行气活血而又不损正，共奏补气活血通络之功效。本方为治疗素体营卫不足，外受风邪所致血痹的常用方，临床以肌肤麻木不仁，肢节疼痛，或汗出恶风，脉微为辨证要点，具有固表而不留邪，散邪而不伤正，邪正兼顾的组方特点。

※【现代药理学研究及内分泌科临床应用】

本方具有补气活血通络之功。现代药理学研究表明，本方具有修复周围神经损伤、改善心肌缺血、抗动脉粥样硬化与降血脂、抗脑缺血及脑缺血再灌注损伤、改善血液流变学等作用。现代常用于治疗糖尿病周围神经病变、糖尿病肾病、早期糖尿病下肢动脉硬化闭塞症等内分泌科疾病属气虚血瘀证者。

1. 现代药理学研究

（1）对周围神经损伤的修复作用：补阳还五汤能有效提高周围神经损伤后脊髓前角运动神经元和脊神经节感觉神经元的存活率，减轻神经元胞体萎缩程度，促进周围神经损伤后神经功能的恢复。

（2）改善心肌缺血作用：补阳还五汤对垂体后叶素诱发的大鼠实验性心肌缺血具有保护作用。它能显著抑制 T 波变化，提高血浆 SOD 活性，降低 MDA 含量，抑制乳酸脱氢酶、肌酸激酶（CPK）的释放。研究还发现，含补阳还五汤成分的血清能降低脂质过氧化物（LPO）水平，提高 SOD 含量，抗脂质过氧化损伤，从而保护心肌。

（3）抗动脉粥样硬化与降血脂作用：补阳还五汤能显著降低高脂饮食兔的血清总胆固醇、甘油三酯水平，降低血浆凝血因子 VII 促凝活性和一氧化氮含量，减少主动脉、腹主动脉和冠状动脉粥样斑块面积，显示出抗动脉粥样硬化的作用。

（4）抗脑缺血及脑缺血再灌注损伤作用：补阳还五汤能下调脑缺血诱导的内皮素 –1 基因表达，阻止大鼠脑缺血再灌注后血清及脑组织中一氧化氮含量和一氧化氮合酶（NOS）活力的升高，抑制神经细胞凋亡，减小脑梗死体积，从而保护脑组织。

（5）改善血液流变学作用：补阳还五汤能改善模型大鼠的全血比黏度，显著降低气虚血瘀证模型大鼠的全血黏度、红细胞压积、红细胞沉降率、纤维蛋白原水平，改善血液流变学状况。

2. 内分泌科临床应用

（1）糖尿病周围神经病变：补阳还五汤用于治疗糖尿病周围神经病变属气虚血瘀证患者显示了良好的疗效。治疗组患者在接受补阳还五汤联合基础治疗后，其 TCSS 量表感觉检查评分、神经反射评分、神经症状评分及总评分均优于对照组。同时，神经传导速度也有所提高，总有效率达 83.78%。

（2）糖尿病肾病：补阳还五汤在治疗早期糖尿病肾病患者中表现出显著效果。在接受补阳还五汤及传统西药治疗后，糖化血红蛋白、空腹血糖（GLU）、餐后 2 小时血糖（2h PBG）和尿白蛋白排泄率（UAER）水平均较治疗前有所降低且 UAER 水平降低更为显著。此外，治疗组的主症、次症证候积分显著低于对照组，血肌酐和尿素氮水平也有显著下降，证明补阳还五汤在改善早期糖尿病肾病的中医证候及肾功能方面有效。

（3）早期糖尿病下肢动脉硬化闭塞症：补阳还五汤在治疗早期糖尿病下肢动脉硬化闭塞症中获得了满意的临床效果。临床研究发现，应用补阳还五汤可降低患者中医证候积分，并改善血液流变学指标。

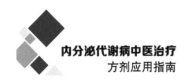

【参考文献】

[1] 周岚.补阳还五汤促进周围神经损伤修复的药理研究［J］.河南中医,2016,04:735-738.

[2] 黄兴,李艳芬,寇冠军,等.补阳还五汤抗动脉粥样硬化作用机制研究进展［J］.中华中医药杂志,2017,03:1187-1190.

[3] 刘婉沂,张英丰,周欣,等.补阳还五汤抗脑缺血的作用机制研究进展[J].中药新药与临床药理,2022,33（3）:411-418.

[4] 肖美凤,刘金玲,杨岩涛,等.补阳还五汤的研究现状及其新药创制关键技术[J].中草药,2018,49（7）:1688-1694.

[5] 黄兴,李艳芬,寇冠军,等.补阳还五汤抗动脉粥样硬化作用机制研究进展[J].中华中医药杂志,2017,32（3）:1187-1190.

[6] 肖洪彬,刘立萍,李然.补阳还五汤现代研究进展与临床应用［J］.中医药信息,2005,06:52-54.

[7] 许梦君.补阳还五汤辅治早期糖尿病下肢动脉硬化闭塞症的临床效果［J］.临床合理用药杂志,2021,23:97-99.

[8] 田蕾.中药补阳还五汤治疗早期糖尿病肾病临床分析［J］.中医临床研究,2021,28:75-77.

[9] 王成,陈丹,江桥,等.补阳还五汤联合循经取穴冲击波治疗糖尿病周围神经病变的临床疗效观察［J］.中华中医药学刊,2022,07:31-34.

14.补中益气汤——《脾胃论》

【方歌】补中益气芪术陈,升柴参草当归身;

劳倦内伤功独擅,气虚下陷亦堪珍。

【出处原文】"黄（病甚,劳役热者一钱）,甘草（以上各五分,炙）,人参（去节,三分,有嗽去之）。以上。当归身（三分,酒焙干,或日干,以和血脉）,橘皮（不去白,二分或三分,以导气,又能益元气,得诸甘药乃可,若独用泻脾胃）,升麻（二分或三分,引胃气上腾而复其本位,便是行春升之令）,柴胡（二分或三分,引清气,行少阳之气上升）,白术（三分,降胃中热,利腰脐间血）上件药咀。都作一服,水二盏,煎至一盏,量气弱气盛,临病斟酌水盏大小,去渣,食远,稍热服。如伤之重者,不过二服而愈;若病日久者,以权立加减法治之。"（《脾胃论》）

【组成】黄芪、白术、陈皮、升麻、柴胡、人参、炙甘草、当归。

【功效】补中益气，升阳举陷。

【主治】

（1）脾胃气虚证：饮食减少，体倦肢软，少气懒言，面色㿠白，大便稀溏，脉大而虚软。

（2）气虚下陷证：脱肛，子宫脱垂，久泻，久痢，崩漏等，气短乏力，舌淡，脉虚者。

（3）气虚发热证：身热，自汗，渴喜热饮，气短乏力，舌淡，脉虚大无力。

【方解】此为足太阴、阳明之方。《黄帝内经》云："四肢皆禀气于胃，而不得至经，必因于脾，乃得禀也。今脾病不能为胃行其津液，四肢不得禀水谷气，气日以衰，脉道不利，筋骨肌肉，皆无气以生，故不用焉。"饥饱劳役损伤脾胃，四肢无以禀气，故见体倦肢软诸症；阳气下陷，阴火上乘，故虚热而烦；清阳不升，浊气上逆，故可见头痛，阳虚不能卫外，故可见自汗。本方重用黄芪入脾、肺经，补肺固表，升阳举陷。土能生金，脾胃一虚，肺气先绝，故臣以人参大补元气，炙甘草补脾和中。佐以白术燥湿健脾；补阳必兼和阴，其气既虚，营血易亏，故佐用当归以补养营血；陈皮理气和胃，使诸药补而不滞。升麻升阳明清气，柴胡升少阳清气，阳升则万物生，清升则阴浊降。炙甘草调和诸药，亦为使药。诸药合用，既补益中焦脾胃之气，又升提下陷之气，且全方皆为甘温之药而能治气虚发热证，即所谓"甘温除大热"之法也。

【加减及衍化方】

（1）加减：若兼腹中痛者，加白芍以柔肝止痛；头痛者，加蔓荆子、川芎、藁本、细辛以疏风止痛；咳嗽者，加五味子、麦冬以敛肺止咳；兼气滞者，加木香、枳壳以理气解郁。

（2）衍化方：举元煎。（《景岳全书》）

◆ 组成：人参、黄芪、炙甘草、升麻、白术。

◆ 功效：益气举陷。

◆ 主治：气虚下陷，血崩血脱，亡阳垂危等证。

◎ 鉴别要点：举元煎和补中益气汤组方立意相似，均以益气健脾药配伍升阳药，属于治疗脾胃气虚、清阳不升或中气下陷之证的方剂。举元煎用参、芪、术、草并用，辅以升麻升阳举陷，重在补气摄血，适用于气虚下陷、血失统摄之血崩、血脱证；补中益气汤以黄芪为君，配伍轻清升散的柴胡、升麻，可协助益气中药助清阳上

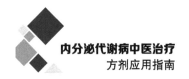

升之力，适用于脾胃气虚证、气虚下陷证及气虚发热证。

※【现代药理学研究及内分泌科临床应用】

本方具有补中益气、升阳举陷之功。现代药理学研究表明，本方具有免疫调节、抗菌和退热、抗缺氧和抗应激、强心、调节代谢等作用。现代常用于治疗糖尿病、糖尿病胃轻瘫、糖尿病肾病、糖尿病神经源性膀胱、糖尿病性骨质疏松症、高脂血症、甲状腺功能减退症、桥本甲状腺炎、围绝经期综合征等内分泌系统疾病属脾胃气虚、气虚下陷证者。

1. 现代药理学研究

（1）免疫调节作用：补中益气汤能改善乙肝病毒血清学标志，促进肝组织修复，提升整体抗病能力。它有效补充微量元素、维生素、叶酸、蛋白质等，恢复脾虚小鼠的非特异性免疫功能，调节脾和胸腺指数，增强红细胞免疫功能、NK 细胞活性及巨噬细胞的肿瘤坏死因子活性。

（2）抗菌和退热作用：补中益气汤可使实验小鼠机体总散热量增加，方中升麻、柴胡二味起退热作用。

（3）抗缺氧作用：补中益气汤中的黄芪、人参等补气药降低动物的整体耗氧量，增强心脑耐缺氧能力，降低脑组织氧耗。

（4）强心作用：补中益气汤能温和的提高大鼠的收缩压、舒张压和平均压，减缓心率，显示出一定的强心效应，且不增加心肌耗氧量。

（5）调节代谢作用：补中益气汤促进胃组织蛋白质合成，增进肝及血清中 NDA、RNA 的合成，改善机体代谢功能。

2. 内分泌科临床应用

（1）糖尿病：补中益气汤可以显著改善脾气虚弱型 2 型糖尿病患者的临床症状，保护患者的胰岛功能，增加胰岛素敏感性，降低患者血糖。

（2）糖尿病胃轻瘫：网络药理学研究表明，补中益气汤可能通过抑制细胞凋亡、自噬、氧化应激、炎症反应，调节胰岛素和血糖水平，改善胃肠道平滑肌细胞和 Cajal 间质细胞损伤，从而影响糖尿病胃轻瘫的发展。补中益气汤加味治疗糖尿病胃轻瘫，总有效率达到 93.75%。

（3）糖尿病肾病：网络药理学预测补中益气汤的活性成分作用于多个关键基因，如 *DPP4*、*MAPK14*、*MAPK3* 等，主要通过调控 AGE－RAGE 信号通路、Toll 样受体信号通路等，在细胞间发挥作用，推测该方剂主要参与抗炎、调节糖脂代谢及氧化应激等过程，对治疗糖尿病肾病具有积极作用。

（4）糖尿病神经源性膀胱：补中益气汤在治疗糖尿病神经源性膀胱患者中表现出优异效果，总有效率达 88.5%。

（5）糖尿病性骨质疏松症：补中益气汤联合钙剂和活性维生素 D 在治疗糖尿病性骨质疏松症患者中显示出显著疗效且在降低骨折发生率方面效果显著，同时有效降低了空腹血糖、餐后 2 小时血糖、糖化血红蛋白等指标，提高了骨密度和胰岛素样生长因子-1 水平，表明补中益气汤在此治疗领域具有重要的临床价值。

（6）高脂血症：补中益气汤能够降低高脂血症患者总胆固醇、甘油三酯、低密度脂蛋白水平，升高高密度脂蛋白水平，改善患者临床症状。

（7）甲状腺功能减退症：补中益气汤辅助左甲状腺素钠治疗甲状腺功能减退症，可有效改善患者的中医证候积分及甲状腺功能。

（8）桥本甲状腺炎：加减补中益气汤联合优甲乐，外用愈瘿二号方局部外敷治疗桥本甲状腺炎患者，疗程结束后，补中益气汤组有效率远超使用优甲乐的对照组，达到 93.3%，且患者临床症状明显缓解，甲状腺功能得以改善。

（9）围绝经期综合征：加味补中益气汤联合戊酸雌二醇/雌二醇环丙孕酮片治疗女性肾阴虚肝郁型围绝经期综合征疗效显著，可降低中医证候评分，缓解患者病情严重程度，降低血清 FSH、LH 水平，升高 E_2 水平，改善生殖内分泌系统功能。

【参考文献】

[1] 刘仁根，王建荣，郭小群，等.补中益气汤的药理作用和临床应用情况分析[J].北方药学，2024，21（3）：67-69.

[2] 杨天艳，马新换，徐志伟，等.补中益气汤的临床应用现状[J].中医临床研究，2023，15（15）：112-116.

[3] 邓逸菲，李明达，刘端勇，等.补中益气汤的免疫药理及其临床应用研究进展[J].中医临床研究，2023，15（7）：68-72.

[4] 闫世杰.补中益气汤浅析［J］.河南中医，2017，09：1670-1672.

[5] 吴文霞，杨洁文.补中益气汤在糖尿病科的应用体会［J］.国际中医中药杂志，2012，09：861-862.

[6] 陈璟，徐坠成，徐贝贝，等.基于网络药理学研究补中益气汤治疗糖尿病肾病的潜在作用机制［J］.科技风，2020，16：273，275.

[7] 于文彦，吴攀峰，等.基于网络药理学探讨补中益气汤治疗糖尿病胃轻瘫的作用机制［J］.浙江中西医结合杂志，2022，08：703-709.

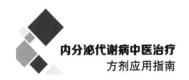

［8］李娜，段春梅，胡马尔.补中益气汤对2型糖尿病血糖及胰岛功能的影响［J］.山西中医，
　　　2019，08：21-23.
［9］刘莹，周晶，刘艳.补中益气汤联合钙剂、活性维生素D治疗糖尿病性骨质疏松症疗效
　　　观察［J］.现代中西医结合杂志，2018，22：2424-2426，2430.
［10］方家选.补中益气汤加味治疗糖尿病性胃轻瘫64例［J］.陕西中医，2007，01：43-44.
［11］刘惠芬.补中益气汤加减治疗2型糖尿病神经源性膀胱52例［J］.实用糖尿病杂志，
　　　2010，04：37.
［12］李榕生，薛昭昌.补中益气汤治疗高脂血症观察［J］.临床荟萃，1993，11：525-526.
［13］袁振晓.补中益气汤辅助左甲状腺素钠治疗甲状腺功能减退症的临床研究［J］.临床医学
　　　工程，2021，05：653-654.
［14］陈思维，高天舒.基于"脾主思藏意"探讨补中益气汤在桥本甲状腺炎中的应用［J］.
　　　中医药学报，2021，12：11-14.
［15］王燕，郗轶楠，张娜，等.加味补中益气汤联合戊酸雌二醇/雌二醇环丙孕酮片治疗女性
　　　肾阴虚肝郁型更年期综合征的临床疗效观察［J］.安徽医药，2022，11：2313-2317.

15. 参苓白术散★——《太平惠民和剂局方》

【方歌】参苓白术扁豆陈，莲草山药砂苡仁；

桔梗上浮兼保肺，枣汤调服益脾神。

【出处原文】"治脾胃虚弱，饮食不进，多困少力，中满痞噎，心忪气喘，呕吐泄泻及伤中和不热，久服养气育神，醒脾悦色，顺正辟邪。"（《太平惠民和剂局方》）

【组成】白扁豆、白术、茯苓、甘草、桔梗、莲子肉、人参、砂仁、陈皮、山药、薏苡仁。

【功效】益气健脾，渗湿止泻。

【主治】脾虚湿盛证。症见饮食不化，胸脘痞闷，肠鸣泄泻，四肢乏力，形体消瘦，面色萎黄，形体消瘦，舌淡苔白腻，脉虚缓。

【方解】此为足太阴、足阳明之方。土为万物之母，太阴脾土受伤，失于健运，故饮食不化。脾虚生湿则泄泻，脾阳虚寒湿内生，气机升降失常，故见胸脘痞闷。久病饮食量少，诸脏不得禀水谷之气，则虚羸日重。方中人参大补脾胃之气，白术、茯苓健脾渗湿，共为君药。山药、莲子肉既能健脾，又有涩肠止泻之功，二药可助参、术健脾益气，兼以厚肠止泻；白扁豆健脾化湿，薏苡仁健脾渗湿，二药助术、苓健脾助

运，渗湿止泻，四药共为臣药。佐以砂仁芳香醒脾，行气和胃，陈皮调气行滞；桔梗苦甘入肺，宣开肺气，载药上行，以益肺气，并防燥药上僭。甘草健脾和中，调和药性，共为使药。诸药相合，益气健脾，渗湿止泻。

【加减及衍化方】

（1）加减：若兼里寒而腹痛者，加干姜、肉桂以温中祛寒止痛；用治小儿单纯性消化不良者，加炒麦芽、炒谷芽、炒山楂以消食健脾和胃；治妇女脾虚湿重之带下或经行泄泻者，加车前子、黄芪、苍术以利湿健脾止带。

（2）衍化方：七味白术散。（《小儿药证直诀》）

◆ 组成：人参、白茯苓、白术、藿香叶、木香、甘草、葛根。

◆ 功效：健脾止泻。

◆ 主治：脾胃久虚，呕吐泄泻，频作不止，津液枯竭，口渴烦躁，但欲饮水，乳食不进，羸瘦困劣。

◎ 鉴别要点：参苓白术散与七味白术散皆有四君子汤，均为治疗脾虚泄泻之剂。参苓白术散伍山药、莲子肉、白扁豆、薏苡仁及桔梗，健脾渗湿力强，并可"培土生金"而益肺；七味白术散配藿香、葛根，健脾渗湿力逊，但有升清、止渴之功并兼解表，故脾虚久泻、津伤口渴者宜，亦可用于兼外感者。

※【现代药理学研究及内分泌科临床应用】

本方具有益气健脾、渗湿止泻之功。现代药理学研究表明，本方具有调节胃肠运动、改善代谢、降血糖等作用。现代常用于治疗糖尿病、糖尿病视网膜病变、糖尿病肾病、糖尿病性胃肠病、糖尿病并高脂血症、慢性腹泻、肥胖症等内分泌科疾病属脾虚湿盛证者。

1. 现代药理学研究

（1）调节胃肠运动：参苓白术散在小剂量下可兴奋肠管，解除肾上腺素对肠管的部分抑制作用；而在大剂量时则抑制肠管收缩，拮抗氯化钡和毛果芸香碱引起的肠管收缩，并增强肠管对水和氯离子的吸收。

（2）改善代谢：参苓白术散用于治疗脾气虚引起的肠病（如慢性胃炎、慢性结肠炎、胃或十二指肠溃疡）时，能显著改善患者尿中肌酐、尿酸、尿素氮的水平，提高免疫功能，并改善血液流变学指标。

（3）降血糖：参苓白术散通过激活 AMPK 信号通路，改善肥胖型 2 型糖尿病的脂质和葡萄糖代谢，缓解高脂饲养加 STZ 诱导的糖尿病小鼠的糖脂代谢紊乱症状。

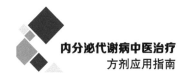

2. 内分泌科临床应用

（1）糖尿病：参苓白术散在探讨脾虚夹湿型糖尿病方面效果显著，在二甲双胍的基础上联合参苓白术散加减治疗，治疗后的脂蛋白、空腹血糖及胰岛素抵抗指数（HOMA－IR）、糖化血红蛋白均明显低于单用二甲双胍组。

（2）糖尿病视网膜病变：对脾虚痰湿型糖尿病视网膜病变应用参苓白术散加减联合激光治疗较单纯激光治疗总有效率提高了13.1%，降低了血清 IL－6 水平，最佳矫正视力（BCVA）、眼底出血渗出、新生血管消退情况改善更显著，可提高糖尿病视网膜病变的疗效。

（3）糖尿病肾病：参苓白术散联合西药治疗通过抗炎作用能提高胰岛素敏感性，减轻水肿等临床症状，治疗糖尿病肾病效果显著。

（4）糖尿病性胃肠病：研究证实，对糖尿病腹泻采用常规治疗的同时予以参苓白术散治疗，可更有效改善胃肠激素及临床症状，提高总有效率。

（5）糖尿病并高脂血症：参苓白术散加减治疗 2 型糖尿病合并高脂血症，改善血脂、血糖水平更显著，且有效促进肝脏功能。

（6）慢性腹泻：对于脾虚型慢性腹泻采用蒙脱石散和参苓白术散加减对比治疗，参苓白术散组治疗效果更优，在大便次数及性状、腹痛、食欲缺乏、倦怠乏力、脘腹痞满方面改善明显。

（7）肥胖症：参苓白术散可用于治疗肥胖症属脾虚湿盛证者，症见肥胖臃肿，神疲乏力，身体困重，胸闷脘胀，四肢轻度水肿，晨轻暮重，劳累后明显，饮食如常或偏少，有暴饮暴食史，小便不利，便溏或便秘，舌淡胖，边有齿印，苔腻白滑，脉濡细。

【参考文献】

［1］ 刘勇，陈娟. 参苓白术散治疗小儿秋季腹泻 45 例［J］. 中国实验方剂学杂志，2011，17（1）：2.

［2］ 王晓璐，周静. 参苓白术散临床治疗研究综述［J］. 内蒙古中医药，2021，02：162－164.

［3］ 张羽，黄美祯，潘春曲，等. 参苓白术散治疗溃疡性结肠炎效应机制研究进展［J］. 辽宁中医药大学学报，2022，06：205－209.

［4］ 辜沅，舒青龙. 基于肠道微生态的参苓白术散药理研究进展［J］. 时珍国医国药，2018，03：674－676.

［5］ 王娟. 参苓白术散加减方治疗肥胖型 2 型糖尿病脾虚湿困证的效果评价［J］. 当代医药论丛，2019，17（12）：181－182.

［6］ 王锦玲.参苓白术散加减联合激光治疗 DR 的临床疗效观察及血清 IL-6 表达的研究［D］.
福州：福建中医药大学，2019.

［7］ 葛锁华，于雪冰，周丹，等.二甲双胍联合参苓白术散治疗糖尿病肾病对 MCP-1、
IL-6、TNF-α 的影响［J］.甘肃科学学报，2019，31（1）：73-76，118.

［8］ 彭亚平，何泽云.参苓白术散加减治疗糖尿病肾病水肿的临床观察［J］.糖尿病新世界，
2015（24）：63-65.

［9］ 刘绪和，梁冰.氟哌噻吨美利曲辛治疗老年糖尿病性胃肠功能紊乱伴焦虑抑郁患者的效果
观察［J］.蚌埠医学院学报，2019，44（4）：449-451.

［10］ 张世杰，乐石旺.参苓白术散治疗糖尿病性腹泻的临床疗效［J］.世界最新医学信息文摘，
2019，19（47）：184-185.

［11］ 张建，赵静.参苓白术散治疗糖尿病性腹泻临床观察［J］.中西医结合研究，2017，9（1）：
9-11.

［12］ 马宁宁.参苓白术散加减治疗肥胖型 2 型糖尿病脾虚湿困证的疗效观察［J］.中医药导报，
2017，23（12）：74-76.

［13］ 马定耀，王池凤，马祥波.2 型糖尿病合并高脂血症患者采用参苓白术散加减治疗的疗效
观察［J］.泰山医学院学报，2018，39（8）：899-900.

［14］ 帅宏艳.参苓白术散加减治疗脾虚型慢性腹泻的效果评价［J］.临床医药文献电子杂志，
2018，5（59）：139，141.

［15］ 张铁铭.参苓白术散加减治疗脾虚型慢性腹泻疗效观察［J］.安徽中医药大学学报，
2017，36（3）：45-47.

［16］ 张淑芹，李彦杰，秦合伟，等.基于 AMPK 信号通路探讨参苓白术散改善肥胖型 2 型糖尿
病小鼠的作用机制［J］.中药材，2022，11：2737-2742.

16. 参苏饮——《太平惠民和剂局方》

【方歌】参苏饮内用陈皮，枳壳前胡半夏齐；

　　　　干葛木香甘桔茯，气虚外感最相宜。

【出处原文】"治感冒发热头疼，或因痰饮凝结，兼以为热，并宜服之。若因感冒
发热，亦如法，以被盖卧，连进数服，微汗即愈。面有余热，更宜徐徐服之，自然平
治。因痰但连日频进此药，以热退为期，不可预止。虽有前胡、干葛，但能解肌耳。
既有枳壳、橘红辈，自能宽中快膈，不致伤脾，兼大治中脘痞满，呕逆恶心，开胃进
食，无以逾此。毋以性凉为疑，一切发热皆能取效，不必拘其所因也。小儿、室女亦
宜服之。"（《太平惠民和剂局方》）

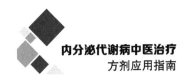

【组成】人参、紫苏叶、葛根、半夏、前胡、茯苓、枳壳、木香、陈皮、炙甘草、桔梗。

【功效】益气解表，理气化痰。

【主治】气虚外感风寒，内有痰湿证。症见发热恶寒，无汗，鼻塞头痛，胸脘满闷，咳嗽痰白，气短懒言，倦怠无力，苔白，脉弱。

【方解】此为足太阴太阳之方。太阳为六经之藩篱，《太素·阴阳合》载："膀胱足太阳脉，主禁津液及于毛孔，故为关也。"王冰言："夫开者，所以司动静之基。"《黄帝内经素问吴注》言："太阳在表，敷畅阳气，谓之开。"同时太阳抵御病邪的生理功能有赖于人体太阴脾胃系统的摄取化生，若痰湿内停导致太阴运化不及，则太阳卫外不足。本在太阴，而累及太阳。本方证即为太阴里虚又感外邪的太阴太阳合病。方中紫苏叶辛温，发散表邪，宣肺宽中，故为君药。臣以葛根助君药发散风寒，解肌舒筋，此二药治在太阳；佐以半夏、前胡、桔梗化痰止咳；陈皮、木香、枳壳理气宽胸；脾为生湿生痰之源，茯苓健脾渗湿以治生痰之源。化痰与理气兼顾，既寓"治痰先治气"之意，又使升降复常，有助于表邪之宣散、肺气之开阖。更佐入人参益气扶正，既助解表，又使表药祛邪不伤正。炙甘草合茯苓、人参益气健脾，兼和诸药，健运太阴。煎服时，少加生姜、大枣，可助发表、益脾。诸药相合，共奏益气解表、理气化痰之功。

【加减及衍化方】

（1）加减：肺中有火者，去人参，加杏仁、桑白皮；泄泻者，加白术、扁豆、莲子肉。

（2）衍化方：参苏饮。（《片玉痘疹》）

◆ 组成：人参、半夏、紫苏叶、陈皮、赤茯苓、甘草、枳壳、干葛、前胡、柴胡、香附、山楂肉。

◆ 功效：益气解表，理气化痰透疹。

◆ 主治：小儿痘疹发热，恶寒咳嗽者。

◎ 鉴别要点：《太平惠民和剂局方》参苏饮益气解表，理气化痰，主治气虚外感风寒，内有痰湿证；《片玉痘疹》所载参苏饮益气解表，理气化痰透疹，主治小儿痘疹发热，恶寒咳嗽者。

※【现代药理学研究及内分泌科临床应用】

本方具有益气解表，理气化痰的功效，主要治疗虚人外感风寒，内有痰饮证。现代药理学研究表明，参苏饮具有抗病原微生物、抗炎、退热、促进免疫功能、改善心脏功能、微循环及血液流变学功能、调节胃肠道功能等药理作用。临床可用于治疗老年糖尿病患者气阴两亏、湿浊中阻证，以参苏饮益气养阴，运化中焦，祛痰除湿使枢机转运，化源充足，以上荣肺脏、下济肾水。

【参考文献】

[1] 魏云，唐映红，刘礼意，等.参苏颗粒剂的药理作用研究［J］.中药药理与临床，1992，03：7-9.
[2] 宋涛，袁继承.参苏饮研究进展［J］.中国现代药物应用，2014，8（10）：228-229.
[3] 苏安.参苏饮在老年病中的运用［J］.陕西中医，1991（7）：315-317.

17. 柴胡加龙骨牡蛎汤★──《伤寒论》

【方歌】 参苓龙牡桂丹铅，苓夏柴黄姜枣全；

枣六余皆一两半，大黄二两后同煎。

【出处原文】 "伤寒八九日，下之，胸满烦惊，小便不利，谵语，一身尽重，不可转侧者，柴胡加龙骨牡蛎汤主之。"（《伤寒论》）

【组成】 柴胡、龙骨、黄芩、生姜、铅丹、人参、桂枝、茯苓、半夏、大黄、牡蛎、大枣。

【功效】 和解清热，镇惊安神。

【主治】 伤寒下后，邪陷正伤。症见胸满烦惊，小便不利，谵语，一身尽重，不可转侧，舌质淡红，苔薄白，脉弦细。

【方解】 此为少阳阳明合病之方。经文言"伤寒八九日"，此阶段正邪相争日久，"血弱气尽"正气受损，无力在表祛邪外出，邪在半表半里之间，郁而化热，而有少阳机转，而误用下法治疗，不仅少阳之邪未除，又致里虚，邪热传里。因邪热郁结胸胁、气机失畅，故见"胸满"系少阳症状。谵语系阳明里热见症，为入里之邪热扰乱神明所致。误下之后，机体向上向外祛除邪气，加之里有停饮，饮随气冲，水饮、邪热交织，扰动心神，则烦惊。气上冲诱导水不下行，故小便不利。水饮外溢，则一身

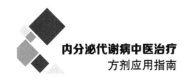

尽重，不可转侧。方以小柴胡汤和解少阳，宣畅枢机，加桂枝通达阳气，少量大黄泄热和胃，铅丹、龙骨、牡蛎重镇安神，茯苓宁心安神；去甘草者，防其甘缓之性妨碍祛邪也。

【加减及衍化方】

（1）加减：脾虚湿盛者，加白术、厚朴、黄芪补气行气燥湿；若腹中痛明显者，加大芍药的用量；若心下悸者，去黄芩加茯苓，安神定悸；阳虚明显者，加淫羊藿、附子。

（2）衍化方：桂枝加龙骨牡蛎汤。（《金匮要略》）

◆ 组成：桂枝、芍药、生姜、甘草、大枣、龙骨、牡蛎。

◆ 功效：平补阴阳，潜镇固摄。

◆ 主治：治虚劳阴阳两虚，夜梦遗精，少腹弦急，阴头寒，目眩发落，脉象极虚芤迟，或芤动微紧；亦治下焦虚寒，少腹拘急，脐下动悸之遗尿证。

◎ 鉴别要点：柴胡加龙骨牡蛎汤由小柴胡汤减甘草，加桂枝、茯苓、大黄、龙骨、牡蛎、铅丹而成，治少阳不和，气火交郁，心神被扰，神不潜藏而见胸满而惊、谵语、心烦、小便不利等症，具有开郁泄热，镇惊安神之功。桂枝加龙骨牡蛎汤是桂枝汤加龙骨、牡蛎而成，桂枝汤调和营卫、滋阴和阳，龙骨、牡蛎质重味涩，有重镇、收敛作用，具有平补阴阳，潜镇固摄之效。

※【现代药理学研究及内分泌科临床应用】

柴胡加龙骨牡蛎汤具有和解清热、镇惊安神等功效。现代药理学研究表明，其具有抗抑郁、保护心肌细胞、镇静等作用。现代常用于治疗高血压、高脂血症、情志疾病、失眠、甲状腺功能亢进症等内分泌科疾病属少阳阳明合病证者。

1. 现代药理学研究

（1）抗抑郁作用：柴胡加龙骨牡蛎汤能提高抑郁大鼠海马区磷脂酰肌醇3–激酶蛋白水平，激活蛋白激酶，抑制糖原合成酶激酶3β活性，保护海马神经元，有效增加脑内去甲肾上腺素、多巴胺、5–羟色胺含量，发挥抗抑郁作用。

（2）保护心血管作用：柴胡加龙骨牡蛎汤可减轻心肌组织炎症，加速心肌梗死边缘区心肌细胞修复，改善心肌功能。

（3）改善失眠作用：柴胡加龙骨牡蛎汤具有镇静安神效果，通过抑制应激状态下的下丘脑–垂体–肾上腺轴功能亢进，有效改善失眠症状。

（4）抗焦虑作用：柴胡加龙骨牡蛎汤可通过增加褪黑素水平，调节下丘脑–垂体–肾上腺轴功能，改善去卵巢和去卵巢合并睡眠剥夺小鼠的焦虑样行为。

（5）神经保护作用：柴胡加龙骨牡蛎汤可抑制 NF-κB 通路的激活，降低炎症因子表达，从而减少神经元细胞凋亡。

（6）免疫调节作用：柴胡加龙骨牡蛎汤可下调 IL-6、TNF-α、一氧化氮、MDA 水平，提高 SOD 含量、胸腺指数、脾脏指数，从而增强免疫功能。

（7）降血脂作用：黄芩、柴胡和人参中的人参皂苷具有降血脂功效，对高脂血症大鼠模型表现出降低总胆固醇、甘油三酯和提高高密度脂蛋白胆固醇的效果。

2.内分泌科临床应用

（1）高血压病：在常规西药治疗高血压病的基础上辅以柴胡加龙骨牡蛎汤能有效改善患者的血压水平及睡眠质量。其临床应用显示出显著的降压效果和睡眠质量改善效益。

（2）高脂血症：柴胡加龙骨牡蛎汤在降低大鼠和人体总胆固醇、甘油三酯水平方面显示出效果，并能促使高密度脂蛋白胆固醇水平上升，从而在高脂血症的治疗中发挥重要作用。

（3）情志疾病：柴胡加龙骨牡蛎汤在治疗伴发失眠及抑郁焦虑症等情志疾病方面表现出良好的疗效。临床研究表明，该方剂对重度抑郁伴失眠、产后抑郁、冠心病并发抑郁焦虑、甲状腺功能亢进引起的失眠焦虑等疾病的治疗均显示出积极成效。

（4）失眠：对失眠症患者应用柴胡加龙骨牡蛎汤加减治疗，经过 4 个疗程后，患者 SPIEGEL 量表的评分减分率显示显著差异，减分率超过 75%。

（5）甲状腺功能亢进症：柴胡加龙骨牡蛎汤合二至丸加减可用于治疗甲状腺功能亢进症属肝肾阴虚证者。症见颈部肿胀，眼胀眼突，畏光、迎风流泪，五心烦热，低热颧红，胸胁胀痛，腰膝酸软，视物模糊；或见男子遗精阳痿，女子经少经闭，舌红少苔，脉弦细数。

【参考文献】

［1］ 王嘉昀，高祖，高琳，等.经方柴胡加龙骨牡蛎汤的研究进展及质量标志物预测分析［J］.中华中医药学刊，2023，04：29-36.

［2］ 王建云.柴胡加龙骨牡蛎汤治疗神经系统药理分析及运用研究简况［J］.实用中医内科杂志，2013，19：63，66.

［3］ 陈琪，杨德爽，李诗梦，等.柴胡加龙骨牡蛎汤研究进展［J］.医学综述，2016，17：3441-3444.

［4］ 杨杉杉，周亚滨.柴胡加龙骨牡蛎汤的研究进展与临床应用概况［J］.国医论坛，2018，

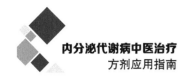

01：68 – 70.

［5］ 郭斯一，王路遥，王世钦．柴胡加龙骨牡蛎汤治疗继发性抑郁症的研究进展［J］．基层中医药，2024，3（1）：89-98.

18. 柴胡疏肝散★——《证治准绳》

【方歌】柴胡疏肝芍川芎，枳壳陈皮草香附；

疏肝行气兼活血，胁肋疼痛皆能除。

【出处原文】"悲哀伤肝，气引两胁疼痛，枳壳煮散。右胁痛，推气散。左胁痛，枳芎散，或柴胡疏肝散。"（《证治准绳》）

【组成】陈皮、柴胡、川芎、香附、枳壳、白芍、甘草。

【功效】疏肝解郁，行气止痛。

【主治】肝气郁滞证。症见胁肋疼痛，或寒热往来，嗳气太息，脘腹胀满，脉弦。

【方解】此为手足少阳之方。少阳为枢机，统属足少阳胆、手少阳三焦。少阳具有枢转气机之功，有赖于三焦通调及胆气的推动。若外邪侵犯人体，影响三焦通行诸气、行相火、调水道的正常功能，胆气不行，则可导致气滞、水停、热郁，气血不得输布则见胁痛。方中柴胡苦辛而入肝胆，功擅条达肝气而疏郁结，为君药。香附味辛入肝，长于疏肝行气止痛；川芎味辛气温，入肝胆经，能行气活血、开郁止痛。二药共助柴胡疏肝解郁且有行气止痛之效，同为臣药。陈皮理气行滞而和胃，醋炒以入肝行气；枳壳行气止痛以疏肝理脾；白芍养血柔肝，缓急止痛，与柴胡相伍，养肝之体，利肝之用且防诸辛香之品耗伤气血，俱为佐药。甘草调和药性，与白芍相合，则增缓急止痛之功，为佐使药。诸药共奏疏肝解郁，行气止痛之功。本方以四逆散易枳实为枳壳，加川芎、香附、陈皮而成，其疏肝理气作用较强。

【加减及衍化方】

（1）加减：若胁肋痛甚者，酌加郁金、青皮、当归、乌药等以增强其行气活血之力；肝郁化火者，可酌加山栀子、黄芩、川楝子以清热泻火。

（2）衍化方：木香顺气散。（《证治准绳·类方》引《医学统旨》）

◆ 组成：木香、香附、槟榔、青皮、陈皮、厚朴、苍术、枳壳、砂仁、甘草、生姜。

◆ 功效：开郁化滞，行气止痛。

◆ 主治：气滞不舒，肝胃不和，腹胁胀满或胀痛，胸闷食少，大便不利。

◎ 鉴别要点：柴胡疏肝散与木香顺气散均有香附、陈皮、枳壳、甘草，具行肝脾之气的作用。但柴胡疏肝散中又用柴胡配伍川芎、白芍，在行气之中兼以理血，治疗肝气郁结兼血行不畅之证；而木香顺气散行气之力大于柴胡疏肝散，又有厚朴、苍术、砂仁既行气又祛湿，治疗气机郁滞兼有脾胃湿阻之证。

※【现代药理学研究及内分泌科临床应用】

柴胡疏肝散具有疏肝解郁、行气止痛之功，是治疗肝气郁结之代表方。现代药理学研究表明，其具有调节糖代谢、调节脂代谢、调节炎症反应、调节神经递质、调节肝功能异常、抗氧化等药理作用。现代常用于治疗糖尿病及其并发症、高脂血症、慢性淋巴细胞性甲状腺炎、甲状腺功能亢进症、多囊卵巢综合征等内分泌科疾病属肝气郁滞证者。

1. 现代药理学研究

（1）调节糖、脂代谢：柴胡疏肝散能有效降低代谢综合征大鼠的血脂水平，具有抗氧化作用，可能通过抑制脂质过氧化、缓解氧化应激损伤、提高抗氧化酶活性来实现。

（2）调节炎症反应：柴胡疏肝散能增加免疫抑制大鼠的脾及胸腺重量，提高脏器指数，改善免疫功能。它通过减少炎症因子释放，增强免疫器官功能，维持正常免疫功能。

（3）调节神经递质：柴胡疏肝散提高肝郁大鼠血清一氧化氮水平，增加大脑5-羟色胺表达。在抑郁大鼠模型中，能显著提高海马区域 NE、DA 含量，纠正神经递质表达异常。

（4）调节肝功能异常：柴胡疏肝散能有效改善非酒精性脂肪性肝炎患者的临床症状及肝功能，显示出显著的保肝效果。

（5）抗氧化作用：柴胡疏肝散可提高慢性胰腺炎模型小鼠和免疫性肝损伤大鼠血清 SOD 活性，降低 MDA 含量，提示柴胡疏肝散能提高机体抗氧化酶活性及抗自由基损伤，抑制脂质过氧化。

2. 内分泌科临床应用

（1）糖尿病及其并发症：运用平衡针结合柴胡疏肝散治疗糖尿病痛性周围神经病变发现，治疗 4 周后患者空腹血糖、餐后 2 小时血糖、糖化血红蛋白水平显著低于对照组，说明针刺联合柴胡疏肝散具有良好的降糖作用。

（2）高脂血症：柴胡疏肝散加味（柴胡、山楂、陈皮、青皮、郁金、川芎、当归、生何首乌、香附、白芍、丹参、虎杖等）治疗高脂血症，总有效率达93%，治疗前后血脂有关指标差异明显，其临床症状也有显著改善。

（3）非酒精脂肪性肝病：柴胡疏肝散联合西药常规治疗肝郁气滞型非酒精性脂肪肝患者，总有效率94.44%，显著高于西药常规组的74.29%，且治疗后的肝功能、血脂水平均较治疗前有明显好转。

（4）甲状腺功能亢进症：加味柴胡疏肝散联合甲疏咪唑片治疗甲状腺功能亢进症患者效果显著，总有效率高达92.31%，优于单用甲咪唑片治疗。此外，该治疗方法能有效调节患者的TSH、FT3及FT4水平，促进甲状腺功能恢复，并减少不良反应的发生，显示出其在综合调节甲状腺功能方面的显著效果。

（5）多囊卵巢综合征：将120例多囊卵巢综合征患者随机分为治疗组和对照组，分别给予五子衍宗加柴胡疏肝散和西药达英治疗。结果治疗组总有效率（85.0%）明显高于对照组总有效率（68.3%）；两组LH、LH/FSH、睾酮水平均较治疗前明显下降。

（6）围绝经期综合征：柴胡疏肝散加减治疗围绝经期综合征总有效率为80%，能显著改善患者临床症状。

【参考文献】

［1］ 陈启亮，于清茜，李灿东，等.柴胡疏肝散的历史沿革与现代药理作用［J］.辽宁中医杂志，2022，04：215-217.

［2］ 王常瞵，高冬梅，高明周，等.柴胡疏肝散化学成分和药理作用研究进展及质量标志物的预测分析［J］.中华中医药学刊，2022，11：124-131，271.

［3］ 廖丹丹，梁皓，伍漫漫，等.柴胡疏肝散临床应用研究进展［J］.亚太传统医药，2022，12：228-234.

［4］ 张喆，赵静洁，王永志，等.柴胡疏肝散药理作用及机制研究进展［J］.中国中医药信息杂志，2017，09：128-131.

［5］ 倪新强，曹美群，吴正治，等.柴胡疏肝散的化学成分和药理作用研究进展［J］.上海中医药杂志，2017，09：109-113.

［6］ 苏伟.柴胡疏肝散治疗肝气郁滞型非酒精性脂肪肝患者的临床效果［J］.实用中西医结合临床，2021，21（9）：8-9.

［7］ 方忠，胡水勋.柴胡疏肝散加味辅助治疗甲状腺功能亢进症的效果及对FT3、FT4及TSH水平的影响［J］.内蒙古中医药，2020，02：22-24.

［8］ 杨应战.柴胡疏肝散加味治疗高脂血症70例［J］.陕西中医，2005，07：655-656.

［9］ 蔡永生，李欣徽，陈凤辉.五子衍宗加柴胡疏肝散治疗多囊卵巢综合征的疗效观察［J］.

环球中医药，2015，S1：14-15.

19. 赤石脂汤*──《外台秘要》

【方歌】赤石脂汤附干姜，温中涩肠止痢强；

擅治伤寒便脓血，脐痛可加当归芍。

【出处原文】"肘后疗伤寒若下脓血者，赤石脂汤方。赤石脂（二两碎），干姜（二两切）、附子（一两炮破）。上三味，以水五升，煮取三升，去滓，温分三服，后脐下痛者，加当归一两，芍药二两，用水六升煮。忌猪肉。"（《外台秘要》）

【组成】赤石脂、干姜、附子。

【功效】温中涩肠止痢。

【主治】伤寒若下脓血者。症见久痢脓血、手足厥冷、脉沉微。

【方解】此为手足太阴之方。太阴系统主司人体精微物质的生成与输布，主要统属肺、脾二脏。太阴虚寒，水湿停聚，脾不统血则见便下脓血。方中赤石脂温涩固脱以止痢，附子、干姜大辛大热，温中祛寒，合赤石脂温中涩肠，止血止痢。

【加减及衍化方】

（1）加减：后脐下痛者，加当归一两，芍药二两，用水六升煮。

（2）衍化方：赤石脂禹余粮汤。（《伤寒论》）

◆ 组成：赤石脂、禹余粮。

◆ 功效：涩肠固脱止利。

◆ 主治：治虚寒久利，滑脱不禁证。症见伤寒服汤药，下利不止，心下硬满。

◎ 鉴别要点：赤石脂汤中用赤石脂温涩固脱以止痢，附子、干姜大辛大热，温中祛寒，合赤石脂温中涩肠，止血止痢；赤石脂禹余粮汤涩肠固脱止利，方中赤石脂甘酸性温而涩，温中涩肠，固脱止利；禹余粮甘涩性平，涩肠止泻，收敛止血。

※【现代药理学研究及内分泌科临床应用】

赤石脂汤主治虚寒久痢，具有温中涩肠止痢之功。现代药理学研究表明，其具有抗炎、止泻、保护消化道黏膜、止血等作用。现代常用于治疗糖尿病心脏病等内分泌科疾病属寒凝血瘀证者。

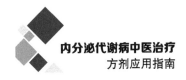

1. 现代药理学研究

（1）抗炎作用：赤石脂研末外用有吸湿作用，能使创面皮肤干燥，防止细菌生成；减轻炎症，促进溃疡愈合。

（2）止泻作用：赤石脂口服进入肠道后，能形成硅酸盐和水合氧化铝的胶体溶液，吸附胃肠中的污染食物，清洁肠道而达到止泻作用。

（3）保护消化道黏膜作用：赤石脂内服可以吸附消化道内的毒物，减少异物刺激；可吸附炎性渗出物使炎性得以缓解，对发炎的胃黏膜有保护作用，同时对胃肠出血也有止血作用。

（4）止血作用：赤石脂合剂能显著缩短小鼠出血时间及凝血时间，对家兔实验性胃溃疡出血时间也有缩短作用，表现出较好的止血效果。

2. 内分泌科临床应用

糖尿病心脏病：赤石脂汤加味可用于治疗糖尿病心脏病属寒凝血瘀型，症见心胸疼痛，痛甚彻背，背痛彻心，痛有定处，痛剧伴四肢厥逆，面色苍白，或紫暗灰滞，爪甲青紫；遇寒尤甚，伴气短喘促，唇舌紫暗，苔薄白，脉沉迟或结代。

【参考文献】

［1］ 孙文君，周灵君，丁安伟. 矿物药赤石脂的研究进展［J］.广州化工，2010，11：39-41.
［2］ 朱美香，吴小明. 张仲景赤石脂配伍规律研究［J］.中国中医基础医学杂志，2017，23（7）：1001-1002.
［3］ 李然，鞠俭奎，刘立萍.基于本草及古代医籍探析赤石脂的配伍应用[J].中华中医药学刊，2017，35（2）：364-366.

20. 川芎茶调散——《太平惠民和剂局方》

【方歌】川芎茶调有荆防，辛芷薄荷甘草羌；

目昏鼻塞风攻上，偏正头痛悉能康。

【出处原文】"治丈夫、妇人诸风上攻，头目昏重，偏正头疼，鼻塞声重；伤风壮热，肢蠕动，膈热痰盛；妇人血风攻注，太阳穴疼，但是感风气，悉皆治之。"（《太平惠民和剂局方》）

【组成】川芎、白芷、羌活、细辛、防风、荆芥、薄荷、炙甘草。

【功效】疏风止痛。

【主治】风邪头痛，或有恶寒、发热、鼻塞。

【方解】此为足太阳之方。太阳者，巨阳也，为六经之外藩，总经络而统营卫。太阳为诸阳主气，头为诸阳之会。太阳的阳气布散于周身体表，形成了强大的卫外之气。太阳病时，太阳的阳气不得布散，经气闭塞，故见头痛。足太阳膀胱的经气有赖于在少阴心阳命火的熏蒸，以及心肺的推动、厥阴疏泄，通过少阳三焦布散到人体肤表皮毛，形成了强大的卫阳之气，从而使太阳成为六经之藩篱，故病在太阳，但可治从三阴三阳。方中川芎性味辛温，为"诸经头痛之要药"，善于祛风活血而止头痛，长于治少阳、厥阴经头痛，为君药。薄荷、荆芥轻而上行，善能疏风止痛，并能清利头目，为臣药。羌活、白芷均能疏风止痛，其中羌活长于治太阳经头痛，白芷长于治阳明经头痛，李杲谓："头痛须用川芎，如不愈加各引经药，太阳羌活，阳明白芷。"细辛散寒止痛，并长于治少阴经头痛；防风辛散上部风邪。以上各药协助君、臣以增强疏风止痛之效，均为佐药。炙甘草益气和中，调和诸药，为使。用时以茶清调下，取茶叶苦凉之性，既可上清头目，又能制约风药的过于温燥与升散，寓降于升，利于散邪。诸药合用，共奏疏风止痛之效。

【加减及衍化方】

（1）加减：若属外感风寒头痛者，宜减薄荷用量，酌加紫苏叶、生姜以加强祛风散寒之功；外感风热头痛者，加菊花、僵蚕、蔓荆子以疏散风热；外感风湿头痛者，加苍术、藁本以散风祛湿；头风头痛者，宜重用川芎，并酌加桃仁、红花、全蝎、地龙等以活血祛瘀、搜风通络。

（2）衍化方：苍耳子散。（《重订严氏济生方》）

◆ 组成：辛夷、苍耳子、白芷、薄荷叶。

◆ 功效：疏风止痛，通利鼻窍。

◆ 主治：风邪上攻之鼻渊。症见鼻塞、流浊涕，不辨香臭，前额头痛等。

◎ 鉴别要点：川芎茶调散、苍耳子散均可治疗外感风邪头痛。川芎茶调散总体药性偏温，对于外风头痛偏于风寒者较为适宜；苍耳子散用辛夷、苍耳子宣通鼻窍，配白芷、薄荷辛散祛风、清利头目，故适用于鼻渊头痛伴有鼻塞、流浊涕者。

※【现代药理学研究及内分泌科临床应用】

川芎茶调散具有疏风止痛之功。现代药理学研究发现，本方具有解热、镇痛抗

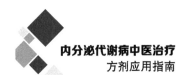

炎、抗氧化、改善脑缺氧、缓解偏头痛等多种药理作用。现代常用于治疗等亚急性甲状腺炎、卒中先兆等内分泌科疾病属风邪上扰证者。

1. 现代药理学研究

（1）解热作用：川芎茶调散能显著降低致热后家兔的体温，缩短发热时间，表现出明显的解热效果。

（2）镇痛抗炎作用：川芎茶调散在灌胃 2 小时后展现出显著的镇痛效果，疼痛阈值提高，持续时间超过 5 小时。它还能抑制组胺引起的炎症反应，促进炎症恢复，并具有抗组胺作用。川芎茶调散对乙酸引起的小鼠扭体反应、毛细血管通透性增高、蛋清性足肿胀等症状有显著抑制作用。

（3）抗氧化作用：川芎茶调散能增加多巴胺含量，抑制儿茶酚邻位甲基转移酶活性，特别是 5-羟基阿魏酸具有强抑制活性，保护多巴胺神经元。

（4）改善脑缺氧作用：在常压耐缺氧试验中，川芎茶调散能显著降低小鼠耗氧量，延长存活时间。在颈总动脉结扎和断头脑缺氧模型中，能显著增加脑耐缺氧时间，袋泡茶效果略优于煎剂。

（5）缓解偏头痛作用：川芎茶调散通过降低一氧化氮含量，减少偏头痛患者血浆和脑脊液中一氧化氮水平的升高，降低前列腺素 E_2（PGE_2）含量，升高 5-羟色胺含量，调节脑血流量和神经递质释放，有效治疗偏头痛。川芎、薄荷、羌活等药物配伍能改善局部脑血流量，舒张脑部血管，多靶点、多环节治疗偏头痛。

2. 内分泌科临床应用

（1）亚急性甲状腺炎：小柴胡汤合川芎茶调散加减应用于治疗亚急性甲状腺炎患者，总有效率 93.3%。

（2）卒中先兆：对于卒中先兆患者的治疗，川芎茶调散联合活血化瘀药物应用取得了 97.5% 的总有效率。根据不同证型，气虚血滞者加黄芪，偏肝郁合用四逆散；偏寒凝血滞者，加吴茱萸；偏肝阳上亢者，加僵蚕、天麻；偏肾虚者，加枸杞子、女贞子；偏痰浊者，合用半夏白术天麻汤。

【参考文献】

［1］ 王国有，王云，张雪，等.川芎茶调散的现代研究概况［J］.中国实验方剂学杂志，
      2020，13：228-234.
［2］ 张林.川芎茶调散解热作用研究［J］.黑龙江医药，2016，29（3）：434-435，436.

[3] 李君仪,张媛,孙飞,等.基于中药网络药理学分析川芎茶调散治疗偏头痛的作用机制[J].中国医院药学杂志,2020,40(23):2406-2413.
[4] 张欢,孙晓东.川芎茶调散加味治疗风寒型头痛临床观察[J].实用中医药杂志,2017,33(8):900-901.
[5] 左金玲,武永强,王磊.川芎茶调散加减治疗偏头痛31例[J].实用中西医结合临床,2018,18(5):100-102.
[6] 荣翔.川芎茶调散加减治疗眩晕96例[J].实用中医药杂志,2017,33(3):250-251.
[7] 赵淑英.川芎茶调散合用活血化瘀药治疗中风先兆40例[J].光明中医,2015,30(7):1462-1463.
[8] 龙新华.小柴胡汤合川芎茶调散加减治疗亚急性甲状腺炎的临床研究[D].成都中医药大学,2018.

21. 磁朱丸★——《备急千金要方》

【方歌】磁朱丸中有神曲,安神潜阳治目疾;

心悸失眠皆可用,癫狂痫证服之宜。

【出处原文】"主明目,百岁可读注书方。神曲(四两)、磁石(二两研)、光明砂(一两研)。上三味末之,炼蜜为丸如梧子大,饮服三丸,日三,不禁,常服益眼力,众方不及,学者宜知此方神验不可言,当秘之(一名磁朱丸)。"(《备急千金要方》)

【组成】神曲、磁石、朱砂。

【功效】益阴明目,重镇安神。

【主治】心肾不交证。症见视物昏花,耳鸣耳聋,心悸失眠。

【方解】此为手足少阴之方。本方证为少阴热化证,少阴为枢,属于阴之枢,手足少阴水火既济,带动气血之转运,输布全身。《灵枢·根结》载:"枢折,则脉有所结而不通。不通者,取之少阴。"邪在少阴,从阳化热,阴液为热所灼,不能上承,则发为目疾;水亏不能上济心火,则心火独亢,阳亢不入于阴,阴虚不受阳纳,则心烦不寐。方中磁石入肾,益阴潜阳,镇摄心神,为君药。朱砂入心,重镇安神,清心定志,为臣药。君臣相合,能镇摄浮阳,交融水火,使心肾相交,精气得以上输,心火不致上扰,则神志归于安宁,耳目得以聪明。重用神曲健胃和中,既助石药之运化,又防重镇伤胃,为佐药。炼蜜为丸,取其补中益胃,缓和药性。磁石、朱砂相合,既

87

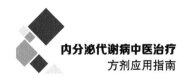

可重镇安神，又具平肝潜阳之功，故能治心肝阳亢、肝风上扰、心神失宁之癫痫，柯琴称本方为"治癫痫之圣剂"。

【加减及衍化方】

（1）加减：有热象者，加清热之品，如龙胆草、黄芩、栀子等以除实热，尤利于肝胆之火热；有痰热者，加黄连、半夏、陈皮、茯苓、竹茹等清热化痰；有湿热者，加泽泻、滑石、茯苓、茵陈、黄柏等利湿清热。

（2）衍化方：朱砂安神丸。（《内外伤辨惑论》）

◆ 组成：朱砂、甘草、黄连、当归、生地黄。

◆ 功效：镇心安神，清热养血。

◆ 主治：心火亢盛，阴血不足证。症见心神烦乱，失眠多梦，惊悸怔忡，或胸中懊恼，舌尖红，脉细数。

◎ 鉴别要点：磁朱丸与朱砂安神丸均用重镇安神之朱砂，皆治心悸失眠等症。但磁朱丸又伍用磁石，长于重镇安神、交通心肾，主治肾阴不足，心阳偏亢，心肾不交之心悸、失眠、耳鸣、视物昏花等症；而朱砂安神丸又伍黄连、生地黄、当归，长于镇心泻火，养血滋阴，主治心火亢盛、阴血不足之心悸失眠。

※【现代药理学研究及内分泌科临床应用】

本方具有益阴明目，重镇安神之功。现代药理学研究表明，本方具有镇静安神、抗惊厥、通耳明目、镇痛等作用。现代常用于治疗失眠、糖尿病并发白内障、雀目、耳聋等内分泌科疾病属心肾不交证者。

1. 现代药理学研究

（1）镇静安神作用：磁石煎煮液能显著减少小鼠的自主活动次数，缩短戊巴比妥钠诱导的入睡时间，延长睡眠时间。磁石混悬液灌胃后，生磁石与煅磁石均缩短小鼠入睡时间，其中煅磁石的效果优于生磁石。

（2）抗惊厥作用：煅磁石能延长士的宁诱导的小鼠惊厥潜伏时间，其抗惊厥作用优于生磁石。生磁石和煅磁石对不同药物引起的小鼠惊厥有不同疗效。

（3）通耳明目作用：磁石中的某些元素对神经具有抑制作用，其通耳明目效果可能与这些离子对交感神经的作用相关。

（4）镇痛作用：磁石能抑制醋酸引起的小鼠扭体反应，表现出镇痛效果。煅磁石在抑制扭体反应方面的效果优于生磁石。

2.内分泌科临床应用

（1）失眠：磁朱丸能延长失眠大鼠的慢波睡眠Ⅱ期和快动眼睡眠期，证明其对失眠大鼠有改善睡眠、提高睡眠质量的作用。

（2）糖尿病并发白内障、雀目、耳聋：临床研究表明，磁朱丸能改善白内障患者症状，提高视力。针刺联合磁朱丸治疗感音性聋总有效率达90.6%。

【参考文献】

［1］朱禹奇，张贵鑫，吕铄言，等.矿物药磁石的炮制及药理作用研究进展［D］.矿物学报，2022，04：541－546.
［2］傅兴圣，刘训红，吴德康，等.磁石的本草考证及研究概述[J].现代中药研究与实践，2011，25（1）：18－21.
［3］王双利，王新志.交泰丸合磁朱丸治疗顽固性失眠的临证心得［J］.光明中医，2010，04：593－595.
［4］吴锦斌，巩江，倪士峰，等.磁石的药用研究概况［J］.安徽农业科学，2010，17：9375－9376.
［5］沈祖寔，郎志清，方谦逊，等.应用"磁硃丸"治疗84例白内障临床观察报告［J］.中医杂志，1957，03：123－126.
［6］金涛.针刺联合磁朱丸治疗感音性耳聋53例疗效观察［J］.大家健康（学术版），2015，02：28.
［7］杨帅，何勇，崔显勋，等.张金生运用交泰丸合磁朱丸治疗顽固性失眠经验［J］.中医药临床杂志，2017，09：1436－1437.
［8］李代均，王新志.王新志老中医用磁朱丸治疗耳鸣、脑鸣经验探讨总结［J］.中医临床研究，2017，36：104－105.

22. 大补阴丸——《丹溪心法》

【方歌】 大补阴丸地知柏，龟板脊髓蜜成方；

咳嗽咯血骨蒸热，阴虚火旺制亢阳。

【出处原文】 "大补丸降阴火，补肾水。黄柏（炒褐色），知母（酒浸炒，各四两），熟地黄（酒蒸），龟板（酥炙，各六两）。上为末，猪脊髓蜜丸。服七十丸，空心盐白汤下。"（《丹溪心法》）

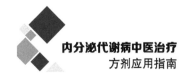

【组成】黄柏、知母、熟地黄、龟板、猪脊髓、蜂蜜。

【功效】滋阴降火。

【主治】阴虚火旺证。症见骨蒸潮热，盗汗遗精，咳嗽咯血，心烦易怒，足膝疼热等。

【方解】此为手足少阴之方。本证为少阴热化证，少阴气化系统统属为手少阴心和足少阴肾，《素问·生气通天论篇》说："阴者，藏精而起亟也。""藏精""起亟"是少阴的功能，藏精言少阴气化封藏人身精气，起亟言少阴所藏之精是人生命活动之源。手少阴心的五行属性为火，足少阴肾的五行属性为水，水、火是相互制约、相互依存的两种属性。足少阴肾主藏精，内藏命火，属性为阴；手少阴心主血脉、主神志，属性为阳，内寄君火。若少阴肾水亏虚，阴虚则相火无制，阴虚火旺，发为本方证。方用熟地黄滋补真阴，填精益髓；龟板滋阴潜阳，补肾健骨。二药相须，补阴固本，滋水亦可制火，共为君药。相火既动，必资清降，故以黄柏之苦寒降泄，其"专泻肾与膀胱之火"；知母味苦性寒质润，既能清泄肺、胃、肾三经之火，又能滋三经之阴。知母、黄柏相须为用，知母滋阴清热，黄柏虽无滋阴之功，确属"坚阴"之品，二者善能清降阴虚之火，用以为臣。丸用猪脊髓补髓养阴，蜂蜜补中润燥，共增滋补真阴之效，是为佐药。合而成方，既滋阴，又降火，但龟板、熟地黄用量略多，以滋阴培本为主，故曰"大补阴丸"，实乃补泻并施之方。

【加减及衍化方】

（1）加减：伴有四肢麻木者，加羌活、独活、豨莶草、伸筋草；伴有头晕者，加蔓荆子、藁本、石决明；伴有视物模糊者，加菊花、青葙子、茺蔚子；阴虚明显者，加黄精、玄参。

（2）衍化方：六味地黄丸。（《小儿药证直诀》）

◆ 组成：熟地黄、山茱萸、干山药、泽泻、牡丹皮、茯苓。

◆ 功效：填精滋阴补肾。

◆ 主治：肾阴精不足证。症见腰膝酸软，头晕目眩，视物昏花，耳鸣耳聋，盗汗，遗精，消渴，骨蒸潮热，手足心热，舌燥咽痛，牙齿动摇，足跟作痛，以及小儿囟门不合，舌红少苔，脉沉细数。

◎ 鉴别要点：大补阴丸与六味地黄丸均有滋阴补肾之作用。六味地黄丸以补肾阴为主，寓泻于补，补力平和，适用于肾虚不著而兼内热之证；大补阴丸滋阴而不腻，骤补真阴，承制相火，适用于阴虚火旺之证。

※【现代药理学研究及内分泌科临床应用】

本方具有滋阴降火之功。现代药理学研究表明,大补阴丸主要有抗菌、抗炎、增强免疫功能、降血糖、强心、利尿等作用。现代常用于治疗 2 型糖尿病、糖尿病肾病、围绝经期综合征、原发性骨质疏松症等内分泌科疾病属阴虚火旺证者。

(1) 2 型糖尿病:临床研究表明,大补阴丸合六味地黄汤加减治疗 2 型糖尿病之气阴两虚证效果确切,能降低血糖水平,改善胰岛功能及胰岛素抵抗,减轻体重。

(2) 糖尿病肾病:大补阴丸可通过平稳有效地降低血糖,控制尿液中尿白蛋白排泄率(UAE)、血肌酐、血尿素氮(BUN)及减少血清中胱抑素 C(Cys-C)、视黄醇结合蛋白(RBP)含量,从而发挥治疗糖尿病肾病的作用。

(3) 围绝经期综合征:大补阴丸加减治疗阴虚型围绝经期综合征可改善患者烘热汗出、五心烦热、烦躁易怒、口干便秘等症状,其疗程与症状轻重有关,症状重者需加长疗程。

(4) 原发性骨质疏松症:大补阴丸合曲直汤加减治疗原发性骨质疏松症有效率83.7%,可改善腰椎骨密度值,疗效满意。

【参考文献】

[1] 孙波.刘尚义教授应用大补阴丸临证经验 [J].贵阳中医学院学报,2015,03:79-80.

[2] 李载阳,代芳.代芳教授应用大补阴丸的临证经验 [J].现代中医药,2018,01:4-6.

[3] 姚桂雄,郑金鹏,李苗,等.大补阴丸合六味地黄汤加减治疗 2 型糖尿病气阴两虚证 42 例临床观察 [J].名医,2022,11:171-173.

[4] 张再阳,闫鑫,张翼宙.大补阴丸加减治疗阴虚型围绝经期综合征的临床研究 [J].浙江中医药大学学报,2022,12:1363-1366.

[5] 张巍,于红娟,郭建超,等.大补阴丸合曲直汤加减治疗原发性骨质疏松症临床观察 [J].内蒙古中医药,2016,03:15.

23. 大柴胡汤★——《金匮要略》

【方歌】大柴胡汤用大黄,枳芩夏芍枣生姜;

少阳阳明同合病,和解攻里效力强。

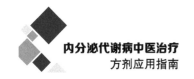

【出处原文】"按之心下满痛者，此为实也，当下之，宜大柴胡汤。"（《金匮要略》）

【组成】柴胡、黄芩、清半夏、枳实、白芍、大黄、大枣、生姜。

【功效】和解少阳，内泻热结。

【主治】少阳阳明合病，肝胃郁热证。症见往来寒热，胸胁苦满，呕不止，郁郁微烦，心下痞鞭或心下满痛，大便不解或下利，舌苔黄，脉弦数有力者。

【方解】此为少阳阳明合病之方。"腹满，按之不痛为虚，痛者为实。"显然，本方证属实。心下，指上腹部，沈目南认为指"胃之上脘"，但临床上疼痛多旁及两胁，甚者胸腹相连，病变范围较广。结合《伤寒论》第136条："伤寒十余日，热结在里，复往来寒热者，与大柴胡汤。"可见"心下"当为胃脘部连及少阳两胁之处，为少阳阳明合病，病在里而连及于表，主要是实热之邪壅郁肝、胆、胃所致。此正如黄元御所说："心下满痛者，少阳之经，郁迫阳明之府也。"又说："少阳之经由胃口而引两胁，胆胃上逆，经府郁塞，故心下满痛。"本方以和解少阳的小柴胡汤与轻下阳明热结的小承气汤合方加减而成。方中重用柴胡为君，疏解少阳之邪。臣以黄芩清泄少阳郁热，与柴胡相伍，和解清热，以解少阳之邪。轻用大黄、枳实泻热通腑，行气破结，内泻阳明热结，亦为臣药。白芍缓急止痛，与大黄相配可治腹中实痛，合枳实能调和气血，以除心下满痛；清半夏和胃降逆，辛开散结；配伍大量生姜，既增止呕之功，又解清半夏之毒，共为佐药。大枣和中益气，与生姜相配，调脾胃、和营卫，并调和诸药，为佐使药。诸药合用，既不悖少阳禁下原则，又可和解少阳、内泻热结，使少阳与阳明之邪得以分解。

【加减及衍化方】

（1）加减：兼黄疸者，可加茵陈、栀子以清热利湿退黄；胁脘痛剧者，可加川楝子、延胡索以行气活血止痛；胆结石者，可加金钱草、海金砂、郁金等以化石解郁。

（2）衍化方：小柴胡汤。（《伤寒论》）

◆ 组成：柴胡、黄芩、人参、炙甘草、半夏、生姜、大枣。

◆ 功效：和解少阳。

◆ 主治：①伤寒少阳证，症见往来寒热，胸胁苦满，默默不欲饮食，心烦喜呕，口苦，咽干，目眩，舌苔薄白，脉弦；②妇人中风，热入血室，症见经水适断，寒热发作有时；③疟疾、黄疸等病而见少阳证者。

◎ 鉴别要点：大柴胡汤与小柴胡汤均有柴胡、黄芩、半夏、大枣，具和解少阳之功。但大柴胡汤所治之证呕逆较小柴胡汤为重，故重用生姜以加强止呕之力且生姜协柴胡还可加强散邪之功。大柴胡汤去小柴胡汤中人参、甘草，是因少阳之邪渐次传里，阳明实热已结且见"呕不止"，故不用人参、甘草，加大黄、枳实，意在泻热除结，用白芍旨在加强缓急止痛之功。小柴胡汤专治少阳病，大柴胡汤则治少阳阳明合病。

※【现代药理学研究及内分泌科临床应用】

本方具有和解少阳、内泻热结之功。现代药理学研究表明，本方具有降糖、降血脂、抗炎、保肝、利胆等作用。现代常用于治疗糖尿病前期、2型糖尿病、糖尿病酮症酸中毒、高脂血症、脂肪肝、亚急性甲状腺炎等内分泌科疾病属肝胃郁热证者。

1. 现代药理学研究

（1）降糖作用：大柴胡汤能显著减轻胰岛素抵抗，对肝胃郁热型2型糖尿病患者表现出良好的治疗效果，其作用机制涉及多靶点、多环节的调节。

（2）降血脂作用：大柴胡汤可明显降低血脂水平，抑制炎症因子IL-8的表达，延缓动脉粥样硬化斑块形成。大柴胡汤还可改善血液流变，降低血液黏稠度，对多个血脂指标有改善作用。

（3）抗炎作用：重症急性胰腺炎大鼠模型中，大柴胡汤联合生长抑素能减轻急性重症胰腺炎，其机制可能与抑制NF-κB信号通路及ICAM-1和IL-1表达有关。

（4）保肝作用：大柴胡汤对肝功能和凝血机制具有保护作用，能显著改善肝功能，保护凝血机制。

（5）利胆作用：加味大柴胡汤对阻塞性黄疸大鼠模型表现出保护肝功能的作用，抑制体内脂质过氧化，提高机体抗病能力。

2. 内分泌科临床应用

（1）糖尿病前期：将肝胃郁热证糖尿病前期患者分为两组，治疗组接受大柴胡汤治疗，对照组则接受二甲双胍治疗。结果显示，大柴胡汤有效控制糖尿病前期症状，其效果优于二甲双胍。

（2）2型糖尿病：在2型糖尿病的研究中，患者分为对照组和大柴胡汤治疗组。结果表明，治疗组患者的餐后血糖、空腹血糖、体重指数、血脂等指标均显著优于对照组。

（3）糖尿病酮症酸中毒：在糖尿病酮症酸中毒并发急性胰腺炎患者中，治疗组采用大柴胡汤保留灌肠和胰岛素泵联合治疗，相较于仅使用胰岛素泵的对照组，治疗组的有效率显著更高。

（4）高脂血症：在西药阿托伐他汀治疗的基础上加用大柴胡汤，治疗高脂血症临床效果理想，可降低总胆固醇等指标，优于单独使用阿托伐他汀。

（5）脂肪肝：在脂肪肝患者的临床观察中，采用大柴胡汤治疗的组别有效率达到92.86%，显著高于对照组，显示出其在改善血液流变和血脂代谢方面的有效性。

（6）亚急性甲状腺炎：对亚急性甲状腺炎患者的分析表明，采用大柴胡汤加味治疗组的临床总有效率高于西药治疗组且症候积分、C反应蛋白（CRP）水平更低，复发率和不良反应发生率也较低。

【参考文献】

［1］ 宋小雪，黄金凤，田明，等.大柴胡汤的药理及临床应用［J］.中医药学报，2019，04：112－116.

［2］ 汲晓玲，周游，李泽浩，等.大柴胡汤历史沿革、临床应用和药理作用研究进展及其质量标志物预测分析[J].中国中药杂志，2024，49（8）：2064-2075.

［3］ 赵世同，王梓淞，王佳，等.大柴胡汤现代文献可视化研究及其临床配伍分析［J］.中国临床研究，2023，36（5）：704-709.

［4］ 菅福琴，纪春艳，张敏.大柴胡汤临床应用研究进展（综述）［J］.中国城乡企业卫生，2009，02：101－102.

［5］ 朱瑄.大柴胡汤药理研究及临床新用［J］.中国中医药现代远程教育，2010，17：272－273.

［6］ 盛祥梅.超声对大柴胡汤治疗脂肪肝56例的临床观察［J］.医学影像，2016，16（101）：134.

［7］ 施进宝，黄宝英，刘芳，等.大柴胡汤治疗糖尿病前期肝胃郁热证的临床观察［J］.中国中医药现代远程教育，2017，15（13）：72－74.

［8］ 张晓晖.大柴胡汤治疗2型糖尿病的临床观察［J］.云南中医中药杂志，2018，39（7）：44－45.

［9］ 魏瑾然.大柴胡汤保留灌肠联合胰岛素泵治疗对糖尿病酮症酸中毒并发急性胰腺炎的疗效观察［J］.中国临床医师杂志，2018，46（9）：1020－1022.

［10］李楠杨.用大柴胡汤对糖尿病前期患者进行治疗的效果分析［J］.当代医药论丛，2018，16（5）：207－208.

［11］刘恺.大柴胡汤治疗高脂血症的临床研究[J].内蒙古中医药，2023，42（8）：82－84.

［12］尤晓珂.大柴胡汤加味治疗亚急性甲状腺炎临床效果分析［J］.临床研究，2020，03：105－106.

24. 大承气汤——《伤寒论》

【方歌】大承气汤用硝黄，配以枳朴泻力强；

　　　　阳明腑实真阴灼，峻下热结此方良。

【出处原文】"阳明病脉迟，虽汗出，不恶寒者，其身必重，短气腹满而喘，有潮热者，此外欲解，可攻里也，手足濈然而汗出者，此大便已硬也，大承气汤主之；若汗多微发热恶寒者，外未解也，其热不潮，未可与承气汤；若腹大满不通者，可与小承气汤，微和胃气，勿令大泄下。"（《伤寒论》）

【组成】大黄、枳实、厚朴、芒硝。

【功效】峻下热结。

【主治】阳明腑实证。症见大便不通，频转矢气，脘腹痞满，腹痛拒按，按之则硬，甚或潮热谵语，手足濈然汗出，舌苔黄燥起刺，或焦黑燥裂，脉沉实；热结旁流证，下利清谷，色纯青，其气臭秽，脐腹疼痛，按之坚硬有块，口舌干燥，脉滑实；里热实证之热厥、痉病或发狂等。

【方解】此为手足阳明之方。阳明系统统属手阳明大肠与足阳明胃。阳明系统的生理功能：一是从外界摄取的食饮之中去芜存菁，传导排除糟粕；二是对人体系统内部进行清理，排除人体代谢废物。若邪热传里与肠中糟粕相结而阻滞于内，不用攻下则燥实不去，非但邪热无从肃清且更耗津烁液，则成大承气汤证。方中大黄苦寒泻热，攻积通便，荡涤肠胃邪热积滞，用为君药。芒硝咸苦而寒，泻热通便，润燥软坚，协大黄则峻下热结之力尤增，以为臣药。芒硝、大黄合用，既可苦寒泻下，又能软坚润燥，泻热推荡之力颇峻。积滞内阻，致使腑气不通，则内结之实热积滞，恐难速下，故本方重用厚朴亦为君药，行气消胀除满。即柯琴《伤寒来苏集》谓："由于气之不顺，故攻积之剂必用行气之药以主之……厚朴倍大黄，是气药为君，名大承气。"臣以枳实下气开痞散结，助厚朴行气而除痞满。二者与大黄、芒硝相伍，泻热破气，推荡积滞，以成速泻热结之功。四药合用，使塞者通，闭者畅，热得泄，阴得存，阳明腑实之证可愈。全方峻下行气，通导大便，以承顺胃气下行之特点而名曰"承气"。

【加减及衍化方】

（1）加减：若兼气虚者，宜加人参补气，防泻下气脱；兼阴津不足者，加玄参、

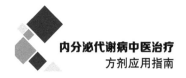

生地黄以滋阴润燥。

（2）衍化方一：小承气汤。（《伤寒论》）

◆ 组成：大黄、厚朴、枳实。

◆ 功效：轻下热结。

◆ 主治：阳明腑实证。症见谵语，便秘，潮热，胸腹痞满，舌苔老黄，脉滑而疾；或痢疾初起，腹中胀痛，里急后重等。

（3）衍化方二：调胃承气汤。（《伤寒论》）

◆ 组成：芒硝、大黄、甘草。

◆ 功效：缓下热结。

◆ 主治：阳明病，胃肠燥热证。症见大便不通，口渴心烦，蒸蒸发热，或腹中胀满，舌苔黄，脉滑数；以及胃肠热盛而致发斑吐衄，口齿咽喉肿痛等。

◎ 鉴别要点：大承气汤、小承气汤、调胃承气汤合称"三承气汤"。三方均以等量大黄（四两）泻热通便，主治阳明腑实之证。但由于各方组成的药味和剂量不同，故作用同中有异。大承气汤厚朴倍大黄，先煎枳实、厚朴，后下大黄，芒硝烊化，泻下与行气并重，其功峻下，主治痞、满、燥、实具备之阳明腑实重证；小承气汤，药少芒硝一味且厚朴用量较大承气汤减少了3/4，大黄倍厚朴，枳实亦少二枚，更三味同煎，其功轻下，主治以痞、满、实为主之阳明腑实轻证；调胃承气汤用大黄、芒硝而不用枳实、厚朴且大黄与甘草同煎，取其和中调胃，下不伤正，故名"调胃承气汤"，主治以燥实为主之阳明热结证。

※【现代药理学研究及内分泌科临床应用】

本方具有峻下热结之功。现代药理学研究表明，本方具有泻下、抗菌、对消化系统影响、抗内毒素、降低炎性细胞因子、调节免疫等作用。现代常用于治疗糖尿病性胃潴留、糖尿病腹泻、高脂血症等内分泌科疾病属阳明腑实证者。

1. 现代药理学研究

（1）泻下作用：在正常小鼠及两种便秘模型中，大承气汤表现出显著的促进排便和增加肠蠕动作用，有效改善便秘症状。

（2）抗菌作用：大承气汤及其成分大黄在细菌性腹膜炎模型中具有显著的抗菌能力，能降低小鼠的死亡率和菌血症发生率。

（3）对消化系统的影响：大承气汤通过阻断豚鼠结肠平滑肌的 T 型电位依赖性钙通道，调节结肠平滑肌的舒缩作用，提高环磷腺苷水平，对神经系统产生影响。

（4）抗内毒素作用：在实热壅滞证粪性腹膜炎模型中，大承气汤显著抑制内源性内毒素的移位，减轻氧化–抗氧化失衡，有效改善病理状况。

（5）降低炎性细胞因子作用：大承气汤能降低炎性细胞因子，保护肠黏膜，治疗重症胰腺炎，改善预后。

（6）调节免疫作用：承气汤调节肠道和腹腔的免疫功能，提高外周血中性粒细胞的吞噬率，改善胸腺指数和白细胞移行抑制指数，减少肿瘤坏死因子的过度释放，调节血浆皮质醇水平，从而改善机体的整体免疫功能。

2. 内分泌科临床应用

（1）糖尿病性胃潴留：临床研究表明，加味大承气汤能使胃壁平滑肌的电活动显著增强，尿糖和主要临床症状均有显著改善且疗效明显优于甲氧氯普胺对照组。

（2）糖尿病腹泻：是糖尿病胃肠道并发症之一，常见于病程较长的患者。现代研究显示，其发病机制是多方面的，可能与小肠菌群过度繁殖、自主神经病变影响、胰岛素样生长因子信号降低、内脏高敏感性或高血糖代谢紊乱等有关。大承气汤通因通用，可治疗 2 型糖尿病腹泻。

（3）高脂血症：大承气汤与蚕沙配合治疗肥胖并高脂血症总有效率为 87.50%。治疗后，血清总胆固醇、甘油三酯、高密度脂蛋白和低密度脂蛋白等血脂水平均较治疗前明显改善。

【参考文献】

［1］ 魏江存，陈勇，谢臻，等. 大承气汤的药理作用研究概况［J］. 中国民族民间医药，2017，21：70-72，74.
［2］ 宋治荣，赵珺. 大承气汤的药理机制探讨［J］. 航空航天医学杂志，2013，02：218-219.
［3］ 宋炳兴. 大承气汤药理研究概况［J］. 医学综述，1995，05：225-226.
［4］ 肖裕光，汤蓓. 加味大承气汤治疗糖尿病性胃潴留 20 例［J］. 中国中西医结合杂志，1997，10：626-627.
［5］ 王勇，阴永辉. 通因通用法治疗 2 型糖尿病腹泻案 1 则［J］. 湖南中医杂志，2017，10：112-113.
［6］ 刘远林. 大承气汤与蚕沙配合治疗肥胖并高脂血症 40 例［J］. 中医研究，2018，11：26-29.

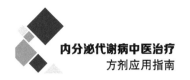
25. 大黄附子汤★——《金匮要略》

【方歌】大黄附子细辛汤，温阳散寒通便方；

寒结胃肠腹冷痛，温下寒实疗效强。

【出处原文】"胁下偏痛，发热，其脉紧弦，此寒也，以温药下之，宜大黄附子汤。"（《金匮要略》）

【组成】大黄、附子、细辛。

【功效】温阳散寒，通便止痛。

【主治】阳虚寒结，腹胁疼痛，大便秘结，发热，手足厥冷，舌苔白腻，脉弦紧。

【方解】此为太阴阳明合病之方。本方证病机为寒实内结，阻遏气机而腹中胀满疼痛，连及胸胁胀痛。由于阴寒挟实邪偏于一处，郁而不伸，所以两胁偏于一侧疼痛。寒实内结，阳气郁滞，营卫失调致使发热。寒实内结于阳明胃肠，其气上犯，壅逆于胆，致使少阳胆气不疏而胁痛。如得温下剂后，即大便通利，邪去正安，则病可向愈；如药后大便仍闭结不通，临床反增呕吐肢冷，脉象细弱，此为中阳衰败，病趋恶化，一般预后不良。本证腹满痛不减，拒按，脉象紧弦，因此用大黄附子汤，温阳祛寒以散结，通便行滞以除积。方中附子温里助阳，散寒止痛，为君药。大黄通导大便，荡涤肠道积滞，为臣药。大黄性虽寒凉，与大辛大热之附子相伍，其寒性去而走泄之性存，为"去性存用"之制。附子、大黄并用，前者散寒助阳，后者通积导滞，是温下法的常用配伍。佐以细辛，辛温宣通，既散寒结以止痛，又助附子温里祛寒。三药并用，共奏温里散寒，攻下寒积之效。

【加减及衍化方】

（1）加减：腹痛甚，喜温者，加肉桂温里祛寒止痛；腹胀满者，可加厚朴、木香以行气导滞；体虚或积滞较轻者，可用制大黄，以减缓泻下之功；如体虚较甚者，加党参、当归以益气养血。

（2）衍化方：温脾汤。（《备急千金要方》）

◆ 组成：当归、干姜、附子、人参、芒硝、大黄、甘草。

◆ 功效：攻下冷积，温补脾阳。

◆ 主治：阳虚冷积证。症见便秘腹痛，脐周绞痛，手足不温，苔白不渴，脉沉弦而迟。

◎ 鉴别要点：温脾汤与大黄附子汤同属温下剂，组成中均有大黄、附子，皆具温阳泻下、攻下寒积之功，用治寒积腹痛便秘。但温脾汤又伍以当归、干姜、人参、芒硝、甘草，寓温补于攻下之中，下不伤正，主治脾阳不足、冷积阻滞之便秘腹痛，证属虚中夹实；大黄附子汤以大黄、附子配细辛，通便止痛，辛温宣通力强，主治寒积腹痛之里实证。

※【现代药理学研究及内分泌科临床应用】

本方具有温阳散寒、通便止痛之功。现代药理学研究表明，本方具有提升肠平滑肌活动功能、调节体温、提高抗缺氧能力、抗心肌缺血等作用。现代常用于治疗糖尿病肾病、慢性肾功能不全等内分泌科疾病属阳虚寒结证者。

1. 现代药理学研究

（1）提升肠平滑肌活动功能作用：大黄附子汤能显著增强寒积便秘型小鼠的肠平滑肌活动和蠕动能力，缩短便秘时间并增加排便量。在小剂量下，该方剂也能激活受试兔的肠管平滑肌功能且此效果不受 M−受体阻断剂阿托品的影响。

（2）调节体温作用：大黄附子汤具有温里散寒的效果，能显著降低寒积便秘型小鼠的足趾温度，帮助调节体温。

（3）提高抗缺氧能力作用：大黄附子汤能有效提升多因素引起的动物缺氧生存时间。它对常压下脑缺血缺氧反应的小鼠、亚硝酸钠与氰化钾中毒引起的细胞缺氧和异丙肾上腺引起的缺氧均有保护作用，效果优于普萘洛尔。

（4）抗心肌缺血作用：在垂体后叶素诱发的心肌缺血兔模型中，大黄附子汤显示出显著的拮抗心率减慢与心肌缺血效果。

2. 内分泌科临床应用

（1）糖尿病肾病：大黄附子汤合真武汤加减可用于治疗糖尿病肾病属浊毒上逆证者，症见全身悉肿，形寒肢冷，面色晦暗，精神萎靡，神疲嗜睡，胸闷纳呆，恶心呕吐，口有秽臭，大便溏泄，尿少或无尿，舌体胖大，舌暗红，苔白腻或垢腻，脉沉细无力。有研究采用大黄附子汤治疗糖尿病肾病 28 例，总有效率高达 92.9%。

（2）慢性肾功能不全：采用大黄附子汤加减治疗观察慢性肾功能不全，不能口服者，改用中药保留灌汤（至少保留 3 小时）。结果显示，治疗后患者血尿素氮和血肌酐明显降低，与治疗前相比较有显著差异。

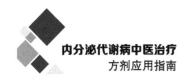
【参考文献】

［1］ 邵玉刚.探讨大黄附子汤的基本药理与临床用药措施［J］.临床医药文献电子杂志，
　　　2015，02：230，233.
［2］ 刘桂芳，周强，仝小林.大黄附子汤的临床应用和药理研究进展［J］.中华中医药学刊，
　　　2010，09：1848-1851.
［3］ 吕宏义，邹蕴珏，安玲.加味大黄附子汤治疗糖尿病肾病30例［J］.中国民间疗法，
　　　2002，10（8）：41.
［4］ 吴祺，张喜奎.张喜奎教授治疗糖尿病肾病经验浅析［J］.福建中医药，2021，03：
　　　40-41.
［5］ 李旋珠.试析大黄附子汤的作用机制与临床运用［J］.中国当代医药，2009，03：32-34.

26. 大秦艽汤——《素问病机气宜保命集》

【方歌】大秦艽汤羌独防，芎芷辛芩二地黄；

石膏归芍苓术草，养血祛风通治方。

【出处原文】"中风外无六经之形证，内无便溺之阻格，知血弱不能养筋，故手足不能运动，舌强不能言语，宜养血而筋自荣。大秦艽汤主之。"（《素问病机气宜保命集》）

【组成】秦艽、羌活、独活、防风、川芎、白芷、细辛、黄芩、生地黄、熟地黄、石膏、当归、白芍、茯苓、甘草、白术。

【功效】疏风清热，养血活血。

【主治】风邪初中经络证。症见手足麻木，肌肤不仁，或突然口眼㖞斜，语言不利，口角流涎，甚者半身不遂，或见恶寒发热，肢体拘急，舌苔白或黄，脉浮紧，风邪散见不拘一经者。

【方解】此为太阳太阴合病之方。大秦艽汤所言"中风"并非为后世"脑卒中"，此中风当解为"中于风寒"，中风起于中风寒，其病症表现在太阳，但太阴亏虚是根源。脾为统血之脏而主四肢，风中络脉，乃内应于脾而旁及手足，于是或左或右而手足不举矣，故其病源与太阳篇之中风同，而要有差别。正虚不能抗邪，络脉营血亏少，空虚不充，邪随虚处而留着，所以外邪滞留其中而不得外出，所谓正虚之处便为留邪之所。受邪的一侧，因络脉之气闭塞，经络缓而不用，故见松弛状态，故曰"邪气反缓"。相反无病的一侧血气运行正常，筋脉肌肉能发挥正常的功用，因此相对的紧张拘急，故曰"正气即急"；缓者为急者所牵引，于是出现口眼㖞斜，此即"正气引邪，㖞僻不遂"之意。故中风口眼㖞斜，向左者病反在右；向右者，病反在左。本证适中经络，即所谓"邪在于络，肌肤不仁"者，则风与寒湿相杂之证也。络脉细小而表浅，布于肌肤，邪中络脉，则肌肤失去营卫气血的濡养而麻木不仁，其病情轻浅。方用秦艽苦辛而平，功擅祛风清热，通经活络，为君。羌活、独活、防风、白芷、细辛辛温发散，祛风散邪，为臣药。当归、白芍、熟地黄养血柔肝，祛风而不伤正；川芎与当归、白芍相配，活血通络而散风，有"治风先治血，血行风自灭"之意；白术、茯苓益气健脾，化生气血；风能生热，故选石膏、黄芩、生地黄清热凉血，共为佐药。甘草甘温，调和诸药，为使。诸药相合，共奏疏风清热，养血活血之功。

【加减及衍化方】

（1）加减：若无内热者，去石膏、黄芩、生地黄，专以祛风养血通络为治；如遇天阴者，加生姜；心下痞者，加枳实；口眼㖞斜者，加全蝎或蜈蚣，以加强活血化瘀之力。

（2）衍化方：止痉散。（《流行性乙型脑炎中医治疗法》）

◆ 组成：全蝎、蜈蚣各等分。

◆ 功效：祛风止痉，通络止痛。

◆ 主治：主治痉厥，四肢抽搐，舌淡红，脉弦；顽固性头痛、偏头痛、关节痛等。

◎ 鉴别要点：大秦艽汤集诸多解表、清热、养阴之品于一方，意在疏风清热，养血活血，主治风邪初入经络等病症。止痉散则主以祛风止痉，通络止痛，药少力专，意在治疗各种痉挛性疾病，如癫痫、痉挛性抽搐、面瘫等。

※【现代药理学研究及内分泌科临床应用】

本方具有疏风清热、养血活血之功。现代药理学研究表明，本方具有抗炎镇痛、改善血液循环和祛瘀血、抗缺血再灌损伤等作用。现代常用于治疗急性痛风性关节炎等内分泌科疾病属风邪初中经络证者。

1. 现代药理学研究

（1）抗炎镇痛作用：大秦艽汤通过降低血管通透性和减轻局部水肿发挥抗炎效果。它对炎症早期的血管通透性增高和水肿有显著抑制作用。大剂量使用时，大秦艽汤可增加肾上腺皮质激素分泌，减轻炎症反应，改善微循环，具有抗氧化和减轻水肿

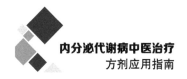

的作用。

（2）改善血液循环和祛瘀血作用：在偏瘫患者的治疗研究中，使用大秦艽汤加减方配合复方丹参注射液治疗，与对照组相比，治疗组的血液流变学指标在治疗前后有显著改善，显示出改善血液循环和祛瘀血的效果。

（3）抗缺血再灌损伤作用：在大脑中动脉缺血再灌大鼠模型中，大秦艽汤能显著减轻缺血再灌对大鼠的损伤，减少脑梗死体积和脑含水量，表明其对脑缺血性疾病具有治疗效果。

2. 内分泌科临床应用

急性痛风关节炎：大秦艽汤联合秋水仙碱治疗急性痛风关节炎患者，与单用秋水仙碱的对照组相比，表现出更高的总有效率。治疗后患者的症状体征积分、血尿酸、红细胞沉降率和 C 反应蛋白水平均有显著改善。

【参考文献】

［1］ 赵勤，胡锐，葛明娟，等 . 大秦艽汤抗炎作用研究［J］. 中药药理与临床，2012，28（3）：21－22.

［2］ 屈家祥 . 祛风湿药配合活血药与单纯用活血药对偏瘫患者血液流变学影响的对比研究［J］. 中医杂志，2002（3）：193.

［3］ 黄有翰，朱坚，林天旭 . 大秦艽汤加减治疗急性痛风性关节炎的疗效观察［J］. 中医药学报，2013，41（3）：115－116.

27. 丹参饮★——《时方歌括》

【方歌】丹参饮有檀砂仁，血瘀气滞心胃痛；

胸闷脘痞苔微腻，舌质暗红脉弦宁。

【出处原文】"治心痛胃脘诸痛多效，妇人更效，心腹诸疼有妙方，丹参十分作提纲，檀砂一分聊为佐，入咽咸知效验彰。（丹参一两，檀香砂仁各一钱，水一杯半，煎七分服）。"（《时方歌括》）

【组成】丹参、檀香、砂仁。

【功效】活血行气止痛。

【主治】血瘀气滞证。症见心胸刺痛，胃脘疼痛，痛有定处，拒按。

【方解】本方属少阴病方剂。少阴为枢，人体的血脉系统需少阴心主血脉功能枢达布散。少阴枢转正常，气血流通也就正常；少阴枢转不畅，则气血凝滞。少阴枢机不利，脉道不利，瘀血内停则发为本病。方中重用丹参，味苦微寒，活血化瘀止痛而不伤气血为君药。檀香辛温，理气调中，散寒止痛；砂仁辛温，行气温中，化湿健脾，共为臣药。三药合用，使血行气畅，则疼痛自止。本方重用活血化瘀为主，稍佐以行气之品，药味虽简，但配伍得当，气血并治，重在理血，刚柔相济，实为祛瘀行气止痛之良方。

【加减及衍化方】

（1）加减：若痛甚者，可酌加延胡索、郁金、川楝子、乳香等以增强活血止痛之功；若胀甚者，可酌加厚朴、枳壳等以行气化滞；若热盛者，可加黄连、黄芩、栀子等以清热泻火。

（2）衍化方：百合汤。（《时方歌括》）

◆ 组成：百合、乌药。

◆ 功效：理气止痛。

◆ 主治：气郁所致心胃疼痛。

◎ 鉴别要点：两方均可治疗气滞心胸之证，但丹参饮更侧重于活血化瘀止痛，位置更偏重于心胸；而百合汤更侧重于行气，位置在心胃。

※【现代药理学研究及内分泌科临床应用】

本方具有活血行气止痛之功。现代药理学研究表明，本方具有保护缺血心肌、抗凝、保护胃黏膜等作用。现代常用于治疗糖尿病心脏病、内分泌疾病合并冠心病等属血瘀气滞证者。

1.现代药理学研究

（1）保护缺血心肌作用：复方丹参饮能提高急性心肌缺血大鼠心肌组织中TGF-β1的含量，降低血管内皮细胞生长抑制因子（VEGI）含量。它还可以促进血管内皮生长因子的表达，促进血管舒张，对心肌缺血性疾病具有显著治疗作用。

（2）抗凝作用：丹参饮对改善急性血瘀证的血液流变学指标有效，增强机体抵抗力。实验还表明，丹参饮能提高气虚血瘀模型大鼠的抗氧化能力，改善血液高凝状态。

（3）保护胃黏膜作用：在慢性萎缩性胃炎的治疗中，丹参饮加味方与阿莫西林克拉维酸钾和果胶铋的联合治疗方案，相比单独使用后者，更能显著改善临床症状和胃

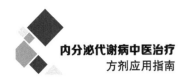

黏膜病变程度。

2. 内分泌科临床应用

（1）糖尿病心脏病：本方合四逆散加减可用于治疗糖尿病性冠心病属气滞血瘀证者，症见胸闷憋气，郁闷善叹息，头晕目眩，心烦易怒，两胁刺痛，痛引肩背，发无定时，每于情志不遂而加重，舌质淡红或暗红，苔薄白或薄黄，脉弦或弦数。本方合抗心肌梗死合剂加减可用于治疗糖尿病性急性心肌梗死属心脉瘀阻证者，症见心胸作痛，疼痛逐渐加剧或骤然发作，心痛彻背，背胂彻心，痛有定处而持续不解，伴见胸闷憋气，心悸气短，汗出股冷，唇舌紫暗，苔薄白或薄腻，脉弦细或细弱或脉微欲绝。

（2）内分泌疾病合并冠心病：丹参饮治疗冠心病心绞痛患者，与复方丹参片治疗的随机对照组相比，治疗组在中医证候疗效和心电图改善方面表现更优，有效率为98.39%。

【参考文献】

[1] 李子玉. 复方丹参饮对急性心肌缺血大鼠心肌组织 TGF-β_1 和 VEGI 含量的影响 [D]. 黑龙江中医药大学，2014.

[2] 张禹. 补阳还五汤、少腹逐瘀汤、丹参饮对气虚血瘀大鼠红细胞膜组分的影响 [D]. 黑龙江中医药大学，2013.

[3] 鲍邢杰. 少腹逐瘀汤的现代研究进展 [J]. 中医药导报，2015，21（22）：88-91.

[4] 王德芳，赵明，董笑一，等. 基于络病理论观察丹参加味治疗慢性萎缩性胃炎胃络瘀阻证的临床疗效及机制 [J]. 中国实验方剂学杂志，2022，28（23）：122-127.

[5] 佟丽娟. 丹参饮治疗冠心病心绞痛60例 [J]. 实用中医内科杂志，2011，25（5）：67-68.

28. 丹溪痛风方★——《丹溪心法》

【方歌】上下通用痛风方，桃红苍柏曲星羌；

川芎白芷草龙胆，湿热痰血祛之良。

【出处原文】"又方治上中下疼痛。南星（姜制）、苍术（泔浸）、黄柏（酒炒，各二两）、川芎（一两）、白芷（半两），神曲（炒，一两）、桃仁（半两），红花（酒洗，

一钱半），草龙胆（半钱，下行），上为末，曲糊丸梧子大。每服一百丸，空心白汤下。"（《丹溪心法》）

【组成】天南星、苍术、黄柏、川芎、白芷、神曲、桃仁、红花、龙胆草。

【功效】清热祛湿，活血化瘀

【主治】瘀热阻滞证。治痛风，上、中、下一身尽痛。

【方解】此为太阳太阴合病之方。所谓"痛风"当属于"历节病"范畴。历节病起于太阳，感受风寒湿热等邪，太阳不固难以鼓邪外出，或失治，或日久滞留不去则入腠理；腠理失治，则流关节；关节失治，则久成历节。病邪由肌表腠理逐渐深入侵犯人体肌肉、筋骨。甚至留滞于脏腑深处，整体病程呈现出渐进性发展的过程。汗出、关节疼痛看似病在太阳表证，实则本在太阴，太阴运化不足，气血精津不足，气血不充，则太阳经气难以外达，卫阳失煦，腠理空虚，抗邪无力，气血津液郁滞，同时表位湿邪缠绵困重，则湿邪易侵袭筋骨关节，从湿病病传而发为历节。方中天南星燥痰散风，尤能化经络间痰浊之气。龙胆草清利肝胆湿热。黄柏苦寒，清下焦湿热，苍术健脾燥湿，此为二妙散，神曲消中州陈积之气，与二妙配伍，一升一降，通利气机。白芷祛头面之风，川芎为血中气药，气行则血行，通行十二经络，"川芎能上行头目，下行血海，旁开郁结。"桃仁、红花活血祛瘀，通行经络。

【加减及衍化方】

（1）加减：湿重者，加竹沥；痰重者，二陈汤加酒炒黄芩、羌活、苍术；在上者，加羌活、威灵仙、桂枝；在下者，加牛膝、防己、木通、黄柏。

（2）衍化方：上中下通用痛风方。（《医方考》卷五）

◆ 组成：天南星、苍术、黄柏、川芎、白芷、神曲、桃仁、威灵仙、羌活、防己、桂枝、红花、龙胆草。

◆ 功效：清热祛风除湿，活血化瘀通络。

◆ 主治：治痛风，上、中、下一身尽痛。

◎ 鉴别要点：《丹溪心法》之丹溪痛风方为治痛风之大法，无论在上在下，无论寒、湿、热、痰、瘀，能兼治而通用也。《医方考》之上中下通用痛风方，以《丹溪心法》之丹溪痛风方为基础，加桂枝、威灵仙、防己，增强祛风通络，利水止痛之功。

※【现代药理学研究及内分泌科临床应用】

本方具有清热祛湿、活血化瘀之功。现代药理学研究表明，本方具有降尿酸、抗炎等作用。现代常用于治疗痛风等内分泌科疾病属瘀热阻滞证者。

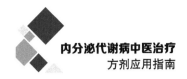

1. 现代药理学研究

（1）降尿酸作用：丹溪痛风方有效抑制肝组织中黄嘌呤氧化酶的活性，减少血尿酸生成，并可能通过下调肾组织 URAT1 表达抑制尿酸重吸收，从而降低血尿酸水平。此外，它还通过升高肝组织尿酸氧化酶活性和抑制黄嘌呤氧化酶活性等多种途径发挥作用。

（2）抗炎作用：丹溪痛风方能降低 IL-1、IL-6、TNF-α 水平，降低外周血 Th17 细胞和血清 IL-17 水平，显著减少炎症组织中前列腺素 E_2 含量。同时，它还下调滑膜组织中血管细胞黏附分子-1（VCAM-1）、TLR4、MYD88 蛋白的表达。

2. 内分泌科临床应用

痛风：在痛风急性期时，《中国高尿酸血症与痛风诊疗指南》推荐将非甾体抗炎药作为一线用药，临床研究中选用了非甾体抗炎药中的依托考昔、双氯芬酸钠、塞来昔布与上中下通用痛风方作临床对照。研究表明，本方均优于这些药物。本方可用于治疗高尿酸血症与痛风属瘀热阻滞证者，症见关节红肿刺痛，局部肿胀变形，屈伸不利，肌肤色紫暗，按之稍硬，病灶周围或有"块瘰"硬结，肌肤干燥，皮色暗黧，舌质紫暗或有瘀斑，苔薄黄，脉细涩或沉弦。

【参考文献】

［1］ 中华医学会内分泌学分会. 中国高尿酸血症与痛风诊疗指南（2019）［J］. 中华内分泌代谢杂志，2020（1）：1-13.

［2］ 王丽丽. 丹溪痛风加减方对尿酸性肾病大鼠肝脏 XOD 活性及肾 URAT1mRNA 表达的影响［D］. 黑龙江省中医药科学院，2018.

［3］ 李欣，邹佳宏，秦昊吃，等. 上中下通用痛风汤对尿酸钠诱导急性痛风性关节炎的抗炎镇痛研究［J］. 时珍国医国药，2013，24（8）：1842-1844.

［4］ 周丽雅，邹佳宏，李欣. 上中下通用痛风汤治疗急性痛风性关节炎及对 Th17 细胞的影响［J］. 中国实验方剂学杂志，2014，20（9）：199-202.

［5］ 韩玉生，李东东，侯志涛，等. 丹溪痛风胶囊对类风湿关节炎大鼠血清 IL-17 和 IL-23 水平的影响［J］. 中医学报，2018，33（9）：1705-1708.

［6］ 韩玉生，刘永武，朴成玉，等. 丹溪痛风胶囊对大鼠急性痛风性关节炎 PGE2 和 VCAM-1 表达的影响［J］. 中医药学报，2012，40（4）：50-51.

［7］ 李欣，柴晶美，杨阿龙，等. 上中下通用痛风汤对痛风性关节炎模型 TLR4 信号通路的影响［J］. 长春中医药大学学报，2018，34（1）：23-25.

［8］ 肖战说，罗成贵，殷海波. 朱丹溪上中下通用痛风方的研究进展［J］. 湖北中医药大学学报，2022，24（2）：126-129.

29. 当归补血汤——《内外伤辨惑论》

【方歌】当归补血重黄芪，甘温除热法颇奇；

芪取十分归二分，阳生阴长理奥秘。

【出处原文】"治肌热，燥热，困渴引饮，目赤面红，昼夜不息，其脉洪大而虚，重按全无。《内经》曰'脉虚血虚'，又云，血虚发热，证象白虎，惟脉不长实有辨耳，误服白虎汤必死。此病得之于饥困劳役。"（《内外伤辨惑论》）

【组成】黄芪、当归。

【功效】补气生血。

【主治】血虚发热证。症见肌热面红，烦渴欲饮，脉洪大而虚，重按无力；亦治妇人经期、产后血虚发热头痛；或疮疡溃后，久不愈合者。

【方解】此为足太阴之方。太阴系统负责输布水谷精微到周身各处。血可以说是人体内有形精华的代表，《灵枢·营卫生会》称其"以奉生身，莫贵于此。"《灵枢·决气》对血的来源做了解释，谓："中焦受气取汁，变化而赤，是谓血。"脾胃位居中焦，受气取汁指的便是提取水谷精微，可见脾在血的生成与输布之中都起到了重要的作用。若太阴运化不及，气血生化乏源，发为本方证。本方当归生血填中，黄芪附之补气，气攻血生，令肌热除，口渴欲饮。两药同服，共成补血功臣。尔阳以生阴，阴以长阳，犹百炼之钢，为之独赞。

【加减及衍化方】

（1）加减：若妇女经期，或产后感冒发热头痛者，加葱白、豆豉、生姜、大枣以疏风解表；若疮疡久溃不愈，气血两虚而又余毒未尽者，可加金银花、甘草以清热解毒；若血虚气弱出血不止者，可加煅龙骨、阿胶、山茱萸以固涩止血。

（2）衍化方：当归六黄汤。（《兰室秘藏》）

◆ 组成：当归、黄芪、黄连、黄柏、黄芩、生地黄、熟地黄。

◆ 功效：滋阴泻火，固表止汗。

◆ 主治：阴虚火旺所致盗汗。症见发热盗汗，面赤心烦，口干唇燥，大便干结，小便赤黄，舌红苔黄，脉数。

◆ 鉴别要点：当归六黄汤为当归补血汤加黄连、黄柏、黄芩、熟地黄，功善滋

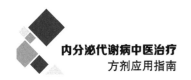
阴泻火，固表止汗，用治阴虚火旺之盗汗；当归补血汤以补血为主，主要适用于血虚发热证。

※【现代药理学研究及内分泌科临床应用】

本方具有补气生血之功。现代药理学研究表明，当归补血汤具有改善贫血、调节免疫、抗纤维化、抗肿瘤等作用。现代常用于治疗糖尿病肾病、糖尿病视网膜病变、糖尿病周围神经病变等内分泌科疾病属血虚证者。

1. 现代药理学研究

（1）改善贫血作用：当归补血汤通过增加骨髓细胞的抗凋亡基因 *bcl-2* 和增殖基因 *cmycm* RNA 的表达，促进造血功能。它还通过降低脂质代谢和细胞内 Ca^{2+} 水平，增强胸腺功能，促进脾中 ATP 生成，有效治疗贫血。

（2）调节免疫作用：当归补血汤能提高免疫功能，增强吞噬能力，促进 T 淋巴细胞和 B 淋巴细胞的免疫功能，加快免疫淋巴细胞增殖速度。

（3）抗纤维化作用：当归补血汤在临床和动物实验中均显示出抗肝纤维化作用。其机制与 $TGF-\beta1/Smad3/miR-27\alpha$ 等信号通路密切相关，促进细胞增殖。

（4）抗肿瘤作用：当归补血汤中的有效成分通过多个靶点和信号通路作用于肿瘤细胞，能够诱导结直肠癌细胞自噬死亡，通过上调 Atg7 和调节 mTOR/p70S6K 信号通路发挥抗肿瘤作用。

2. 内分泌科临床应用

（1）糖尿病肾病：关于当归补血汤对糖尿病肾病的临床疗效的系统评价显示，在进行同等常规治疗的条件下，辨证使用当归补血汤可减少患者的空腹血糖、24h 尿微量白蛋白，并提高治愈率。

（2）糖尿病视网膜病变：当归补血汤加味方治疗非增殖期糖尿病视网膜病变，总有效率达 76.19%。

（3）糖尿病周围神经病变：当归补血方穴位敷贴联合温针灸治疗糖尿病周围神经病变，总有效率达 88.89%。

【参考文献】

［1］ 马艳春，胡建辉，段莹，等.当归补血汤研究进展［J］.辽宁中医药大学学报，2023，25（2）：10-13.

［2］ 刘鑫，赵颖，王永洁，等.基于网络药理学的当归补血汤辅助治疗肺癌的作用机制研究

[J].天津中医药，2019，36（10）：1012-1020.

［3］范永田，李德川，徐新亚.当归补血汤联合化疗对中晚期大肠癌术后患者免疫功能的影响［J].中华中医药学刊，2013，31（12）：2843-2844.

［4］胡静，李科，李爱平，等.当归补血汤物质基础研究进展［J].中草药，2020，51（21）：5658-5663.

［5］赵烨，葛凡，李子航，等.当归补血汤通过 miR-27a/TGF-β1/Smad3 通路抑制 HK-2 细胞纤维化作用及机制研究［J].南京中医药大学学报，2022，38（7）：592-598.

［6］陈园，陶艳艳，刘成海.当归补血汤及其单味药抗肝纤维化研究进展［J].上海中医药杂志，2008（5）：92-94.

［7］王雪振，张小雨，牟悦，等.当归补血汤在恶性肿瘤中作用的研究进展［J].中国实验方剂学杂志，2022，28（9）：214-220.

［8］童延清，王洪峰.加味当归补血汤佐治肾性贫血临床观察［J].中国中西医结合杂志，2003（2）：140.

［9］李涛，刘竹华.加味当归补血汤治疗功能性子宫出血 96 例［J].中国处方药，2014，12（11）：109-110.

［10］魏明刚，何伟明，陆迅，等.当归补血汤对糖尿病肾病疗效的 Meta 分析［J].时珍国医国药，2014，25（10）：2550-2552.

［11］王志新，张志立，李哲诚，等.当归补血汤加味抗肝炎肝纤维化临床研究［J].亚太传统医药，2014，10（23）：101-103.

［12］李萍，吴华.当归补血汤加味治疗化疗后白细胞减少症 66 例［J].陕西中医，2008，No.320（8）：951-952.

［13］张民霞.当归补血汤治疗原发性肾病综合征 48 例观察［J].实用中医内科杂志，2007（7）：72.

30. 当归六黄汤——《兰室秘藏》

【方歌】火炎汗出六黄汤，归柏芩连二地黄；

倍用黄芪为固表，滋阴泻火敛汗强。

【出处原文】"治盗汗之圣药也，当归、生地黄、熟地黄、黄柏、黄芩、黄连（各等分），黄芪（加倍），上为粗末，每服五钱，水二盏煎至一盏，食前服，小儿减半服之。"（《兰室秘藏》）

【组成】当归、生地黄、黄芩、黄柏、黄连、熟地黄、黄芪。

【功效】滋阴泻火，固表止汗。

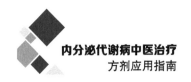

【主治】阴虚火旺盗汗。症见发热盗汗，面赤心烦，口干唇燥，大便干结，小便黄赤，舌红苔黄，脉数。

【方解】此为足少阴之方。少阴气化系统统属心、肾二脏，君火与相火协调作用，炼精化气，蒸腾于外，是少阴气化功能的主旨。足少阴肾水不足，则致阴虚阳亢，营分阴虚内热，迫津汗出，发为本证。方中主药当归养血润燥，生地黄、熟地黄，补肾滋阴，阴足则能制火；辅以黄芩、黄连、黄柏泻火除烦，清热坚阴；佐以生黄芪益气固表。诸药合用，体现滋阴养血与泻火撤热并进，益气固表与育阴泻火同施的配伍特点，以复阴退热，固表止汗。

【加减及衍化方】

（1）加减：可酌加麻黄根、浮小麦、牡蛎，以加强固表止汗作用；纯虚无火者，宜去黄芩、黄连、黄柏，加玄参、麦冬，以养阴增液；潮热咽干，尺脉旺盛者，加知母、龟板以滋阴潜阳。

（2）衍化方：当归补血汤。（《内外伤辨惑论》）

◆ 组成：黄芪、当归。

◆ 功效：补气生血。

◆ 主治：血虚发热证。症见肌热面红，烦渴欲饮，脉洪大而虚，重按无力；亦治妇人经期、产后血虚发热头痛；或疮疡溃后，久不愈合者。

◎ 鉴别要点：当归补血汤以补血为主，主要适用于血虚发热证；当归六黄汤是在当归补血汤中加入黄连、黄柏、黄芩、生地黄、熟地黄，功善滋阴泻火、固表止汗，主要用于阴虚火旺盗汗者。

※【现代药理学研究及内分泌科临床应用】

本方具有滋阴泻火、固表止汗之功。现代药理学研究表明，本方具有降血糖、免疫调节、抗炎、抗肝纤维化等作用。现代常用于治疗甲状腺功能亢进症、围绝经期综合征、盗汗等内分泌科疾病属阴虚火旺证者。

1. 现代药理学研究

（1）降血糖作用：当归六黄汤能促进 Hep G2 细胞的葡萄糖摄取，抑制 T 淋巴细胞增殖，促进调节性 T 细胞分化，抑制树突状细胞与 T 淋巴细胞的相互作用。它通过增强 α1-抗胰蛋白酶、Bcl-2 和 Cyclin D1 的表达，抑制 Bax 表达，增加程序性死亡配体-1 的表达，从而延缓糖尿病的发展。

（2）免疫调节作用：当归六黄汤能提高深部真菌感染患者的血清免疫球蛋白及补体

C3、C4水平，升高外周血CD4、CD4/CD8水平，改善体液和细胞免疫功能。它通过上调Th1细胞因子IL-12和Th2细胞因子IL-10，维持细胞因子平衡，发挥抗感染作用。

（3）抗炎作用：当归六黄汤通过抑制局部皮肤中IL-22的产生，抑制ERK1/2、JNK和STAT3信号通路，减弱TNF-α刺激的CXCL10和CCL20的产生，发挥抗炎效果。

（4）抗肝纤维化作用：当归六黄汤抑制脂肪酸合成及转运基因表达，改善脂质代谢紊乱，增加脂联素表达，减少脂肪积累。它通过降低ALT和AST水平，抑制细胞外基质沉积和细胞增殖，提高PPAR-γ活性，抑制TNF-α、IL-1β产生，降低NF-κB和TGF-β1活性，改善炎症，从而抑制肝纤维化进程。

2. 内分泌科临床应用

（1）甲状腺功能亢进症：当归六黄汤与甲巯咪唑联合治疗甲状腺功能亢进症的患者，相比于单纯使用甲巯咪唑的对照组，治疗4个月后，治疗组总有效率达到92.5%，优于对照组的77.5%。

（2）围绝经期综合征：当归六黄汤治疗围绝经期综合征的患者，与使用更年安片的对照组相比，治疗2个疗程后，治疗组总有效率为90%，且症状评分显著优于对照组。

（3）盗汗：当归六黄汤治疗阴虚火旺型盗汗患者，与口服谷维素片的对照组相比，治疗4个疗程后，治疗组综合疗效优于对照组。

【参考文献】

[1] 杨玲，彭江丽，李娟，等.当归六黄汤的药理作用和临床应用研究进展［J］.中国实验方剂学杂志，2021，27（2）：233-241.

[2] 付荣.当归六黄汤对非酒精性脂肪肝的作用及机制研究［D］.华中科技大学，2017.

[3] 季春莲，许秀娟，胡马洪，等.当归六黄汤对深部真菌感染患者的免疫调节作用［J］.中国中医药科技，2010，17（2）：165-166.

[4] 王静，崔霞，王坤，等.当归六黄汤对瘀热内结模型小鼠Th1/Th2细胞因子的影响［J］.世界中西医结合杂志，2016，11（4）：503-505，539.

[5] 曾家燕.当归六黄汤加减治疗阴虚火旺型盗汗60例［J］.现代中医药，2012，32（4）：38-39.

[6] 黄慧芹.当归六黄汤治疗围绝经期综合征妇女50例效果分析［J］.中国计划生育学杂志，2010，18（7）：437-439.

[7] 赵震亚.当归六黄汤加甲巯咪唑治疗甲状腺功能亢进症的临床疗效观察［J］.河北联合大学学报（医学版），2013，15（1）：66-67.

[8] 林峰.当归六黄汤加味治疗慢性前列腺炎76例［J］.新中医，2002（5）：52-53.

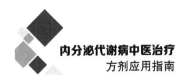

［9］ 贾爱南，左明晏.当归六黄汤治疗病毒性心肌炎快速型心律失常36例［J］.中国中医急症，2013，22（4）：635-636.

［10］ 张希洲，连玲霞.当归六黄汤加味治疗过敏性紫癜36例［J］.中国中医急症，2006（8）：903.

31. 当归四逆汤★——《伤寒论》

【方歌】当归四逆桂芍枣，细辛甘草与通草；

血虚肝寒四肢厥，煎服此方乐陶陶。

【出处原文】"手足厥寒，脉细欲绝者，当归四逆汤主之。"（《伤寒论》）

【组成】当归、白芍、桂枝、细辛、通草、大枣、甘草。

【功效】温经散寒，养血通脉。

【主治】血虚寒厥证。症见手足厥寒，口不渴，或腰、股、腿、足疼痛，舌淡苔白，脉沉细或细而欲绝。

【方解】此为厥阴之方。素体营血虚弱，今因寒伤厥阴，经脉受寒，寒邪凝滞血脉，血因寒而凝涩，脉因寒而收引，凝涩则血行不利，营血不能充盈血脉，收引亦有碍血供，阳气不能达于四肢末端，遂呈手足厥寒、脉细欲绝。此为病在厥阴不解，故以当归四逆汤温经散寒、养血通脉。此证不仅血因寒凝，津气亦因寒滞，故用当归、桂枝补养血液，活血化瘀，畅旺血行，温通血脉；细辛行散滞气，宣通腠理；通草渗湿行津，利其水道，使脉内之血与脉外之津气齐通，则阳气能达于四末而手足温矣；白芍味酸，能使挛急筋脉和柔，重用甘草、大枣有甘以缓急之意，白芍、甘草相伍，则挛急舒矣。诸药配伍，共奏温经散寒、养血通脉之功。

【加减及衍化方】

（1）加减：若肢体持续疼痛，入夜更甚者，加附子、水蛭；以下肢，尤以足疼痛为甚者，可酌加川断、牛膝、鸡血藤、木瓜等；内有久寒，兼有水饮呕逆者，加吴茱萸、生姜；若治疗妇女血虚寒凝的经期腹痛，或男子寒疝、睾丸掣痛，肢冷脉弦者，加乌药、茴香、良姜、香附等，以理气止痛。

（2）衍化方：当归四逆加吴茱萸生姜汤。（《伤寒论》）

◆组成：当归、白芍、桂枝、细辛、通草、大枣、甘草、吴茱萸、生姜。

◆ 功效：温中散寒，活血祛瘀。

◆ 主治：血虚寒凝，久寒，以及水饮呕逆等症状。

◎ 鉴别要点：当归四逆加吴茱萸生姜汤是在当归四逆汤的基础上，加吴茱萸、生姜。当归四逆汤温经散寒、养血通脉，适用于血虚寒厥证；当归四逆加吴茱萸生姜汤更适用于兼有久寒与水饮呕逆者。

※【现代药理学研究及内分泌科临床应用】

本方具有温经散寒、养血通脉之功。现代药理学研究表明，本方具有抗炎镇痛、解痉、抗凝血、改善末梢血液循环、免疫调节等作用。现代常用于治疗糖尿病周围神经病变、月经性偏头痛等内分泌科疾病属血虚寒凝、经脉不畅证者。

1. 现代药理学研究

（1）抗炎镇痛作用：当归四逆汤有效抑制多种致痛反应，具有显著的镇痛效果，尤其在慢性缩窄性损伤和糖尿病引起的神经源性疼痛中表现出时效－量效关系。

（2）解痉作用：当归四逆汤可抑制醋酸引起的腹膜肌痉挛，降低大鼠子宫内膜中前列腺素 $F2\alpha$ 含量，促进前列腺素 E_2 合成，缓解子宫过度收缩和疼痛。

（3）抗凝血、抗血栓作用：当归四逆汤可延长凝血和凝血酶时间，其有效成分（如藁本内酯、当归内酯、氧化芍药苷等）具有抗凝血效果。阿魏酸可改善血液流变学指标，有助于延缓血栓形成。

（4）改善末梢血液循环作用：当归四逆汤通过其温经养血功效，对神经血管和血液循环障碍性疾病有良好作用，特别是在改善糖尿病周围神经病变和缺氧诱导的胰岛内皮细胞损伤方面表现出色，有助于改善胰岛微血管和微循环障碍。

（5）免疫调节作用：以当归四逆汤干预硬皮病模型小鼠，发现小鼠 T 淋巴细胞亚群 CD4＋和 CD8＋水平明显升高，吞噬细胞活力增强。同时，当归四逆汤除可调节前列腺素的合成外，也对自然杀伤细胞的活性具有增强作用。

2. 内分泌科临床应用

（1）糖尿病周围神经病变：当归四逆汤治疗糖尿病周围神经病变的荟萃分析结果表明，联合使用了当归四逆汤的治疗组，在改善总有效率及各项神经传导速度方面显著优于对照组。当归四逆汤不仅提高了临床有效率，还改善了周围神经传导速度且不良反应发生率低。

（2）月经性偏头痛：网络药理学和分子对接研究，验证了当归四逆汤治疗月经性

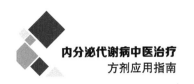

偏头痛的主要活性成分及作用机制。结果显示,当归四逆汤含 77 个活性成分、256 个作用靶点,与月经性偏头痛相关的 980 个靶点中有 122 个交集靶点,表明其对月经性偏头痛具有多成分、多靶点、多途径的综合调控作用。

【参考文献】

[1] 阮叶萍,金铭.当归四逆汤镇痛作用实验研究[J].浙江中医药大学学报,2012,36(10):1108-1111.

[2] 胡莹,霍介格,曹鹏,等.当归四逆汤防治奥沙利铂致慢性周围神经病变[J].中国实验方剂学杂志,2013,19(20):255-258.

[3] 许金国,夏金鑫,梅茜,等.经典名方当归四逆汤指纹图谱及功效关联物质预测分析[J].中草药,2021,52(15):4507-4518.

[4] 阮叶萍,金铭.当归四逆汤镇痛作用实验研究[J].浙江中医药大学学报,2012,36(10):1108-1111.

[5] 齐峰,赵舒,崔健美,等.当归四逆汤对原发性痛经模型大鼠的影响[J].江西中医药,2012,43(7):63-65.

[6] 黄芳,黄罗生,成俊,等.当归四逆汤活血化瘀作用的实验研究[J].中国实验方剂学杂志,1999(5):33-35.

[7] 张晓斌,孔得坤.当归四逆汤治疗疑难病症验案 3 则[J].上海中医药杂志,2008(9):29-30.

[8] 程思宇,周晓晶,李欣,等.基于 NF-κb 信号通路探究当归四逆汤对糖尿病大鼠周围神经病变保护作用机制[J].长春中医药大学学报,2019,35(1):128-131.

[9] 王霞,任俊玲,孙玉然,等.当归四逆汤药理作用与临床应用研究进展[J].中国药业,2022,31(13):123-127.

[10] 张超,马大勇,于瑞芸,等.当归四逆汤治疗月经性偏头痛的网络药理学分析与分子对接验证[J].世界中西医结合杂志,2023,18(2):295-304.

[11] 刘海洋,马国庆.当归四逆汤联合甲钴胺治疗糖尿病周围神经病变 Meta 分析[J].中国民族民间医药,2023,32(2):99-105.

32. 导赤散——《小儿药证直诀》

【方歌】导赤生地与木通,草梢竹叶四味共;

口糜淋痛小肠火,引热同归小便中。

【出处原文】"治小儿心热，视其睡，口中气温，或合面睡，及上窜切牙，皆心热也。心气热则心胸亦热，欲言不能，而有就冷之意，故合面睡。"（《小儿药证直诀》）

【组成】生地黄、木通、生甘草梢、竹叶。

【功效】清心利水养阴。

【主治】心经火热证。症见心胸烦热，口渴面赤，意欲饮冷，以及口舌生疮；或心热移于小肠，症见小溲赤涩刺痛，舌红，脉数。

【方解】此为手少阴、手太阳之方。心与小肠相表里，心热则小肠亦热，故见便赤淋痛；心属君火，是五脏六腑火之大主，故诸经之热皆应于心，故见面赤烦躁、咬牙口渴；舌为心苗，心火上炎，熏蒸于口，故见口糜舌疮。此为病在手少阴心经、手太阳小肠经，故以导赤散清心利水养阴，使内热外出，热邪从小便而去，达到清心、利小便之效。方中君药生地黄清热凉心血，养阴生津；竹叶清心气，清上焦，起到清热除烦、除热止渴的作用；木通能清心泻火，利水通淋，入手太阳小肠经；生甘草梢达茎中而止痛，调和诸药，同时起到清热、缓急止痛的作用。全方诸药配伍，共奏清心利水养阴之功。

【加减及衍化方】

（1）加减：心火较盛者，可加黄连以清心泻火；心热下移小肠，小便不通者，可加车前子、赤茯苓，以增清热利水之功。

（2）衍化方：竹叶地黄汤。（《济生方》）

◆ 组成：竹叶、生地黄、黄连、黄芩、连翘。

◆ 功效：清热凉血，泻火利尿。

◆ 主治：心经实火移小肠证。症见高热不退，鼻衄，口舌生疮，口渴引饮，小便短少，舌红绛。

◎ 鉴别要点：导赤散与竹叶地黄汤均治疗心经有火证，其区别在于导赤散重在清心泻火、利水养阴；竹叶地黄汤加强了清热泻火、利尿的作用，更适用于心热移至小肠，致使小便不利的患者。

※【现代药理学研究及内分泌科临床应用】

本方具有清热利水养阴之功。现代药理学研究表明，本方具有抗感染、改善微循环、抗氧化等作用；现代常用于治疗 2 型糖尿病合并尿路感染、耳鸣等内分泌科疾病属心经火热证者。

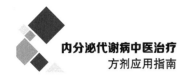

1. 现代药理学研究

（1）抗感染作用：单方中甘草和木通具有抗 HSV－1 致细胞病变效应的作用，而且甘草还具有抗 HSV－2 致细胞病变效应的作用，导赤散具有明显抗 HSV－1 作用。

（2）改善微循环作用：动物实验发现，模型组 γ 干扰素（IFN－γ）和白细胞介素 4（IL-4）水平都升高，加味导赤散高剂量组、中剂量组、低剂量组治疗后，血清 IFN－γ 和 IL-4 水平均降低，其中以高剂量组 IFN－γ 降低水平最为明显。可知导赤散或可通过改善细胞因子进一步影响微循环。

（3）抗氧化作用：加味导赤散可减轻炎症反应，提高组织抗氧化能力。

2. 内分泌科临床应用

（1）2 型糖尿病合并尿路感染：加味导赤散治疗 2 型糖尿病合并尿路感染，总有效率达 90%。血尿明显者，加白茅根、生地黄榆、三七粉、小蓟；大便秘结者，加栝蒌仁、生大黄；尿频、尿急、尿痛明显者，加瞿麦、萹蓄、石韦；少腹坠胀者，加川楝子、乌药、延胡索；发热者，加柴胡、石膏、知母。

（2）耳鸣：心火证耳鸣以心火亢盛为主要病机，其中心火可为实火、虚火。治疗关键：一是清心火，除心烦；二是滋心阴，安心神。临床常根据兼证，如肝火旺、肾精亏虚的不同，采用导赤散加减治疗。

【参考文献】

［1］ 何璐.加味导赤散对大鼠复发性口腔溃疡模型血清 IL-4 等细胞因子水平的影响［D］.山西医科大学，2020.

［2］ 张军峰，董伟，詹臻.导赤散及拆方体外抗单纯疱疹病毒作用［J］.中国民族民间医药，2008，17（12）：1-2.

［3］ 何璐.加味导赤散对大鼠复发性口腔溃疡模型血清 IL-4 等细胞因子水平的影响［D］.山西医科大学，2020.

［4］ 侯晓菲，史军，陈小宁.国医大师干祖望应用导赤散加减治疗耳鸣经验［J］.时珍国医国药，2023，34（4）：968-969.

［5］ 张松.加味导赤散治疗 2 型糖尿合并尿路感染 50 例［J］.陕西中医，2011，01：76-77.

33. 导痰汤★——《严氏济生方》

【方歌】导痰汤半姜陈苓，炙草枳实制南星；

胸膈痞塞因痰盛，眩晕呕吐咳嗽宁。

【出处原文】"治一切痰厥，头目旋运，或痰饮留积不散，胸膈痞塞，胁肋胀满，头痛吐逆，喘急涕唾稠粘，坐卧不安，饮食可思。"（《严氏济生方》）

【组成】半夏、天南星、橘红、枳实、赤茯苓、炙甘草、生姜。

【功效】燥湿化痰，行气开郁。

【主治】痰厥证。头目眩晕，或痰饮壅盛，胸膈痞塞，胁肋胀满，头痛吐逆，喘急痰嗽，涕唾稠黏，坐卧不安，不思饮食等，苔腻，脉滑。

【方解】此为足太阴之方。夫痰者，湿类也，属足太阴湿土所司，故痰之为病不出足太阴脾经。脾为湿土，喜温而恶寒润，医书以脾为中州，合胃为表里，脾伤湿浊炼为痰。痰浊上蔽清窍则为头目眩晕、坐卧不安；痰饮壅盛，则喘急痰嗽、涕唾稠黏；痰浊痹阻胸阳，则为胸痹心痛、胸膈痞塞；痰邪留踞胁肋少腹，则胁肋胀满、癥积痃癖；阻塞脉络则为肩痛难举，手足不能收持。方中天南星燥湿化痰、祛风散结，枳实下气行痰，共为君药；半夏燥湿祛痰，橘红下气消痰，加强豁痰顺气之力，均为臣药，辅助君药加强豁痰顺气之力；生姜辛温增燥湿祛痰之功，同时杀半夏、天南星之毒；赤茯苓渗湿，炙甘草和中，缓诸药毒性，为佐使药。全方共奏燥湿化痰、行气开郁之功，气顺则痰自下降，晕厥可除，痞胀得消。

【加减及衍化方】

（1）加减：湿邪偏盛者，加苍术、薏苡仁、车前子；痰湿化热，心烦少寐，纳少便秘，舌红苔黄，脉滑数者，加竹茹、浙贝母、黄芩、黄连、栝蒌仁；痰湿郁久，壅阻气机，痰瘀交阻，舌黯或有瘀斑者，加当归、赤芍、川芎、桃仁。

（2）衍化方：涤痰汤。（《奇效良方》）

◆组成：天南星、半夏、枳实、茯苓、橘红、石菖蒲、人参、竹茹、甘草

◆功效：涤痰开窍。

◆主治：中风痰迷心窍证。症见舌强不能言，喉中痰鸣，辘辘有声，舌苔白腻，脉沉滑或沉缓。

◎ 鉴别要点：导痰汤和涤痰汤皆由二陈汤化裁而来，均有燥湿化痰之功。导痰汤是二陈汤去乌梅，加天南星、枳实而成，祛痰行气之力较二陈汤更著，适用于痰厥证；涤痰汤是导痰汤加石菖蒲、竹茹、人参而成，有涤痰开窍、益气扶正之功，适宜于中风痰迷心窍证。

※【现代药理学研究及内分泌科临床应用】

本方具有燥湿化痰、行气开郁之功。现代药理学研究表明，本方具有抗氧化、抗炎性反应、调节脂质代谢等作用。现代常用于治疗多囊卵巢综合征、肥胖症、高脂血症等内分泌科疾病属痰厥证者。

1. 现代药理学研究

（1）抗氧化、抗炎性反应作用：半夏和陈皮作为导痰汤中的主药，其主要成分分别是 β-谷甾醇和陈皮苷，能抑制黄嘌呤氧化酶/次黄嘌呤体系产生的超氧阴离子，清除自由基且 β 谷甾醇和陈皮苷具有明显的协同作用；β-谷甾醇和陈皮苷是良好的抗氧化剂，能较好地清除自由基，表明导痰汤可能与衰老、炎性反应和动脉粥样硬化等有关系。

（2）调节脂质代谢作用：导痰汤能减少血清总胆固醇、甘油三酯、FFAs 的水平，且随着中药剂量的增加，血清总胆固醇、甘油三酯改善明显，提示导痰汤对肥胖多囊卵巢综合征脂代谢的调节和高雄激素状态的改善作用可能存在量效关系。导痰汤干预后，多囊卵巢综合征大鼠肝组织中 Leptin、AMPKα、CPT1A 的相对表达显著升高，ACC1 水平显著降低，揭示导痰汤可通过抑制脂肪酸的合成和增强脂肪酸氧化，进而改善血脂异常。

2. 内分泌科临床应用

（1）多囊卵巢综合征：主要病机为痰湿壅滞。治疗上，根据临床辨证实施随证治疗，显示出显著疗效和较少不良反应。与化学药物联合使用时，效果更加显著。

（2）肥胖症：加味苍附导痰汤联合盐酸二甲双胍片治疗湿型单纯性肥胖症伴血脂异常患者。治疗 12 周后，患者在身体质量指数、腰围、胰岛素抵抗指数（HOMA-IR）、血脂、中医症候积分方面，较对照组有显著降低。

（3）高脂血症：导痰汤用于高脂血症属痰湿内盛证患者的治疗。该方剂可调节脂质代谢，减轻脂质对血管壁的浸蚀，改善血液高黏、高凝状态，加速脂质转运，并保护肝细胞功能，增强其氧化脂肪的作用。

【参考文献】

[1] 陈文强，王玉来.导痰汤对人脐静脉内皮细胞间黏附分子 1 和 p53 表达的影响 [J].中国实验方剂学杂志，2013，19（2）：182-186.

[2] 李慧琼，郭书好，沈英森，等.半夏中 β-谷甾醇的抗氧化作用研究 [J].广东药学院学报，2004（3）：281-283.

[3] 刘颖华，王昕，张阳，等.从脂代谢角度探讨苍附导痰汤治疗肥胖型多囊卵巢综合征大鼠的作用机制 [J].时珍国医国药，2023，34（1）：6-9.

[4] 曹丽萍，张晗.基于祛湿化痰治则的苍附导痰汤治疗多囊卵巢综合征及其机制研究进展 [J].辽宁中医杂志：2023，50（9）：249-252.

[5] 杨昕宇，杨华，唐红，等.加味苍附导痰汤治疗痰湿型单纯性肥胖症伴血脂异常的临床效果 [J].中国医药导报，2023，20（12）：151-155.

34. 地黄饮子★——《黄帝素问宣明论方》

【方歌】地黄饮子山茱斛，麦味菖蒲远志茶；

　　　　苁蓉桂附巴戟天，少入薄荷姜枣服；

　　　　喑厥风痱能治之，水归火宁水生木。

【出处原文】"喑痱证。内夺而厥，舌喑不能言，二足废，不为用。肾脉虚弱，其气厥不至，舌不仁。《经》云：喑痱，足不履用，声音不出者。地黄饮子主之：治喑痱，肾虚弱厥逆，语声不出，足废不用。"（《黄帝素问宣明论方》）

【组成】熟地黄、巴戟天、山茱萸、石斛、肉苁蓉、附子、五味子、肉桂、白茯苓、麦冬、石菖蒲、远志、生姜、大枣。

【功效】滋肾阴，补肾阳，开窍化痰。

【主治】下元虚衰，痰浊上泛之喑痱证。症见舌强不能言，足废不能用，口干不欲饮，足冷面赤，脉沉细弱。

【方解】此为手足少阴、足太阴、足厥阴之方。下元虚衰，阴阳两亏，虚阳上浮，痰浊随之上泛，堵塞窍道所致。"喑"是指舌强不能言语，"痱"是指足废不能行走。肾藏精主骨，下元虚衰，筋骨失养，故见筋骨痿软无力，甚则足废不能用；足少阴肾脉夹舌本，肾虚则精气不能上承，痰浊随虚阳上泛堵塞窍道，故舌强而不能言；阴虚

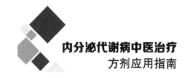

内热，虚阳上浮，故口干不欲饮、面赤；阳虚失于温煦，故足冷；脉沉细弱是阴阳两虚之象。方中熟地黄、山茱萸补肾填精；肉苁蓉、巴戟天温壮肾阳，四药合用以治下元虚衰之本，共为君药。附子、肉桂助阳益火，温养下元，摄纳浮阳，引火归原；石斛、麦冬滋阴益胃，补后天以充先天；五味子酸涩收敛，合山茱萸可固肾涩精，伍肉桂能接纳浮阳；五药合用，助君药滋阴温阳补肾，共为臣药。石菖蒲、远志、茯苓开窍化痰，以治痰浊阻窍之标，又可交通心肾，是为佐药。生姜、大枣和中调药，功兼佐使之用。诸药合用，标本兼顾，阴阳并补，上下同治，而以治本治下为主，下元得以补养，虚阳得以摄纳，水火相济，痰化窍开则暗痱可愈。

【加减及衍化方】

（1）加减：暗痱以阴虚为主，痰火偏盛者，去附子、肉桂，酌加川贝母、竹沥、胆南星、天竺黄等以清化痰热；兼有气虚者，酌加黄芪、人参以益气。

（2）衍化方：麦味地黄汤。（《医级》）

◆ 组成：熟地黄、山茱萸、山药、泽泻、茯苓、牡丹皮、麦冬、五味子。

◆ 功效：滋阴敛肺纳肾。

◆ 主治：肺肾阴虚证。治肺肾阴虚所致咳嗽气喘，食少痰多，潮热盗汗，梦遗滑精，足膝无力，脉细数。

◎ 鉴别要点：地黄饮子主要治疗暗痱证，重在滋补肾阴，兼顾开窍化痰；麦味地黄汤则主要侧重肺肾阴虚，以咳嗽气喘等症为主。

※【现代药理学研究及内分泌科临床应用】

本方具有滋肾阴，补肾阳，开窍化痰之功。现代药理学研究表明，本方具有抗氧化、调节体内因子表达、调节神经内分泌等作用；现代常用于治疗 2 型糖尿病、2 型糖尿病合并轻度认知功能障碍、代谢综合征、绝经后骨代谢异常等内分泌科疾病属下元虚衰、痰浊上泛证者。

1. 现代药理学研究

（1）抗氧化作用：地黄饮子能减轻氧化应激、降低神经炎症反应、防止细胞凋亡，并改善线粒体功能。它还能调节神经化学物质，保护多巴胺能神经元。

（2）调节体内因子表达：地黄饮子有效调节 mTOR 信号通路，提高学习记忆能力，并降低阿尔茨海默病模型中的炎症因子，抑制胶质细胞激活。

（3）调节神经内分泌功能：地黄饮子通过平衡下丘脑–垂体–肾上腺轴，降低糖皮质激素分泌，提高帕金森病肾虚证模型大鼠的神经修复能力和多巴胺能神经元数量。

2. 内分泌科临床应用

（1）2型糖尿病：地黄饮子辅助治疗应用于肾虚髓减型2型糖尿病合并轻度认知障碍（MCI）患者，与单纯使用盐酸多奈哌齐片的对照组相比，2个疗程后，两组血糖相关指标均明显降低。MMSE、MoCA量表评分均明显改善，地黄饮子辅助组效果显著优于对照组。

（2）2型糖尿病合并轻度认知功能障碍：地黄饮子辅助治疗肾虚髓减型2型糖尿病合并轻度认知功能障碍总有效率90.63%，能在稳定血糖的基础上，有效改善患者的认知功能障碍且安全性良好。

（3）代谢综合征：本方可用于治疗代谢综合征属阴阳两虚证者，症见神疲气短，言语不利，口干不欲饮，足冷面赤，舌淡胖，苔薄嫩，脉沉细弱或细弱无力。

（4）绝经后骨代谢异常：地黄饮子能够提高绝经后骨质疏松大鼠模型的骨密度，促进骨的形成、抑制骨的吸收，防治绝经后骨代谢异常。

【参考文献】

[1] 蔡小军，邵南齐，宋惠珠，等.山茱萸主要有效成分的脑保护作用及其分子机制研究进展[J].中国生化药物杂志，2015，35（1）：181-184.
[2] 陈秀艳，郭蕾，张俊龙，等.地黄饮子对帕金森病肾虚证模型大鼠的干预作用及机制研究[J].云南中医中药杂志，2018，39（3）：72-75.
[3] 成金枝，张俊龙，郭蕾.地黄饮子对Alzheimer's disease和Parkinson's disease大鼠T-SOD、LPO的影响[J].陕西中医，2014，35（7）：926-927.
[4] 关慧波，周妍妍，徐丽，等.地黄饮子对转基因果蝇AD模型mTOR信号通路中4E结合蛋白和p70核糖体S6蛋白激酶表达的影响[J].中华中医药杂志，2015，30（2）：531-533.
[5] 马涛，徐世军，闫妍，等.地黄饮子对阿尔茨海默病小鼠神经炎性损伤的改善作用[J].成都中医药大学学报，2015，38（4）：23-25，33.
[6] 聂丽媛，白帅东，张世霞，等.地黄饮子的现代研究进展[J].山西中医药大学学报，2022，23（1）：60-64.
[7] 周妍妍，姜璐璐，井宏颖.地黄饮子抗衰老机制的实验研究进展[J].中国老年学杂志，2023，43（4）：987-990.
[8] 陈秀艳，郭蕾，张俊龙，等.地黄饮子对帕金森病肾虚证模型大鼠的干预作用及机制研究[J].云南中医中药杂志，2018；39（3）：72-5.
[9] 李全，贾斯婷，关慧波.地黄饮子辅助治疗肾虚髓减型2型糖尿病合并轻度认知功能障碍的临床疗效观察[J].时珍国医国药，2022，33（2）：410-412.

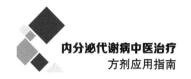

[10] 颜春鲁，安方玉，刘永琦，等．地黄饮子水煎剂对去势骨质疏松大鼠骨强度和股骨病理形态结构的影响［J］．中国实验方剂学杂志，2017；23（24）：148–52.

35. 定喘汤——《摄生众妙方》

【方歌】定喘白果与麻黄，款冬半夏白皮桑；

苏子黄芩甘草杏，表寒里热哮喘尝。

【出处原文】"白果21个（去壳，砸碎，炒黄色），麻黄3钱，苏子2钱，甘草1钱，款冬花3钱，杏仁1钱5分（去皮、尖），桑皮3钱（蜜炙），黄芩1钱5分（微炒），法制半夏3钱（如无，用甘草汤炮7次，去脐用）。"（《摄生众妙方》）

【组成】白果、麻黄、紫苏子、甘草、款冬花、杏仁、桑白皮、黄芩、法半夏。

【功效】宣降肺气，清热化痰。

【主治】风寒外束，痰热内蕴证。症见咳喘痰多气急，质稠色黄，或微恶风寒，舌苔黄腻，脉滑数者。

【方解】此为手太阴之方。膈有胶固之痰，外有非时之感，则发为哮喘。由寒束于表，内伤于手太阴肺经，阳气并于膈中，不得泄越，故膈热气逆。声粗为哮，外感之有余也；气促为喘，肺虚而不足也。痰浊积而生热，痰热内蕴，故痰质稠色黄、舌苔黄腻、脉滑数。表寒宜散，方中麻黄善能宣肺、解肌，为本方之君药；白果辛热化痰、开窍宁心，一开一收与麻黄同为君药；兼以桑白皮、黄芩清热化痰；款冬花、法半夏、杏仁泻热祛痰，镇咳平喘；紫苏子理气行痰，用以辅麻黄之宣肺；甘草调和诸药，兼以润肺为使。诸药共用，既可宣肺祛痰，又兼清热化痰，共成宣肺定喘、平喘化痰之剂。

【加减及衍化方】

（1）加减：若无表证者，以宣肺定喘为主，故麻黄可减量应用；痰多难咳者，可酌加栝蒌、胆南星等以助清热化痰之功；肺热偏重者，酌加石膏、鱼腥草以清泄肺热。

（2）衍化方：定喘丸。（《金匮翼》）

◆ 组成：人参、南星、半夏、苦葶苈。

◆ 功效：化痰平喘，兼有补虚。

◆ 主治：虚人痰多咳嗽，胸满气逆，行坐无时，连年不已。

◎ 鉴别要点：定喘汤与定喘丸均可治疗痰多咳喘，两者的区别在于定喘汤更侧重于宣降肺气、清热化痰，适用于风寒束表、痰热内蕴型；定喘丸更适用于虚人，化痰平喘之力较定喘汤要弱。

※【现代药理学研究及内分泌科临床应用】

本方具有宣降肺气、清热化痰之功。现代药理学研究表明，本方具有抗炎、减少嗜酸粒细胞浸润、松弛平滑肌等作用。现代常用于治疗毛细支气管炎等内分泌科疾病属风寒外束、痰热内蕴证者。

1. 现代药理学研究

（1）抗炎作用：定喘汤在治疗肺系疾病方面，表现出显著的抗炎效果。它能有效降低气道阻力，减少 TNF-α 的表达，并影响一氧化氮及其他炎症递质的合成与释放，从而减轻气道炎症反应，改善气道高反应性。此外，定喘汤还能降低外周血嗜酸性粒细胞和总 IgE 水平，对肺功能的改善效果显著。

（2）减少嗜酸粒细胞浸润作用：定喘汤各剂量组大鼠小气道壁黏膜及周围组织仅见少量肥大细胞、淋巴细胞和嗜酸粒细胞浸润，气道上皮细胞增生不明显。而正常对照组则无上述病理改变。通过观察定喘汤对大鼠哮喘模型气道重塑和嗜酸粒细胞浸润的抑制作用，说明定喘汤治疗支气管哮喘的机制部分是通过抑制气道重塑和减少嗜酸粒细胞浸润而实现的。

（3）松弛平滑肌作用：定喘汤对磷酸组胺和氯乙酰胆碱引起的豚鼠离体气管平滑肌收缩，具有显著的松弛作用。通过肌力换能器检测，确定了药物对气管平滑肌松弛的效果，进一步证明了其在治疗相关疾病中的潜在作用。

2. 内分泌科临床应用

毛细支气管炎：定喘汤辅助西药治疗毛细支气管炎患者，与单纯西药治疗的对照组相比，7 天疗程后，治疗组总有效率为 96.97%，显著高于对照组的 75.76%。

【参考文献】

［1］潘丽，张伟，王欢.基于网络药理学探讨定喘汤治疗支气管哮喘的作用机制［J］.临床医学研究与实践，2021，6（10）：6-9.

［2］吴振起，任园园，王楠，等.基于网络药理学探讨定喘汤治疗哮喘的作用机制［J］.广东药科大学学报，2020，36（4）：537-544.

［3］于鸿，计忠宇，赵辉，等.定喘汤对支气管哮喘大鼠气道重塑及嗜酸粒细胞的影响［J］.中国中医急症，2011，20（9）：1437-1438.

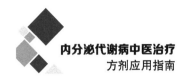

［4］ 徐长化，孙江桥，李波，等.定喘汤及其拆方的药理作用［J］.中国医院药学杂志，2002（4）：10-12.
［5］ 王志敏.定喘汤治疗毛细支气管炎临床研究［J］.中医临床研究，2012，4（23）：90-91.

36.独活寄生汤——《备急千金要方》

【方歌】独活寄生艽防辛，归芎地芍桂苓均；

　　　　杜仲牛膝人参草，冷风顽痹屈能伸。

【出处原文】"夫腰背痛者，皆由肾气虚弱、卧冷湿地当风得之，不时速治，喜流入脚膝为偏枯冷痹缓弱疼重，或腰痛挛脚重痹，宜急服此方。"（《备急千金要方》）

【组成】独活、桑寄生、杜仲、牛膝、细辛、秦艽、茯苓、肉桂、防风、川芎、人参、甘草、当归、芍药、地黄。

【功效】祛风湿，止痹痛，益肝肾，补气血。

【主治】痹证日久，肝肾两虚，气血不足证。症见腰膝疼痛，肢节屈伸不利，或麻木不仁，畏寒喜温，心悸气短，舌淡苔白，脉细弱。

【方解】此为足少阴、足厥阴之方。痹证日久不愈，累及肝肾，耗伤气血所致。腰为肾之府，膝为筋之府，风寒湿邪痹阻关节，故腰膝关节疼痛，屈伸不利；气血受阻，不能濡养筋脉，则麻木不仁；寒湿均为阴邪，得温则减，故畏寒喜温；舌淡苔白，脉细弱，均为肝肾、气血不足之征。治宜祛邪与扶正兼顾，祛风湿，止痹痛，益肝肾，补气血。方中独活辛苦微温，长于除久痹，治伏风，祛下焦风寒湿邪以蠲痹止痛，为君药。秦艽、防风祛风湿，止痹痛；细辛辛温发散，祛寒止痛；肉桂温里散寒，温通经脉，共为臣药。桑寄生、牛膝、杜仲补肝肾而强筋骨，其中桑寄生兼能祛风湿，牛膝兼能活血利肢节；人参、茯苓、甘草（四君子汤去白术）补气健脾；当归、芍药、地黄、川芎（四物汤）养血活血，均为佐药。综观全方，以祛风散寒除湿药为主，辅以补肝肾、养气血之品，邪正兼顾，能使风寒湿邪俱除，气血充足，肝肾强健，诸证自愈。

【加减及衍化方】

（1）加减：疼痛较剧者，可酌加制川乌、制草乌、白花蛇等，以助搜风通络、活血止痛之效；寒邪偏盛者，酌加附子、干姜以温阳散寒；湿邪偏盛者，去地黄，酌加防己、薏苡仁、苍术以祛湿消肿；正虚不重者，可减地黄、人参。

（2）衍化方：独活寄生汤加减。（《神效方》）

◆ 组成：独活寄生汤（独活、桑寄生、杜仲、牛膝、细辛、秦艽、茯苓、肉桂、防风、川芎、人参、甘草、当归、芍药、地黄），增加附子、干姜。

◆ 功效：温阳祛风，散寒止痛。

◆ 主治：腰膝疼痛，肢节屈伸不利，恶寒喜温，心悸气短，舌淡苔白，脉细弱。

◎ 鉴别要点：本方加入附子、干姜，更重温阳。可适用于脾肾阳虚较重者。

※【现代药理学研究及内分泌科临床应用】

本方具有祛风湿、止痹痛、益肝肾、补气血之功。现代药理学研究表明，本方具有抗炎、抗氧化、抑凋亡、促再生、抗肿瘤等作用。现代常用于治疗糖尿病周围神经病变、糖尿病下肢血管病变、糖尿病骨质疏松、痛风等内分泌科疾病属肝肾两虚、气血不足证者。

1.现代药理学研究

（1）抗炎作用：独活寄生汤可有效降低 TNF-α、白细胞介素（IL）和超敏 C 反应蛋白（hs-CRP）的表达，减轻气道炎症反应和气道高反应性，改善气道状态。同时，它还能降低外周血嗜酸性粒细胞（EOS）和总 IgE 水平，对肺功能改善具有显著效果。

（2）抗氧化作用：独活寄生汤可提高抗氧化物质的表达，减少氧自由基对软骨细胞的破坏，抑制关节软骨退变。它能增加 SOD 含量，清除氧自由基，增强抗氧化能力。

（3）抑凋亡作用：独活寄生汤抑制软骨细胞凋亡，减少关节液中炎症因子和一氧化氮含量。它还能抑制葡萄糖调节蛋白、增强子结合蛋白同源蛋白等的表达，促进软骨细胞再生。

（4）促再生作用：独活寄生汤增加软骨中 II 型胶原含量，促进软骨细胞再生。它抑制细胞外基质降解酶 MMP-13 的表达，促进 II 型胶原蛋白和其他相关蛋白的表达，实现软骨细胞的再生。

（5）抗肿瘤作用：独活寄生汤及其组成药物对肿瘤细胞具有抗肿瘤作用。实验表明，它能提高 T 细胞增殖能力，增加 NK 细胞活性和 IL-2 分泌水平，显著抑制肿瘤生长。

2.内分泌科临床应用

（1）糖尿病周围神经病变：独活寄生汤治疗糖尿病周围神经病变，密西根糖尿病性周围神经病评分及神经传导功能改善显著，可改善患者的临床症状且未增加低血糖的发生。

（2）糖尿病下肢血管病变：独活寄生汤联合药物前列地尔治疗糖尿病下肢血管

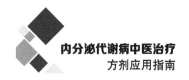

病变总有效率为98.15%，高于仅使用前列地尔的对照组的90.74%，且不良反应率为5.56%，低于对照组的9.26%。

（3）痛风：赵进喜教授治疗痛风缓解期常见的痰湿瘀结、肝肾亏虚证，治以化痰祛瘀、滋补肝肾，以独活寄生汤为主方进行化裁。药物组成：独活、桑寄生、续断、当归、赤芍、白芍、秦艽、威灵仙、白芷、川牛膝、怀牛膝、木瓜、炒白术、炒苍术、土茯苓、萆薢、生龙骨、生牡蛎、三七粉等。

【参考文献】

［1］ 张超，姚金彤，马莹莹，等.独活寄生汤药理作用与临床应用研究进展［J］.中国中医药信息杂志，2019，26（5）：141－144.

［2］ Aggarwal B B, Gupta S C, Sung B.C urcumin: an orally bioavailable blocker of TNF and other pro－inflammatory biomarkers［J］.Br J Pharmacol, 2013, 169（8）：1672－1692.

［3］ Calabro P, Chang D W, Willerson J T, et al.Release of creactive protein in response to inflammatory cytokines by human adipocytes: linking obesity to vascular inflammation［J］.J Am Coll Cardiol, 2005, 46（6）：1112－1113.

［4］ Nong X G, Cheng W P, Zeng L J. Effect of moxibustion plus Duhuo Jisheng decoction on hs－CRP, IL－1βand TNF－αlevels in middleaged and elderly patients with knee osteoarthritis［J］. Journal of Acupuncture and Tuina Science, 2017, 15（4）：277－280.

［5］ 金先跃，李宏宇，田文，等.独活寄生汤联合体外冲击波对膝骨关节炎患者IL－1β和SOD及MMP－3表达的影响［J］.中国临床新医学，2017，10（9）：838－842.

［6］ 高晓鹏，鲁贵生.独活寄生汤改善佐剂性关节炎大鼠氧化应激机制探讨［J］.广州中医药大学学报，2018，35（4）：683－689.

［7］ 宋婷婷.独活寄生汤治疗2型糖尿病周围神经病变的临床疗效观察［J］.中医临床研究，2019，31：19－21.

［8］ 张树平，田效峰，石鹏飞.研究独活寄生汤、前列地尔联合治疗糖尿病下肢血管病变的临床疗效［J］.临床医药文献电子杂志，2020，7（26）：157－158.

［9］ 孙立亚，奚悦.中药通过调控骨代谢相关信号通路治疗糖尿病骨质疏松的研究进展［J］.中成药，2022，08：2580－2586.

［10］ 刘江腾，赵进喜.赵进喜分期辨治痛风经验［J］.江苏中医药，2023，06：15－18.

37. 独参汤*——《十药神书》

【方歌】独参功擅得嘉名，血脱脉微可返生；

　　　　一味人参浓取汁，应知专任力方宏。

【出处原文】"止血后，此药补之。大人参（二两，去芦）。上每服水二盏，枣五枚，煎一盏细呷之。服后熟睡一觉，后服诸药除根。"（《十药神书》）

【组成】大人参。

【功效】补气固脱。

【主治】主诸般失血与疮疡溃后，气血俱虚，面色苍白，恶寒发热，手足清冷，自汗或出冷汗，脉微细欲绝者。

【方解】此为手少阴、手太阴、足太阴、足少阴之方。人参味甘，微寒，无毒，主补五脏，安精神，定魂魄，治疗失血后精气怯弱，神思散乱。独参汤以一味人参大补元气立方，药简功专，主要用于治疗元气欲脱，诸虚垂危之证。大补元气，回阳固脱，兼有养血活血之功，对于产后失血过多，阳气虚浮欲脱所致的产后昏厥有急救之功。

【加减及衍化方】

（1）加减：久痢之后，亡阴而阳厥者，加附子；阳气虚弱，痘疮不起发者，加生姜、大枣；元气虚弱，恶寒发热，或作渴烦躁，痰喘气促者，加炮姜。

（2）衍化方：独参汤。（《辨证录》卷二）

◆ 组成：人参、附子。

◆ 功效：救阴回阳。

◆ 主治：久痢之后，下多亡阴，阴虚而阳暴绝，一旦昏仆，手撒眼瞪，小便自遗，汗大出不止，喉作拽锯之声。

◎ 鉴别要点：两书之独参汤均有救阴固脱之功效。《十药神书》之独参汤主治止血之后，精气怯弱，神思散乱；《辨证录》之独参汤主治久痢之后，亡阴而阳气暴绝，急救阴阳。

※【现代药理学研究及内分泌科临床应用】

本方具有补气固脱之功。现代药理学研究表明，本方具有摄血止血、改善心功

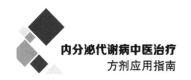

能、保护神经元等作用。现代常用于治疗消渴病并发厥证等内分泌科疾病属气血俱虚证者。

1. 现代药理学研究

（1）摄血止血作用：独参汤中的皂苷类成分，特别是人参皂苷 Rg1、Rb1 和 Re，对子宫平滑肌的收缩具有显著影响。其中，Rg1 和 Rb1 倾向于抑制子宫平滑肌收缩，而 Re 则促进收缩。由于 Re 的含量相对较高，独参汤总体上表现出促进子宫收缩的作用，尤其在大剂量使用时，可有效抑制子宫出血。此外，独参汤中的人参皂苷对细胞内的钙离子浓度具有双向调节作用，因此其对子宫收缩的调节也呈现双向性。

（2）改善心功能作用：独参汤中的人参皂苷成分对心脏细胞内钙离子浓度的影响，也呈现双向调节作用。独参汤可以根据其浓度和体内代谢状况的不同，对心脏功能产生不同的影响，从而在一定程度上改善心功能。

（3）保护神经元作用：独参汤可以减轻氧化损伤，从而保护神经元，发挥改善衰老模型大鼠认知障碍的作用。

2. 内分泌科临床应用

现代常用于治疗消渴病并发厥证等内分泌科疾病属气血俱虚证者。因饥饿、劳累过度，可出现神疲气短，心悸汗出，面色苍白，四肢不温，口干口渴，脉象虚数，严重者神昏倒地，发生气厥虚证，可急煎独参汤治疗。

【参考文献】

［1］ 陆尤. 独参汤治疗产后血崩的物质基础和作用机制研究［D］. 吉林大学，2013.
［2］ 高莹. 骨髓间充质干细胞联合独参汤对大鼠急性心肌梗死及细胞凋亡的影响［D］. 辽宁中医药大学，2011.
［3］ 王继凤. 基于代谢组学和微生物组学探讨独参汤改善衰老模型大鼠认知功能障碍的保护作用及分子机制研究［D］. 长春中医药大学，2022.

38. 二陈汤★——《太平惠民和剂局方》

【方歌】二陈汤用半夏陈，苓草梅姜一并存；
　　　　燥湿化痰兼理气，湿痰阴滞此方珍。

【出处原文】 "二陈汤，治痰饮为患，或呕吐恶心，或头眩心悸，或中脘不快，或发为寒热，或因食生冷，脾胃不和。"（《太平惠民和剂局方》）

【组成】半夏、陈皮、茯苓、甘草、生姜、乌梅。

【功效】燥湿化痰，理气和中。

【主治】湿痰证。痰湿犯肺可致咳嗽，痰多、色白、易咳；痰阻气滞，胃失和降而致胸膈胀满，恶心呕吐；阴浊凝聚，阻遏清阳的眩晕心悸，肢体困倦，舌苔白润，脉滑数。

【方解】此为足太阴、足阳明之方。脾失健运，水湿凝聚成痰犯肺，故咳嗽痰多、易咳；痰阻气机，胃失和降，故胸膈满闷，恶心呕吐；湿困脾阳，则肢体困倦；痰湿中阻，清阳不升，则头眩；痰浊凌心，则为心悸；舌苔白腻，脉沉滑，均为湿痰之征。治宜健脾燥湿化痰。方中半夏辛温性燥，燥湿化痰，降逆止呕，为君药；陈皮理气化痰，芳香醒脾，使气顺痰消，为臣药；君臣相配，等量合用，不仅相辅相成，增强燥湿化痰之力，而且体现了治痰先理气，气顺则痰消之意；茯苓甘淡，健脾渗湿，使湿祛痰消，治其生痰之源，为佐药；甘草化痰和中，调和诸药，为使药。煎时加生姜降逆止呕，又制半夏之毒；乌梅收敛肺气，使散中有收。诸药合用，标本兼顾，燥湿化痰，理气和中，为祛痰的通用方剂。

【加减及衍化方】

（1）加减：治湿痰者，可加苍术、厚朴以增燥湿化痰之力；治热痰者，可加胆星、栝蒌以清热化痰；治寒痰者，可加干姜、细辛以温化寒痰；治风痰眩晕者，可加天麻、僵蚕以化痰息风；治食痰者，可加莱菔子、麦芽以消食化痰；治郁痰才，可加香附、青皮、郁金以解郁化痰；治痰流经络之瘰疬、痰核者，可加海藻、昆布、牡蛎以软坚化痰。

（2）衍化方：四君子汤。（《太平惠民和剂局方》）

◆ 组成：人参、白术、茯苓、甘草。

◆ 功效：健脾益气，燥湿利水。

◆ 主治：脾虚湿困，气虚水停。

◎ 鉴别要点：四君子汤与二陈汤均具备健脾燥湿的作用，其区分主要在于二陈汤更侧重于解治痰湿之邪；四君子汤则着重于调理脾胃，适用于脾虚湿困、气虚水停等证候的治疗。

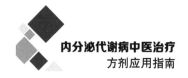

※【现代药理学研究及内分泌科临床应用】

本方具有燥湿化痰、理气和中之功。现代药理学研究表明，本方具有抗感染、调节脂质代谢、提高抗氧化水平及血糖耐受程度、抑制肝炎症反应、减少肝细胞损伤等作用。现代常用于治疗非酒精性脂肪性肝、2型糖尿病、甲状腺功能亢进症、代谢综合征、多囊卵巢综合征、高脂血症、肥胖症等内分泌科疾病属湿痰证者。

1. 现代药理学研究

（1）抗感染作用：二陈汤通过抑制PI3K/AKT信号通路和阻断MAPK信号传递等方式，来抑制细胞增殖。它通过抑制NF-κB和JAK2/STAT等途径，下调促炎性细胞因子（如TNF-α、IL-6等）水平，从而有效缓解炎症。山柰酚和槲皮素也通过类似机制抑制炎症反应，影响相关炎症通路，如环化酶2、白细胞介素、MAPKs等，并改变toll样受体和JAK2/STAT的信号通路。

（2）调节脂质代谢作用：加味二陈汤对高脂饮食诱导的非酒精性脂肪肝（NAFLD）小鼠模型的肝脂质代谢，显示显著改善作用。研究发现，该方剂能上调肝组织中SIRT1、AMPK蛋白的表达，下调SREBP-1c蛋白的表达，从而改善非酒精性脂肪肝小鼠肝细胞的脂质蓄积。

（3）提高抗氧化水平及血糖耐受程度：加味二陈汤能显著改善非酒精性脂肪肝小鼠的抗氧化水平和血糖耐受性。与模型组相比，阿托伐他汀组和加味二陈汤组的小鼠血清SOD、GSH水平显著升高，而空腹及注射葡萄糖后各时间点的血糖水平明显降低。

（4）抑制肝炎症反应、减少肝细胞损伤：加味二陈汤能有效改善非酒精性脂肪肝小鼠的肝炎症反应和肝细胞损伤。与模型组相比，治疗组小鼠的肝组织总胆固醇、甘油三酯及血清ALT、AST水平显著降低，说明二陈汤能有效改善非酒精性脂肪肝小鼠的血脂指标和肝功能。

2. 内分泌科临床应用

（1）非酒精性脂肪性肝：在非酒精性脂肪性肝患者治疗的研究中，二陈汤加减法被应用于治疗组，而对照组接受常规西药治疗。治疗组的总有效率达到87%，显著高于对照组的67%，证明二陈汤加减法在治疗非酒精性脂肪肝方面具有良好的疗效。

（2）2型糖尿病：二术二陈汤治疗2型糖尿病，观察组接受二术二陈汤及有氧和阻抗运动治疗，对照组仅进行基础治疗。结果显示，观察组在心肺功能、血管内皮功能和血糖控制方面显著优于对照组且不良反应率相当。

（3）甲状腺功能亢进症：二陈汤合桃红四物汤及刺络放血治疗甲状腺功能亢进，

总有效率、T3、T4、FT3、FT4、TSH 水平及症状改善方面均优于仅使用常规西药的对照组。

（4）代谢综合征：二陈汤合桃红四物汤加减，可用于治疗代谢综合征属痰瘀互结证者。症见局部肿块刺痛，胸脘腹胀，头身困重，或四肢倦怠，舌质暗、有瘀斑，脉弦或沉涩。

（5）多囊卵巢综合征：二陈汤有效成分可能通过抗炎性反应、改善胰岛素抵抗、促进卵泡发育、调节脂质代谢、调节激素水平等药理作用，来治疗多囊卵巢综合征。

（6）高脂血症：二陈汤加减方可改善临床患者的血脂异常，降低总胆固醇、甘油三酯、低密度脂蛋白水平，提高高密度脂蛋白含量，降低体重和 BMI，减少斑块面积，改善血液流变异常等症状且无药物不良反应。

（7）肥胖症：二陈汤及其加减方对单纯性肥胖和继发性肥胖均有一定作用，可减轻体重，改善胰岛素抵抗，降低血脂尤其是甘油三酯、总胆固醇的含量，减轻临床症状。

【参考文献】

[1] 赵婷，宋颖，张喜莲. 二陈汤治疗腺样体肥大的作用机制探讨［J］. 中医药临床杂志，2022，34（3）：476-481.

[2] 李玉平，李海洋，姜珊珊，等. 基于 SIRT1/AMPK/SREBP-1c 通路探讨加味二陈汤对非酒精性脂肪性肝病小鼠肝脏脂质代谢的影响［J］. 中药新药与临床药理，2023，34（4）：443-451.

[3] 何秋硕，徐春军. 非酒精性脂肪性肝病中医药研究进展［J］. 北京中医药，2014，33（5）：396-399.

[4] 陈余健. 二陈汤加减治疗非酒精性脂肪肝 30 例临床观察［J］. 中医临床研究，2011，3（14）：37.

[5] 浩光东，樊艳，丁小函，等. 二术二陈汤联合有氧运动、阻抗运动对 2 型糖尿病患者心肺功能、血糖控制效果的观察［J］. 现代生物医学进展，2023，23（9）：1691-1695.

[6] 张鼎熙. 二陈汤合桃红四物汤结合刺络放血辅治甲状腺功能亢进症突眼临床观察［J］. 实用中医药杂志，2022，38（9）：1552-1554.

[7] 赵鹏辉，徐芳，刘颖华，等. 二陈汤治疗多囊卵巢综合征的网络药理学机制［J］. 中医临床研究，2023，04：75-81.

[8] 赵田，战丽彬. 二陈汤在代谢性疾病中的作用机制研究进展［J］. 世界科学技术-中医药现代化，2021，04：998-1005.

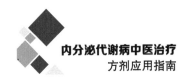

39. 二仙汤★——《妇产科学》

【方歌】二仙汤将瘾症医，仙茅巴戟仙灵脾；

方中知柏当归合，调补冲任贵合机。

【出处原文】"温肾阳，补肾精，泻肾火，调冲任。主妇女月经将绝未绝。周期或前或后，经量或多或少，头眩耳鸣，腰酸乏力，两足欠温，时或怕冷，时或轰热，舌质淡，脉沉细者。现用于妇女围绝经期综合征、高血压、闭经，以及其他慢性疾病见有肾阴、肾阳不足而虚火上炎者"。（《妇产科学》）

【组成】仙茅、淫羊藿（仙灵脾）、当归、巴戟天、黄柏、知母。

【功效】温肾阳，补肾精，泻肾火，调冲任。

【主治】肾阴肾阳不足证，主妇女月经将绝未绝，月经周期或前或后，经量或多或少，头眩耳鸣，腰酸乏力，两足欠温，时或怕冷，时或轰热，舌质淡，脉沉细者。

【方解】此为足少阴之方。肾之阴阳失调，脏腑功能紊乱，此为病在足少阴肾经，故见月经紊乱，头眩耳鸣，腰酸乏力，两足欠温。方中仙茅、淫羊藿（仙灵脾）、巴戟天温肾阳，补肾精；黄柏、知母泻肾火、滋肾阴；当归温润养血，调理冲任。壮阳药与滋阴泻火药同用，以适应阴阳俱虚于下、虚火上炎的复杂症候。全方温而不燥，凉而不寒，阴阳并调，以温肾阳，补肾精，泻相火，滋肾阴，调理冲任，平衡阴阳见长。

【加减及衍化方】

（1）加减：加益母草、桑寄生、杜仲补肾调经；加枸杞子、白菊花平虚阳。

（2）衍化方：二仙汤。（《寿世保元》卷八引刘孟门方）

◆ 组成：黄芩、白芍。

◆ 功效：清热止痢，透疹止痛。

◆ 主治：麻疹既出而复没，或出不尽，心慌，哭啼不止，十分危急，死在须臾，或下痢腹痛。

◎ 鉴别要点：两方虽同名二仙方，但《妇产科学》之二仙汤主治妇女月经将绝未绝，调理冲任，调理肾阴肾阳；《寿世保元》之二仙汤主治小儿麻疹和下痢腹痛。

※【现代药理学研究及内分泌科临床应用】

本方具有温肾阳、补肾精、泻肾火、调冲任之功。现代药理学研究表明，本方具有调节激素分泌、改善卵巢功能等作用。现代常用于治疗围绝经期综合征、骨质疏松症、卵巢早衰、甲状腺功能减退症等内分泌科疾病属肾阴肾阳不足证者。

1.现代药理学研究

（1）调节激素分泌作用：二仙汤能显著增加下丘脑神经内分泌细胞的数量，提高 GnRH 的转录和表达水平，从而促进激素合成与释放。它还通过提高血清雌激素水平，负反馈影响下丘脑，减少促性腺激素释放激素的分泌，改善下丘脑功能，延缓衰老。此外，二仙汤还能增加垂体中促性腺激素细胞的数量，调节促性腺激素的分泌，影响雌激素的合成与释放，有助于缓解围绝经期症状，延缓下丘脑衰老。

（2）改善卵巢功能作用：二仙汤能使卵巢间质细胞的线粒体和滑面内质网增加，延缓细胞衰老，并通过增强卵巢 3β-羟基类固醇脱氢酶活性，促进性激素的合成与释放。它还能抑制卵巢颗粒细胞早衰引起的氧化应激反应，减少凋亡的颗粒细胞数目，改善绝经期女性卵巢的衰老并增进其功能。通过调节 GnRH 含量及表达水平，二仙汤能调节体内促性腺激素水平，促进卵巢颗粒细胞生长，改善卵泡质量。

2.内分泌科临床应用

（1）围绝经期综合征：二仙汤合甘麦大枣汤加减治疗围绝经期综合征患者，总有效率达 94.5%。

（2）骨质疏松症：二仙汤联合鲑鱼降钙素治疗绝经后骨质疏松症患者，与单用西药治疗的对照组相比，经过 3 个月的治疗，显示出更显著的骨密度提高和生化指标改善，突显了二仙汤在治疗骨质疏松症方面的优势。

（3）卵巢早衰：加味二仙汤治疗卵巢早衰患者总有效率 90.63%，其中部分患者 B 超检查见卵巢由实性改变达到有卵泡发育。

（4）甲状腺功能减退症：本方合参附汤加减，可用于治疗甲状腺功能减退症属脾肾阳虚证者，症见畏寒，腰膝酸冷，纳呆腹胀，神疲乏力，嗜睡倦怠，记忆力减退，头晕目眩，耳鸣耳聋，面色苍白，便秘，男子可见遗精阳痿，女子月经量少。舌淡胖有齿痕、苔白，脉弱沉迟。

【参考文献】

[1] 党春晓，刘鹏飞，刘金星.二仙汤治疗围绝经期综合征的药理研究进展［J］.内蒙古中医药，2021，40（12）：141-143.

[2] 方肇勤，司富春，张伯讷，等.二仙汤及其拆方对老龄大鼠下丘脑 GnRH 基因转录与表达

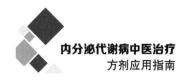

的调节作用［J］.中国中医基础医学杂志，1998（1）：24-26.

［3］ 刘春杰，康红钰，董立珉，等.二仙汤对更年期肾阳虚大鼠的影响［J］.光明中医，2008（6）：731-732.

［4］ 杨颖，唐金凤，李凤英，等.二仙汤及其药物血清对 GT1-7 细胞增殖及胰岛素样生长因子-1 mRNA 的影响［J］.中国中西医结合杂志，2004（S1）：232-234.

［5］ 杨蕾，王继峰，牛建昭，等.二仙汤及其拆方治疗卵巢早衰的实验研究进展［J］.环球中医药，2017，10（5）：626-630.

［6］ 徐维蓉，杨美玲，方肇勤.二仙汤及其拆方对去势大鼠子宫、精囊腺作用的形态学研究［J］.中国中医药科技，1995（6）：33-49.

［7］ 张慧珍.二仙汤合甘麦大枣汤治疗围绝经期综合征 55 例［J］.中国中医基础医学杂志，2010，16（9）：841，845.

［8］ 朱庆翱，顾敏琪.二仙汤合鲑鱼降钙素治疗绝经后骨质疏松症的临床观察［J］.中华中医药学刊，2012，30（12）：2806-2809.

［9］ 刘丽敏，薛霁.加味二仙汤治疗卵巢早衰临床疗效及对抗苗勒管激素的影响［J］.中国中医药信息杂志，2011，18（4）：78-79.

40. 二至丸★——《医方集解》

【方歌】二至丸用女贞子，配伍旱莲等分比；

　　　　头昏眼花腰膝软，滋肾养肝效可以。

【出处原文】"二至丸：补腰膝，壮筋骨，强阴肾，乌髭发。价廉而功大。"（《医方集解》）

【组成】女贞子、墨旱莲。

【功效】补益肝肾，滋阴止血。

【主治】肝肾阴虚证。症见肝肾阴虚，眩晕耳鸣，咽干鼻燥，腰膝酸痛，月经量多。

【方解】此为足少阴之方。肾主骨生髓，肾经主要分布于腰背部，肝主目，肝经分布于胁肋部；若肝阴虚与肾阴虚并举，常因肾阴亏虚不能上滋肝木，致肝阴亦虚，最终形成肝肾阴虚证。方中以女贞子为君药，味甘、苦，性凉，补中有清，可滋肾养肝，益精血，乌须发。臣药为墨旱莲，味甘、酸，性寒，既能滋补肝肾之阴，又可凉血止血。二药配合，补益肝肾，滋阴止血。本方药少、力专、性平，补而不滞，为平补肝肾之剂，共奏补益肝肾、滋阴止血之功。

【加减及衍化方】

（1）加减：滋阴补血，加桑葚子；亦可加枸杞子等平补。

（2）衍化方：二至丸。（《严氏济生方》）

◆ 组成：鹿角、麋角、附子、桂心、补骨脂、杜仲、鹿茸、青盐。

◆ 功效：补肾强腰。

◆ 主治：主老人或虚弱之人，肾气虚损，腰痛不可屈伸及肾阳亏虚诸证。

◎ 鉴别要点：《医方集解》之二至丸和《严氏济生方》之二至丸均可补肾。《医方集解》二至丸重补肝肾之阴，平补而不滋腻，同时还可凉血止血；《严氏济生方》之二至丸重补肾阳，主肾气虚损之腰痛或肾阳亏虚。

※【现代药理学研究及内分泌科临床应用】

本方具有补益肝肾、滋阴止血之功。现代药理学研究表明，本方具有保肝、抗绝经后骨质疏松、抗衰老等作用。现代常用于治疗围绝经期脏躁型失眠、糖尿病肾病、甲状腺功能亢进症、绝经后骨质疏松症等内分泌科疾病属肝肾阴虚证者。

1. 现代药理学研究

（1）保肝作用：二至丸及其提取物在剂量依赖性上，能有效降低由 CCL4 引起的肝损伤，包括降低丙氨酸氨基转移酶和天门冬氨酸氨基转移酶的升高，减少肝匀浆中 MDA 含量，并增强 SOD 活性。

（2）抗绝经后骨质疏松：二至丸能提高骨质疏松性股骨颈骨折术后，患者的骨折愈合和髋关节功能，这可能与其促进特异性碱性磷酸酶（BALP）表达、抑制抗酒石酸酸性磷酸酶-5b、基质金属蛋白酶-9、组织蛋白酶 K 表达有关。

（3）抗衰老作用：二至丸能降低衰老大鼠脑组织内的一氧化氮含量，并提高其学习能力和记忆能力。它还提高了衰老大鼠模型的总抗氧化能力，降低神经元凋亡比例，升高线粒体膜电位水平。这表明二至丸能维持线粒体功能，抑制大脑皮质神经元的凋亡。

2. 内分泌科临床应用

（1）围绝经期脏躁型失眠：甘麦大枣汤二至丸联合逍遥散加减法治疗围绝经期脏躁型失眠患者显示出显著的睡眠质量提升和生活质量改善。

（2）糖尿病肾病：二至丸联合归芍地黄汤治疗肝肾阴虚型糖尿病肾病患者，总有效率达 92.59%，显著优于仅接受常规西药治疗的对照组。治疗组在中医证候积分、血尿素氮、血肌酐、UAER 水平上均有显著降低，SOD 和 SIRT4 水平显著提高，表明该方剂组合可有效缓解糖尿病肾病症状，促进肾功能恢复，改善氧化应激状态。

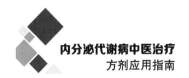

（3）甲状腺功能亢进症：二至丸合柴胡加龙骨牡蛎汤加减，可用于治疗甲状腺功能亢进症属肝肾阴虚证者，症见颈部肿胀，眼胀眼突，畏光，迎风流泪，五心烦热，低热颧红，胸胁胀痛，腰膝酸软，视物模糊，或见男子遗精阳痿，女子经少经闭，舌红少苔，脉弦细数。本方合一贯煎加减，可用于治疗甲状腺功能亢进症属阴虚阳亢证者，症见颈部肿胀，眼胀眼突，畏光、迎风流泪，怕热多汗，急躁易怒，心慌，消谷善饥，心烦失眠，胁胀或手抖、舌颤，大便频多，小便色黄，舌红而干，脉数有力。

（4）绝经后骨质疏松症：二至丸合参芪六味地黄汤加减，辅以骨肽针等西药治疗绝经后骨质疏松，总有效率达95%。

【参考文献】

［1］黄少杰，陈海霞，牟菲，等.二至丸化学成分及药理作用研究进展［J］.中华中医药杂志，2021，36（11）：6617-6619.
［2］闫冰，李黎，陈星，等.二至丸的保肝活性部位群对四氯化碳致小鼠急性肝损伤的保护作用［J］.中国实验方剂学杂志，2013，19（1）：216-219
［3］闫冰，李黎，贾佳，等.二至丸保肝有效部位群对体外肝细胞损伤的保护作用［J］.江苏医药，2012，38（24）：2938-2941
［4］赵海梅，周步高，王馨，等.二至丸预防和治疗性给药对大鼠损伤后肝细胞再生障碍的保护作用［J］.中国实验方剂学杂志，2017，23（16）：128-132
［5］顾坚.逍遥散合甘麦大枣汤二至加减治疗女性更年期脏躁型失眠疗效及对睡眠质量的影响［J］.基层医学论坛，2023，27（8）：89-91.
［6］祝轩，何泳谦，王春蓬，等.归芍地黄汤合二至丸治疗肝肾阴虚型糖尿病肾病的临床研究［J］.黑龙江医药，2022，35（6）：1254-1257.
［7］毕丹.柴芍二至散干预甲亢伴肝功能损伤的临床疗效评价及机理探究［D］.安徽中医药大学，2023.
［8］李雪琳.中西医结合治疗绝经妇女骨质疏松症30例［J］.实用中医药杂志，2012，28（4）：285-286.

41. 防风通圣散——《黄帝素问宣明论方》

【方歌】 防风通圣大黄硝，荆芥麻黄栀芍翘；

甘桔芎归膏滑石，薄荷芩术力偏饶。

【出处原文】"防风、川芎、当归、芍药、大黄、薄荷叶、麻黄、连翘、芒硝（朴硝是者）以上各半两，石膏、黄芩、桔梗各一两，滑石三两，甘草二两，荆芥、白术、栀子各一分，上为末，每服二钱，水一大盏，生姜三片，煎至六分，温服。涎漱，加半夏半两，姜制。"（《黄帝素问宣明论方》）

【组成】防风、大黄、芒硝、荆芥、麻黄、栀子、芍药、连翘、甘草、桔梗、川芎、当归、石膏、滑石、薄荷、黄芩、白术。

【功效】发汗达表，疏风退热。

【主治】风热壅盛，表里俱实证。症见憎寒壮热，头目昏眩，目赤睛痛，口苦口干，咽喉不利，胸膈痞闷，咳呕喘满，涕唾稠黏，大便秘结，小便赤涩；疮疡肿毒，肠风痔漏，丹斑瘾疹等。

【方解】此为足太阳、足阳明之方。外感风邪，邪在于表，风热上攻，故见憎寒壮热、头目昏眩、目赤睛痛、耳鸣鼻塞；内有蕴热，故见口苦口干、便秘溲赤；风热上淫，故见咽喉不利，胸膈痞闷，咳呕喘满，涕唾稠黏；风热壅盛，故见疮疡肿毒，肠风痔漏，丹斑瘾疹。此方乃表里通治之轻剂，为解表、清热、攻下三法并用之方。方中防风、荆芥、薄荷、麻黄疏风走表，使表邪从汗而解；大黄、芒硝泄热通便，荡涤积滞，使实热从下而去；石膏为清泄肺胃之要药，连翘、黄芩为清热解毒泻火之要药，桔梗可除肺部风热，清利头目，四药同用，以清解肺胃之热；栀子、滑石清热利湿，与大黄、芒硝配伍，使里热从二便分消；火热之邪，灼血耗气，汗下并用，亦易于伤正，故用当归、川芎、芍药养血和血，白术健脾燥湿，甘草益气和中缓急，并能调和诸药。本方汗不伤表，清下不伤里，达到疏风解表、清热通里之效。

【加减及衍化方】

（1）加减：急性扁桃体炎者，去荆芥、防风，加鱼腥草、金银花；大叶性肺炎者，去荆芥、薄荷、川芎、当归，加杏仁、葶苈子；盆腔脓肿者，去白术、薄荷，加败酱草；脑血栓者，去荆芥、栀子、黄芩、当归、白术，加羚羊角粉、胆南星、钩藤。荨麻疹者加白鲜皮、蝉蜕；多发性疖肿者加僵蚕、牡丹皮。

（2）衍化方：黄连防风通圣散。（《医宗金鉴》）

◆组成：防风、荆芥、连翘、麻黄、薄荷、川芎、当归、白芍（炒）、白术、山栀（炒黑）、大黄（酒蒸）、芒硝、黄芩、石膏、桔梗、甘草、滑石、川黄连。

◆功效：清热散风。

◆主治：鼻渊，久病热郁深者。

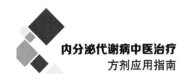

◎ 鉴别要点：黄连防风通圣散为防风通圣散加黄连而成，功擅清热散风，用于治疗久病热郁深者。《医宗金鉴》云："鼻渊，风热伤脑之病，初病则风邪盛，故用苍耳散，以散为主，久病则热郁深，故用防风通圣散加黄连，以清为主也。"

※【现代药理学研究及内分泌科临床应用】

本方具有发汗达表，疏风退热之功。现代药理学研究表明，本方具有调脂、抗血栓、抗心律失常、降压等作用。现代常用于治疗肥胖症、痤疮、肥胖型多囊卵巢综合征等内分泌科疾病属风热壅盛、表里俱实证者。

1. 现代药理学研究

（1）调脂作用：防风通圣散能有效减轻非酒精性脂肪肝病大鼠的肝脂肪变性程度，通过抑制肝组织中水通道蛋白-9（AQP-9）的表达来调节脂质代谢，从而改善肝功能。

（2）抗血栓作用：防风通圣散对血栓形成有显著的抑制作用，特别适用于肥胖症患者，有助于降低血黏度，对高脂血症引起的血栓性疾病，具有潜在的预防和治疗效果。

（3）抗心律失常、降压作用：防风通圣散能有效减慢心率，降低心脏收缩力，从而降低血压。其降压作用可能与激活心脏血管M-胆碱受体有关，对于调节心律失常也显示出潜在的疗效。

2. 内分泌科临床应用

（1）肥胖症：以防风通圣丸治疗抗抑郁药物所致肥胖，同时进行控制饮食和运动疗法，治疗8周后结果显示，防风通圣丸治疗的总有效率为86.7%，表明该方剂在治疗药物引起的肥胖中有效。

（2）痤疮：针刺配合防风通圣丸治疗痤疮的治疗组，与常规药物治疗组相比，2个疗程后总有效率达98%，显示出防风通圣丸在治疗痤疮方面的显著效果。

（3）肥胖型多囊卵巢综合征：防风通圣散加耳穴能明显改善痰湿夹瘀多囊卵巢综合征患者的临床症状，临床无明显不良反应，其作用可能是通过降低T和游离T浓度，降低血清LH水平，调节机体内分泌水平来实现的，可于临床推广应用。

【参考文献】

［1］ 彭昭宣. 防风通圣散对非酒精性脂肪肝大鼠肝细胞AQP-9表达的影响［D］. 泸州医学院，2014.

［2］ 刘俊德. 防风通圣丸治疗抗抑郁药物所致肥胖30例［J］. 中医研究，2012，25（6）：

36-37.

［3］ 冯小明.防风通圣丸合人参健脾丸治疗慢性荨麻疹78例［J］.河南中医,2010,30（10）:
1031-1032.

［4］ 左婧.加减防风通圣散配合耳穴贴压法治疗肥胖型多囊卵巢综合征的临床研究［D］.南京
中医药大学,2012.

42.防己黄芪汤★──《金匮要略》

【方歌】防己黄芪金匮方,白术甘草枣生姜;

  汗出恶风兼身肿,表虚湿盛服之康。

【出处原文】"风湿,脉浮身重,汗出恶风者,防己黄芪汤主之。"(《金匮要略》)

【组成】防己、黄芪、甘草、白术、生姜、大枣。

【功效】益气祛风,健脾利水。

【主治】表虚不固之风水或风湿证。症见汗出恶风,身重微肿,或肢节疼痛,小便不利,舌淡苔白,脉浮数。

【方解】此为足太阴之方。脾主中州,职司气化,为气机升降之枢纽,中阳虚弱,脾失健运,气化不利,水湿内停而致痰饮,此为病在足太阴脾经。痰饮随气升降,无处不到,停于胸胁,则见胸胁支满;阻滞中焦,清阳不升,则见头晕目眩;上凌心肺,则致心悸、气短而咳;舌苔白滑,脉沉滑或沉紧皆为痰饮内停之征。故治宜益气祛风与健脾利水并用。方中防己祛风行水,黄芪益气固表且能行水消肿,两药合用,祛风而不伤表,固表而不留邪,共为君药。白术为臣药,补气健脾祛湿,与防己相配则增祛湿行水之力,与黄芪相伍增益气固表之功。甘草培土和中,调和药性,为使药。煎加生姜、大枣为佐,调和营卫。诸药合用,使肌表得固,脾气得健,风邪得除,水湿得运,则风水、风湿之证自愈。

【加减及衍化方】

（1）加减:兼喘者,加麻黄以宣肺平喘;腹痛肝脾不和者,加芍药以柔肝理脾;冲气上逆者,加桂枝以平冲降逆;下肢有陈寒痼冷者,加细辛温通散寒;水湿偏盛,腰膝肿者,加茯苓、泽泻以利水退肿。

（2）衍化方:防己茯苓汤。(《金匮要略》)

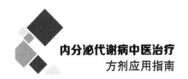

◆ 组成：防己、黄芪、桂枝、茯苓、甘草。

◆ 功效：利水消肿，益气通阳。

◆ 主治：卫阳不足之皮水。症见四肢肿，水气在皮肤中，四肢聂聂动者。

◎ 鉴别要点：防己茯苓汤与防己黄芪汤均有益气利水消肿的功效，均是治疗气虚水肿的常用方剂。防己黄芪汤以防己配黄芪为君，益气补虚固表之效佳，适宜于表虚不固之风水或风湿证；防己茯苓汤以防己配茯苓为君，重在健脾利水消肿，更适用于卫阳不足之皮水。

※【现代药理学研究及内分泌科临床应用】

本方具有益气祛风，健脾利水之功。现代药理学研究表明，本方具有肾保护、抗炎镇痛、改善心室重构及心肌纤维化、抗肿瘤、调节糖脂代谢等作用。现代常用于治疗糖尿病肾病、高血压肾损害、原发性慢性尿酸性肾病等内分泌科疾病属表虚不固之风水或风湿证者。

1. 现代药理学研究

（1）肾保护作用：防己黄芪汤通过促进尿酸排泄和降低尿酸水平，直接和间接地保护肾。网络药理学分析揭示了其作用于多个关键靶点和 PI3K/Akt 通路，这些发现为防己黄芪汤治疗肾病综合征提供了科学依据。

（2）抗炎镇痛作用：防己黄芪汤能显著抑制炎症递质（如前列腺素 E_2 和一氧化氮）的生成，并提高 SOD 活性，展现出强效的抗炎和镇痛作用。

（3）改善心室重构及心肌纤维化：防己黄芪汤能够缓解心肌细胞增大，降低心脏病变标志物心钠肽（ANP）和脑钠肽（BNP）的表达，从而揭示其治疗慢性心力衰竭的潜在机制。此外，通过调节细胞凋亡、炎症和脂肪酸代谢等相关通路，防己黄芪汤有助于改善心室重塑和增强心肌收缩力。

（4）抗肿瘤作用：网络药理学研究表明，防己黄芪汤在乳腺癌治疗中作用于多个靶点和通路，主要通过促进癌细胞凋亡、抑制增殖和抗血管生成来发挥作用。实验研究也证实了其能够抑制乳腺癌细胞的增殖和迁移能力。

（5）调节糖脂代谢：防己黄芪汤能够改善高脂饲养大鼠的脂质代谢，提高高密度脂蛋白水平，降低甘油三酯、胆固醇、低密度脂蛋白和游离脂肪酸水平，从而改善胰岛素敏感性和脂质代谢紊乱。

2. 内分泌科临床应用

（1）糖尿病肾病：利用防己黄芪汤加味治疗糖尿病肾病，结果显示总有效率为

87.76%，明显高于对照组 71.43%，后续随访中未见尿毒症、肾衰竭等终点疾病的发生。其机制与调节糖脂代谢、改善肾功能有关。

（2）高血压肾损害：在西医治疗的基础上，采用防己黄芪汤加味内服治疗高血压早期肾损害（气虚湿阻证）患者，可起到控制血压水平、提高血压达标率、降低血压变异性、保护肾功能、减轻临床症状、提高临床疗效的效果，还具有抑制炎症反应和改善血管内皮功能的作用。

（3）原发性慢性尿酸性肾病：防己黄芪汤合六味地黄汤加减治疗慢性尿酸性肾病，总有效率达 82%，有较好的临床疗效。

【参考文献】

［1］ 孙丽英，袁文婷，石雪华.防己黄芪汤临床应用及作用机制研究进展［J］.中医药信息，2023，40（4）：90-95.
［2］ 陈厚斌，郑宇明，喻佛定.防己黄芪汤加味治疗高血压早期肾损害气虚湿阻证的临床疗效［J］.中国实验方剂学杂志，2019，25（19）：68-73.
［3］ 张蕊，王子承，蒋荣莉，等.防己黄芪汤加味治疗糖尿病肾病疗效及对患者糖脂代谢、氧化应激的影响［J］.陕西中医，2021，42（8）：1049-1052.

43.葛根芩连汤——《伤寒论》

【方歌】葛根黄芩黄连汤，再加甘草共煎尝；

邪陷阳明成热痢，清里解表保安康。

【出处原文】"太阳病，桂枝证，医反下之，利遂不止，脉促者，表未解也。喘而汗出者，葛根黄连黄芩汤主之。"（《伤寒论》）

【组成】葛根、甘草、黄芩、黄连。

【功效】清热解表，利湿止痢。

【主治】协热下利证。症见发热，汗出不解，心烦不安，口渴饮水，并有烦躁动摇，同时伴有头痛、腹痛，或热病下痢。

【方解】此为足太阳、足阳明之方。太阳表邪未解，误用下法，表邪内陷阳明所致，表邪内陷，致阳明大肠热盛，肠失传导，故见身热下利，臭秽稠黏。肺与大肠相

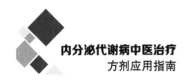

表里，大肠热盛，迫肺蒸表伤津，此为病在足太阳膀胱经和足阳明胃经，故见胸脘烦热、口渴、喘而汗出。治宜清热解表，利湿止痢。方中重用葛根为君，外解肌表之邪，内清阳明之热，又升发脾胃清阳而止泻升津。以黄芩、黄连苦寒清热，燥湿止利，共为臣药。甘草甘缓和中，调和诸药，为佐使药。诸药合用，外疏内清，表里同治，使表解里和，身热下利自愈。

【加减及衍化方】

（1）加减：若大便不畅者，可加大黄、番泻叶以利大便；口燥咽干者，可加麦冬、泽泻以利水清热。

（2）衍化方：龙胆泻肝汤。（《医学心悟》）

◆ 组成：龙胆草、柴胡、黄芩、枳壳、泽泻、栀子、当归、地黄、木通、甘草。

◆ 功效：清肝泻火，清热燥湿。

◆ 主治：肝胆湿热。症见身热、口苦、便秘或黄赤溏泻、尿黄、上腹胀满。

◎ 鉴别要点：葛根芩连汤治邪热内外夹攻，阳明证为主且有外感之因者，表里同解，主在脾胃；龙胆泻肝汤以肝胆湿热证为主，病位在里，主在肝胆。

※【现代药理学研究及内分泌科临床应用】

本方具有清热解表，利湿止痢之功。现代药理学研究表明，本方具有降血糖、抗心律失常、抗菌、降温等作用。现代常用于治疗 2 型糖尿病、糖尿病周围神经病变、甲状腺功能亢进症性腹泻等内分泌科疾病属协热下利证者。

1. 现代药理学研究

（1）降血糖作用：葛根芩连汤通过改善胰岛素抵抗、调节糖脂代谢、发挥抗炎和抗氧化的作用，以及调整肠道菌群平衡，有效降低血糖水平。

（2）抗心律失常作用：葛根芩连汤的水醇沉液能有效对抗多种心律失常模型，包括乌头碱、氯仿–肾上腺素、氯化钙诱发的心律失常。其作用机制可能与拮抗异丙肾上腺素加快心律的作用有关，从而减缓心率。

（3）抗菌、降温作用：葛根芩连汤对金黄色葡萄球菌引起的小鼠发热显示出显著的降温效果，并具备一定的抗菌能力。

2. 内分泌科临床应用

（1）2 型糖尿病：在常规干预基础上，采用二甲双胍联合葛根芩连汤治疗 2 型糖尿病患者，可有效改善患者临床症状，调节机体糖脂代谢水平且不良反应少。

（2）糖尿病周围神经病变：葛根芩连汤治疗湿热阻络型糖尿病周围神经病变患者，

可有效地改善患者临床症状及体征，调节血糖指标，改善肠道菌群含量且治疗期间无严重不良反应，安全性有保障。

（3）甲状腺功能亢进症性腹泻：加味葛根芩连汤可明显缩短甲状腺功能亢进症性腹泻的病程，并能不同程度地缓解甲状腺功能亢进症的消瘦、乏力等其他症状，促进患者的早日康复。

【参考文献】

［1］ 李在邠，李选华，徐文富，等.葛根芩连汤的抗心律失常作用［J］.吉林中医药，1986（6）：30.

［2］ 佟丽，黄添友.古典清热方抗菌作用实验研究［J］.中成药研究，1986（12）：39.

［3］ 刘莲萱，张会永，庞琳琳，等.葛根芩连汤治疗 2 型糖尿病研究进展［J］.辽宁中医药大学学报，2023，02：83－87.

［4］ 郑晓东，冯燕，韩磊.葛根芩连汤治疗湿热阻络型糖尿病周围神经病变患者的效果［J］.中国医药导报，2022，12：61－65.

44. 固冲汤——《医学衷中参西录》

【方歌】固冲汤中用术芪，龙牡芍萸茜草施；

倍子海蛸棕榈炭，崩中漏下总能医。

【出处原文】"固冲汤 治妇女血崩。白术（一两，炒）、生黄（六钱）、龙骨（八钱，捣细）、牡蛎（八钱，捣细）、萸肉（八钱，去净核）、生杭芍（四钱）、海螵蛸（四钱，捣细）、茜草（三钱）、棕边炭（二钱）、五倍子（五分，轧细药汁送服）。脉象热者加大生地一两；凉者加乌附子二钱；大怒之后，因肝气冲激血崩者，加柴胡二钱。若服两剂不愈，去棕边炭，加真阿胶五钱，另炖同服。服药觉热者宜酌加生地。"（《医学衷中参西录》）

【组成】白术、黄芪、龙骨、牡蛎、山茱萸、白芍、海螵蛸、茜草、棕榈炭、五倍子。

【功效】固冲摄血，益气健脾。

【主治】脾肾亏虚，冲脉不固证。症见猝然血崩或月经过多，或漏下不止，色淡质

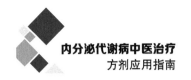

稀，头晕肢冷，心悸气短，神疲乏力，腰膝酸软，舌淡，脉微弱。

【方解】此为足太阴之方。脾主统血、摄血，脾气虚弱，统摄无权，致冲脉不固，故见月经过多，甚或崩漏；气虚及失血过多，则色淡质稀，心悸气短；舌质淡，脉微弱，均为血虚气弱之象。治宜益气健脾，固冲摄血。方中重用山茱萸，甘酸而温，既能补益肝肾，又能收敛固涩，为君药。龙骨味甘涩，牡蛎咸涩收敛，二药合用收敛元气，固涩滑脱，共助君药固涩滑脱；白术补气健脾，以助健运统摄；黄芪既善补气，又善升举，尤善治流产崩漏，二药合用令脾气旺而统摄有权，共为臣药。白芍味酸收敛，功能补益肝肾，养血敛阴；棕榈炭、五倍子味涩收敛，善收敛止血；海螵蛸、茜草固摄下焦，既能止血，又能化瘀，使血止而无留瘀之弊，以上共为佐药。诸药合用，共奏固冲摄血、益气健脾之功。

【加减及衍化方】

（1）加减：若大便不实者，可加山楂、炙麦芽以健脾消食；若月经过多者，可加牡丹皮、吴茱萸以养血凉血。

（2）衍化方：归脾汤。（《正体类要》）

◆ 组成：白术、当归、白茯苓、黄芪、龙眼肉、远志、酸枣仁、木香、甘草、人参。

◆ 功效：养血安神，补心益脾，调经。

◆ 主治：思虑伤脾，发热体倦，失眠少食，怔忡惊悸，自汗盗汗，吐血下血，妇女月经不调，赤白带下，以及虚劳、中风、厥逆、癫狂、眩晕等见有心脾血虚者。

◎ 鉴别要点：固冲汤与归脾汤均治脾虚气不摄血之崩漏下血，但归脾汤是由健脾与养心安神药配伍组成，以补为主，所治者为心脾两虚，脾不统血之崩漏下血；固冲汤是由健脾与收涩药配伍组成，以涩为主，所治者为脾气虚弱、冲脉不固之崩漏下血。

※【现代药理学研究及内分泌科临床应用】

本方具有固冲摄血，益气健脾之功。现代药理学研究表明，本方具有改善雌二醇、黄体酮水平，调节前列腺素水平，止血、促凝血，保护肾等作用。现代常用于治疗多囊卵巢综合征、无排卵性功能失调性子宫出血等内分泌科疾病属脾肾亏虚、冲脉不固证者。

1. 现代药理学研究

（1）激素调节作用：固冲汤可有效调节雌二醇、黄体酮水平，提高凝血能力，减少子宫内膜厚度，具有显著的抗炎效果。

（2）止血、促凝血作用：固冲汤能显著缩短出血时间，快速调整 FSH、LH、E_2 水平，止血效果优于常规药物。

（3）保护肾的作用：固冲汤降低 IgA 肾病模型中的 TGF-β1 含量，抑制细胞外基质生成，有效减轻肾病变。

2.内分泌科临床应用

（1）多囊卵巢综合征：在针对多囊卵巢综合征不孕患者的研究中，对照组仅接受氯米芬治疗，而研究组采用氯米芬联合调经固冲汤治疗。经过 3 个月的治疗，研究组的有效率达到 91.7%，显著高于对照组的 70.0%。

（2）无排卵性功能失调性子宫出血：气虚型无排卵性功能失调性子宫出血患者经固冲汤治疗后，显示出增强的疗效。这包括降低子宫内膜厚度，改善雌二醇和黄体酮水平，以及促进凝血功能和调节前列腺素水平。

【参考文献】

［1］ 裴娅丽，许秀秀，司杰.固冲汤治疗无排卵性功能失调性子宫出血期的分析［J］.承德医学院学报，2023，40（3）：220-223.

［2］ 唐峰，余舒文，方靖，等.固冲汤对 IgA 肾病模型大鼠肾组织 TGF-β1 含量及病理形态的影响［J］.实用药物与临床，2021，24（12）：1067-1071.

［3］ 李青丽.克罗米芬联合调经固冲汤治疗多囊卵巢综合征不孕患者的效果［J］.黑龙江中医药，2021，50（3）：135-136.

45.栝蒌薤白白酒汤——《金匮要略》

【方歌】 栝蒌薤白白酒汤，胸痹胸闷痛难当；

喘息短气时咳唾，难卧仍加半夏良。

【出处原文】 "胸痹之病，喘息咳唾，胸背痛，短气，寸口脉沉而迟，关上小紧数，栝蒌薤白白酒汤主之。"（《金匮要略》）

【组成】 栝蒌实、薤白、白酒。

【功效】 通阳散结，行气祛痰。

【主治】 胸阳不振、痰气互结之胸痹证。症见胸部闷痛，甚至胸痛彻背，咳唾喘息，气短，舌苔白腻，脉沉弦或紧。

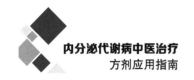

【方解】此为手少阴、手太阴之方。胸中阳气不振，痰阻气滞，诸阳之气受于胸中而转行于背，胸中阳气不振，津液不得输布，凝聚为痰，痰阻气机，故见胸部满痛，甚或胸痛彻背；痰浊阻肺，肺失宣降而上逆，故喘息咳唾，气短；舌苔白腻，脉沉弦或紧，均为痰浊结聚之征。胸阳不振为病之本，痰阻气滞为病之标，治宜通阳散结、行气祛痰。方中君以栝蒌实，善于涤痰散结、理气宽胸。薤白通阳散结、行气止痛，用为臣药。二药相配，化上焦痰浊，散胸中阴寒，宣胸中气机，为治胸痹要药。佐使以辛散温通之白酒，行气活血，以增行气通阳之力。诸药合用共奏通阳散结、行气祛痰之功。本方药仅三味，但配伍严谨，可使胸中阳气宣通，痰浊消除，气机通畅，胸痹自除。

【加减及衍化方】

（1）加减：胸痹不得卧，心痛彻背者，加半夏；寒邪较重者，可酌加干姜、桂枝、附子等以通阳散寒；气滞甚者，可酌加厚朴、枳实以理气行滞；兼血瘀者，可酌加丹参、赤芍等以活血祛瘀。

（2）衍化方：枳实薤白桂枝汤。（《金匮要略》）

◆ 组成：枳实、厚朴、薤白、桂枝、栝蒌

◆ 功效：通阳散结，祛痰下气

◆ 主治：胸痹。症见气结在胸，胸满而痛，甚或气从胁下上逆抢心，舌苔白腻，脉沉弦或紧。

◎ 鉴别要点：栝蒌薤白白酒汤和枳实薤白桂枝汤均以栝蒌、薤白为基础，都有通阳散结、行气祛痰之功，治疗胸阳不振、痰阻气滞之胸痹。栝蒌薤白白酒汤药力较小，是通阳散结、行气祛痰之基础方，适用于胸痹而痰浊较轻者；枳实薤白桂枝汤通阳散结之力强，善于下气降逆、行气除满，适用于胸痹而气结重者。

※【现代药理学研究及内分泌科临床应用】

本方具有通阳散结，行气祛痰之功。现代药理学研究表明，本方具有抗氧化、抗心肌细胞凋亡等作用。现代常用于治疗糖尿病性心肌病、冠心病合并血脂异常等内分泌科疾病属胸阳不振、痰气互结证者。

1. 现代药理学研究

（1）抗氧化：栝蒌薤白白酒汤有效降低心肌缺血再灌注损伤大鼠的血清 MDA、肌酸激酶同工酶（CK–MB）、LDH 水平，同时提高血清 SOD 活性，从而减轻由氧自由基介导的脂质过氧化反应引起的心肌损伤。

（2）抗心肌细胞凋亡：栝蒌薤白白酒汤可上调 Bcl-2 蛋白表达、下调 Bax 蛋白表达、升高 Bcl-2/Bax 比值、降低 Cleaved-Caspase-3 蛋白表达、调节 Akt/GSK-3β 信号通路，减轻缺血再灌注损伤引起的心肌细胞凋亡。

2.内分泌科临床应用

（1）糖尿病性心肌病：栝蒌薤白白酒汤可用于治疗糖尿病性心肌病属胸阳不振、痰气互结证者。气滞甚者，可酌加厚朴、枳实以理气行滞；兼血瘀者，可酌加丹参、赤芍等以活血祛瘀。

（2）冠心病合并血脂异常：栝蒌薤白白酒汤可有效降低冠心病患者的血脂水平，提高高密度脂蛋白胆固醇，效果优于常规药物治疗。

【参考文献】

［1］ 李明明，黄芳，韩林涛，等.栝蒌薤白白酒汤对大鼠心肌缺血再灌注损伤的保护作用［J］.中国实验方剂学杂志，2013，19（16）：188-192.

［2］ 程婧，黄丽，孔成诚，等.栝蒌薤白白酒汤通过调节 Akt/GSK-3β 信号通路减轻心肌缺血再灌注损伤［J］.上海中医药大学学报，2018，32（1）：82-85，97.

［3］ 李艳，王省，张瑞.栝蒌薤白白酒汤的研究进展及其质量标志物的预测分析［J］.中药新药与临床药理，2023，34（5）：707-712.

［4］ 张燕辉.栝蒌薤白白酒汤治疗冠心病合并血脂异常患者37例临床疗效观察［J］.中国民族民间医药，2013，23：79.

46.栝蒌薤白半夏汤★——《金匮要略》

【方歌】栝蒌薤白半夏酒，痰浊结胸满痛求；

胸痛彻背不安卧，祛痰宽胸散结优。

【出处原文】"胸痹不得卧，心痛彻背者，栝蒌薤白半夏汤主之。"（《金匮要略》）

【组成】栝蒌实、薤白、半夏、白酒。

【功效】通阳散结，祛痰宽胸。

【主治】痰盛瘀阻胸痹证。症见胸中满痛彻背，背痛彻胸，不能安卧者，气短，或痰多黏而白，舌质紫黯或有暗点，苔白或腻，脉迟。

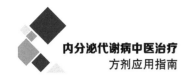

【方解】此为手少阴、手太阴之方。胸中阳气亏虚，痰浊窒塞其中，以致阴气上逆，症见胸痛彻背，痰多而黏，故以栝蒌薤白半夏汤通阳散结、祛痰宽胸。方中薤白辛温通阳，理气宽胸，豁痰下气；栝蒌实清热化痰，宽胸散结；半夏散结消痞化痰。栝蒌实配半夏增强化痰消痞、宽胸散结之效；白酒性热通阳，以助药性。诸药合用，共同起到通阳散结，祛痰宽胸的功效。

【加减及衍化方】

（1）加减：痰湿蕴而化热者，加黄连清热燥湿；痰浊内盛，胸闷憋气重者，加郁金、檀香；胸痛剧者，加延胡索、丹参以理气活血止痛。

（2）衍化方：栝蒌薤白白酒汤。（《金匮要略》）

◆ 组成：栝蒌实、薤白、白酒。

◆ 主治：胸痹，胸阳不振，痰气互结证。胸部闷痛，甚至胸痛彻背，咳唾喘息，短气，舌苔白腻，脉沉弦或紧。

◎ 鉴别要点：栝蒌薤白白酒汤、栝蒌薤白半夏汤均以栝蒌配伍薤白为基础，皆具通阳散结、行气祛痰之功，治疗胸阳不振、痰阻气滞之胸痹。但栝蒌薤白白酒汤药力较小，是通阳散结、行气祛痰之基础方，适用于胸痹而痰浊较轻者；栝蒌薤白半夏汤伍用半夏，祛痰散结之力较大，适用于胸痹而痰浊较甚者。

※【现代药理学研究及内分泌临床应用】

本方具有通阳散结，祛痰宽胸之功。现代药理学研究表明，本方具有抑制心肌细胞凋亡、改善心肌缺血、改善血管内皮细胞功能、抑制血栓形成、抑制心肌纤维化、抑制炎症反应、抑制氧化应激等作用。现代常用于治疗糖尿病、糖尿病性心脏病、糖尿病合并高脂血症等内分泌科疾病属痰盛瘀阻胸痹证者。

1. 现代药理学研究

（1）抑制心肌细胞凋亡、改善心肌缺血：研究显示，栝蒌薤白半夏汤能有效改善心肌缺血状况，通过调节内皮素和一氧化氮的分泌平衡，降低血清内皮素含量，提高一氧化氮水平，从而保护心肌细胞。

（2）改善血管内皮细胞功能：栝蒌薤白半夏汤能通过影响 ALK1 蛋白合成，降低 LDL 吞噬，减轻细胞损伤，下调细胞凋亡，从而缓解血管内皮细胞损伤。

（3）抑制心肌纤维化：在心肌纤维化大鼠中，栝蒌薤白半夏汤可以显著抑制Ⅰ型胶原和Ⅲ型胶原的升高，使大鼠心肌纤维化程度明显减轻。同时可能通过降低心肌细胞中 TGF-β1 表达，下调相关的胶原表达来改善心肌纤维化。

（4）抑制炎症反应：栝蒌薤白半夏汤通过增强 JAK-STAT 信号通路相关蛋白的表达，从而保护心肌缺血再灌注损伤。

2. 内分泌科临床应用

（1）糖尿病：糖尿病患者接受加味栝蒌薤白半夏汤治疗方案，能够显著改善血糖指标，优化疗效。

（2）糖尿病性心脏病：栝蒌薤白半夏汤可用于治疗糖尿病性心脏病属痰浊瘀阻证者，症见胸闷憋气，心下痞满，胸脘作痛，痛引肩背，伴头晕、倦怠乏力、肢体重着，舌体胖大，边有齿痕，舌质暗淡，苔白腻，脉弦滑。

（3）糖尿病合并高脂血症：加味四逆栝蒌薤白半夏汤有明显的降低空腹血糖及餐后血糖的作用，能够降低血清总胆固醇、甘油三酯，升高高密度脂蛋白-胆固醇，从而纠正脂肪代谢紊乱，减轻血液高黏滞状态，纠正循环障碍，明显改善患者胸部闷痛、气短乏力等心肌供血不足的症状。

【参考文献】

［1］ 李航，李建锋，赵启韬. 栝蒌薤白半夏汤的心肌保护机制研究进展［J］. 中医药导报，2014，20（15）：39-41.

［2］ 郭红伟. 加味栝蒌薤白半夏汤治疗冠心病心绞痛的临床分析［J］. 临床医药文献电子杂志，2017，4（43）：8478.

［3］ 陈丽兰，伊娜，李慧枝. 加味四逆栝蒌薤白半夏汤治疗糖尿病性冠心病 30 例总结［J］. 湖南中医杂志，2011，27（6）：3-5.

［4］ 沈仲琪. 基于 ALK1-LDL 通路探讨栝蒌薤白半夏汤缓解 ox-LDL 诱导的血管内皮细胞损伤的作用机制［D］. 山东中医药大学，2021.

［5］ 汪杰. 基于网络药理学的"栝蒌薤白半夏汤"治疗冠心病的作用机制研究［D］. 成都中医药大学，2020.

［6］ 李晓颖. 加味栝蒌薤白半夏汤治疗糖尿病的临床疗效探讨［J］. 人人健康，2018（20）：110.

［7］ 万丽. 加味栝蒌薤白半夏汤对糖尿病并冠心病血管内皮的影响［D］. 广州中医药大学，2015.

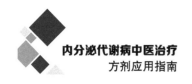

47. 桂附地黄汤★——《医宗金鉴》

【方歌】金鉴桂附地黄汤，六味地黄肉桂附；

补肾助阳化肾气，肾阳不足此方宜。

【出处原文】"震亨立阳常有余，阴常不足之论，以肾火有余，用补阴，补天等药，而未及肾火之不足者，以前人已有肾气，桂附地黄汤丸也。根据本方加附子，肉桂，名桂附地黄丸，治两尺脉弱，相火不足，虚羸少气，王冰所谓益火之原，以消阴翳者是也。"（《医宗金鉴》）

【组成】熟地黄、山茱萸、山药、牡丹皮、泽泻、茯苓、附子、肉桂。

【功效】补肾助阳，化生肾气。

【主治】肾阳气不足证。症见腰痛脚软，身半以下常有冷感，少腹拘急，小便不利，或小便反多，入夜尤甚，阳痿早泄，舌淡而胖，脉虚弱，尺部沉细，以及痰饮、水肿、消渴、脚气、转胞等。

【方解】此为足少阴之方。肾中阳气亏虚，形体失于温煦，症见腰膝酸软、畏寒喜暖等。此为病在足少阴经，故以桂附地黄汤补肾助阳，化生肾气。方中肉桂、附子用量较小，其意不在峻补，而在温助肾中之阳，微微生火，鼓舞肾气，取"少火生气"之意。肾为水火之宅，内寄真阴真阳，无阴则阳无以化，故重用熟地黄、山茱萸、山药滋补肾中阴精，于阴中求阳，使阳得阴助而生化无穷，共为臣药。君臣配伍，阳药得阴药之柔润则温而不燥，阴药得阳药之温通则滋而不腻，阴阳互济，相得益彰。佐以泽泻、茯苓渗湿泄浊、通调水道，加之肉桂、附子温阳化气以作动力，则更能去水湿、消阴翳。牡丹皮入血分以行气活血，配伍肉桂可调血分之滞。与温补肾阳之品同用，意在补中寓泻，以助肾气之振奋，并制滋阴药可能助湿碍邪之弊。

【加减及衍化方】

（1）加减：肾阳虚水肿者，加川牛膝、车前子；兼瘀毒者，加冬虫夏草、鹿角胶、玉竹。

（2）衍化方：十补丸。（《济生方》）

◆ 组成：附子、五味子、山茱萸、山药、牡丹皮、鹿茸、熟地黄、肉桂、茯苓、泽泻。

◆ 功效：补肾阳，益精血。

◆ 主治：肾阳虚衰，精血不足证。症见面色黧黑，足冷足肿，耳鸣耳聋，肢体羸瘦，足膝软弱，小便不利，腰背疼痛或阳痿，遗精，舌淡苔白，脉沉迟尺弱。

◎ 鉴别要点：十补丸由肾气丸化裁而成，十补丸不仅加入鹿茸、五味子，且减少了"三补""三泻"之量，增加附子的用量，易于温补肾气，补肾阳而益精血；桂附地黄汤则更重补肾助阳、化生肾气。

※【现代药理学研究内分泌临床应用】

本方具有补肾助阳、化生肾气之功。现代药理学研究表明，本方具有调控葡萄糖稳态、改善胰岛素抵抗、免疫调节、抗氧化等作用。现代常用于治疗2型糖尿病、糖尿病肾病、糖尿病周围神经病变、桥本甲状腺炎、甲状腺功能减退症等内分泌科疾病属肾阳不足证者。

1.现代药理学研究

（1）调控葡萄糖稳态、改善胰岛素抵抗：桂附地黄丸显示出对糖尿病患者的血糖控制能力，可能通过促进胰岛素分泌或提高糖的利用效率来实现。该方剂的主要成分包括环烯醚萜苷和苯乙醇苷，特别是来自熟地黄和山茱萸的成分，对预防糖尿病并发症和肾病具有显著效果，能改善胰岛素抵抗，同时保护肾。

（2）免疫调节：六味地黄汤能显著提高免疫力低下小鼠的CD3+、CD4+ T细胞比率，增加血清中IgA、IgG和IgM的含量，表明该方剂能够增强细胞和体液免疫功能。

（3）抗氧化：六味地黄丸能降低大鼠卵巢组织中MDA、一氧化氮和iNOS的含量，同时提高SOD和GSH的活性，从而增强抗氧化能力，延缓由D-半乳糖引起的大鼠卵巢组织衰老。

2.内分泌科临床应用

（1）2型糖尿病：桂附地黄汤加减法被用于治疗2型糖尿病肾病V期的阴阳两虚、水瘀互结、浊毒内停证患者。与常规治疗相比，桂附地黄汤组的总有效率为77.5%，显著高于对照组的63.3%。该治疗还改善了血清甘油三酯、尿白蛋白排泄率、血清尿素、血清肌酐和肌酐清除率。

（2）糖尿病肾病：桂附地黄汤加减可用于治疗糖尿病肾病属阴阳两虚证者，症见面色㿠白，形寒肢冷，腰酸腰痛，口干欲饮，或有水肿，大便或干或稀，舌红胖，脉沉细。

（3）糖尿病周围神经病变：桂附地黄汤加减可用于治疗糖尿病周围神经病变属脾

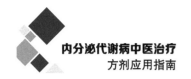

肾阳虚、痰瘀阻络者，症见肢体麻木、凉痛，得温则减，遇寒则重，腰膝酸软，畏寒怕冷，大便溏薄，舌淡胖，苔白滑，脉沉细。

（4）桥本甲状腺炎、甲状腺功能减退症：使用桂附地黄汤联合左甲状腺素钠治疗桥本甲状腺炎与甲状腺功能减退症患者，患者血清 TPOAb 和 TgAb 水平显著降低，优于仅使用左甲状腺素钠的对照组，表明桂附地黄汤能有效改善抗体水平和调节免疫功能。

【参考文献】

[1] 巫佳翠，罗载刚，余跃生，等.桂附地黄汤对小鼠肝癌增殖的抑制研究 [J].黔南民族医专学报，2001（1）：1-3.

[2] 余一辉，刘金文，张志权.桂附地黄汤加减内服、外敷结合治疗膝关节骨性关节炎的疗效观察 [J].内蒙古中医药，2021，40（3）：24-25.

[3] 李楠.玉屏风散加桂附地黄汤加味防治肾病综合征复发32例 [J].光明中医，2016，31（14）：2055-2057.

[4] 刘海立，连书光.桂附地黄汤加减治疗2型糖尿病肾Ⅴ期120例疗效观察 [J].中医临床研究，2016，8（9）：56-58.

[5] 刘如玉，张捷平，余文珍，等.金匮肾气丸对糖尿病模型大鼠糖脂代谢及 CRP 的影响 [J].福建中医药大学学报，2013，23（4）：32-34.

[6] 程相稳.桂附地黄汤加减方治疗桥本甲状腺炎所致甲状腺功能减退症的临床观察 [D].山东中医药大学，2015.

[7] 郑美思，许强，周海，等.基于网络药理学的金匮肾气丸治疗2型糖尿病作用机制探讨 [J].中华中医药学刊，2020，38（11）：126-131，271-273.

[8] 阮海军，毛焕.桂附地黄汤加减治疗老年性骨质疏松症30例 [J].中医临床研究，2016，8（18）：107-108.

[9] 邓永军.从络病论治糖尿病周围神经病变 [J].河南中医，2008（5）：37.

[10] 李家伦，雷世庸.六味地黄汤对免疫功能低下小鼠的药理作用 [J].中国医药指南，2008（16）：13-14.

[11] 李亚丽，楚伟，周利霞，等.中药六味地黄汤对衰老大鼠卵巢组织抗氧化能力的研究 [J].河北医药，2012，34（24）：3703-3704.

[12] 齐春会，张永祥，沈倍奋.六味地黄方现代药理学研究新进展 [J].军事医学科学院院刊，2002（1）：57-61.

48. 龟鹿二仙胶★——《医便》

【方歌】龟鹿二仙最守真，补人三宝精气神；

人参枸杞和龟鹿，益寿延年实可珍。

【出处原文】"男妇真元虚损，久不孕育；男子酒色过度，消烁真阴，妇人七情伤损血气，诸虚百损，五劳七伤。"（《医便》）

【组成】龟板胶、鹿角胶、人参、枸杞子。

【功效】滋阴填精，益气壮阳。

【主治】真元虚损，精血不足。症见全身消瘦，阳痿遗精，两目昏花，腰膝酸软，久不孕育。

【方解】此为足少阴之方。肾元亏虚，肾精亏损，机体失于营养，症见消瘦、阳痿遗精、两目昏花、腰膝酸软等。此为病在足少阴之经，故以龟鹿二仙胶汤滋阴填精、益气壮阳。方用鹿角胶甘咸而温，通督脉而补阳，且益精补血；龟板胶甘咸而寒，通任脉而养阴，滋补阴血。二药合用，峻补阴阳，填精补髓，滋养阴血，共为君药。配人参大补元气，健补脾胃，以助后天气血生化之源；枸杞子益肝肾、补精血，以助龟鹿二胶之力共为臣药。四药合用，滋阴壮阳，填精补血。

【加减及衍化方】

（1）加减：若肝阳上亢，头晕目眩者，加菊花、天麻以息风止眩；阳痿者，可加淫羊藿以助暖肾壮阳。

（2）衍化方：地黄饮子。（《黄帝素问宣明论方》）

◆ 组成：熟地黄、巴戟、山茱萸、石斛、肉苁蓉、附子、五味子、肉桂、茯苓、麦冬、石菖蒲、远志。

◆ 功效：滋肾阴，补肾阳，开窍化痰。

◆ 主治：喑痱。症见舌强不能言，足废不能用，口干不欲饮，足冷面赤，脉沉细弱。

◎ 鉴别要点：龟鹿二仙胶和地黄饮子都具有阴阳并补的功效。但是，龟鹿二仙胶为纯补之方，且用鹿角胶、龟板胶的血肉之品与人参相伍，故其填精养血之功更甚；地黄饮子滋阴温阳、化痰开窍之功更强。

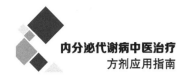

※【现代药理学研究及内分泌科临床应用】

本方具有滋阴填精、益气壮阳之功。现代药理学研究表明，本方具有抗氧化应激、抗细胞凋亡、调节免疫系统、抗肿瘤、抗衰老等作用。现代常用于治疗糖尿病、糖尿病生殖损伤、骨质疏松症等内分泌科疾病属真元虚损、精血不足证者。

1. 现代药理学研究

（1）抗氧化应激、抗细胞凋亡：药理研究发现，鹿角胶与龟板胶显示出显著的调节性腺功能、提升精子活力、抑制细胞凋亡、改善生精环境的作用。人参与枸杞子提供强效的抗氧化作用，可对抗糖尿病引起的生殖损伤。龟鹿二仙胶显示出改善糖尿病相关生殖损伤的潜力。

（2）调节免疫系统：加味龟鹿二仙胶汤通过调整 T 淋巴细胞亚群，提高 CD4＋细胞比例和 CD4＋/CD8＋比率，显示出显著的免疫调节作用，尤其对肺癌小鼠的免疫功能有显著提升作用。此外，加味龟鹿二仙胶汤还能增强机体产生细胞因子，加强抗肿瘤能力。

（3）抗肿瘤：龟板与鹿角提取物通过抑制肿瘤相关信号通路和诱导肿瘤细胞凋亡发挥抗肿瘤作用。人参和枸杞子中的活性成分，如人参皂苷和枸杞多糖，通过抑制侵袭、迁移和血管生成等多种方式，显示出强效的抗肿瘤活性。

（4）抗衰老：龟鹿二仙胶能显著提高性激素含量，降低脂质过氧化物水平，减少自由基损伤，显示出显著的抗衰老效果。

2. 内分泌科临床应用

（1）糖尿病：龟鹿二仙胶加减可用于治疗糖尿病属阴阳两虚者，症见全身消瘦，阳痿遗精，两目昏花，腰膝酸软，久不孕育，舌淡胖，苔白滑，脉沉细。

（2）糖尿病生殖损伤：龟鹿二仙胶在糖尿病大鼠模型中，展现了显著的治疗效果。它能改善睾丸和附睾的病变，增加精子浓度和活力。此外，通过提高血清睾酮和 LH 水平，龟鹿二仙胶优化了性激素轴的功能。它还通过调节 Bcl-2 和 Bax 的表达，来抑制细胞凋亡，并通过增强抗氧化酶活性来降低氧化应激，有效改善由糖尿病引起的生殖损伤。

（3）骨质疏松症：龟鹿二仙胶治疗原发性骨质疏松症肾阴阳两虚证，使 BMD 绝对值、SF36（PF、GH、VT、MH）评分、腰背疼痛 VAS 评分，均较治疗前有明显改善。

【参考文献】

［1］师林，黄圆圆，柯斌 . 加味龟鹿二仙胶汤联合顺铂对 Lewis 肺癌小鼠免疫功能的影响［J］. 中药材，2021，44（2）：452−455.

［2］石琳，王祥麒 . 龟鹿二仙胶加味治疗慢性再障疗效观察［J］. 医药论坛杂志，2007（5）：104−105.

［3］孔德荣 . 龟鹿二仙胶治疗老年性痴呆 60 例［J］. 中医研究，2007（10）：33−34.

［4］陆包伟，刘露梅，王能，等 . 龟鹿二仙胶对糖尿病大鼠生殖损伤的保护作用及机制［J］. 中国实验方剂学杂志，2022，28（19）：1−8.

［5］朱文豪，童东昌，郭垠梅，等 . 龟鹿二仙胶抗肿瘤机制研究进展［J］. 江苏中医药，2021，53（7）：79−81.

［6］宾东华，李玲，唐宇，等 . 谭新华基于"补、固、和"法运用龟鹿二仙胶治疗男科疾病经验［J］. 湖南中医药大学学报，2021，41（6）：903−906.

［7］司誉豪，马勇，许奇，等 . 龟鹿二仙胶在骨质疏松症领域研究进展及其现代应用迷思［J］. 中国骨质疏松杂志，2021，09：1400−1404.

［8］王科艇，江显俊，楼红凯 . 龟鹿二仙胶治疗原发性骨质疏松症肾阴阳两虚证临床观察［J］. 新中医，2018，05：113−116.

49. 归脾汤——《正体类要》

【方歌】归脾汤用参术芪，归草茯神远志齐；

酸枣木香龙眼肉，煎加姜枣益心脾。

【出处原文】"治跌仆等症，气血损伤，或思虑伤脾，血虚火动，寤而不寐，或心脾作痛，怠惰嗜卧，怔忡惊悸，自汗盗汗，大便不调，或血上下妄行，其功甚捷。"（《正体类要》）

【组成】白术、人参、黄芪、当归、炙甘草、茯苓、远志、酸枣仁、木香、龙眼肉、生姜、大枣。

【功效】益气补血，健脾养心。

【主治】心脾气血两虚证。症见心悸怔忡，健忘失眠，盗汗虚热，体倦食少，面色萎黄，舌淡，苔薄白，脉细弱。

【方解】此为手少阴、足太阴之方。心血亏虚，心神失养，则见心悸怔忡、健忘失眠。脾之气血亏虚，则见乏力、少食等症。此为病在手少阴、足太阴之经，故以归脾汤

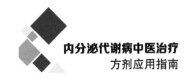
益气补血，健脾养心。方中黄芪甘微温，补脾益气；龙眼肉甘温，既能补脾气，又能养心血，共为君药。人参、白术甘温补气，与黄芪相配，加强补脾益气之功；当归甘辛微温，滋养营血，与龙眼肉相伍，增加补心养血之效，均为臣药。茯苓、酸枣仁、远志宁心安神；木香理气醒脾，与补气养血药配伍，使之补不碍胃，补而不滞，俱为佐药。炙甘草补气健脾，调和诸药，为使药。用法中加生姜、大枣调和脾胃，以资生化。

【加减及衍化方】

（1）加减：身热者，去酸枣仁、龙眼肉，加地骨皮、阿胶以清热凉血；脾虚湿盛者，加半夏、茯苓以健脾燥湿。

（2）衍化方：补中益气汤。（《内外伤辨惑论》）

◆ 组成：黄芪、白术、陈皮、升麻、柴胡、人参、甘草、当归。

◆ 功效：补中益气，升阳举陷。

◆ 主治：①脾胃气虚证，饮食减少，体倦肢软，少气懒言，面色㿠白，大便稀溏，脉大而虚软；②气虚下陷证，脱肛，子宫脱垂，久泻，久痢，崩漏等，气短乏力，舌淡，脉虚者；③气虚发热证，身热，自汗，渴喜热饮，气短乏力，舌淡，脉虚大无力。

◎ 鉴别要点：补中益气汤与归脾汤均有补脾益气之功。补中益气汤配伍升阳举陷之品，重在补气且能升阳，主治脾胃气虚、中气下陷及气虚发热等证；归脾汤则配伍养心安神之品，意在补养心脾、益气生血，主治心脾气血两虚之神志不安及脾不统血之失血证。

※【现代药理学研究及内分泌科临床应用】

本方具有益气补血、健脾养心之功。现代药理学研究表明，本方具有抗心肌缺血、扩张血管、降血压、降血脂、提高心脏自主神经功能、抗氧化、抗肿瘤、增进造血功能、抗抑郁等药理作用。现代常用于治疗糖尿病脑病、糖尿病阳痿、骨质疏松症、围绝经期综合征、失眠症等内分泌科疾病心脾气血两虚证。

1. 现代药理学研究

（1）抗心肌缺血：归脾汤中当归主要生物活性包括造血、抗血小板聚集、抗心律失常、抗辐射、抗肿瘤、镇痛、调节平滑肌及对脏器的保护作用。远志有抗心肌缺血效应，可减小大鼠心肌梗死的范围，并有免疫增强、止痛等作用。酸枣仁亦具有抗心律失常、抗心肌缺血作用。

（2）扩张血管、降血压、降血脂：归脾汤中木香具有降血压和抗血液凝集的作用，酸枣仁具有降压、降血脂作用。

（3）提高心脏自主神经功能：归脾汤治疗心脏神经官能症疗效显著，可以提高心脏自主神经功能，降低炎症因子水平，且不良反应轻微。

（4）抗氧化：归脾汤可以增强过氧化氧酶的活性，使 SOD 活性增强，MDA 降低，具有较强的抗氧化作用，能有效抑制过氧化作用，抑制脂质的生成，从而达到延长个体寿命的作用。

（5）抗肿瘤：归脾汤可以诱导人皮肤鳞癌细胞凋亡和抑制 A431 细胞导致的肿瘤生长，同时可以抑制人类乳腺癌细胞株雌激素受体（ER）阳性代表株 MCF-7 和 ER 阴性代表株 MDA-MB-435 的生长，且其抑制细胞增殖和促进细胞凋亡作用都与抗乳腺癌一线药物西紫杉醇相近。

（6）增进造血功能：现代药理学研究表明，归脾汤具有改善骨髓微循环，促进造血细胞核糖核酸合成和多能干细胞增殖与分化，显著提高白细胞的作用。

（7）抗抑郁：归脾汤可能是通过调节 HPA 轴，从而调节海马区 NE、DA 和 5-羟色胺等神经递质含量；提高脑内脑源性神经营养因子（BDNF）水平及受体的表达，从而促进神经细胞生长发育；抑制炎症因子释放，减轻炎症反应以保护神经细胞；调节肠道菌群等多种作用机制而起到抗抑郁的作用。

2. 内分泌科临床应用

（1）糖尿病脑病：归脾汤在降低血糖水平和提高胰岛素敏感指数方面发挥了积极作用。

（2）糖尿病阳痿：归脾汤联合关元等穴位埋针治疗，可以有效地缓解患者阳痿，同时可以辅助胰岛素治疗，更好地控制血糖水平。

（3）骨质疏松症：加味归脾汤联合四烯甲萘醌软胶囊治疗脾胃虚弱型老年性骨质疏松症，总有效率为 91.30%，能更好地改善患者生活质量，减轻临床症状，改善骨密度及骨钙素（BGP）水平。

（4）围绝经期综合征：归脾汤加减治疗围绝经期综合征总有效率 100%，疗程最短10 天，最长 40 天，平均 26 天。

（5）失眠症：荟萃分析显示，归脾汤及其加减方治疗失眠症有较好疗效，尚需进一步开展大规模、高质量的有中医特色的研究加以证实。

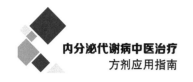

【参考文献】

［1］ 童东昌，杨万章，李娇，等.以归脾汤为基础方治疗心脾两虚型失眠症的系统评价［J］.光明中医，2013，28（11）：2233-2236.

［2］ 李秋莉.归脾汤治疗心脾两虚型心悸随机平行对照研究［J］.实用中医内科杂志，2013，27（9）：74-76.

［3］ 严建英，李文静，王丽华，等.归脾汤对心脏神经官能症患者心脏自主神经功能、炎症因子及血管内皮功能的影响［J］.世界中西医结合杂志，2017，12（9）：1249-1252.

［4］ 冯晓帆，王艳杰，刘羽茜，等.在补脾益气法调节 PKB/GSK-3β 信号通路缓解糖尿病脑病中沉默 LncRNA MALAT1 的研究［J］.时珍国医国药，2022，33（7）：1597-1601.

［5］ 都增强，康文娟，蒲蔚荣，等.生脉散合归脾汤对 2 型糖尿病急性肾损伤气阴两虚证的治疗作用及机制研究［J］.现代中药研究与实践，2021，35（3）：70-74.

［6］ 陈丽媛，叶田园，齐冬梅，等.归脾汤的现代临床应用与防治疾病种类研究进展［J］.中国实验方剂学杂志，2021，27（15）：219-226.

［7］ 李欣，李世秀，李卓.归脾汤加减合关元等穴埋针治疗糖尿病阳痿临床有效性分析［J］.糖尿病新世界，2020，23（19）：14-16.

［8］ 晏玲，胡爱民.归脾汤加减治疗甲亢合并白细胞减少症 20 例［J］.福建中医药，2013，44（4）：31-32.

［9］ 孙静，张莹.归脾汤在心血管疾病中的应用研究进展［J］.中国中医急症，2020，29（1）：185-188.

［10］ 吴港发，唐本夫.加味归脾汤联合四烯甲萘醌软胶囊治疗脾胃虚弱型老年性骨质疏松症临床观察［J］.云南中医中药杂志，2023，04：45-47.

［11］ 华刚，管爱芬，刘守新.归脾汤加减治疗更年期综合征 180 例［J］.光明中医，2007，05：75-76.

50. 桂枝茯苓丸★——《金匮要略》

【方歌】金匮桂枝茯苓丸，芍药桃仁和牡丹；

等分为末蜜丸服，活血化瘀癥块消。

【出处原文】"妇人宿有癥病，经断未及三月，而得漏下不止，胎动在脐上者，为癥痼害。妊娠六月动者，前三月经水利时，胎也。下血者，后断三月衃也。所以血不止者，其癥不去故也。当下其癥，桂枝茯苓丸主之。"（《桂枝茯苓丸》）

【组成】桂枝、茯苓、牡丹皮、桃仁、芍药

【功效】活血化瘀，缓消癥块

【主治】痰瘀互结证。症见妇人素有癥块，妊娠漏下不止，或胎动不安，血色紫黑晦暗，腹痛拒按，或经闭腹痛，或产后恶露不尽而腹痛拒按者，舌质紫黯或有瘀点，脉沉涩。

【方解】此为足太阳之方。此以太阳随经瘀热在里，瘀阻胞宫，症见腹有癥块，妊娠漏下不止，腹痛等。此为病在太阳之经，故以桂枝茯苓丸活血化瘀，缓消癥块。方中桂枝辛甘而温，温通血脉为君药。瘀结成癥，不破其血，其癥难消，故配伍桃仁、牡丹皮活血破瘀，散结消癥，漏下之症用行血之品，含通因通用之意；牡丹皮又能凉血以清瘀久所化之热，共为臣药。芍药养血和血，破瘀而不伤正，并能缓急止痛；配伍茯苓甘淡渗利，渗湿健脾，以消痰利水，配合祛瘀药以助消癥，并健脾益胃，以扶正气，为佐药。以白蜜为丸，取蜜糖之甘缓，并用丸药，"丸者缓也"，以缓和诸破泄药之力，为使药。诸药合用，共奏活血化瘀、缓消癥块之功，使瘀化癥消，诸症皆愈。

【加减及衍化方】

（1）加减：怕热汗出、烦躁失眠、舌红脉弦数者，加黄药子、夏枯草、玄参；嗜睡怕冷、乏力水肿、舌淡胖、脉迟缓者，加黄芪、白术、山茱萸；甲状腺肿大者，加海藻、莪术、穿山甲。

（2）衍化方：血府逐瘀汤。（《医林改错》）

◆ 组成：桃仁、红花、当归、生地黄、牛膝、川芎、桔梗、赤芍、枳壳、甘草、柴胡。

◆ 功效：活血化瘀，行气止痛。

◆ 主治：胸中血瘀证。胸痛，头痛，日久不愈，痛如针刺而有定处，或呃逆日久不止，或饮水即呛，干呕，或内热瞀闷，或心悸怔忡，失眠多梦，急躁易怒，入暮潮热，唇暗或两目黯黑，舌质黯红，或舌有瘀斑、瘀点，脉涩或弦紧。

◎ 鉴别要点：桂枝茯苓丸与血府逐瘀汤均具有活血化瘀的功效。但桂枝茯苓丸更适用于消有形之血瘀；而血府逐瘀汤更适合治疗气滞引起的血瘀。

※【现代药理学研究及内分泌科临床应用】

本方具有活血化瘀、缓消癥块之功。现代药理学研究表明，本方具有调节血糖、改善胰岛素抵抗、修复脑损伤并改善微循环、调节免疫、抑制肿瘤细胞转移、抗凝、抗肝纤维化、调节肠道菌群等药理作用。现代常用于治疗糖尿病、糖尿病周围神经病变、糖尿病视网膜病变、糖尿病微血管病变、高脂血症、慢性淋巴细胞性甲状腺炎、

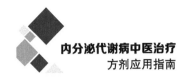

多囊卵巢综合征等内分泌科疾病属痰瘀互结证者。

1. 现代药理学研究

（1）调节血糖、改善胰岛素抵抗：桂枝茯苓丸可有效改善多囊卵巢综合征患者的胰岛素抵抗，降低空腹血糖、雄激素、脂联素水平，同时升高黄本酮、雌二醇水平，调整内分泌及性腺功能。

（2）修复脑损伤并改善微循环：复方桂枝茯苓丸能降低脑缺血再灌注损伤大鼠的 Caspase–3 含量，升高 TGF–β1 水平，减轻脑损伤。它还通过降低 TNF–α、内皮素（ET）含量，阻止细胞坏死，改善脑微循环，提高脑血流灌注。

（3）调节免疫：高剂量桂枝茯苓丸联合达那唑可调节内膜异位症大鼠的免疫反应，通过降低炎症因子 IL–6、TNF–α 水平，抑制中性粒细胞活性，干预异位内膜的种植与黏附。

（4）抑制肿瘤细胞转移：桂枝茯苓丸通过降低肿瘤细胞中 Cyclin D、CDK 的表达，抑制表皮细胞生长因子（EGFR）表达，阻断细胞内信号传导，从而抑制肿瘤细胞转移。

（5）抗凝：桂枝茯苓丸能够调节大鼠血液中 vWF、PAI–1 的活性，提高 t–PA 活性，增强纤溶活性，发挥抗血栓作用。

（6）抗肝纤维化作用：桂枝茯苓丸在对抗 CCl4 诱导的肝纤维化模型小鼠中，显示出显著效果。它不仅改善了肝功能，还抑制了胶原蛋白的生成，减轻了炎症反应，并降低了氧化应激。桂枝茯苓丸通过调节肝中的 TGF–β/Smads 信号通路和线粒体凋亡途径，有效抑制肝纤维化的进展。

（7）调节肠道菌群作用：桂枝茯苓丸对肝纤维化小鼠的肠道菌群多样性和结构具有显著的调节作用。它能增加结肠紧密连接蛋白的表达，降低肠道通透性，从而通过"肠–肝轴"改善肝纤维化状况。

2. 内分泌科临床应用

（1）糖尿病：桂枝茯苓丸加减方能够增强西药治疗糖尿病的效果，改善患者临床症状，提升患者生活水平。

（2）糖尿病周围神经病变：桂枝茯苓丸可以增强西医治疗糖尿病周围神经病变的效果，提高患者神经传导速度，降低血管内皮细胞的损伤。

（3）糖尿病视网膜病变：桂枝茯苓丸可以显著下调 VEGF 和炎症趋化因子的浓度水平，抑制人视网膜血管内皮细胞的增殖、移位和血管增生。

（4）糖尿病微血管病变：桂枝茯苓丸能够改善糖尿病微血管病变大鼠 24 h 尿蛋

白排泄量，血肌酐，血尿素氮的情况，增加肾小球滤过率，降低 AGEs 和过氧化脂质的积累，改善肾功能。

（5）高脂血症：桂枝茯苓丸联合大黄碳酸氢钠片治疗高脂血症痰瘀互结型，对照组给予阿托伐他汀钙片治疗，观察组给予桂枝茯苓丸联合大黄碳酸氢钠片治疗。发现桂枝茯苓丸联合大黄碳酸氢钠片治疗痰瘀互结型高脂血症的疗效确切，可有效降脂和缓解症状，且用药安全性好，值得临床推广应用。

（6）慢性淋巴细胞性甲状腺炎：本方可用于治疗慢性淋巴细胞性甲状腺炎属痰瘀互结证者，症见颈部肿大，质韧或硬，时有刺痛，面色萎黄，咳痰不爽或体型肥胖；舌质紫黯，苔腻，脉滑或涩。

（7）多囊卵巢综合征：应用桂枝茯苓丸加味并配合常规西药治疗多囊卵巢综合征，与仅用常规西药治疗的对照组进行比较。结果表明，治疗组的总有效率为84%，明显高于对照组的42%。

【参考文献】

［1］ 徐宝贵.桂枝茯苓丸防治小鼠肝纤维化的分子机制研究［D］.浙江海洋大学，2022.

［2］ 王新花.桂枝茯苓丸治疗输卵管炎50例［J］.中国实验方剂学杂志，2011，17（6）：292-293.

［3］ 王悦.桂枝茯苓丸加味治疗多囊卵巢综合征临床观察［J］.山东医药，2006（1）：70-71.

［4］ 张建荣，潘强，柏江锋，等.复方桂枝茯苓丸对脑缺血再灌注损伤大鼠 TNF-α、ET 的影响［J］.中国中医急症，2013，22（11）：1841-1843.

［5］ 吴修红，马艳春，何录文，等.桂枝茯苓丸对子宫内膜异位大鼠腹腔液中 IL-6 和 TNF-α 水平的影响［J］.中医药学报，2014，42（4）：69-71.

［6］ 赵秋生，谭秀芬，王南苏.桂枝茯苓丸对多囊卵巢综合征大鼠胰岛素抵抗及脂联素的影响［J］.新中医，2012，44（1）：116-117.

［7］ 满玉晶，张萌，吴效科，等.桂枝茯苓丸的药理作用及其临床应用［J］.中医临床研究，2017，9（28）：141-143.

［8］ 王宝爱，黄少君.桂枝茯苓丸加减结合西医常规疗法治疗2型糖尿病周围神经病变临床研究［J］.国际中医中药杂志，2017，39（1）：22-25.

［9］ 陈鸣，张鸿，曾流芝，等.桂枝茯苓丸治疗糖尿病白内障术后黄斑水肿的临床效果及部分机制探析［J］.世界中医药，2018，13（12）：3070-3073.

［10］ 赵桂芝.桂枝茯苓丸对糖尿病肾病的治疗作用［J］.国外医学（中医中药分册），2005（5）：307.

［11］ 李晓，姜萍，徐云生，等.桂枝汤对自发性糖尿病大鼠心肌胶原重构的影响［J］.中华中

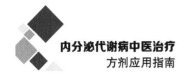

医药杂志, 2009, 24 (8): 1068-1071.

[12] 李玲, 冷锦红. 桂枝茯苓丸治疗糖尿病的研究进展 [J]. 中外医学研究, 2023, 21 (7): 170-173.

[13] 陈志明, 周智文, 廖雪勤, 等. 桂枝茯苓丸加大黄碳酸氢钠片治疗痰瘀互结证高脂血症的临床效果研究 [J]. 中国实用医药, 2022, 02: 7-10.

51. 桂枝汤——《伤寒论》

【方歌】桂枝芍药等量伍, 姜枣甘草微火煮;

　　　　解肌发表调营卫, 中风表虚自汗出。

【出处原文】"太阳中风, 阳浮而阴弱, 阳浮者, 热自发, 阴弱者, 汗自出, 啬啬恶寒, 淅淅恶风, 翕翕发热, 鼻鸣干呕者, 桂枝汤主之。"(《伤寒论》)

【组成】桂枝、芍药、甘草、大枣、生姜。

【功效】解肌发表, 调和营卫。

【主治】外感风寒表虚证、营卫不和证。症见头痛发热, 汗出恶风, 鼻鸣干呕, 苔白不渴, 脉浮缓或浮弱者。

【方解】此为足太阳之方。风寒袭表, 以致营卫失和, 症见头痛发热、汗出恶风等。此为病在足太阳经。仲景以发汗为重, 解肌为轻, 中风不可大汗, 汗过则反动营血, 虽有表邪, 只可解肌, 故以桂枝汤调和营卫, 发表解肌也。桂枝辛温, 辛能散邪, 温从阳而扶卫, 故为君药。芍药酸寒, 酸能敛汗, 寒走阴而益营。桂枝君芍药, 是于发散中寓敛汗之意; 芍药臣桂枝, 是于固表中有微汗之道焉。生姜之辛, 佐桂枝以解肌表; 大枣之甘, 佐芍药以和营里。甘草甘平, 有安内攘外之能, 用以调和中气, 即调和表里又调和诸药。以桂、芍之相须, 姜、枣之相得, 借甘草之调和阳表阴里, 气卫血营, 并行而不悖, 是刚柔相济以为和也。

【加减及衍化方】

(1) 加减: 恶风寒较甚者, 宜加防风、荆芥、淡豆豉疏散风寒; 体质素虚者, 可加黄芪益气, 以扶正祛邪; 兼见咳喘者, 宜加杏仁、紫苏子、桔梗宣肺止咳平喘。

(2) 衍化方: 桂枝加葛根汤。(《伤寒论》)

◆组成: 桂枝、芍药、生姜、炙甘草、大枣、葛根。

◆ 功效：解肌发表，生津舒经。

◆ 主治：风寒客于太阳经输，营卫不和证；桂枝汤证兼项背强而不舒者。

◎ 鉴别要点：桂枝汤类方，其证之病机以营卫不和或气血阴阳失调为共性，故用桂枝汤和营卫、调阴阳。两方主治证以外感风寒表虚为基本病机，桂枝加葛根汤主治外感风寒，太阳经气不舒，津液不能敷布，经脉失去濡养之恶风汗出、项背强而不舒，故用桂枝汤加葛根以解肌发表，生津舒经。

※【现代药理学研究及内分泌科临床应用】

本方具有解肌发表、调和营卫之功。现代药理学研究表明，本方具有调节免疫功能、诱导免疫耐受和免疫抑制、双向调节体温、抗炎、抗菌、抗病毒、镇痛、镇静、降低血糖、调节血压、保护心血管、调节胃肠功能等药理作用。现代常用于治疗 2 型糖尿病、糖尿病心脏自主神经病变、围绝经期综合征等内分泌科疾病属营卫不和证者。

1. 现代药理学研究

（1）调节免疫功能：桂枝汤能有效抑制 T、B 淋巴细胞的增殖，增强肠道黏膜免疫功能，显著提高 CD4+、CD8+ T 淋巴细胞数量，从而诱导免疫耐受和免疫抑制。此外，该方剂还能提高血清溶血素、血清凝集素、淋巴细胞比率，恢复免疫系统的平衡。

（2）双向调节体温：桂枝汤通过影响下丘脑及血浆中的多种物质，如前列腺素 E_2、一氧化氮合酶、神经递质等，能有效降低或升高体温，实现体温的双向调节。

（3）抗炎、抗菌、抗病毒、镇痛、镇静：桂枝汤中的多种成分（如桂皮醛、桂皮酸等）具有抗炎、抗菌、抗病毒、镇痛作用。它能有效防治佐剂性关节炎，通过抑制炎症因子 IL-1β、TNF-α 的活性，降低前列腺素 E_2 含量，发挥抗炎作用。同时，对多种细菌（如金黄色葡萄球菌、表皮葡萄球菌等）具有抑制作用。

（4）降低血糖：桂枝汤主要通过桂皮醛等活性成分发挥降糖作用。除此之外，它还能改善糖尿病相关并发症，如通过提高迷走神经功能减轻自主神经损伤，调节糖尿病心脏自主神经失调，预防心脏自主神经损伤。

（5）调节血压：桂枝汤含有槲皮素、β-谷甾醇、山奈酚等活性化合物，通过多途径作用有效降低高血压。研究显示，桂枝汤可降低 Dahl 盐敏感大鼠的 IL-6、IL-1β、CCL2、MMP-2、MMP-9 表达，抑制炎症和心肌纤维化，揭示了其抗高血压的潜在机制。

（6）保护心血管：桂枝汤中的苯丙烯类化合物，对人脑微血管内皮细胞（HBMEC）氧化应激状态有显著改善作用。它增加 Nrf2 mRNA 表达，减少细胞内 MDA 的产生和

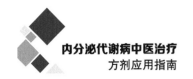

活性氧自由基（ROS）含量，提升一氧化氮含量和抗氧化酶活性，从而保护血管内皮细胞。

（7）调节胃肠功能：桂枝汤对胃肠道具有显著调节作用。它不仅作用于中枢下丘脑，还影响局部中枢，改变胃泌素、胃动素分泌，调节胃肠运动功能。

2. 内分泌科临床应用

（1）2型糖尿病：采用桂枝汤加减法治疗糖尿病心脏自主神经病，每个疗程持续28周，连续治疗2个疗程后，患者的空腹血糖、餐后2小时血糖和糖化血红蛋白水平均显著降低。

（2）糖尿病心脏自主神经病变：桂枝汤加减法联合甲钴胺片治疗糖尿病心脏自主神经病变组，与接受常规治疗及甲钴胺片的对照组相比，表现了更高的总有效率。治疗后，试验组患者的主要和次要症状均明显优于对照组，证明桂枝汤加减法在改善糖尿病心脏自主神经病变方面具有显著效果。

（3）围绝经期综合征：采用桂枝汤为主方治疗围绝经期综合征患者，总有效率为89.19%，桂枝汤加减治疗围绝经期失眠总有效率为91.7%，桂枝汤能明显地改善围绝经期患者的各类综合征。

【参考文献】

[1]　朱华，秦丽，杜沛霖，等.桂枝药理活性及其临床应用研究进展［J］.中国民族民间医药，2017，26（22）：61-65.

[2]　袁海建，李卫，金建明，等.桂枝汤化学成分、药理作用机制与临床应用研究进展［J］.中国中药杂志，2017，42（23）：4556-4564.

[3]　王宏蔚，吴智兵，杨敏，等.桂枝汤现代药理作用研究概况［J］.江苏中医药，2020，52（12）：85-89.

[4]　王松耀.桂枝汤加减对糖尿病心脏自主神经病变患者中医证候疗效、炎症因子的影响［J］.中医学报，2018，33（8）：1419-1423.

[5]　田瑛.桂枝汤加减治疗糖尿病心脏自主神经病变临床观察［J］.糖尿病新世界，2017，20（21）：170-171.

[6]　李晓东，谷丽维，冉庆森，等.3种桂枝汤苯丙烯类化合物对ox-LDL诱导人脑微血管内皮细胞氧化应激损伤的保护作用［J］.中国中药杂志，2016，41（12）：2315-2320.

[7]　曾俊芬，王新桂，鲁建武，等.桂枝汤方剂不同提取部位免疫抑制活性的考察［J］.安徽医药，2016，20（9）：1629-1632.

[8]　冯博，房玉涛，徐瑞山.桂枝汤的现代临床应用及作用机制研究进展［J］.中国中药杂志，2018，43（12）：2442-2447.

［9］叶铁林，刘雪妮，史传奎.桂枝汤药理作用研究进展［J］.药物评价研究，2022，45（2）：390-396.

［10］李莹鸿，靳利利.桂枝汤加减治疗更年期失眠的临床观察［J］.内蒙古中医药，2014，35：44.

［11］周业程，周英.调和营卫之桂枝汤治疗绝经期综合征烘热汗出临床应用探讨［J］.广州中医药大学学报，2021，38（11）：2526-2531.

52.厚朴温中汤——《内外伤辨惑论》

【方歌】厚朴温中陈草苓，干姜草蔻木香停；

　　　　煎服加姜治腹痛，虚寒胀满用皆灵。

【出处原文】"治脾胃虚寒，心腹胀满，及秋冬客寒犯胃，时作疼痛。"（《内外伤辨惑论》）

【组成】厚朴、陈皮、甘草、茯苓、草豆蔻仁、木香、干姜。

【功效】温中行气，燥湿除满。

【主治】主治脾胃寒湿气滞证。症见脘腹胀满或疼痛，不思饮食，四肢倦怠，舌苔白腻，脉沉弦。

【方解】此为足太阴之方。胃主受纳、腐熟和运化水谷，若起居不适，外受寒湿之邪，或恣食生冷之物，则使脾胃受寒湿所伤。寒湿凝滞，脾胃气机壅阻，不通则痛，故见脘腹胀满或疼痛；脾胃运化失司，则不思饮食；脾胃主肌肉四肢，湿邪困于脾胃，则四肢倦怠。此为病在足太阴之经，故以厚朴温中汤温中行气，燥湿除满。方中厚朴行气消胀，燥湿除满，为君药。草豆蔻仁温中散寒，燥湿除痰，为臣药。陈皮、木香行气宽中；干姜温脾暖胃以散寒；茯苓渗湿健脾以和中，共为佐药。甘草益气健脾，调和诸药，功兼佐使。诸药合用，寒湿得除，气机得畅，脾胃复健，则胀痛自解。

【加减及衍化方】

（1）加减：痛甚者，可加肉桂、高良姜以温中散寒。兼身重肢肿者，可加大腹皮以下气利水。

（2）衍化方：良附丸。（《良方集腋》）

◆ 组成：高良姜、香附。

◆ 功效：行气疏肝，祛寒止痛。

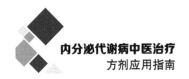

◆ 主治：气滞寒凝证。症见胃脘疼痛，胸闷胁痛，畏寒喜热，以及妇女痛经等。

◎ 鉴别要点：本方与厚朴温中汤均有温中行气止痛之功，但厚朴温中汤温中燥湿，主治脾胃寒湿气滞证；本方治胃兼能疏肝，二方同中有异。

※【现代药理学研究及内分泌科临床应用】

本方具有温中行气、燥湿除满之功。现代药理学研究表明，本方具有促进胃排空、调节胃动素和生长抑制素的水平、调节水电解质代谢、调节胃肠道激素和免疫功能等药理作用。现代常用于治疗糖尿病胃轻瘫。

1. 现代药理学研究

（1）促进胃排空：厚朴温中汤可降低胃液总量，进而相对提高胃游离酸度、总酸度和胃蛋白酶活性，并促进胃排空。

（2）调节胃动素和生长抑制素的水平：厚朴温中汤在治疗功能性消化不良方面表现出显著效果。临床观察表明，该方剂能显著提升血浆中胃动素的水平，同时降低生长抑制素的水平，从而改善消化功能，这可能是其治疗功能性消化不良的关键机制。

（3）调节水电解质代谢：厚朴温中汤能有效调节体内醛固酮和钾离子的水平。治疗后，醛固酮含量显著下降，钾离子水平明显升高，恢复迅速。这表明厚朴温中汤在调节水电解质平衡方面具有重要作用，有助于改善脾虚湿阻证的症状。

（4）调节胃肠道激素和免疫功能：厚朴温中汤能够增加胃肠道 P 物质和白细胞介素-2 水平，其作用机制可能是通过调节胃肠道激素和免疫功能，以调整胃肠道运动。

2. 内分泌科临床应用

现代常用于治疗糖尿病胃轻瘫之脾胃寒湿气滞者，症见胃脘疼痛，胸闷胁痛，不思饮食，畏寒喜热，四肢乏力倦怠，舌淡苔白腻，脉沉弦等。

【参考文献】

[1] 刘建群，闫君，舒积成，等. 经典名方厚朴温中汤的研究进展［J］. 中国实验方剂学杂志，2019，25（17）：209-218.

[2] 董燕，刘思鸿，李莎莎，等. 经典名方厚朴温中汤的历史衍变与研究进展［J］. 中国实验方剂学杂志，2021，27（23）：35-43.

53.黄连解毒汤——《外台秘要》

【方歌】黄连解毒汤四味，黄芩黄柏栀子备；

　　　　躁狂大热呕不眠，吐衄发斑均可为。

【出处原文】"又前军督护刘车者，得时疾三日已汗解，因饮酒复剧，苦烦闷干呕，口燥呻吟，错语不得卧，余思作此黄连解毒汤。"（《外台秘要》）

【组成】黄连、黄芩、黄柏、栀子。

【功效】泻火解毒。

【主治】主治三焦火毒证。症见大热烦躁，口燥咽干，错语不眠；或热病吐血、衄血；或热甚发斑，或身热下利，或湿热黄疸；或外科痈疡疔毒。小便黄赤，舌红苔黄，脉数有力。

【方解】此为手足阳明、手少阳药之方。火毒充斥三焦，则见大热烦躁、口燥咽干、错语不眠等症。此为病在手足阳明、手少阳之经，故以黄连解毒汤泻三焦火热邪毒。三焦积热，邪火妄行，故用黄连、栀子清肌表，黄柏、黄芩泻肺火于上焦，黄连泻脾火于中焦，黄柏泻肾火于下焦，栀子通泻三焦之火从膀胱出。盖阳盛则阴衰，火盛则水衰，故用大苦大寒之药，抑阳而扶阴，泻其亢甚之火，而救其欲绝之水也，然非实热不可轻。

【加减及衍化方】

（1）加减：便秘者，加大黄泻下焦实热；吐血、衄血、发斑，加玄参、生地黄、牡丹皮以清热凉血；黄疸者，加大黄、茵陈清热祛湿退黄；疮疡肿毒者，加蒲公英、连翘以清热解毒。

（2）衍化方：泻心汤。（《金匮要略》）

◆ 组成：大黄、黄连、黄芩。

◆ 功效：泻火消痞。

◆ 主治：邪热壅滞心下，气机痞塞证。

◎ 鉴别要点：本方主治多由邪热壅滞心下，气机痞塞，故泻火而消其痞满；而黄连解毒汤为火毒充斥三焦所致，治疗以泻火解毒为主。

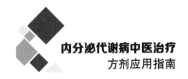

※【现代药理学研究及内分泌科临床应用】

本方具有泻火解毒之功。现代药理学研究表明，本方具有调节糖脂代谢、改善肝损伤、降血脂、降血压、抗氧化、抗肿瘤与免疫调节、抗菌、抗炎等药理作用。现代常用于治疗糖尿病、高脂血症合并高血压等内分泌科疾病属三焦火毒证者。

1. 现代药理学研究

（1）调节糖脂代谢：黄连解毒汤中的黄柏、黄芩、栀子能有效降低胰岛素和血糖水平。黄芩多糖促进胰岛素分泌，增强信号活性；黄连改善脂质代谢，小檗碱改善胰岛素抵抗，综合调节糖脂代谢。

（2）改善肝损伤：黄连解毒汤对脓毒症诱导的肝损伤模型，表现出显著改善效果。研究显示，该方剂能降低炎症因子、肝功能指标，减少肝细胞凋亡，保护肝脏。

（3）降血脂：黄连解毒汤及其活性成分，对高脂血症具有显著效果。小檗碱为主要降脂成分，栀子苷和黄芩苷协同作用，达到最佳降脂效果。

（4）降血压：黄连解毒汤可调控一氧化氮合成途径，提升关键因子表达，抑制血压升高的相关因子，有效降低高血压。

（5）抗氧化：黄连解毒汤可保护胰岛素抵抗大鼠的肝线粒体，提高抗氧化酶活性，降低氧化应激。黄芩苷和黄柏等成分增强抗氧化作用。

（6）抗肿瘤与免疫调节作用：黄连解毒汤可维持 Th1/Th2 平衡，减少神经病变，抑制胃癌细胞增殖，增强免疫功能。

（7）抗菌：黄连解毒汤对多种细菌具有抑制作用，可有效治疗肺炎、脓毒血症感染，抑制超广谱 β–内酰胺酶活性，逆转耐药性。

（8）抗炎：黄连解毒汤可显著降低炎症因子水平，减少结肠黏膜组织中的炎症细胞浸润，抑制 MMP9、CASP3 等靶点，有效控制结肠组织炎症。

2. 内分泌科临床应用

（1）糖尿病：黄连解毒汤与二甲双胍联合治疗糖尿病的治疗组，与仅接受二甲双胍治疗的对照组相比，在临床治疗效果、中医症候积分及空腹血糖、糖化血红蛋白和胰岛素等血糖指标上，均显著优于对照组。此外，治疗组的临床症状发生率也显著低于对照组，显示黄连解毒汤在联合治疗糖尿病中的有效性。

（2）高脂血症合并高血压：黄连解毒汤联合瑞舒伐他汀治疗高脂血症合并高血压，治疗后在血压、血脂控制上的总有效率显著高于仅使用瑞舒伐他汀的对照组，且不良反应发生率显著降低。治疗组的收缩压、舒张压、脉压、血脂指标、全血黏度、斑块数量和面积、颈动脉内膜中层厚度（IMT）、脉搏波速度（PWV）均显著改善，高密度脂蛋白胆固醇和踝臂指数（ABI）显著升高，与对照组相比均有显著差异。

【参考文献】

［1］ 刘保光，谢苗，董颖，等.黄连解毒汤作用机制研究进展［J］.中医学报，2022，37（9）：1861－1868.

［2］ 赵莹，黄晓巍，唐秋竹，等.黄连解毒汤研究进展［J］.人参研究，2022，34（4）：40－44.

［3］ 丁静贤.糖尿病患者应用黄连解毒汤治疗的有效性及对患者临床症状改善与中医症候积分的影响［J］.中国医学创新，2021，18（4）：98－101.

［4］ 薛艳清，杨晓玲，武登海，等.黄连解毒汤联合瑞舒伐他汀治疗高血压合并高脂血症疗效观察［J］.河北医药，2018，40（21）：3269－3272.

［5］ 王睿林，李晓娟，白云峰，等.黄连解毒汤对小鼠酒精性脂肪肝的预防作用［J］.中国比较医学杂志，2015，25（2）：34－37，87.

［6］ 张连军，莫鸣，李博，等.黄连解毒汤及其模拟组合调节高脂血症模型小鼠血脂代谢的初步研究［J］.现代中药研究与实践，2022，36（2）：23－27.

［7］ 崔晓娟，卢卓，肖思萌，等.黄连解毒汤对 UC 小鼠的抗炎作用、入血成分测定及其作用靶点的虚拟筛选［J］.中国中药杂志，2021，46（1）：206－213.

［8］ 高艺文，张楠，吕婵梅，等.黄连解毒汤对幼龄自发性高血压大鼠血管内皮 NO 通路影响的研究［J］.中国临床药理学与治疗学，2019，24（3）：248－253.

［9］ 陈燕，李倩，杨新荣，等.黄连解毒汤及其自沉淀研究进展及前景［J］.辽宁中医药大学学报，2023，25（7）：214－220.

［10］ 刘彤，王惠，赵然，等.黄连解毒汤加减治疗老年 T2DM 疗效及对患者糖脂代谢、肠道菌群的影响［J］.中国老年学杂志，2023，43（18）：4375－4378.

54. 黄芪桂枝五物汤★——《金匮要略》

【方歌】黄芪桂枝五物汤，芍药大枣与生姜；

　　　　益气温经和营卫，血痹风痹功效良。

【出处原文】"血痹阴阳俱微，寸口关上微，尺中小紧，外证身体不仁，如风痹状，黄芪桂枝五物汤主之。"（《金匮要略》）

【组成】黄芪、桂枝、芍药、生姜、大枣。

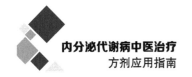

【功效】益气温经，和血通痹。

【主治】气虚血瘀之血痹，症见肌肤麻木不仁，脉微涩而紧。

【方解】此为手太阴之方。外邪侵袭卫表肌肤，营卫失和，气血失和，则见肌肤麻木不仁。此为病在手太阴之经，故以黄芪桂枝五物汤益气温经、和血通痹。方中黄芪为君药，甘温益气，补在表之卫气。桂枝散风寒而温经通痹，与黄芪配伍，益气温阳，和血通经。桂枝得黄芪益气而振奋卫阳；黄芪得桂枝固表而不致留邪。芍药养血和营而通血痹，与桂枝合用，调营卫而和表里，两药为臣。生姜辛温，疏散风邪，以助桂枝之力；大枣甘温，养血益气，以资黄芪、芍药之功；与生姜为伍，又能和营卫，调诸药，以为佐使。

【加减及衍化方】

（1）加减：凡证属气虚血滞，营卫不和者，皆可选用。血痹病舌质紫黯，脉沉细涩者，可加当归、川芎、红花、鸡血藤；治疗产后身痛者，可重用黄芪、桂枝；下肢痛者，加独活、牛膝、木瓜；上肢痛者，加防风、秦艽、羌活；腰痛重者，加杜仲、川断、狗脊、肉桂等。

（2）衍化方：当归四逆汤。（《伤寒论》）

◆ 组成：当归、桂枝、芍药、细辛、通草、甘草、大枣。

◆ 功效：温经散寒，养血通脉。

◆ 主治：血虚寒厥证。手足厥寒，或腰、股、腿、足、肩臂疼痛，口不渴，舌淡苔白，脉沉细或细而欲绝。

◎ 鉴别要点：当归四逆汤主治血虚受寒，寒凝经脉的手足逆冷及疼痛证；黄芪桂枝五物汤主治素体虚弱，微受风邪，邪滞血脉，凝涩不通致肌肤麻木不仁之血痹。

※【现代药理学研究及内分泌科临床应用】

本方具有益气温经、和血通痹之功。现代药理学研究表明，本方具有调节糖代谢、脂代谢、调节免疫应答、抗炎、抗氧化损伤、调控神经营养因子的表达、有利于轴突生长和髓鞘形成、改善微循环、保护肾等药理作用。现代常用于治疗糖尿病周围神经病变、糖尿病足等内分泌科疾病属气虚血瘀证者。

1. 现代药理学研究

（1）调节糖、脂代谢：黄芪中的黄芪甲苷和黄芪多糖是其关键有效成分，具有显著的降血糖作用。黄芪甲苷还能保护神经系统、促进新生血管形成，而黄芪多糖则通过促进葡萄糖转运，有效改善胰岛素抵抗，调节脂质代谢。

（2）调节免疫应答：黄芪桂枝五物汤能有效调节免疫系统，特别是在自身免疫性脑脊髓炎模型中，它可通过调节血清中的免疫因子，如降低 IL-33、TLR4，升高 IL-35，来抑制 Th1 和 Th17 细胞，从而减轻症状。此外，该方剂还能改善术后患者的免疫功能，调整 T 细胞和 B 细胞水平。

（3）抗炎：黄芪桂枝五物汤可显著降低 IL-2 含量和 JAK3、STAT3 蛋白表达，减轻类风湿关节炎的关节炎症。它通过下调 SOCS1、SOCS3 蛋白表达，间接抑制 JAK3/STAT3 信号通路的激活，从而有效抑制炎症。

（4）抗氧化损伤：黄芪桂枝五物汤在糖尿病周围神经病变模型中，表现出显著的抗氧化效果。它能降低血清 MDA 水平，提高 GSH 水平，从而通过调节氧化应激和机体氧化还原平衡，改善神经血流量和减轻神经功能损伤。

（5）调控神经营养因子的表达：黄芪桂枝五物汤能够促进髓鞘修复和轴突再生，增加神经营养因子的表达含量，特别是对神经生长因子的表达有显著的上调作用，从而营养神经并促进其修复。

（6）有利于轴突生长和髓鞘形成：黄芪桂枝五物汤对髓鞘变性具有保护作用，并能促进受损神经纤维的修复，缓解神经疼痛。它还能抑制星形胶质细胞的活化，阻止瘢痕形成，从而有利于轴突生长和脊髓损伤的再生修复。

（7）改善微循环：微循环障碍会加剧局部缺血缺氧变化，引起局部氧化应激反应，固有外周免疫细胞的活化，促进神经炎症的发生，使神经元坏死与凋亡。黄芪桂枝五物汤能改善微循环障碍，减轻局部免疫反应，降低血液黏度，从而改善关节部位的血液循环，缓解局部缺血缺氧变化和神经炎症。

（8）保护肾：黄芪桂枝五物汤可通过调节 AT1R/Nephrin/c-Abl 通路，减轻足细胞骨架蛋白损伤，抑制炎性因子 TNF-α 及其受体 TNFR1 的表达，对 IgA 肾病大鼠的肾脏起到保护作用。

2. 内分泌科临床应用

（1）糖尿病周围神经病变：黄芪桂枝五物汤联合高压氧治疗的糖尿病周围神经病变，与仅接受常规西医治疗的对照组相比，其在神经传导速度的提升上显著优于对照组。

（2）糖尿病足：在老年糖尿病足患者的研究中，对照组接受标准西药治疗，而治疗组在此基础上加用黄芪桂枝五物汤。治疗组的总有效率和足部血流指数（ABI）改善，显著优于对照组且不良反应更少。黄芪桂枝五物汤在提升疗效的同时还减少了不良事

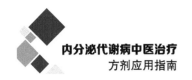

件，有效改善了糖尿病足患者的症状。

【参考文献】

[1] 苏也滔，徐京育.黄芪桂枝五物汤的临床研究进展［J］.中西医结合心血管病电子杂志，2020，8（24）：171.

[2] 仲海红，张娴，闻加升，等.黄芪桂枝五物汤治疗周围神经病变研究进展［J］.辽宁中医药大学学报，2020，22（6）：209-213.

[3] 李伯霖.黄芪桂枝五物汤联合高压氧治疗糖尿病周围神经病变临床观察［J］.中国中医药现代远程教育，2023，21（1）：86-88.

[4] 冯艳娇，谢沛霖.黄芪桂枝五物汤治疗早期糖尿病足研究进展［J］.亚太传统医药，2023，19（9）：217-221.

[5] 卢广英，王嘉昀，高祖，等.经典名方黄芪桂枝五物汤的研究进展及质量标志物的预测分析［J］.中国中药杂志，2023,48（20）：5438-5449.

[6] 秦耀琮.黄芪桂枝五物汤配合西药治疗老年糖尿病高危足疗效观察［J］.广西中医药大学学报，2017，20（3）：1-2.

55. 黄芪六一散★——《医方集解》

【方歌】六一散用滑石草，清暑利湿此方好；

去石添芪大枣煎，盗汗消渴俱可消。

【出处原文】"滑石六两，甘草一两，为末；冷水或灯心汤调下。本方除滑石，加黄芪六两，大枣煎，热服，名黄芪六一散，治诸虚不足，盗汗消渴。凡渴证防发痈疽，宜黄芪六一散吞忍冬丸。"（《医方集解》）

【组成】甘草、黄芪、大枣。

【功效】益气止汗。

【主治】治诸虚不足，盗汗消渴。

【方解】此为手太阴、足太阴之方。肺为主气之枢，脾为生气之源，气虚则津液失于固摄，见汗出不解。此为病在手太阴、足太阴之经，故给予黄芪六一散益气止汗。方中黄芪甘温，大补肺脾之气，固表止汗，托毒生肌，补气以生血，补气以生津液，为君药。炙甘草补脾益气和中，助黄芪益气补虚之力，为臣佐药。两药配伍，甘以守中，则补中益气之力增，气血津液化生有源，则气弱血虚所致诸症自愈。

【加减及衍化方】

（1）加减：肝气犯胃者，加柴胡、香附；脾胃阴虚者，加沙参、麦冬、地黄、石斛滋养阴液；脾胃虚寒者，加党参、白术、炮姜、高良姜、蜀椒温胃散寒。

（2）衍化方：六一散。（《黄帝素问宣明论方》）

◆ 组成：滑石、甘草。

◆ 功效：清暑利湿。

◆ 主治：暑湿证。症见身热烦渴，小便不利，或泄泻。

◎ 鉴别要点：六一散由滑石、甘草两味药组成，具有清暑利湿之效，是主治暑湿证之基础方；黄芪六一散为六一散去滑石，加黄芪、大枣而成，具有利水泻火之效，主治诸虚不足、盗汗消渴。

※【现代药理学研究及内分泌科临床应用】

本方具有益气止汗之功。现代药理学研究表明，本方具有调节糖代谢、抗炎、抗病毒、保肝、调节免疫、调节糖代谢、抗氧化等药理作用。现代常用于治疗糖尿病合并湿疹、糖尿病肾病等内分泌科疾病。

1.现代药理学研究

（1）抗肿瘤：光甘草定能显著降低宫颈癌 Hela 细胞的存活率，减少细胞侵袭能力，增加凋亡，并调节 Wnt、β-连环蛋白表达，显示出抗肿瘤潜力。

（2）抗炎：甘草素对神经瘤母细胞的作用研究显示，它能调节炎症相关因子，如 NLRP3 炎症小体、IL-1β、TNF-α 等，对阿尔茨海默病模型细胞无影响，表明其具有潜在的抗炎效果。

（3）抗病毒：甘草酸苷可显著减少甲型流感病毒感染人肺细胞的概率，降低病毒摄取，表现出强大的抗病毒活性。

（4）保肝：甘草中的皂苷类化合物，如甘草酸、单葡萄糖醛基甘草次酸等，均显示出保肝活性，有利于肝健康。

（5）调节免疫：黄芪多糖能有效调节人体免疫系统，帮助吞噬病原体，增强机体抵抗力。

（6）调节糖代谢：黄芪多糖通过调控胰岛素细胞和内质网功能，提高葡萄糖利

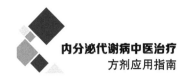

用效率，有助于能量代谢的改善。

（7）抗氧化：黄芪中的多糖及三萜皂苷类成分通过抑制单胺氧化酶，增强免疫力，减轻氧化压力，有效延缓衰老过程。

2.内分泌科临床应用

（1）糖尿病合并湿疹：六一散外敷联合参苓白术散内服，显著改善了糖尿病合并湿疹的 EASI 评分、瘙痒评分、GSP 和中医证候积分，有效控制血糖和湿疹皮损。

（2）糖尿病肾病：使用黄芪六一散中的组成成分黄芪对糖尿病肾病患者进行治疗，可以提高治疗效果，减少血糖含量，降低患者的血清 MCP-1 和 TNF-α 水平，避免尿蛋白的渗出，从而改善患者的肾功能。

【参考文献】

［1］ 王文萍，曹琦琛，高晶晶，等.六一散配伍规律的药动学研究［J］.中国实验方剂学杂志，2009，15（12）：70-72.
［2］ 张保国，丛悦，刘庆芳.六一散现代临床运用［J］.中成药，2010，32（3）：467-470.
［3］ 潘宗妃.六一散合参苓白术散治疗糖尿病合并湿疹的疗效观察［D］.广州中医药大学，2020.
［4］ 王波，王丽，刘晓峰，等.中药甘草成分和药理作用及其现代临床应用的研究进展［J］.中国医药，2022，17（2）：316-320.
［5］ 胡泊，孟祥云，丁瑞洁.中药甘草中主要皂苷类成分研究进展［J］.海峡药学学报，2021，33（1）：180-182.

56. 藿香正气散——《太平惠民和剂局方》

【方歌】 藿香正气大腹苏，甘桔陈苓术朴俱；

夏曲白芷加姜枣，感伤岚瘴并能驱。

【出处原文】 "治伤寒头疼，憎寒壮热，上喘咳嗽，五劳七伤，八般风痰，五般膈气，心腹冷痛，反胃呕恶，气泄霍乱，脏腑虚鸣，山岚瘴疟，遍身虚肿；妇人产前、产后，血气刺痛；小儿疳伤，并宜治之。"（《太平惠民和剂局方》）

【组成】 大腹皮、白芷、紫苏、茯苓、半夏曲、白术、陈皮、厚朴、桔梗、藿香、甘草。

【功效】解表化湿，理气和中。

【主治】主治外感风寒，内伤湿滞证。症见恶寒发热，头痛，胸膈满闷，脘腹疼痛，恶心呕吐，肠鸣泄泻，舌苔白腻，以及山岚瘴疟等。

【方解】此为手太阴、足阳明之方。风寒湿邪袭及肺胃，邪正斗争于表，则见恶寒发热。湿伤于头目则见头晕头痛，伤于中焦脾胃则见胸膈满闷、脘腹疼痛、恶心呕吐、肠鸣泄泻。此为病在手太阴不解，内传足阳明之经，故予以藿香正气散解表化湿、理气和中。方中藿香辛温，理气和中，辟恶止呕，兼治表里，为君药；紫苏、白芷、桔梗散寒利膈，佐之以发表邪；厚朴、大腹皮行水消满，陈皮、半夏散逆除痰，佐之以疏里滞；白术、茯苓、甘草益脾去湿，以辅正气，为臣使也，正气通畅，则邪逆自除矣。

【加减及衍化方】

（1）加减：若表邪偏重，寒热无汗者，可加香薷以助解表；兼气滞脘腹胀痛者，可加木香、延胡索以行气止痛。

（2）衍化方：六和汤。（《太平惠民和剂局方》）

◆ 组成：砂仁、半夏、杏仁（去皮、尖）、人参、炙甘草、赤茯苓（去皮）、藿香叶（拂去尘）、白扁豆（姜汁略炒）、木瓜、香薷、厚朴（姜汁制）。

◆ 功效：祛暑化湿，健脾和胃。

◆ 主治：湿伤脾胃，暑湿外袭证。霍乱吐泻，倦怠嗜卧，胸膈痞满，舌苔白滑等。

◎ 鉴别要点：六和汤与藿香正气散均主治外感兼内湿之霍乱吐泻证。不同之处在于前者为伤于暑湿，故重用香薷，配以厚朴、扁豆，湿邪伤脾致倦怠嗜卧，故用人参益气健脾以助脾运；后者兼伤于寒，故重用藿香，伍以紫苏、白芷，湿阻气机致脘腹疼痛，故以陈皮、大腹皮理气和中。

※【现代药理学研究及内分泌科临床应用】

本方具有解表化湿、理气和中之功。现代药理学研究表明，本方具有调节胃肠动力、改善水电解质及代谢紊乱、增强免疫功能、解痉、抗氧化等药理作用。现代常用于治疗感糖尿病腹泻、内分泌疾病伴功能性消化不良等属外感风寒，内伤湿滞证者。

1. 现代药理学研究

（1）调节胃肠动力作用：藿香正气散能通过增加血清中胃动素和 P 物质的含量，同时降低血管活性肠肽和一氧化氮水平，促进胃肠平滑肌的收缩和肠蠕动。这一作用

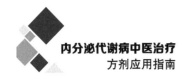
有助于加速胃排空，改善功能性消化不良相关的胃肠运动障碍。其主要成分，如厚朴酚、异甘草素及甘草素，可能通过阻断 M 胆碱受体和 H1 受体来拮抗消化道平滑肌的收缩。

（2）改善水、电解质及代谢紊乱：藿香正气散对水、电解质和代谢的调节作用显著。它能提升血清中糖、蛋白质和脂类的含量，同时降低钠（Na^+）、钾（K^+）、氯（Cl^-）的水平，从而优化营养物质的吸收和代谢功能。此外，该方剂还能增强结肠黏膜中水通道蛋白 AQP4 的 mRNA 表达，增强结肠对水分的吸收，有效改善腹泻、食欲缺乏、肢体肿胀及体重下降等症状。

（3）增强免疫功能：藿香正气散对免疫系统具有积极影响。它能改善胸腺和脾的健康状况，降低促炎症细胞因子 IL-1β 的水平，同时提高 IL-6 的水平，从而调节和增强机体的免疫功能。此外，藿香正气散还能提升血清中免疫球蛋白 IgG 的含量，增强机体对细菌和病毒感染的抵抗力。

（4）解痉：藿香正气水含有多种有效成分（如川陈皮素、橘皮素、厚朴酚等），能显著缓解痉挛。橙皮苷转化为橙皮素后具有解痉挛效果。这些成分综合作用，增强了藿香正气水的整体解痉能力。

（5）抗氧化：藿香正气液可升高血清褪黑素、GSH 过氧化物酶水平，提高表皮 EGFR 的表达，降低大鼠血清 MDA 的含量，具有一定的抗氧化能力。

2. 内分泌科临床应用

（1）糖尿病腹泻：在藿香正气滴丸治疗糖尿病腹泻患者的研究中，该治疗的总有效率高于单用小檗碱片。藿香正气滴丸中的成分（如苍术水提物、厚朴等）有助于降低血糖、增加消化腺分泌和促进脂肪分解吸收，同时通过调节小肠运动实现止泻效果。

（2）内分泌疾病伴功能性消化不良：在藿香正气软胶囊治疗功能性消化不良（湿阻中焦证）患者的研究中，与多潘立酮相比，藿香正气软胶囊展示了更高的总有效率。治疗 4 周后，该药方在改善胃排空等症状方面显示出显著效果。

【参考文献】

［1］ 张雄飞.藿香正气散的药理及临床研究进展［J］.当代医学（学术版），2008，No.140（5）：137-139.

［2］ 房志鑫.藿香正气方药防治消化道疾病药理与临床研究［J］.长春中医药大学学报，2013，29（4）：726-728.

［3］ 金李峰，李玲，赵波波.藿香正气散加减联合西药治疗腹泻型肠易激综合征临床研究［J］.
新中医，2022，54（2）：34-37.

［4］ 曾晓嫣，曾宇波.加味藿香正气散治疗慢性结肠炎的临床效果观察［J］.中国处方药，
2019，17（5）：110-111.

［5］ 苑珍珍，曹泽伟，郭庆捷，等.藿香正气软胶囊治疗功能性消化不良的疗效观察［J］.
辽宁中医杂志，2011，38（3）：494-496.

［6］ 谭志雄，黄梅光.藿香正气滴丸治疗糖尿病腹泻的疗效研究［J］.辽宁中医杂志，2012，
39（7）：1315-1316.

［7］ 吴韶辉，李康，张洪坤.藿香正气水化学成分研究［J］.中草药，2011，42（11）：
2189-2192.

［8］ 李焕丹，李康，吴韶辉，等.藿香正气水有效成分的解痉作用研究［J］.中药新药与临床
药理，2012，23（6）：652-654.

［9］ 薛晓倩，黄学宽，高宁，等.藿香正气液对湿阻证大鼠抗氧化作用及对胃黏膜 EGFR 表达
的影响［J］.中国实验方剂学杂志，2012，18（21）：230-234.

［10］ 房志鑫.藿香正气方药防治消化道疾病药理与临床研究［J］.长春中医药大学学报，
2013，29（4）：726-728.

57. 加味肾气汤★——《杂病证治新义》

【方歌】加味肾气主肾虚，熟地山药故山萸；

桂附苓泽丹杜胡，水中生火在温煦。

【出处原文】"熟地黄、山萸、山药、茯苓、牡丹皮、泽泻、肉桂、熟附片、杜仲、
破故纸、胡桃肉。功能主治肾阳衰微，腰部绵绵作痛。水煎服。"（《杂病证治新义》）

【组成】熟地黄、山茱萸、山药、茯苓、牡丹皮、泽泻、肉桂、熟附片、杜仲、补
骨脂，胡桃肉。

【功效】温补肾阳，强壮腰脊。

【主治】肾阳衰微，腰部绵绵作痛。

【方解】此为足少阴之方。腰为肾之府，肾阳虚弱，肾精亏虚，腰府失以充养，
则腰痛绵绵。此为病在足少阴之经，故予以加味肾气汤温补肾阳、强壮腰脊。方中熟
附片大辛大热，温阳补火；肉桂辛甘而温，温通阳气，二药相合，补肾阳，助气化，
共为君药。肾为水火之脏，内舍真阴真阳，阳气无阴则不化，"善补阳者，必于阴中求
阳，则阳得阴助，而生化无穷"，故重用熟地黄滋阴补肾生精，配伍山茱萸、山药补肝

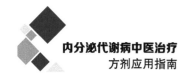

养脾益精，阴生则阳长，同为臣药。方中补阳药少而滋阴药多，可见其立方之旨，并非峻补元阳，乃在于微微生火，鼓舞肾气，即取"少火生气"之义。泽泻、茯苓利水渗湿，配肉桂又善温化痰饮；牡丹皮活血散瘀，伍肉桂则可调血分之滞，此三味寓泻于补，俾邪去而补药得力，并制诸滋阴药碍湿之虞，俱为佐药。诸药合用，助阳之弱以化水，滋阴之虚以生气，使肾阳振奋，气化复常，则诸症自除。加杜仲、补骨脂、胡桃肉补肾壮阳，强健筋骨。

【加减及衍化方】

（1）加减：若畏寒肢冷较甚者，可加重桂、附之量，以增温补肾阳之效；兼痰饮咳喘者，加姜、辛、夏以温肺化饮；夜尿多者，可加巴戟天、益智仁、金樱子、芡实，以助温阳固摄之功。

（2）衍化方：肾气丸。（《金匮要略》）

◆ 组成：干地黄、山药、山茱萸、泽泻、茯苓、牡丹皮、桂枝、炮附子。

◆ 功效：补肾助阳。

◆ 主治：肾阳不足证。腰痛脚软，身半以下常有冷感，少腹拘急，小便不利，或小便反多，入夜尤甚，阳痿早泄，舌淡而胖，脉虚弱，尺部沉细或沉弱而迟，以及痰饮，水肿，消渴，脚气，转胞等。

◎ 鉴别要点：加味肾气汤是由善治虚劳腰痛之金匮肾气丸加味而成。方以肾气丸（熟地黄、山茱萸、山药、茯苓、泽泻、牡丹皮、熟附片、肉桂）温补肾阳，加杜仲、补骨脂、胡桃肉补肾壮阳，强健筋骨。较之肾气丸补肾壮骨之力更胜。

※【现代药理学研究及内分泌科临床应用】

本方具有温补肾阳，强壮腰脊之功。现代药理学研究表明，本方具有降血糖、调节免疫及抗炎症因子、延缓衰老等药理作用。现代常用于治疗糖尿病肾病、糖尿病视网膜病变、痛风、甲状腺功能减退症等内分泌科疾病属肾阳衰微证者。

1. 现代药理学研究

（1）降血糖：肾气丸在不同剂量下能有效降低 db/db 小鼠的血糖和尿白蛋白/肌酐比（UACR）水平，表明其具有显著的降糖效果。此外，山茱萸的主要成分槲皮素、山奈酚、β-谷甾醇等，对改善血糖水平和延缓纤维化进程同样具有积极作用。

（2）调节免疫及抗炎症因子：肾气丸通过抑制免疫器官萎缩和调节免疫细胞及免疫球蛋白水平，维护正常免疫功能。它能有效降低多种炎症因子，减轻炎症反应，并对体液免疫和细胞免疫均有调节作用。此外，肾气丸在自身免疫系统疾病的治疗上也

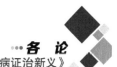

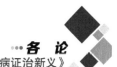

显示出效果，通过调节 Bcl-2/fas 基因表达和抑制 *MCP-1*、*α-SMA* 表达及 STAT3 磷酸化，减少肾间质纤维化。同时，通过影响 Notch2/hes1、TGF-β/Smads/ILK 信号通路，上调 SnoN 蛋白表达，减轻肾损伤并促进肾小管上皮细胞的转移分化。

（3）延缓衰老：肾气丸对延缓肠道功能衰退具有显著效果。它能改善衰老大鼠小肠的结构，增加绒毛长度和宽度，减浅隐窝深度，提高 V/C 值。此外，肾气丸还能提升肠黏膜内 CD4+T 细胞数量，增强肠黏膜的局部免疫功能和修复能力。它还能促进小肠消化吸收功能，提高相关酶的基因表达，如 *ALP*、*LCT* 和 *Pept* 1。肾气丸还能增加肠道干细胞数量，上调 *Bmi* 1、*Lgr* 5、*Olfm* 4、*β-catenin* 等基因表达，可能通过激活 Wnt/β-catenin 信号通路，增强肠道干细胞的增殖能力，从而有效延缓肠道功能衰退。

2. 内分泌科临床应用

（1）糖尿病肾病：使用加味金匮肾气丸联合西医常规用药治疗糖尿病肾病的研究结果显示，接受加味金匮肾气丸的治疗组总有效率为 86.67%，显著高于只接受西医常规用药对照组的 65.21%，表明该联合治疗方案在糖尿病肾病中具有显著疗效。

（2）糖尿病视网膜病变：加味肾气丸联合抗 VEGF 药物治疗脾肾两虚型糖尿病视网膜病变可获得良好效果，能有效改善患者视力，使视网膜黄斑厚度降低，患者血清生化指标水平随之改善。

（3）痛风：采用加味肾气丸加减治疗痛风患者，总有效率达到 96.5%，治疗后与治疗前相比，血尿酸下降明显，疗效满意。

（4）甲状腺功能减退症：本方可用于治疗甲状腺功能减退症属肾阳虚损证者，症见畏寒，腰膝酸冷，小便清长或遗尿，水肿以腰以下为甚，男子阳痿滑精，女子带下清冷，宫寒不孕，面色苍白，舌淡苔白，七尺脉沉细或沉迟。

【参考文献】

［1］郭煜晖，张长城，胡璇，等.肾气丸药理作用与机制的相关研究进展［J］.中国老年学杂志，2021，41（1）：208-211.

［2］史同霞，王学华.金匮肾气丸的药理研究及临床应用进展［J］.中央民族大学学报（自然科学版），2019，28（2）：68-71.

［3］刘忠文.金匮肾气丸治疗糖尿病肾病的疗效评价［J］.中国中医基础医学杂志，2014，20（6）：821-822，831.

［4］常兴和，门九章，李霞，等.金匮肾气丸治疗痛风的疗效观察［J］.世界中西医结合杂志，

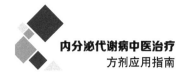

2014, 9（2）：175-176.

［5］ 张佳华，宁洪悦，安丽萍，等.基于GSK-3β/CREB信号通路探讨加味肾气丸减轻糖尿病小鼠肾间质纤维化的作用机制［J］.中国实验方剂学杂志，2023，29（16）：162-169.

［6］ 余日成.加味肾气丸联合抗VEGF药物治疗脾肾两虚型糖尿病视网膜病变的效果观察［J］.中国医学创新，2020，17（23）：73-77.

58. 金锁固精丸——《医方集解》

【方歌】金锁固精芡莲须，龙骨蒺藜牡蛎需；

莲粉糊丸盐汤下，涩精秘气滑遗无。

【出处原文】"金锁固精丸，治精滑不禁（精滑者，火炎上而水趋下，心肾不交也）。"（《医方集解》）

【组成】沙苑子、芡实、莲须、煅龙骨、煅牡蛎、莲子。

【功效】固精涩精。

【主治】用于肾虚不固，遗精滑泄，神疲乏力，四肢酸软，腰痛耳鸣。

【方解】 此为足少阴之方。肾主藏精，肾虚封藏失司，精关不固，则遗精滑泄；腰为肾之府，肾开窍于耳，肾虚精亏，腰府、清窍失以充养，则腰酸耳鸣；肾亏气弱，则四肢酸软，神疲乏力，舌淡苔白，脉细弱。此为病在足少阴之经，故以金锁固精丸补肾涩精。方中沙苑子甘温入肾，补肾固精。莲子、芡实补肾涩精，益脾养心，协助沙苑子增强固肾涩精之力。龙骨、牡蛎煅制为用，涩精止遗之力更著。莲须功专固肾涩精。全方诸药配伍，既可收敛固精止遗以治标，又能补肾益精、调养心脾以治本，体现了"散者收之"和"精病调神"的治疗原则。但本方究以固涩为主，故遗精滑泄已止者，便需加强补肾之力，补虚固肾以治本为主。本方秘肾气，固精关，效如"金锁"之固，故名"金锁固精丸"。

【加减及衍化方】

（1）加减：若大便干结者，可加熟地黄、肉苁蓉以补精血而通大便；大便溏泄者，加补骨脂、菟丝子、五味子以补肾固涩；腰膝酸痛者，加杜仲、续断以补肾而壮腰膝；兼见阳痿者，加锁阳、淫羊藿以补肾壮阳。

（2）衍化方：锁阳固精丸。（《李氏经验广集良方》）

◆ 组成：锁阳、肉苁蓉、巴戟天、菟丝子、杜仲、芡实、莲子、莲须、牡蛎、龙骨、熟地黄、山茱萸、牡丹皮、山药、茯苓、泽泻、知母、黄柏、牛膝。

◆ 功效：温肾固精。

◆ 主治：用于眩晕耳鸣、四肢无力、肾虚滑精、腰膝酸软。

◎ 鉴别要点：锁阳固精丸侧重于温补肾阳，固精止遗，适用于肾阳虚证；金锁固精丸侧重于固肾涩精，临床主要用于肾虚精关不固证候。

※【现代药理学研究及内分泌科临床应用】

本方具有固精涩精之功。现代药理学研究表明，本方具有调节内分泌代谢、降血糖、保护肾等药理作用。现代常用于治疗糖尿病肾病等内分泌科疾病属肾虚不固证者。

1.现代药理学研究

调节内分泌代谢：金锁固精丸能够有效提升血浆中的肾上腺皮质激素（ACTH）和环磷酸腺苷（cAMP）含量。这种作用可能是通过促进 ACTH 分泌，间接刺激醛固酮分泌，减少尿量，并通过激活肾上腺皮质细胞膜上的腺苷酸环化酶（AC），促进 cAMP 的产生来实现。cAMP 与钙离子协同作用，调节钠和钾平衡，影响水液代谢。

2.内分泌科临床应用

糖尿病肾病：对糖尿病肾病患者的研究中，金锁固精丸加味方联合坎地沙坦酯治疗相比单纯西药治疗，在减少蛋白尿排泄、调节肌酐清除率、降低血清瘦素水平及改善胰岛素抵抗方面表现更优。

【参考文献】

［1］ 曾金贵，李淑雯，吴清和.金锁固精丸对 HPA 轴的调控机制研究［J］.时珍国医国药，2011，22（10）：2342-2343.

［2］ 张秋林，陈思源.金锁固精丸加味方治疗大鼠阿霉素肾病的实验研究［J］.中国中西医结合肾病杂志，2006（7）：409-411.

［3］ 张秋林，周俭玲，郭阶明，等.金锁固精丸加味方对糖尿病肾病瘦素的影响［J］.中华中医药学刊，2011，29（8）：1767-1770.

［4］ 温紫凌，梁谋.金锁固精丸加味方对链脲佐菌素诱导的糖尿病肾病大鼠的保护作用研究［J］.新中医，2023，55（15）：1-7.

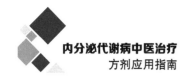

59. 橘皮竹茹汤——《金匮要略》

【方歌】橘皮竹茹治呕逆，人参甘草枣姜齐，

胃虚有热失和将，久病之后更相宜。

【出处原文】"哕逆者，橘皮竹茹汤主之。"（《金匮要略》）

【组成】橘皮、竹茹、大枣、生姜、甘草、人参。

【功效】降逆止呃，益气清热。

【主治】胃虚有热之呃逆。呃逆或干呕，虚烦少气，口干，舌红嫩，脉虚数。

【方解】此为足阳明之方。胃火上冲，肝胆之火助之，肺金之气不得下降，故呕。此为病在足阳明之经，故以橘皮竹茹汤降逆止呃，益气清热。方中竹茹能清肺而和胃，肺金清则肝气亦平矣；橘皮和胃理气降逆，生姜为呕家之圣药；久病虚羸，故以人参、甘草、大枣扶其胃气也。

【加减及衍化方】

（1）加减：若胃热呕逆兼气阴两伤者，可加麦冬、茯苓、半夏、枇杷叶以养阴和胃；兼胃阴不足者，可加麦冬、石斛等养胃阴；胃热呃逆，气不虚者，可去人参、甘草、大枣，加柿蒂降逆止呃。

（2）衍化方：丁香柿蒂汤。（《症因脉治》）

◆ 组成：丁香、生姜、柿蒂、人参。

◆ 功效：温中益气，降逆止呃。

◆ 主治：胃气虚寒证。呃逆不已，胸痞脉迟。

◎ 鉴别要点：丁香柿蒂汤适用于胃气虚寒证；橘皮竹茹汤适用于胃虚有热之呃逆。可根据寒热征象及舌脉鉴别。

※【现代药理学研究及内分泌科临床应用】

本方具有降逆止呃，益气清热之功。现代药理学研究表明，本方具有抗炎、调节胃肠道功能等药理作用。现代常用于治疗糖尿病胃轻瘫内分泌科疾病。

1. 现代药理学研究

（1）抗炎：橘皮竹茹汤的甘草中的甘草次酸能够抑制幽门螺杆菌感染后的胃黏膜上皮细胞凋亡，发挥抗炎作用。

（2）调节胃肠道功能：橘皮竹茹汤含有黄酮类成分，包括橙皮苷、柚皮黄素等，能够清除羟自由基、保护膜损伤、抑制幽门螺杆菌增殖、抗炎及增强幽门泵活动促进胃排空。生姜主要是姜辣素类成分，包括6-姜酚、6-姜烯酚等，能够抑制胃黏膜上5-羟色胺3和5-羟色胺4受体发挥止吐作用。

2.内分泌科临床应用

糖尿病胃轻瘫：在橘皮竹茹汤加减法联合甲钴胺治疗糖尿病胃轻瘫，与单独使用甲钴胺的对照组相比，其展示了更高的总有效率，且在糖化血红蛋白、胃肠激素水平、胃排空时间等指标上均优于对照组，证明其在治疗糖尿病胃轻瘫方面的显著临床效果。

【参考文献】

［1］ 王小双，魏文峰，韩德强，等.基于UPLC-Q-TOF/MS技术的橘皮竹茹汤血清药物化学初步研究［J］.天津中医药大学学报，2022，41（1）：108-117.

［2］ 韩瑶聃，王彬，王政雨，等.甘草酸药理作用的研究进展［J］.中国新药杂志，2012，21（21）：2499-2505.

［3］ 侯以森，刘雅范，张晓雨，等.6-姜烯酚药理作用的研究进展［J］.吉林医药学院学报，2020，41（2）：132-135.

［4］ 方昕.橘皮竹茹汤加减联合甲钴胺治疗糖尿病胃轻瘫的临床效果观察［J］.临床合理用药杂志，2019，12（32）：99，17.

60.抗心梗合剂★——《中华内科杂志》

【方歌】心梗合剂丹参芍，黄芪党参黄精妙；

再添郁金化血瘀，急性心梗服之宜。

【出处原文】"抗心梗合剂处方：黄芪、丹参各30克，党参、黄精、郁金、赤芍各15克。功能主治：益气养阴，活血通络。治急性心肌梗死。气阴两虚，心脉瘀阻，胸闷气短，心前区作痛，舌质紫黯，脉细涩者。用法用量：上为一日量。水煎二次，去滓，浓缩为100毫升，分二次服。服三周后病情稳定，再改为每日一次，每次50毫升。共服六周。"（《中华内科杂志》）

【组成】黄芪、丹参、党参、黄精、郁金、赤芍。

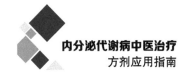

【功效】益气养阴，活血通络。

【主治】气阴两虚、心脉瘀阻证。症见胸闷气短，心前区作痛，舌质紫黯，脉细涩者。

【方解】此为手少阴之方。年老体弱者，正气内虚，加之外邪或情志、饮食失常，以致心气不足，心血失于推动，血脉滞涩，以致瘀血、痰浊阻遏，故见胸闷气短，心前区作痛，舌质紫黯，脉细涩诸症。此为病在手少阴经，故以抗心梗合剂益气养阴以促血行，活血化瘀以通心脉。方中党参、黄芪、黄精大补宗气、肺气，朝血脉以促血行；赤芍、郁金、川芎、丹参活血化瘀，养血通脉。诸药配伍共奏益气活血、宣痹止痛之功效。

【加减及衍化方】

（1）加减：口干、舌质红或五心烦热者，加麦冬、五味子、生地黄、北沙参；胃腹胀痛、大便不通者，加生大黄、番泻叶、厚朴、芒硝；恶心、呕吐者，加藿香、佩兰、半夏、竹茹；烦躁不安、失眠者，加炒酸枣仁、柏子仁、夜交藤、远志。

（2）衍化方：心梗救逆汤。（《张伯臾方》）

◆ 组成：红参、熟附片、山茱萸、当归、全栝蒌、薤白、红花、煅龙骨、煅牡蛎、降香。

◆ 功效：回阳救逆，理气活血。

◆ 主治：主心阳不振，血行失畅，厥脱。

◎ 鉴别要点：抗心梗合剂适用于心肌梗死属气虚血瘀者，症状见心脉瘀阻，胸闷气短，心前区作痛，舌质紫黯，脉细涩者；心梗救逆汤主心阳不振，血行失畅，厥脱，症状当以阳虚或阴阳两虚为重。

※【现代药理学研究及内分泌科临床应用】

本方具有益气养阴、活血通络之功。现代药理学研究表明，本方具有改善血液凝固与溶解系统平衡、保护心肌细胞的作用。现代常用于治疗糖尿病心脏病变。

1.现代药理学研究

（1）改善血液凝固与溶解系统平衡：抗心梗合剂中的活血化瘀成分可能通过激活腺苷环化酶，增加环磷酸腺苷（cAMP）的生成，并抑制三磷腺苷酶（ATP酶）的活性，从而减少ATP的消耗。这一过程有助于调节血液凝固和纤维蛋白溶解系统，实现体内血液凝固与溶解的平衡，从而对心梗具有预防和治疗作用。

（2）保护心肌细胞：抗心梗合剂能有效维护心肌细胞膜的完整性，防止心肌细胞含水量增加，尤其是细胞内的水肿现象。这种作用有助于提高心肌细胞对缺血缺氧的耐受性。此外，该合剂还能稳定细胞内的溶酶体，减少溶酶体酶的释放，从而保护心肌细胞免受进一步的损伤。

2.内分泌科临床应用

糖尿病心脏病变：本方可用于治疗糖尿病心脏病变属气阴两虚、心脉瘀阻症者，症见胸闷气短，心前区作痛。

【参考文献】

［1］ 陈文为，孙承琳，何基渊，等.抗心梗合剂对人血红细胞膜 ATP 酶活性和小白鼠血浆及心肌中 cAMP 含量的影响［J］.新医药学杂志，1979（4）：45-48.
［2］ 抗心梗合剂对犬心肌梗死作用的进一步研究——心肌含水量及心肌细胞膜完整性的观察［J］.中医杂志，1979（7）：61-64，68-69.

61.理中丸——《伤寒论》

【方歌】理中丸主温中阳，人参甘草术干姜；

原为脾胃虚寒设，后人衍化许多方。

【出处原文】"霍乱，头痛，发热，身疼痛，热多，欲饮水者，五苓散主之；寒多，不用水者，理中丸主之。"（《伤寒论》）

【组成】人参、干姜、炙甘草、白术。

【功效】温中祛寒，补气健脾。

【主治】脾胃虚寒，自利不渴，呕吐腹痛，不欲饮食，中寒霍乱，阳虚失血，胸痹虚证，病后喜唾，小儿慢惊。

【方解】此为足太阴之方。太阴证属三阴诸症的起始阶段，病情较轻，病势较缓，病位局限，若治疗不及，则病邪可内传至少阴。脾主运化而生清，胃主受纳而降浊，现中阳不足，脾胃虚寒，纳运升降失常，故见呕吐腹痛、不欲饮食。太阴用之者，是以温散脏中之寒也。参术甘草，补中气而益脾，干姜温热，守中而散寒，为足太阴之专药。方中干姜辛热，温中焦脾胃，助阳祛寒，入足阳明胃、足太阴脾、足厥阴肝、手太阴肺

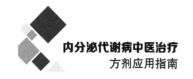

经，补益火土，消纳饮食，暖脾胃而温手足，调阴阳而定呕吐，为君药；人参益气健脾，入足阳明胃、足太阴脾经，入戊土而益胃气，走己土而助脾阳，培补后天之本，助运化为臣药；白术禀地中正之土味，入足太阴脾经，健脾燥湿，为佐药；炙甘草味甘入脾，为九土之精，益气和中，缓急止痛，调和诸药，为使药。四药合用，温中焦之阳气，祛中焦之寒邪，健中焦之运化，吐泻冷痛诸症悉可解除，故方名"理中"。

【加减及衍化方】

（1）加减：若脐上筑，肾气动者，去白术，加桂四两；吐多者，去白术，加生姜三两；下多者，还用白术；悸者，加茯苓二两；渴欲得水者，加白术，足前成四两半；腹中痛者，加人参，足前成四两半；寒者，加干姜，足前成四两半；腹满者，去白术，加附子一枚。

（2）衍化方：附子理中丸。（《太平惠民和剂局方》）

◆ 组成：附子（炮，去皮、脐）、人参（去芦）、干姜（炮）、甘草（炙）、白术。

◆ 功效：温脾散寒，止泻止痛。

◆ 主治：主治脾胃虚寒，食少满闷，腹痛吐利，脉微肢厥，霍乱转筋，或感寒头痛及一切沉寒痼冷。

◎ 鉴别要点：理中丸主要由白术、人参、甘草、干姜这些中药组成；而附子理中丸在理中丸的基础上加入附子。理中丸具有温中散寒、健胃的功效；而附子理中丸具有温中健脾的功效，温中功效相对于理中丸更强。

※【现代药理学研究及内分泌科临床应用】

本方具有温中祛寒、补气健脾之功。现代药理学研究表明、本方具有抗消化性溃疡、改善胃肠运动、调整肾上腺皮质功能、镇痛等作用。现代常用于治疗甲状腺功能减退症、糖尿病肾病、糖尿病性腹泻等内分泌科疾病属脾肾阳虚、脾胃虚寒者。

1.现代药理学研究

（1）抗消化性溃疡：理中丸联合埃索美拉唑肠溶片治疗消化性溃疡在研究中显示出 92.59% 的高有效率，显著优于单独使用埃索美拉唑肠溶片。该组合治疗能有效改变患者血清中 IL-8、TNF-α、VEGF 及 bFGF 的水平，表明其在治疗消化性溃疡中的有效性。

（2）改善胃肠运动：理中汤对脾虚小鼠胃排空和小肠推进运动有显著抑制作用，显示其对胃肠动力障碍性疾病的潜在治疗价值。研究发现，理中丸含药血清能提高 Cajal 细胞的 Ca^{2+} ATP 酶活力，增强细胞的有氧代谢，从而恢复胃肠功能。

（3）调整肾上腺皮质功能：附子理中丸在药理研究中显示出对离体肠管运动状态的双向调节作用，表明其能有效调节肾上腺和乙酰胆碱对家兔离体肠管的作用，对肾上腺皮质功能的调整具有治疗潜力。

（4）镇痛：理中丸加减方附子理中丸进行的药理学研究显示，附子理中丸能增强小鼠的耐寒能力，对醋酸引起的小鼠腹痛具有显著的镇痛作用。

2.内分泌科临床应用

（1）甲状腺功能减退症：使用理中丸、二仙汤联合西药治疗甲状腺功能减退，总有效率86.67%，且治疗前后甘油三酯、低密度脂蛋白胆固醇、高密度脂蛋白有显著差异。

（2）糖尿病肾病：使用真武汤合附子理中丸加减方（附子、干姜、党参、白术、茯苓、白芍、甘草）治疗糖尿病肾病，治疗前后两组血糖水平、肾功能指标、中医证候积分均较治疗前下降，且改善程度均优于仅使用西医常规治疗的对照组。

（3）糖尿病性腹泻：使用四神丸合理中汤治疗糖尿病性腹泻，总有效率达93.18%。

【参考文献】

［1］ 贺东黎，张旖旎，曲青山.埃索美拉唑肠溶片联合理中丸治疗胃溃疡的临床研究［J］.中国临床药理学杂志，2017，33（10）：870-872.

［2］ 胡昌江，李兴华，杨婷，等.理中汤配方颗粒与汤剂的药效学比较［J］.中国药业，2006（8）：5-6.

［3］ 何文彬，吴颢昕，赵凤鸣.理中汤对环磷酰胺遗传毒性的拮抗作用［J］.天津中医，2002（4）：40-41.

［4］ 李东安，王普民，贾冬，等.附子理中丸的药理作用研究［J］.中成药，1990（5）：25-26.

［5］ 刘丽芬.中西医结合治疗甲状腺功能减退症60例观察［J］.实用中医药杂志，2014，30（2）：140-141.

［6］ 刘爱娇.真武汤合附子理中丸加减方治疗糖尿病肾病60例临床观察［J］.湖南中医杂志，2022，38（8）：17-21.

［7］ 刘辉.四神丸合理中汤加减治疗糖尿病性腹泻临床观察［J］.光明中医，2015，30（7）：1497-1499.

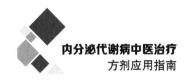

62.连朴饮★——《霍乱论》

【方歌】连朴饮用香豆豉,菖蒲半夏焦山栀;

芦根厚朴黄连入,湿热霍乱此方施。

【出处原文】"连朴饮治湿热蕴伏而成霍乱,兼能行食涤痰。"(《霍乱论》)

【组成】厚朴、黄连、石菖蒲、半夏、豆豉、栀子、芦根。

【功效】清热化湿,理气和中。

【主治】湿热霍乱。上吐下泻,胸脘痞闷,心烦躁扰,小便短赤,舌苔黄腻,脉滑数。

【方解】此为足阳明、足太阴之方。疫疠发病,多于夏热亢旱酷暑之时,来势猝暴,多经口鼻直驱中焦,碍脾胃升降之机,使清者不升,浊者不降,清浊相干,乱于顷刻,使吐泻交作,故为司脾胃之阳明、太阴之病。其证因于湿热蕴伏,清浊相干,属湿热并重之证。湿热中阻,脾胃升降失职,浊气不降则吐,清气不升则泻,气机不畅则胸脘烦闷,湿热下注则便短赤,舌苔黄腻,脉滑乃湿热内蕴之佐证。治疗当清热化湿,理气和中。方中黄连入手少阴经气分,泻心脾,凉肝胆,清三焦,解热毒;厚朴行气化湿,入足太阴、阳明经气分,除肠胃之浊邪,涤膜原之秽积,共为君药。石菖蒲入手少阴、足厥阴经气分,宣五脏,通九窍,温肠胃,治霍乱,芳香化湿而悦脾;半夏入足太阴、阳明、少阳经气分,利窍和胃,降浊止呕,排决水饮,燥湿降逆而和胃,增强君药化湿和胃止呕之力,是为臣药。栀子、豆豉清宣胸脘之郁热;芦根性甘寒质轻,清热和胃,除烦止呕,生津行水,皆为佐药。诸药相合,清热祛湿,理气和中,清升浊降,湿热去,呕吐止。

【加减及衍化方】

(1)加减:本方主治湿热霍乱以吐为主者,若腹泻重者,可加白扁豆、薏苡仁以渗湿止泻。

(2)衍化方:藿香正气散。(《太平惠民和剂局方》)

◆ 组成:大腹皮、白芷、紫苏、茯苓、半夏曲、白术、陈皮、厚朴、苦桔梗、藿香、甘草。

◆ 功效:解表化湿,理气和中。

◆ 主治：主治外感风寒，内伤湿滞证。恶寒发热，头痛，胸膈满闷，脘腹疼痛，恶心呕吐，肠鸣泄泻，舌苔白腻，以及山岚瘴疟等。

◎ 鉴别要点：连朴饮与藿香正气散均为治疗霍乱吐泻之常用方。藿香正气散解表化湿，理气和中，宜于外感风寒、内伤湿滞之霍乱吐泻，多伴有恶寒发热等表证；连朴饮则以清热祛湿、理气和中为功，用于湿热蕴伏、清浊相干所致之霍乱吐泻，以吐为主，伴见胸脘烦闷、小便短赤、舌苔黄腻、脉滑数等症。

※【现代药理学研究及内分泌科临床应用】

本方具有解表化湿、理气和中之功。现代药理学研究表明，本方具有调节神经–内分泌系统功能、抗炎症因子、调节免疫、调节脂质代谢等作用。现代常用于治疗2型糖尿病、高脂血症、动脉粥样硬化证属湿热证者。

1. 现代药理学研究

（1）调节神经–内分泌系统功能：连朴饮能降低脾胃湿热证大鼠的肾上腺指数及ACTH、CRH 和 Cor 含量，表明该方剂可有效调节神经–内分泌系统，改善下丘脑–垂体–肾上腺皮质轴的功能亢进。

（2）抗炎：连朴饮在治疗脾胃湿热证方面效果显著，可能通过调控 HSP70、HIF–1a 及下游 VEGF 等因子相互作用来实现。免疫组化检测显示胃组织中 HSP70、HIF–1a 和 VEGF 高表达，HE 染色揭示炎性损伤和出血情况，提示该方剂可能通过改变体内热应激和炎症反应，促进胃黏膜损伤修复。

（3）调节免疫：加味连朴饮在预防和治疗病毒性肝炎方面具有显著效果，可能是通过下调 IL–10、IL–12 水平，调控肝组织中 Bax、Bcl–2 的表达来抑制肝细胞凋亡，并有效调节机体免疫功能失衡。

（4）调节脂质代谢：连朴饮中的小檗碱、厚朴酚等成分能降低 THP–1 源性泡沫细胞内的总胆固醇含量，抑制巨噬细胞泡沫化。其作用机制可能与调节炎症递质、CD36 及 ABCA1 表达有关，特别是 ABCA1 mRNA 的表达，减少脂质摄取的同时促进脂质外流，对动脉粥样硬化的防治具有优势。

2. 内分泌科临床应用

（1）2型糖尿病：在2型糖尿病湿热内蕴证的治疗中，加味连朴饮与常规药物格华止联合应用，能有效降低空腹血糖、餐后2小时血糖、糖化血清蛋白（GSP）和糖化血红蛋白水平，表现优于单独使用格华止。

（2）高脂血症：王氏连朴饮加丹参、赤芍可明显改善高脂血症模型的血脂紊乱，其

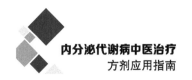

作用机制与下调炎症因子、稳定冠状动脉粥样斑块有关，临床可用于治疗高脂血症。

（3）动脉粥样硬化：应用连朴饮对湿热夹瘀型动脉粥样硬化患者血脂及内皮功能影响的研究显示，连朴饮可降低总胆固醇、低密度脂蛋白胆固醇、AIP 水平，疗效与复方丹参滴丸相当。

【参考文献】

[1] 褚璨灿，师为人，陈云志，等.连朴饮的临床应用与实验研究进展［J］.中华中医药学刊，2018，36（10）：2478－2480.
[2] 李娟.加味连朴饮治疗 2 型糖尿病湿热内蕴证临床疗效观察［D］.湖南中医药大学，2023.
[3] 赵书刚，陈昕，雷开键.王氏连朴饮加丹参、赤芍对高脂血症兔血脂水平及炎症因子影响的实验研究［J］.中国中医药科技，2009，03：178－179.
[4] 赵书刚，陈昕，雷开键.连朴饮对湿热夹瘀型动脉粥样硬化患者血脂及内皮功能影响的研究［J］.陕西中医，2008（6）：660－662.
[5] 廖宇佳，陈秀香，宫爱民，等.连朴饮治疗动脉粥样硬化斑块临证经验［J］.中国医药导刊，2022，24（11）：1104－1107.

63. 凉膈散——《太平惠民和剂局方》

【方歌】凉膈硝黄栀子翘，黄芩甘草薄荷饶；

再加竹叶调蜂蜜，中焦躁实服之消。

【出处原文】"凉膈散。治大人、小儿腑脏积热，烦躁多渴，面热头昏，唇焦咽燥，舌肿喉闭，目赤鼻结硬，口舌生疮，痰实不利，涕唾稠粘，睡卧不宁，谵语狂妄，肠胃燥涩，便溺秘结，一切风壅，并宜服之。"（《太平惠民和剂局方》）

【组成】连翘、芒硝、大黄、栀子、黄芩、甘草、薄荷、竹叶。

【功效】泻火解毒，清上泄下。

【主治】上中焦邪郁生热。症见面赤唇焦、胸膈烦躁、口舌生疮、谵语狂妄，或咽痛吐衄、便秘溲赤，或大便不畅、舌红苔黄、脉滑数。

【方解】此为手太阴、足阳明之方。本证多由热毒火邪郁结于胸膈所致，治疗以泻火解毒、清上泄下为主。热邪灼伤津液，津液不能上承，故见唇焦，口舌生疮；火性炎上，故见面赤；热邪灼伤津液，无力行舟，故见便秘；舌红苔黄，脉滑数，均为热毒火邪互结之症。上焦无形火热炽盛，中焦燥热内结，单清上则中焦燥结不去，单泻下则上焦邪热不解，唯有清泻兼施，治宜清热泻火通便为法。方中连翘禀秋平之金气，入手太阴肺经，轻清透散，长于清热解毒，清透上焦之热，故为君药。黄芩入手太阴、少阳、阳明经气分，清透上焦之热、胸膈之热；栀子清利三焦之热，通利小便，引火下行；大黄入足阳明胃经，下阳明治燥结，芒硝荡涤三焦肠胃之实热，二者泻下通便；故为臣药。薄荷清利头目、利咽；竹叶清上焦之热；故为佐药，共奏泻火通便，清上泻下之功。

【加减及衍化方】

（1）加减：若热结壅阻上焦，大便不燥者，去芒硝，加桔梗、石膏以清热凉膈。

（2）衍化方：栀子豉汤。（《伤寒论》）

◆ 组成：栀子（擘）十四个、香豉（绵裹）四合。

◆ 功效：清热除烦，宣发郁热。

◆ 主治：主治热郁胸膈不寐证。症见身热心烦，虚烦不得眠，或心中懊恼，反复颠倒，或心中窒，或心中结痛，舌红苔微黄，脉数。

◎ 鉴别要点：与栀子豉汤证均为热在胸膈，但有轻重之分，栀子豉汤证仅为热郁胸膈，而不兼腑实；凉膈散证既热灼胸膈，而又兼腑实，更有上焦火证的特点。

※【现代药理学研究及内分泌科临床应用】

本方具有泻火解毒、清上泄下之功。现代药理学研究表明，本方具有抗炎、保护肝细胞、改善凝血等作用。现代常用于治疗 2 型糖尿病、痛风性肾病等内分泌科疾病属上中焦邪郁生热证者。

1.现代药理学研究

（1）抗炎：凉膈散在调节肺部炎症反应方面表现显著。它能够抑制核因子–κB（NF–κB）的表达，这是炎症反应中的关键调节因子。凉膈散的应用降低了促炎症因子 TNF–α 及 IL–6 的水平，减少了肺部水肿，提高了氧合指数。病理学观察也证实了其减少肺部炎症细胞积聚和肺泡损伤的效果。此外，凉膈散还可能通过影响 Toll 和 JAK/STAT 信号通路，对肺部炎症反应产生积极影响。

（2）保护肝细胞：凉膈散在减轻肝细胞损伤方面也显示出良好效果。它通过降低补体片段 C5a 的浓度，减轻 C5a–R 介导的肝损伤。此外，凉膈散还能下调促凋亡蛋白 Bax 的表达，发挥抗炎和保护肝脏的作用。

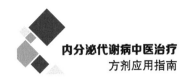
（3）改善凝血：凉膈散在改善凝血指标方面展现了积极作用。此外，该方剂对 2 型糖尿病小鼠的血糖和血脂也有显著改善效果，能有效调节血糖水平、血清胰岛素水平及血中甘油三酯和总胆固醇水平。

2. 内分泌科临床应用

（1）2 型糖尿病：凉膈散与黄连解毒汤能显著降低 2 型糖尿病小鼠的血糖、血清胰岛素及血甘油三酯和总胆固醇水平，并能改善胰岛素抵抗。

（2）痛风性肾病：应用凉膈散加减治疗慢性肾功能不全，治疗后中药组在尿量、肾功能、血脂等指标的改善上，均优于西药组。

【参考文献】

［1］ 巴建全.凉膈散临床应用进展［J］.江苏中医药，2019，51（11）：86-89.

［2］ 杨谦.凉膈散作用机制的研究进展［J］.临床医药文献电子杂志，2017，4（24）：4736-4738.

［3］ 杨彬，马景，俞恒桑，等.凉膈散与黄连解毒汤对 2 型糖尿病小鼠血糖、血脂及胰岛素水平的影响［J］.浙江中西医结合杂志，2009，19（6）：337-338.

［4］ 肖燕芳.凉膈散加减治疗慢性肾功能不全 34 例临床观察［J］.湖南中医杂志，1994（3）：5-6.

64. 苓桂术甘汤★——《金匮要略》

【方歌】苓桂术甘化饮剂，健脾又温膀胱气；

　　　　饮邪上逆气冲胸，水饮下行眩晕去。

【出处原文】"心下有痰饮，胸胁支满，目眩，苓桂术甘汤主之。""夫短气有微饮，当从小便去之，苓桂术甘汤主之；肾气丸亦主之。"（《金匮要略》）

【组成】茯苓、桂枝、炙甘草、白术。

【功效】温阳化饮，健脾利湿。

【主治】痰饮。头目眩晕，短气而咳，心悸，胸胁胀满，舌苔白滑且较厚，脉沉弦，或沉滑，沉紧。

【方解】此为足太阴之方。太阳病误治后，激动在里水饮，外有表寒，内有水饮，阳气被遏而夹饮上冲，故见胸胁支满、目眩。本方重用甘淡之茯苓为君药，茯苓味淡，为太阳渗利之品，味甘，是中央脾土之味，健脾利水，渗湿化饮，既能消除已聚之痰饮，又善平饮邪之上逆。桂枝为臣药，专入肺经，功能温阳化气，平冲降逆。苓、桂相合为温阳化气，利水平冲之常用组合。白术为佐药，功能健脾燥湿，苓、术相须，建中而防气冲，为健脾祛湿的常用组合，在此体现了治生痰之源以治本之意；桂、术同用，也是温阳健脾的常用组合。炙甘草用于本方，其用有三：一可合桂枝以辛甘化阳，以襄助温补中阳之力；二可合白术益气健脾，崇土以利制水；三可调和诸药，功兼佐使之用。

【加减及衍化方】

（1）加减：咳嗽痰多者，加半夏、陈皮以燥湿化痰；心下痞或腹中有水声者，可加枳实、生姜以消痰散水。

（2）衍化方：甘草干姜茯苓白术汤。（《金匮要略》）

◆ 组成：甘草、白术、干姜、茯苓。

◆ 功效：温脾胜湿。

◆ 主治：寒湿下侵之肾著。腰部冷痛沉重，但饮食如故，口不渴，小便不利，舌淡苔白，脉沉迟或沉缓。

◎ 鉴别要点：本方与苓桂术甘汤在组成上仅一味之差。苓桂术甘汤以茯苓配桂枝一利一温，成温阳化饮之剂，以祛水饮为主，主治中阳不足、饮停心下之痰饮病，症见胸胁支满、目眩心悸；本方以干姜温中祛寒，伍以茯苓、白术除湿健脾，重在温中散寒祛湿，以祛寒湿为要，主治寒湿下侵所致之肾著病，症见腰重冷痛。

※【现代药理学研究及内分泌科临床应用】

本方具有温阳化饮、健脾利湿之功。现代药理学研究表明，本方具有调节代谢、抗氧化等作用。现代常用于治疗 2 型糖尿病、糖尿病肾病、非酒精性脂肪肝、代谢综合征等内分泌科疾病属中阳不足、痰饮内生证者。

1. 现代药理学研究

（1）调节代谢：苓桂术甘汤在治疗代谢综合征方面表现出显著效果。它能有效降低血清中的抵抗素和胰岛素水平，减轻胰岛素抵抗，同时提高脂联素水平，从而调节脂肪和糖代谢。研究显示，该方通过激活过氧化物酶增殖剂激活受体 γ，进而促进脂联素表达，改善代谢综合征症状。

（2）抗氧化：苓桂术甘汤具有强大的抗氧化能力，尤其在清除超氧阴离子自由基

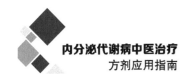

方面效果显著。它能预防多巴胺能神经元损伤，降低脂质过氧化和蛋白质羰基水平，防止 DNA 损伤，适用于神经退行性疾病的辅助治疗。此外，苓桂术甘汤还能显著降低血清中 MDA 含量，提高 SOD 活性。其抗氧化机制可能涉及激活 Nrf2/ARE 信号通路，改善非酒精性脂肪性肝炎模型中的氧化应激状况，并通过激活细胞自噬，提高 ATG5 蛋白表达，改善线粒体功能。

2. 内分泌科临床应用

（1）2 型糖尿病：加味苓桂术甘汤联合二甲双胍治疗痰湿内盛证肥胖型 2 型糖尿病，与单纯二甲双胍治疗组相比，其临床疗效更佳，在 BMI、血糖、血脂等指标上改善更显著。

（2）糖尿病肾病：在给予控制血糖、血压及减少蛋白摄入等方法的基础上，加味苓桂术甘汤治疗糖尿病肾病，治疗后总胆固醇、甘油三酯、低密度脂蛋白胆固醇、血尿素氮、血肌酐、空腹血糖、餐后 2 小时血糖、糖化血红蛋白水平均较治疗前降低，高密度脂蛋白胆固醇水平较治疗前升。

（3）非酒精性脂肪肝：苓桂术甘汤联合双歧三联活菌治疗非酒精性脂肪肝，与单纯双歧三联活菌治疗组相比，临床总有效率更高，中医证候积分改善也更显著。肝纤维化检测（CAP）评判总有效率为 81.25%，优于对照组的 54.17%，且能显著改善甘油三酯、ALT、CAP 值水平。这表明苓桂术甘汤联合双歧三联活菌治疗能有效改善非酒精性脂肪肝患者的肝内脂变和降低甘油三酯水平，缓解临床症状。

（4）代谢综合征：使用加味苓桂术甘汤治疗代谢综合征患者总有效率 95.6%，且能显著提高了患者血清脂联素水平。

【参考文献】

［1］ 陈君媚，周春祥 . 苓桂术甘汤药理作用及其机制研究进展［J］. 中国实验方剂学杂志，2019，25（14）：222-227.

［2］ 罗力，刘春菇，黄钰，等 . 加味苓桂术甘汤联合二甲双胍治疗痰湿内盛证肥胖型 2 型糖尿病的临床效果［J］. 中国医药导报，2021，18（33）：127-130.

［3］ 郭荷艳 . 中药灌肠联合加味苓桂术甘汤治疗糖尿病肾病的临床观察［J］. 中国民间疗法，2022，30（1）：83-85.

［4］ 喻晓，王雯婕，金嘉悦，等 . 苓桂术甘汤联合益生菌治疗非酒精性脂肪肝［J］. 长春中医药大学学报，2019，35（5）：891-894.

［5］ 易佳佳，徐泽鹤 . 加味苓桂术甘汤对代谢综合征患者脂联素影响［J］. 中国继续医学教育，

2019，22：135-137.

65.六味地黄丸★——《小儿药证直诀》

【方歌】六味地黄益肾肝，山药丹泽萸苓掺；

肾阴亏损虚火上，滋阴补肾自安康。

【出处原文】"治肾怯失音，囟开不合，神不足，目中白睛多，面色㿠白等方。熟地黄八钱、山茱萸、山药各四钱、泽泻、牡丹皮、白茯苓（去皮）各三钱。上为末，炼蜜丸，如梧子大，空心，温水化下三丸。"（《小儿药证直诀》）

【组成】熟地黄、山茱萸、山药、泽泻、牡丹皮、茯苓。

【功效】滋阴补肾。

【主治】肾阴虚证。症见腰膝酸软，头晕目眩，耳鸣耳聋，盗汗，遗精，消渴，骨蒸潮热，手足心热，舌燥咽痛，牙齿动摇，足跟作痛，小便淋漓，以及小儿囟门不合，舌红少苔，脉沉细数。

【方解】此为足少阴、厥阴之方。肾藏精，为先天之本，肝藏血，精血同源，可互相转化、互相影响。腰为肾之府，膝为筋之府，肾主骨生髓，肾阴不足则骨髓不充，故见腰膝酸软；齿为骨之余，故见牙齿动摇，脑为髓海，故见头晕目眩；小儿囟门不合，肾开窍于耳，故见耳鸣耳聋；肾阴不足，虚火上炎，故见盗汗，消渴，骨蒸潮热，手足心热，舌燥咽痛。方中熟地黄滋阴补肾，益精髓而生血，入手足少阴、厥阴经，为君药。山茱萸温补肝肾，收敛精气，入足厥阴、少阴经，收少阳之火，滋厥阴之液，补肾温肝，固秘精气；山药入手足太阴经，养土而行降摄，补金而司收敛，健脾益肾，固精缩尿，为臣药；是本方的"三补"部分。又以泽泻泄肾浊，牡丹皮泻肝火，茯苓渗脾湿，是本方的"三泻"部分，均为佐药。因本方以补为主，故"三泻"用量较轻。六药配合，相辅相成，共成不温不燥、补而不腻的平补之剂。

【加减及衍化方】

（1）加减：知柏地黄丸（《医宗金鉴》）即本方加知母、黄柏，熟地黄改用生地黄。水煎服。治证与六味地黄丸相同，只是热象更为显著。此方有滋阴降火之功，阴虚火旺，可以投此。杞菊地黄丸（《医级》）即本方加枸杞子、菊花，炼蜜为丸，每

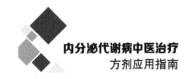
次服 10 克，每日 1 次。亦可作汤剂，治肾阴不足，眼花歧视，或枯涩而痛。此方体现滋水涵木之法，因加枸杞子补肾益精，菊花清肝明目，清补力量均较原方为强，这是兼肝的加法。耳聋左慈丸（《广温热论》）即本方加磁石、石菖蒲、五味子。细末，蜜丸。每次服 10 克，每日 1 次。治热病后期，热退身凉，肾虚精脱，耳鸣、耳聋，舌红少苔，脉象细数。此方有滋阴补肾、镇静开窍之功，是心肾同治的配伍形式。八仙长寿丸（《医级》）即本方加麦冬、五味子。蜜丸。每次 10 克，每日 1 次。治肾虚喘嗽，舌红少苔。此方补肾滋阴、金水并调，是肺肾同治的配伍形式。生脉六味丸（《张氏医通》）即本方加人参、麦冬、五味子，治火邪遏闭伤肺，咽破声嘶而痛，用此即所谓"壮水之主以制阳光"的治疗方法。

（2）衍化方：知柏地黄丸。（《医宗金鉴》）

◆ 组成：本方加知母、黄柏，熟地黄改用生地黄。

◆ 功效：补益肾阴，滋阴降火。

◆ 主治：用于阴虚火旺，潮热盗汗，口干咽痛，耳鸣遗精，小便短赤。

◎ 鉴别要点：治证与六味地黄丸相同，只是热象更为显著。此方有滋阴降火之功，阴虚火旺。

※【现代药理学研究及内分泌科临床应用】

本方具有滋阴补肾之功。现代药理学研究表明，本方具有降血糖及改善胰岛素抵抗、降血脂、抗氧化、改善血管内皮功能障碍等作用。现代常用于治疗 2 型糖尿病、糖尿病肾病、2 型糖尿病性骨质疏松症、糖尿病合并高脂血症、代谢综合征、多囊卵巢综合征等内分泌科疾病属肾阴虚者。

1. 现代药理学研究

（1）降血糖及改善胰岛素抵抗：六味地黄丸可有效改善 2 型糖尿病患者的高血糖和肥胖症状，降低胰岛素水平，从而缓解胰岛素抵抗。

（2）降血脂：在 2 型糖尿病患者中，六味地黄丸能显著改善血糖和血脂水平，提高高密度脂蛋白水平，降低低密度脂蛋白水平，从而改善脂蛋白脂肪酶活性和胆固醇脂转化。

（3）抗氧化：六味地黄丸能有效减轻氧化应激损伤，降低 2 型糖尿病患者体内的自由基水平，提高抗氧化酶活性，从而减少自由基对细胞和组织的损害。

（4）改善血管内皮功能障碍：六味地黄丸能有效改善糖尿病患者的血管内皮功能障碍，提高一氧化氮含量，降低 MDA 含量，抑制氧化应激损伤，保护血管内皮。

2.内分泌科临床应用

（1）2型糖尿病：六味地黄丸联合二甲双胍治疗2型糖尿病患者的研究中，观察组的总有效率为93.33%，高于接受西医常规治疗对照组的80.00%。治疗后，观察组患者的中医证候积分、空腹血糖、餐后2小时血糖、低密度脂蛋白水平、总胆固醇水平、甘油三酯水平降低且低于对照组。

（2）糖尿病肾病：在六味地黄丸加减法治疗糖尿病肾病患者的研究中，中西医联合组相比西医组展现出更佳的疗效。治疗后，中医症状积分、肾功能指标改善，生存质量评分提高且显著优于西医组。两组不良反应发生率相当，差异无统计学意义。

（3）2型糖尿病性骨质疏松症：在六味地黄丸联合标准治疗2型糖尿病性骨质疏松症患者的研究中，治疗组的总有效率为93.3%，优于对照组的66.7%。治疗后，治疗组在中医证候积分、β-CTX、MDA含量、VAS评分、骨密度T值、骨钙素含量、SOD含量及血清空腹血糖水平、餐后2小时血糖、血红蛋白方面均优于对照组。

（4）糖尿病合并高脂血症：六味地黄丸治疗糖尿病合并高脂血症，治疗8周后，治疗组的生化指标（血清高敏C反应蛋白、甘油三酯、总胆固醇、低密度脂蛋白）、空腹血糖和餐后2小时血糖均较对照组治疗后明显下降，高密度脂蛋白较对照组治疗后明显升高。

（5）代谢综合征：六味地黄丸治疗代谢综合征患者，2周后显著改善患者的腰围、血脂、血糖、血压等多项指标，4周后效果更加显著，统计学上有显著差异。

（6）多囊卵巢综合征：紫河车合六味地黄丸治疗青春期多囊卵巢综合征患者，治疗后患者月经情况均有明显改善，总有效率达93.33%。

【参考文献】

［1］王倩，李国霞.六味地黄丸治疗2型糖尿病药理研究进展［J］.中国民间疗法，2023，31（3）：114-118.

［2］郑红梅，黄鹤，陆敏.六味地黄丸合桃红四物汤加减治疗肝肾阴虚糖尿病肾病疗效分析［J］.中医临床研究，2022，14（9）：68-70.

［3］丁浩浩，梁源.六味地黄丸合二甲双胍辨治阴虚内热证2型糖尿病的效果观察［J］.深圳中西医结合杂志，2022，32（10）：46-48.

［4］安娟，匡浩铭，李振宇，等.六味地黄丸治疗2型糖尿病性骨质疏松症的疗效评价［J］.湖南中医药大学学报，2022，42（7）：1216-1220.

［5］蒋雪蓉.六味地黄丸对糖尿病伴有高血脂患者的疗效观察［J］.中医临床研究，2014，

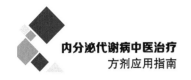

27：52-54.

[6] 狄丹华，杨准叶.紫河车合六味地黄丸治疗青春期多囊卵巢综合征 30 例临床观察［J］.
中国医药指南，2019，22：189-190.

66. 六君子汤★——《医学正传》

【方歌】四君子汤中和义，人参苓术甘草比；

益气健脾基础剂，脾胃气虚治相宜；

益以夏陈名六君，健脾化痰又理气。

【出处原文】"六君子汤（局方），治痰挟气虚发呃。"（《医学正传》）

【组成】人参、白术、茯苓、甘草、陈皮、半夏。

【功效】益气健脾，燥湿化痰。

【主治】脾胃气虚兼痰湿证。症见食少便溏，胸脘痞闷，呕逆等。

【方解】此为手足太阴、足阳明之方。脾胃为后天之本，气血生化之源，脾胃气虚，受纳与健运乏力，则饮食减少；湿浊内生，脾胃运化不利，故大便溏薄；脾主肌肉，脾胃气虚，四肢肌肉无所禀受，故四肢乏力；气血生化不足，不能荣于面，故见面色萎白；脾为肺之母，脾胃一虚，肺气先绝，故见气短、语声低微；舌淡苔白，脉虚弱均为气虚之象。正如《医方考》所说："夫面色萎白，则望之而知其气虚矣；言语轻微，则闻之而知其气虚矣；四肢无力，则问之而知其气虚矣；脉来虚弱，则切之而知其气虚矣。"方中人参为君药，入手太阴经气分，能通行十二经，大补肺中元气，肺气旺则四脏之气皆旺，还可入戊土而益胃气，走己土而助脾阳，甘温益气，健脾养胃。臣药以苦温之白术，入足阳明胃经、足太阴脾经，健脾燥湿，加强益气助运之力；佐以甘淡茯苓，健脾渗湿，苓术相配，则健脾祛湿之功益著。使以炙甘草，益气和中，调和诸药。四药配伍，共奏益气健脾之功。

【加减及衍化方】

（1）加减：呕吐者，加半夏以降逆止呕；胸膈痞满者，加枳壳、陈皮以行气宽胸；心悸失眠者，加酸枣仁以宁心安神；若畏寒肢冷、脘腹疼痛者，加干姜、附子以温中祛寒；烦渴者，加黄芪；胃冷，呕吐涎味者，加丁香；呕逆，加藿香；脾胃不和者，倍加白术、姜、枣；脾困者，加人参、木香、缩砂仁；脾弱腹胀，不思饮食者，加扁豆、粟米；伤食者，加炒神曲；胸满喘急者，加白豆蔻。

（2）衍化方：异功散。（《小儿药证直诀》）

◆ 组成：人参、白术、茯苓、甘草、陈皮。

◆ 功效：益气健脾，行气化滞。

◆ 主治：脾胃气虚兼气滞证。饮食减少，大便溏薄，胸满痞闷不舒，或呕吐泄泻等。

◎ 鉴别要点：异功散中加陈皮，兼行气化滞，适用于脾胃气虚兼气滞证；六君子汤中加陈皮、半夏，兼燥湿和胃，适用于脾胃气虚兼痰湿证。

※【现代药理学研究及内分泌科临床应用】

本方具有益气健脾、燥湿化痰之功。现代药理学研究表明，本方具有改善食管黏膜的屏障功能、调节免疫等作用。现代常用于治疗代谢综合征、糖尿病、糖尿病视网膜病变、糖尿病肾病、糖尿病胃轻瘫、甲状腺功能亢进症、甲状腺结节、多囊卵巢综合征等内分泌科疾病属脾胃气虚兼痰湿证者。

1. 现代药理学研究

（1）改善食管黏膜的屏障功能：六君子汤能够增强食管黏膜的屏障功能，可能是通过影响炎症组织中紧密连接蛋白的分布，从而加强食管黏膜的防护作用。六君子汤还能够促进食道黏膜中紧密连接蛋白的形成，有效防止胃酸等刺激性物质的扩散，从而改善食道黏膜屏障功能，减轻胃食管反流相关症状。

（2）调节免疫：体内实验表明，六君子汤可增加小鼠血清血溶素水平，增加小鼠腹腔巨噬细胞和脾细胞分泌一氧化氮，并促进小鼠脾淋巴细胞的增殖。

2. 内分泌科临床应用

（1）代谢综合征：本方可用于治疗代谢综合征属脾虚湿困证者，症见腹胀痞满，肢体乏力，食少便溏，呕逆，舌苔腻或脉滑。六君子汤可改善代谢综合征模型大鼠的胰岛素水平和胰岛素敏感指数，减轻胰岛素抵抗。

（2）糖尿病：加味六君子汤治疗脾虚湿盛型糖尿病患者，治疗总有效率94.12%，临床效果显著，具有较高的安全性。与此同时，能够积极改善血糖水平和炎症因子表达水平，降低中医证候积分。

（3）糖尿病视网膜病变：补阳还五汤合六君子汤加减缓解了糖尿病视网膜病患者的临床症状，临床治疗总有效率达92.5%，且能够改善糖尿病视网膜病患者眼部微循环。

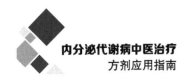

（4）糖尿病肾病：六君子汤合六味地黄加减方在结合西医治疗糖尿病肾病中有效率达86.2%，在临床数据比较中（如不良反应及6个月复发率等方面）表现出明显优势。

（5）糖尿病胃轻瘫：系统评价表明，六君子汤在治疗糖尿病胃轻瘫方面优于西药，尤其在提高总有效率、改善消化道症状和缩短胃排空时间上更为显著，同时在减少复发率及不良反应方面也表现更好。

（6）甲状腺功能亢进症：逍遥散合六君子汤治疗甲状腺功能亢进症之肝郁脾虚证患者，与西药治疗相比，有效率更高且治疗前后FT3、TSH水平有显著改善。

（7）甲状腺结节：方朝晖教授从肝脾论治甲状腺结节，采用疏肝、健脾、活血的方法治疗，善用六君子汤加减立方。对于合并桥本甲状腺炎的甲状腺结节患者，方用小柴胡汤合六君子汤加减治疗；对于合病亚急性甲状腺炎的结节患者，采用栀子清肝汤合六君子汤加减治疗。

（8）多囊卵巢综合征：加味六君子汤治疗痰湿瘀阻型多囊卵巢综合征患者，近期总有效率达88%，症状显著改善且后期复发率低，稳定性高，具有高临床应用价值。

【参考文献】

［1］ 李文艳，马舒冰，汪鑫，等.日本汉方六君子汤研究进展［J］.中成药，2020，42（8）：2129-2132.

［2］ 张晓莉，唐小云，宋宝辉，等.六君子汤上调小鼠免疫功能的机制［J］.细胞与分子免疫学杂志，2005（6）：125-126.

［3］ 姜楠，蒲纪，张冰冰，等.补益方剂反证糖代谢异常代谢综合征大鼠中医证型的研究［J］.中国实验方剂学杂志，2015，21（12）：95-98.

［4］ 苗春平，吴颖.加味六君子汤治疗脾虚湿盛型糖尿病患者的临床效果评价［J］.糖尿病新世界，2023，03：104-107.

［5］ 艾华.补阳还五汤合六君子汤加减治疗糖尿病视网膜病变40例［J］.环球中医药，2018，10：1614-1617.

［6］ 李颖群.六君子汤合六味地黄加减结合西医治疗糖尿病肾病58例的疗效观察［J］.中国医药指南，2012，04：244-245.

［7］ 綦秀丽.六君子汤治疗糖尿病胃轻瘫的疗效［J］.大医师，2019，4（2）：12-13，84.

［8］ 王保银.逍遥散合六君子汤治疗甲状腺功能亢进的临床效果观察［J］.中西医结合心血管病电子杂志，2018，6（4）：184-185.

［9］ 吴吉萍，方朝晖，赵达东.方朝晖从肝脾论治甲状腺结节临床经验［J］.中医药临床杂志，2021，33（12）：2299-2303.

［10］王刘英.加味六君子汤治疗痰湿瘀阻型多囊卵巢综合征70例［J］.名医，2019，09：249.

67. 龙胆泻肝汤★——《医方集解》

【方歌】龙胆泻肝栀芩柴，生地车前泽泻偕；

木通甘草当归合，肝经湿热力能排。

【出处原文】"此足厥阴、少阳药也。龙胆泻厥阴之热，柴胡平少阳之热，黄芩、栀子清肺与三焦之热以佐之，泽泻泻肾经之湿，木通、车前泻小肠、膀胱之湿以佐之，然皆苦寒下泻之药，故用归、地以养血而补肝，用甘草以缓中而不伤肠胃，为臣使也。"（《医方集解》）

【组成】龙胆草、栀子、黄芩、木通、泽泻、车前子、柴胡、甘草、当归、生地黄。

【功效】清泻肝胆实火，清利肝经湿热。

【主治】①肝胆实火上炎证。症见头痛目赤，胁痛，口苦，耳聋，耳肿，舌红苔黄，脉弦细有力。②肝经湿热下注证。症见阴肿，阴痒，筋痿，阴汗，小便淋浊，或妇女带下黄臭等，舌红苔黄腻，脉弦数有力。

【方解】此为足厥阴、手足少阳之方。本证多由足厥阴肝、足少阳胆经实火上炎，肝胆湿热下注所致。肝经绕阴器，布胁肋，连目系，入巅顶。肝胆实火上炎，上扰头面，故见头痛目赤；胆经布耳前，出耳中，故见耳聋、耳肿；舌红苔黄，脉弦细有力均为肝胆实火上炎。肝经湿热下注，故见阴肿，阴痒，阴汗，妇女带下黄臭。故以龙胆泻肝汤清泻肝胆实火，清利肝经湿热。方中龙胆草大苦大寒，入足厥阴肝经、足少阳胆经，既能清利肝胆实火，又能清利肝经湿热，故为君药。黄芩味苦气寒，入足少阳胆、足厥阴肝经，清相火，泻甲木；栀子苦寒，入手少阴心经、足太阴脾经、足厥阴肝经，清火除烦郁，共为臣药。泽泻、木通、车前子渗湿泄热，导热下行；实火所伤，损伤阴血，当归、生地黄养血滋阴，邪去而不伤阴血，共为佐药。柴胡舒畅肝经之气，引诸药归肝经；甘草调和诸药，共为佐使药。

【加减及衍化方】

（1）加减：肝胆实火热盛者，去木通、车前子，加黄连泻火；若湿盛热轻者，去黄芩、生地黄，加滑石、薏苡仁以增强利湿之功；阴囊囊肿，红热甚者，加连翘、大黄以泻火解毒。

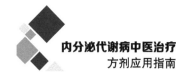

（2）衍化方：当归芦荟丸。（《时方歌括》）

◆ 组成：当归、龙胆草、栀子、黄连、黄柏、黄芩、芦荟、青黛、大黄、木香、麝香。

◆ 功效：清热利湿，泻火解毒。

◆ 主治：肝胆实火证。症见头晕目眩，神志不宁，谵语发狂，或大便秘结，小便赤涩。

◎ 鉴别要点：龙胆泻肝汤泻肝火并能清利湿热，且能兼顾滋养阴血，祛邪不伤正，用治肝火上炎、湿热下注证；当归龙荟丸则备集大苦大寒之药，着重于泻实火，使从二便分消，乃攻滞降泻之剂，用治肝经实火证，非实火上盛不可轻用。

※【现代药理学研究及内分泌科临床应用】

本方具有清泻肝胆实火、清利肝经湿热之功。现代药理学研究表明，本方具有减轻胰岛素抵抗、改善脂质代谢等作用。现代常用于治疗糖尿病周围神经痛、糖尿病肾病、脂肪肝等内分泌科疾病属肝胆实火上炎证、肝经湿热下注证者。

1. 现代药理学研究

（1）减轻胰岛素抵抗：加减龙胆泻肝汤通过调节 IRS/PI3K/AKT/mTOR 信号通路，有效改善大鼠肝胰岛素抵抗。

（2）改善脂质代谢：加减龙胆泻肝汤能够抑制奥氮平激活的 SREBP-1c 信号通路，从而改善肝胰岛素抵抗相关的脂肪肝症状。同时还可以通过调控 AMPK-α/PPAR-α 相关通路，进一步改善奥氮平导致的脂肪肝问题。

2. 内分泌科临床应用

（1）糖尿病周围神经痛：龙胆泻肝汤从肝经湿热证辨证论治糖尿病周围神经痛，在清利肝胆湿热的同时，灵活采用解郁活血、祛风通络、散瘀止痛、健脾开胃等法，取得了良好的治疗效果。

（2）糖尿病肾病：在糖尿病肾病患者的研究中，龙胆泻肝汤加减法联合西医基础治疗组的总有效率为 83.33%，显著高于单纯西医基础治疗组的 69.99%。治疗组在空腹血糖、糖化血红蛋白、24 小时尿蛋白定量等指标上的改善具有显著性，显示龙胆泻肝汤加减法在治疗糖尿病肾病方面的有效性。

（3）脂肪肝：龙胆泻肝汤联合甘草酸二铵肠溶胶囊在治疗肝胆湿热型脂肪肝方面显示出显著疗效。与单独使用甘草酸二铵肠溶胶囊的对照组相比，中药组的治疗有效率更高且能显著降低肝功能指标和血脂相关指标，同时有效改善腹胀、乏力等症状。

【参考文献】

[1] 张泽鑫，黄志凯，曾慕煌，等.龙胆泻肝汤方的药理研究进展［J］.国医论坛，2018，33（4）：67-70.

[2] 周春巧，文君，陈宇.龙胆泻肝汤的药理作用及其临床应用研究进展［J］.临床合理用药杂志，2018，11（33）：180-181.

[3] 任利英.加减龙胆泻肝汤改善奥氮平所致大鼠肝脏胰岛素抵抗的机制［D］.南方医科大学，2019.

[4] 鲁义，陈陈燕，刘栋，等.龙胆泻肝汤治疗糖尿病周围神经痛经验举隅［J］.中国处方药，2022，20（1）：137-138.

[5] 朴春丽，王秀阁，杨世忠.龙胆泻肝汤加减治疗期糖尿病肾病30例临床研究［J］.山东中医杂志，2004（12）：714-716.

[6] 金玺，吴颖，王峰.龙胆泻肝汤联合甘草酸二胺肠溶胶囊治疗肝胆湿热型脂肪肝效果分析［J］.中医临床研究，2020，12（18）：68-69，127.

68.鹿角胶丸★——《医学正传》

【方歌】鹿角胶丸壮肾精，归菟龟虎杜仲苓；

熟地牛膝白术参，纯补壮骨又强筋。

【出处原文】"鹿角胶丸，治血气虚弱，两足痿软，不能行动，久卧床褥之证，神效。"（《医学正传》）

【组成】鹿角胶、鹿角霜、熟地黄、川牛膝、茯苓、菟丝子、人参、当归、白术、杜仲、虎胫骨（人工虎骨代）、龟板。

【功效】补肾益精，强筋壮骨。

【主治】肝肾亏虚、血气虚弱，两足痿软，不能行动，久卧床褥。

【方解】此为足少阴、足厥阴之方。肝肾亏虚，筋骨失于充养，故见诸症。方中鹿角胶、鹿角霜平补肾气；龟板、杜仲、虎胫骨（人工虎骨代）、牛膝、菟丝子补益肾精；人参、茯苓、白术健补脾胃，滋养后天生化之源；当归、熟地黄以养血，共起填精益气之功效。

【加减】如见遗精早泄者，可加锁阳、苁蓉；如见耳鸣头晕者，加枸杞子、潼蒺藜；小便频数而清长者，加肉桂、益智仁；腰酸腰痛者，加巴戟天、淫羊藿；兼见脾

虚者，可选白术、党参、黄芪等益气健脾，促进消化吸收。

※【现代药理学研究及内分泌科临床应用】

本方具有补肾益精、强筋壮骨之功。现代药理学研究表明，本方具有改善骨结构、增加骨强度、双重调节成骨及破骨功能、抑制破骨细胞的增殖活性等功能。现代常用于治疗原发性骨质疏松症等内分泌科疾病属肝肾亏虚证者。

1. 现代药理学研究

（1）改善骨结构、增加骨强度：鹿角胶丸能够提高去卵巢大鼠的骨密度，其中以 LJJW-M 组的骨密度提高最明显，结果提示鹿角胶丸具有提高去卵巢大鼠 BMD 的药效学作用。

（2）双重调节成骨及破骨功能：鹿角胶丸能够降低去卵巢大鼠血清中的 β-CTX 水平，抑制骨吸收。鹿角胶丸可能通过对成骨及破骨的双重调节，进而达到防治骨质疏松症的目的。

（3）抑制破骨细胞的增殖活性：鹿角胶丸可以使破骨细胞透光度下降，凋亡的细胞皱缩。同时鹿角胶丸促进线粒体 Bax 表达，抑制 Bcl-2 的表达，促进 Caspase-3 的裂解。鹿角胶丸促进 AKT 磷酸化，加入 LY294002 后 AKT 的磷酸化受到抑制，预处理 LY294002 后，鹿角胶丸的促 AKT 磷酸化作用被抑制，故鹿角胶丸能够通过 PI3K/AKT 通路促进破骨细胞凋亡。

2. 内分泌科临床应用

原发性骨质疏松症：绝经后骨质疏松症的病机以脾肾虚为根本，瘀血是重要的发病原因，治疗上以补肾健脾、活血祛瘀为主要治则，于辨证基础上随症给予理气疏肝、健脾祛湿、止痛等治疗。

【参考文献】

[1] 于冬冬，赵丹阳，杨芳，等.中药复方鹿角胶丸防治绝经后骨质疏松症的机制研究 [J]. 中国骨质疏松杂志，2020，26（11）：1668-1673.
[2] 于冬冬，赵丹阳，姚啸生.中药复方鹿角胶丸通过 PI3-K/AKT 信号通路调节破骨细胞凋亡 [J].中国骨质疏松杂志，2018，24（7）：874-878.
[3] 陈艳婷，邓伟民.邓伟民治疗绝经后骨质疏松症经验介绍 [J].新中医，2018，50（3）：212-214.

69. 麻黄汤——《伤寒论》

【方歌】麻黄汤中用桂枝，杏仁甘草四般施；

发热恶寒头项痛，喘而无汗服之宜。

【出处原文】"太阳病，头痛发热，身疼腰痛，骨节疼痛，恶风，无汗而喘者，麻黄汤主之。""太阳病，脉浮紧，无汗，发热，身疼痛，八九日不解，表证仍在，此当发其汗……麻黄汤主之。"（《伤寒论》）

【组成】麻黄、桂枝、杏仁、炙甘草。

【功效】发汗解表，宣肺平喘。

【主治】外感风寒表实证。症见恶寒发热，头身疼痛，无汗而喘，舌苔薄白，脉浮紧。

【方解】此为足太阳之方。本方证为外感风寒、肺气失宣所致，风寒之邪外袭肌表，使卫阳被遏，腠理闭塞，营阴郁滞，经脉不通，故见恶寒、发热、无汗、头身痛；肺主气属卫，外合皮毛，寒邪外束于表，影响肺气的宣肃下行，则上逆为喘；舌苔薄白、脉浮紧皆是风寒袭表的反映。治当发汗解表，宣肺平喘。方中麻黄苦辛性温，入手太阴肺经、足太阳膀胱经，善开腠发汗，祛在表之风寒；宣肺平喘，开闭郁之肺气，故本方用以为君药。由于本方证属卫郁营滞，单用麻黄发汗，只能解卫气之闭郁，所以又用透营达卫的桂枝为臣药。桂枝入足太阳膀胱经，走经络而达营郁，解肌发表，温通经脉，既助麻黄解表，使发汗之力倍增，又畅行营阴，使疼痛之症得解。二药相须为用，是辛温发汗的常用组合。杏仁入手太阴经气分，降利肺气，与麻黄相伍，一宣一降，以恢复肺气之宣降，加强宣肺平喘之功，是为宣降肺气的常用组合，为佐药。炙甘草既能调和麻、杏之宣降，又能缓和麻、桂相合之峻烈，使汗出不致过猛而耗伤正气，是使药而兼佐药之用。四药配伍，表寒得散，营卫得通，肺气得宣，则诸症可愈。

【加减及衍化方】

（1）加减：若喘急胸闷、咳嗽痰多、表证不甚者，去桂枝，加紫苏子、半夏以化痰止咳平喘；若鼻塞流涕重者，加苍耳子、辛夷以宣通鼻窍；若夹湿邪而兼见骨节酸痛者，加苍术、薏苡仁以祛风除湿；兼里热之烦躁、口干者，酌加石膏、黄芩以清泻郁热。

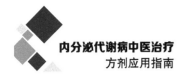

（2）衍化方一：三拗汤。（《太平惠民和剂局方》）

◆ 组成：甘草、麻黄、杏仁（不去皮、尖）。

◆ 功效：宣肺解表。

◆ 主治：外感风寒，肺气不宣证。症见鼻塞声重，语音不出，咳嗽胸闷等。

（3）衍化方二：华盖散。（《博济方》）

◆ 组成：紫苏子（炒）、麻黄（去根、节）、杏仁（去皮、尖）、陈皮（去白）、桑白皮、赤茯苓（去皮）、甘草。

◆ 功效：宣肺解表，祛痰止咳。

◆ 主治：风寒袭肺证。症见咳嗽上气，痰气不利，呀呷有声，胸膈痞满，鼻塞声重，苔白，脉浮紧。

◎ 鉴别要点：三拗汤与华盖散皆为麻黄汤去桂枝，故功用重在宣散肺中风寒，主治风寒犯肺之咳喘证。但三拗汤为宣肺解表的基础方，主治风寒袭肺的咳喘轻证；华盖散主治素体痰多而风寒袭肺证，故加紫苏子、陈皮、桑白皮、赤茯苓以降气祛痰，加强化痰止咳的作用。

※【现代药理学研究及内分泌科临床应用】

本方具有发汗解表、宣肺平喘之功。现代药理学研究表明，本方具有解热、发汗及促进腺体分泌、抗炎症因子、抗病毒、镇咳、祛痰、平喘等作用。现代可用于治疗糖尿病。

1. 现代药理学研究

（1）解热：麻黄汤通过作用于下丘脑体温调节中枢，降低体温设定点，促进汗腺分泌，有效降低发热状态下的体温。

（2）发汗及促进腺体分泌：麻黄汤的发汗作用与肾上腺素能受体密切相关，其能通过调节 α 和 β 受体的活性，影响汗腺的分泌和导管的扩张，从而调节发汗。

（3）抗炎：麻黄汤中的麻黄、桂枝、甘草成分，均展现出显著的抗炎效果，能有效抑制毛细血管通透性和水肿，减轻炎症反应。

（4）抗病毒：麻黄汤对呼吸道合胞体病毒等具有一定的抵抗能力，有助于缓解小儿感冒症状。

（5）镇咳、祛痰、平喘：麻黄汤能显著延长咳嗽潜伏期，减少咳嗽次数，显示出良好的镇咳祛痰效果。同时，该方剂还能扩张支气管，对抗支气管收缩，有效缓解哮喘症状。

2. 内分泌科临床应用

糖尿病：麻黄汤可降低链佐星诱发的糖尿病小鼠的血糖升高。麻黄及其主要成分对链佐星诱发的糖尿病小鼠高血糖具有抑制作用，并促进胰岛 β 细胞的增加。

【参考文献】

[1] 任利.麻黄汤临床及药理研究近况［J］.河南中医药学刊，1996（4）：8–10.

[2] 罗佳波，余林中，贺丰，等.麻黄汤组方原理的研究［J］.世界科学技术–中医药现代化，2007（2）：6–14.

[3] 张保国，刘庆芳.麻黄汤现代药效学研究与临床运用［J］.中成药，2007（3）：415–422.

[4] 聂淑琴.麻黄汤对链佐星诱发的糖尿病小鼠的抗高血糖作用［J］.国外医学（中医中药分册），2000（4）：232–233.

[5] 修丽梅，刘继前，尚宪荣，等.麻黄及其成分对糖尿病改善的探讨［J］.中国中医基础医学杂志，2011，17（10）：1102–1104.

[6] 李红莲.麻黄汤合白虎汤加减治疗对咳嗽患者肺功能和炎性反应的影响［J］.中国处方药，2020，18（8）：151–152.

[7] 应克伟.麻黄汤加减治疗小儿外感发热（风寒型）36例疗效分析［J］.新中医，2014，46（12）：133–134.

70.麻杏石甘汤——《伤寒论》

【方歌】伤寒麻杏石甘汤，汗出而喘法度良；

　　　　辛凉疏泄能清肺，定喘除烦效力彰。

【出处原文】"发汗后，不可更行桂枝汤，汗出而喘，无大热者，可与麻黄杏仁甘草石膏汤""下后，不可更行桂枝汤，若汗出而喘，无大热者，可与麻黄杏仁甘草石膏汤。"（《伤寒论》）

【组成】麻黄、杏仁、炙甘草、石膏。

【功效】辛凉宣泄，清肺平喘。

【主治】外感风邪，邪热壅肺证。症见身热不解，咳逆气急，鼻翕，口渴，有汗或无汗，舌苔薄白或黄，脉滑而数者。

【方解】此为手太阴、足太阳之方。本证是由风热袭肺，或风寒郁而化热，壅遏

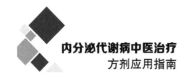

于肺所致。肺中热盛，气逆伤津，故见有汗而身热不解，喘逆气急，甚则鼻翼翕动，口渴喜饮，脉滑而数。此时急当清泄肺热，热清气平而喘渴亦愈，所以方用麻黄为君药，苦辛性温，入手太阴肺经、足太阳膀胱经，宣肺而泄邪热，是"火郁发之"之义。但其性温，故配伍辛甘大寒之石膏为臣药，而且用量倍于麻黄，石膏入手太阴肺、足阳明胃经，清金而止燥渴，泻热而除烦躁，使宣肺而不助热，清肺而不留邪，肺气肃降有权，喘急可平，是相制为用。杏仁降肺气，用为佐药，助麻黄、石膏清肺平喘。炙甘草既能益气和中，又与石膏合而生津止渴，更能调和于寒温宣降之间，所以是佐使药。综观药虽四味，配伍严谨，用量亦经斟酌，尤其治肺热而用麻黄配石膏，是深得配伍变通灵活之妙，所以清泄肺热，疗效可靠。

【加减及衍化方】

（1）加减：因肺中热甚，津液大伤，汗少或无汗者，加重石膏用量，或加炙桑皮、芦根、知母；若表邪偏重，无汗而见恶寒者，当酌加解表之品，如荆芥、薄荷、淡豆豉、牛蒡子之类。在用清泄肺热为主的同时，开其皮毛，使肺热得泄而愈。若痰黏稠、胸闷者，加栝蒌、贝母、黄芩以清热化痰，宽胸利膈。

（2）衍化方：麻杏苡甘汤。（《金匮要略》）

◆ 组成：麻黄、杏仁、炙甘草、薏苡仁。

◆ 功效：解表祛湿。

◆ 主治：风湿一身尽疼，发热，日晡所剧者。

◎ 鉴别要点：麻杏甘石汤为太阳阳明合病，湿邪不明显。麻黄加术汤和麻杏苡甘汤都是外邪夹湿，其中麻黄加术汤为寒湿在表，无明显热象；麻杏苡甘汤为湿热，因此强调了发热的症状，往往见到表邪未解，湿邪在表，表现为低热、身体酸痛沉重、苔白腻或黄腻、小便不利。

※【现代药理学研究及内分泌科临床应用】

本方具有辛凉宣泄、清肺平喘之功。现代药理学研究表明，本方具有抗急性肺损伤、抗病毒、镇咳、平喘等作用。现代可用于治疗亚急性甲状腺炎表邪化热者。

1. 现代药理学研究

（1）抗急性肺损伤：麻杏石甘汤在治疗急性肺损伤（ALI）方面表现出显著效果。它能有效调节血清中的 TNF-α 和 IL-10 水平，从而缓解 ALI 的症状。这种调节作用可能与其对这些细胞因子水平的正常化有关。

（2）抗病毒：麻杏石甘汤通过多种机制抵抗流感病毒，包括直接杀灭病毒、干扰病毒吸附、抑制病毒增殖及保护宿主细胞。此外，该方剂还能调节蛋白表达水平，影响免疫器官的质量指数及 IL-2、TNF-β 蛋白的表达，从而在免疫网络中发挥调节作用。

（3）镇咳、平喘：麻杏石甘汤在治疗哮喘方面具有显著效果。它通过减少气道中嗜酸性粒细胞（EOS）的浸润和抑制肺组织中 ICAM-1 蛋白的表达，有效抗击气道炎症。

2. 内分泌科临床应用

亚急性甲状腺炎：有学者通过麻杏石甘汤加味治疗一证属表邪化热、搏结颈喉的亚急性非化脓性甲状腺炎 1 例，6 剂后诸症大减，继服 10 剂后患者双侧甲状腺肿大消失，I^{131} 吸收率恢复正常。表明麻杏石甘汤可治疗亚急性甲状腺炎等感染性疾病，但目前缺少多样本的前瞻性病例系列研究或随机对照研究。

【参考文献】

［1］ 黄晓洁，魏刚，张龙，等.麻杏石甘汤的药理作用和临床应用研究进展［J］.广东药学院学报，2014，30（1）：110-114.
［2］ 刘莲，张辉阳.麻杏石甘汤的药理功效［J］.中国药物经济学，2015，10（12）：16-17.
［3］ 马建平.麻杏石甘汤治验 2 则［J］.新中医，1998（6）：51.

71. 麻子仁丸——《伤寒论》

【方歌】 麻子仁丸治脾约，燥热津亏便下难；

　　　　枳朴大黄蜜杏芍，润肠泄热便下来。

【出处原文】 "趺阳脉浮而涩，浮则胃气强，涩由小便数，浮涩相搏，大便则硬，其脾为约，麻子仁丸主之。"（《伤寒论》）

【组成】 麻子仁、白芍、枳实、大黄、厚朴、杏仁、蜂蜜。

【功效】 润肠泻热，行气通便。

【主治】 脾约证。症见肠胃燥热，脾津不足，大便秘结，小便频数。

【方解】 此为足太阴、足阳明之方。本证多由胃有燥热、脾津不足所致，治疗以润肠泻热、行气通便为主。《伤寒论》称之为"脾约"。成无己言："约者，约结之约，又约

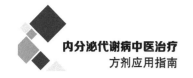

束也"。经曰："脾主为胃行其津液者也，今胃强脾弱，约束津液不得四布，但输膀胱，致小便数而大便硬，故曰其脾为约。"脾土过燥，胃液日亡，无津液可行，故见大便秘结。脾燥宜用缓法，以遂脾欲，故选用麻子仁丸。方中麻子仁性味甘平，入足阳明胃经、手阳明大肠经、足厥阴肝经，润肠胃之约涩，通经脉之结代，质润多脂，功能润肠通便，是为君药。杏仁入手太阴肺经，上肃肺气，下润大肠，降冲逆而开痹塞；白芍入足厥阴、足少阳之经，入肝家而清风，走胆腑而泻热，善调心中烦悸，最消腹里满痛，养血敛阴，缓急止痛，为臣药。大黄、枳实、厚朴即小承气汤，以轻下热结，除胃肠燥热，为佐。蜂蜜甘缓，既助麻子仁润肠通便，又可缓和小承气汤攻下之力，以为佐使。

【加减及衍化方】

（1）加减：痔、便秘者，可加桃仁、当归以养血和血，润肠通便；痔出血属胃肠燥热者，可酌加槐花、地榆以凉血止血；燥热伤津较甚者，可加生地黄、玄参、石斛以增液通便。

（2）衍化方：五仁丸。（《世医得效方》）

◆ 组成：桃仁、杏仁、松子仁、柏子仁、郁李仁、陈皮。

◆ 功效：润肠通便。

◆ 主治：津枯肠燥证。大便艰难，以及年老、产后血虚便秘。舌燥少津，脉细数。

◎ 鉴别要点：五仁丸和麻子仁丸均为润肠通便之剂，但五仁丸集富含油脂的果仁于一方，配伍理气行滞的陈皮，润下与行气相合，以润燥滑肠为用，擅治津亏肠燥便秘；麻子仁丸以麻子仁、杏仁、蜂蜜、白芍益阴润肠为主，善于治疗肠胃燥热、脾津不足之脾约便秘。

※【现代药理学研究及内分泌科临床应用】

本方具有润肠泻热、行气通便之功。现代药理学研究表明，本方具有调节免疫炎症反应、增强肠道动力等作用。现代可用于治疗2型糖尿病、糖尿病便秘等内分泌科疾病属脾约证者。

1. 现代药理学研究

（1）调节免疫炎症反应：麻子仁丸能够有效调控免疫炎症反应。通过网络药理学分析，发现其主要作用靶点包括 IL6、AKT1、VEGFA、TNF、PTGS2 等。这些靶点涉及广泛的生物学过程，如炎症促进、肠道免疫反应异常、粒细胞和巨噬细胞的趋化聚集、肠道黏膜通透性调节，以及参与代谢、增殖和血管生成等多种过程。

（2）增强肠道动力：麻子仁丸中的成分能够有效提升肠蠕动，同时抑制水分吸收，并刺激平滑肌,有助于改善肠道运动功能。其内含的白芍苷能通过减轻炎症反应和体液免疫过度,使腺体分泌正常,从而改善便秘等症状。此外,大黄素可能通过增加肠间神经丛中的物质 P、血管活性肠肽(VIP)的含量,来增强肠道动力,缓解便秘症状。

2.内分泌科临床应用

(1)2 型糖尿病:在对 2 型糖尿病患者的研究中,将患者分为使用盐酸二甲双胍的对照组和使用麻子仁丸加减方的治疗组。研究发现,治疗组的效果与对照组相当,显示单独使用麻子仁丸加减方对降低血糖有效。

(2)糖尿病便秘:在麻子仁丸治疗糖尿病便秘的研究中,治疗组接受麻子仁丸治疗,对照组服用果导片,治疗结束后,治疗组的总有效率为 85.0%,显著高于对照组的 42.5%,表明麻子仁丸在糖尿病便秘治疗中具有良好的疗效。

【参考文献】

[1] 张家杰,史学文,王永茂.基于网络药理学探究麻子仁丸治疗功能性便秘的作用机制[J].现代消化及介入诊疗,2021,26(7):858-862.
[2] 邢利旋,黄少妮,林华容,等.归桃麻子仁丸加减治疗老年 2 型糖尿病便秘的临床观察[J].中医临床研究,2021,13(18):65-67,75.
[3] 徐泽鹤,易佳佳.麻子仁丸加味治疗 2 型糖尿病的临床疗效[J].当代医药论丛,2014,12(3):274-275.
[4] 韩青.麻子仁丸治疗糖尿病便秘的临床研究[J].中国中医药现代远程教育,2016,14(24):60-61.

72.麦门冬汤——《金匮要略》

【方歌】麦门冬汤用人参,枣草粳米半夏存;

肺痿咳逆因虚火,益胃生津宜煎烹。

【出处原文】"大逆上气,咽喉不利,止逆下气者,麦门冬汤主之。"(《金匮要略》)

【组成】麦冬、半夏、人参、甘草、粳米、大枣。

【功效】清养肺胃,降逆下气。

【主治】①虚热肺痿。症见咳嗽气喘,咽喉不利,咯痰不爽,或咳唾涎沫,口干咽

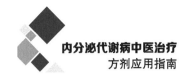

燥，手足心热，舌红少苔，脉虚数。②胃阴不足证。症见呕吐，纳少，呃逆，口渴咽干，舌红少苔，脉虚数。

【方解】此为手太阴、足阳明之方。本方所治虚热肺痿乃肺胃阴虚、气火上逆所致。病虽在肺，其源在胃，盖土为金母，胃主津液，胃津不足，则肺之阴津亦亏，终成肺胃阴虚之证。肺虚而肃降失职，则咳逆上气；肺伤而不布津，加之虚火灼津，则脾津不能上归于肺而聚生浊唾涎沫，随肺气上逆而咳出且咳唾涎沫越甚，则肺津损伤越重，日久不止，终致肺痿。咽喉为肺胃之门户，肺胃阴伤，津不上承，则口干咽燥；虚热内盛，故手足心热。胃阴不足，失和气逆则呕吐；舌红少苔、脉虚数为阴虚内热之佐证。治宜清养肺胃，降逆下气。方中重用麦冬为君药，麦冬味苦，微凉，入手太阴肺、足阳明胃经，甘寒清润，既养肺胃之阴，又清肺胃虚热。人参益气生津为臣药，入手太阴肺经，大补肺中元气，肺气旺则四脏之气皆旺，补阳以生阴，崇土以制火。佐以甘草、粳米、大枣益气养胃，合人参益胃生津，胃津充足，自能上归于肺，此正"培土生金"之法。肺胃阴虚，虚火上炎，不仅气机逆上，而且进一步灼津为涎，故又佐以半夏降逆下气，化其痰涎，虽属温燥之品，但用量很轻，与大剂麦冬配伍，则其燥性减而降逆之用存且能开胃行津以润肺，又使麦冬滋而不腻，相反相成。甘草能润肺利咽，调和诸药，兼作使药。

【加减及衍化方】

（1）加减：若津伤甚者，可加沙参、玉竹以养阴液；若阴虚胃痛、脘腹灼热者，可加石斛、白芍以增加养阴益胃止痛之功。

（2）衍化方：沙参麦冬汤。（《温病条辨》）

◆ 组成：沙参、麦冬、玉竹、甘草、生扁豆、冬桑叶、天花粉。

◆ 功效：甘寒生津，清养肺胃。

◆ 主治：秋令燥邪，耗伤肺胃阴液，咽干口渴，干咳少痰，或有发热，舌光绛而干者。

◎ 鉴别要点：沙参麦冬汤具有滋阴利咽、清养肺胃的功效，可用于燥咳或者肺炎久咳、咽干、干咳少痰、黏痰、舌红少苔、脉细数证，作用就是补益津液亏虚；麦门冬汤有清养肺胃、降逆下气等功效，主治虚热肺痿、咳嗽气喘、咽喉不利、咯痰不爽、口干咽燥、手足心热、舌红少苔、脉虚数。沙参麦冬汤做清养肺胃之用，麦门冬汤治疗肺胃阴亏气机上逆之证。

※【现代药理学研究及内分泌科临床应用】

本方具有清养肺胃、降逆下气之功。现代药理学研究表明，本方具有镇咳、改善呼吸道高敏状态、增强呼吸道净化功能、调节肺泡表面活性物质分泌、抗肺纤维化等作用。现代可用于治疗 2 型糖尿病、糖尿病胃轻瘫等内分泌科疾病属胃阴不足证者。

1.现代药理学研究

（1）镇咳：麦门冬汤通过调节速激肽的生成、游离和分解，抑制呼吸道平滑肌的过敏性收缩，提高中性肽链内切酶（NEP）水平，有效拮抗咳嗽反射，从而发挥显著的镇咳作用。

（2）改善呼吸道高敏状态：研究发现，麦门冬汤能降低气道高敏状态，通过抑制乙酰胆碱的释放和激活呼吸道平滑肌 β 受体，促进 cAMP 生成，松弛支气管平滑肌，稳定肥大细胞，减少过敏性介质释放。

（3）增强呼吸道净化功能：麦门冬汤通过增加纤毛运动的频率，改善气管黏液纤毛输送系统功能，抑制黏蛋白分泌，提高气管黏膜纤毛的转运速率，从而增强呼吸道的净化功能。

（4）调节肺泡表面活性物质分泌：麦门冬汤通过增加肺泡细胞的 cAMP 生成，促进肺表活性物质的分泌，降低肺表面张力，增加肺顺应性，减少呼吸阻力，同时激活 β_1 肾上腺素能受体，维持正常的呼吸道功能。

（5）抗肺纤维化：麦门冬汤能有效降低肺纤维化模型的肺系数，减轻肺泡炎症和纤维化程度，显示出对抗肺纤维化的潜在效果。

2.内分泌科临床应用

（1） 2 型糖尿病：网络药理学研究表明，麦门冬汤可能主要通过 β–链蛋白、AKT1 靶点调节胰岛细胞凋亡及炎症反应防治 2 型糖尿病。

（2）糖尿病胃轻瘫：有研究显示，应用加味麦门冬汤联合西医常规用药治疗气阴两虚型糖尿病胃轻瘫，治疗后总体症状积分均降低且中药组低于仅使用西医治疗的对照组。表明加味麦门冬汤治疗糖尿病胃轻瘫具有一定优势。

【参考文献】

［1］ 李娜，徐升，龚新月，等.麦门冬汤加减在呼吸系统疾病中的临床应用及其现代药理作用探讨［J］.亚太传统医药，2015，11（23）：62-64.

［2］ 李宁，宋建平，王振亮.麦门冬汤最新药理研究与临床应用进展［J］.中医研究，2013，

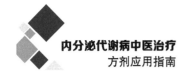

26（8）：74-76.

[3] 陈鹏德，郭凤，马洪艳，等.网络药理学和分子对接法研究麦门冬汤防治2型糖尿病的分子机制及其验证［J］.华西药学杂志，2023，03：278-284.

[4] 卢晨，彭飞，葛慧颖，等.中西医结合治疗气阴两虚型糖尿病胃轻瘫52例［J］.光明中医，2008（5）：615-616.

73. 暖肝煎——《景岳全书》

【方歌】暖肝煎中用当归，杞苓乌药与小茴；

行气逐寒桂沉配，小腹疝痛一并摧。

【出处原文】"治肝肾阴寒，小腹疼痛疝气等症；疝之暴痛，或痛甚者，必以气逆，宜先用荔香散。气实多滞者，宜宝鉴川楝散或天台乌药散。非有实邪而寒胜者，宜暖肝煎主之。"（《景岳全书》）

【组成】当归、枸杞子、小茴香、肉桂、乌药、沉香、茯苓。

【功效】温补肝肾，行气止痛。

【主治】肝肾虚寒证。症见睾丸冷痛，或小腹疼痛，或疝气痛，畏寒喜暖，舌淡苔白，脉沉迟。

【方解】此为足厥阴、足少阴之方。本方证因肝肾不足，寒客肝脉，气机郁滞所致。寒为阴邪，其性收引凝滞，若肝肾不足，则寒易客之，使肝脉失和，气机不畅，厥阴肝经循行环阴器，抵小腹，故见睾丸冷痛，或少腹疼痛，或疝气痛诸症。治宜补肝肾，散寒凝，行气滞。方中肉桂辛甘大热，入足少阴经，兼入足厥阴，补命门之相火，通上下之阴结，温肾暖肝，祛寒止痛；小茴香味辛性温，入足厥阴肝经，暖肝散寒，理气止痛，二药合用，温肾暖肝散寒，共为君药。当归辛甘性温，入足厥阴肝经，养血补肝，清风润木，缓里急而安腹痛；枸杞子味甘性平，入足少阴肾、足厥阴肝，补肝益肾，二药均补肝肾不足之本；乌药、沉香入足厥阴肝经，辛温散寒，行气止痛，以去阴寒冷痛之标，同为臣药。茯苓甘淡，渗湿健脾，为佐药。综观全方，以温补肝肾治其本，行气逐寒治其标，使下元虚寒得温，寒凝气滞得散，则睾丸冷痛、少腹疼痛、疝气痛诸症可愈。

【加减及衍化方】

（1）加减：若腹痛甚者，加香附行气止痛；睾丸痛甚者，加青皮、橘核疏肝理气。

（2）衍化方：天台乌药散。（《医学发明》）

◆ 组成：天台乌药、木香、茴香子、青橘皮、高良姜、槟榔、川楝实、巴豆。

◆ 功效：行气疏肝，散寒止痛。

◆ 主治：肝经寒凝气滞证。症见小肠疝气，少腹引控睾丸而痛，偏坠肿胀，或少腹疼痛，苔白，脉弦。

◎ 鉴别要点：天台乌药散主治肝气郁结、瘀血寒凝之小肠疝气，伴少腹痛，脉沉；暖肝煎主治肾精不足，寒滞肝脉，腹股沟疝，怕冷怕热，脉沉迟。天台乌药散服以理气和肝气为主，疏肝解郁，散寒止痛；暖肝煎服以养血祛寒，化痰解毒。因此，腹股沟疝属肝经气滞血瘀寒凝型，宜用天台乌药散治；腹股沟疝属肾精不足、寒瘀型，宜用暖肝煎治疗。

※【现代药理学研究及内分泌科临床应用】

本方具有行气疏肝、散寒止痛之功。现代药理学研究表明，本方具有抗炎等作用。现可用于治疗糖尿病神经源性膀胱证属肝肾虚寒者。

1. 现代药理学研究

抗炎：暖肝煎加味在治疗老年萎缩性胃炎和幽门螺杆菌感染患者时，可显著降低 TNF-α 和 IL-6 水平，与对照组相比，其抗炎效果更加显著。此外，本方剂也能有效地降低不稳定性心绞痛患者的 C 反应蛋白水平。

2. 内分泌科临床应用

糖尿病神经源性膀胱：加味暖肝煎联合西医基础用药治疗肝肾虚寒型糖尿病神经源性膀胱，总有效率为 83.3%，高于仅使用西医基础用药的对照组且治疗组在改善临床症状、减少残余尿量等方面均优于对照组。

【参考文献】

[1] 何发霖，刘德浪，王家艳. 暖肝煎加味治疗老年萎缩性胃炎合并 HP 感染的疗效及对血清 IL-6、TNF-α 的影响 [J]. 四川中医，2020，38（11）：85-87.

[2] 贺敬波，钟琳，陈捷，等. 加减暖肝煎对不稳定性心绞痛患者炎症因子 CRP 的影响 [J]. 医药世界，2007（3）：27-29.

[3] 邵长君. 加味暖肝煎治疗糖尿病神经源性膀胱的临床研究 [D]. 济南：山东中医药大学，2016.

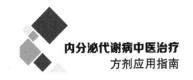

74. 平胃散★——《太平惠民和剂局方》

【方歌】平胃散用朴陈皮，苍术甘草姜枣齐；

　　　　燥湿宽胸消胀满，调胃和中此方宜。

【出处原文】"治脾胃不和，不思饮食，心腹胁肋胀满刺痛，口苦无味，胸满短气，呕哕恶心酸，面色萎黄，肌体瘦弱，怠惰嗜卧，体重节痛，常多自利，或发霍乱，及五噎八反胃，并宜服。"（《太平惠民和剂局方》）

【组成】厚朴、陈皮、苍术、甘草、生姜、大枣。

【功效】燥湿运脾，行气和胃。

【主治】湿滞脾胃证。症见脘腹胀满，怠情嗜卧，不思饮食，呕吐恶心，嗳气吞酸，肢体沉重，常多自利，舌苔白腻而厚，脉缓。

【方解】此为足太阴、阳明之方。本方胃治疗湿滞脾胃的基础方，脾为太阴湿土，喜燥而恶湿，湿邪滞于中焦，则脾运不健，气机受阻，故见脘腹胀满、不思饮食。足太阴脾与足阳明胃互为表里，脾病胃失和降，上逆则见呕吐恶心、嗳气吞酸。湿邪下注肠道，故见自利。方中以苍术为君药，入足太阴脾、足阳明胃经，辛香苦温，燥土利水，入中焦能燥湿健脾，使湿去则脾运有权，脾健则湿邪得化。湿邪阻碍气机，且气行则湿化，故方中臣以厚朴，本品芳化苦燥，入足阳明胃经，长于行气除满，且可化湿。与苍术相伍，行气以除湿，燥湿以运脾，使滞气得行，湿浊得去。陈皮为佐，入手足太阴经气分，导滞消痰，调中快膈，理气和胃，燥湿醒脾，以助苍术、厚朴之力。使以甘草，调和诸药，且能益气健脾和中。煎加姜、枣，以生姜温散水湿且能和胃降逆，大枣补脾益气以襄助甘草培土制水之功，姜、枣相合尚能调和脾胃。

【加减及衍化方】

（1）加减：证属湿热者，宜加黄连、黄芩以清热燥湿；属寒湿者，宜加干姜、草豆蔻以温化寒湿；湿盛泄泻者，宜加茯苓、泽泻以利湿止泻。

（2）衍化方：不换金正气散。（《卫生易简方》）

◆ 组成：藿香、厚朴、苍术、陈皮、半夏、甘草。

◆ 功效：解表化湿，和胃止呕。

◆ 主治：湿浊内停，兼有表寒证。症见呕吐腹胀，恶寒发热，或霍乱吐泻，或不服水土，舌苔白腻等。

◎ 鉴别要点：不换金正气散较平胃散多藿香、半夏二味，其燥湿和胃、降逆止呕之力益佳且具解表之功。

※【现代药理学研究及内分泌科临床应用】

本方具有燥湿运脾、行气和胃之功。现代药理学研究表明，本方具有促进胃排空、调控胃肠屏障、增强胃肠动力、改善疲劳等作用。现代可用于治疗糖尿病胃轻瘫、代谢综合征、高尿酸血症等内分泌科疾病。

1. 现代药理学研究

（1）促进胃排空：平胃散及其方中药物苍术、陈皮等的水煎液具有显著促进大鼠胃排空的作用。

（2）调控胃肠屏障：研究表明，经平胃散治疗后乳酸杆菌数量显著增多，大肠埃希菌数量显著减少；而空白给药组则相反。实验表明，平胃散对湿困脾胃证模型的大鼠肠道生物屏障出现的失调状况有显著的恢复作用且效果优于自然恢复组。

（3）增强胃肠动力：平胃散对功能性消化不良模型大鼠治疗后，其胃肠电活动、小肠推进度、胃排空等指标有显著的改善。

（4）改善疲劳的作用：不同剂量的平胃散能不同程度地改善模型大鼠的行为学表现，增加大鼠游泳的持续时间。进而说明，平胃散可以改善湿滞脾胃证大鼠的疲劳状态。

2. 内分泌科临床应用

（1）糖尿病胃轻瘫：平胃散加味治疗糖尿病胃轻瘫患者，总有效率达72%，可有效改善糖尿病胃轻瘫患者胃动力低下的临床症状，降低空腹及餐后2小时血糖，还可降低胃排空率。

（2）代谢综合征：本方与四逆散合用可用于治疗代谢综合征属气滞湿阻证者，症见胸胁、脘腹胀闷，肢体困重，形体肥胖，多食，易疲劳，舌苔厚腻，脉象弦或略滑。

（3）高尿酸血症：将高尿酸血症患者分为服用别嘌醇的对照组及加用平胃散合五苓散加减的治疗组，结果显示治疗组有效率为91.66%，显著高于对照组的63.89%。

【参考文献】

[1] 刘舒，秦竹. 平胃散及附方香砂平胃散的临床应用及现代研究进展 [J]. 黑龙江中医药，2016，45（2）：78-79.

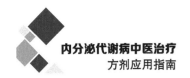

[2]　杨万胜，张培红.平胃散加味对糖尿病胃轻瘫的改善作用[J].中国中医药科技，2018，06：884-885.

[3]　周苇.平胃散合五苓散治疗高尿酸血症36例[J].浙江中医药大学学报，2007（2）：182.

75.普济消毒饮——《东垣试效方》

【方歌】普济消毒芩连鼠，玄参甘桔蓝根侣，

升柴马勃连翘陈，僵蚕薄荷为末咀，

或加人参及大黄，大头天行力能御。

【出处原文】"治大头天行，初觉憎寒体重，次传头面肿盛，口不能开，上喘，咽喉不利，口渴舌燥。"（《东垣试效方》）

【组成】黄芩、黄连、陈皮、甘草、玄参、柴胡、桔梗、连翘、板蓝根、马勃、牛蒡子、薄荷、僵蚕、升麻。

【功效】清热解毒，疏风散邪。

【主治】大头瘟。恶寒发热，头面红肿焮痛，目不能开，咽喉不利，舌燥口渴，舌红苔白兼黄，脉浮数有力。

【方解】此为足阳明、足厥阴之方。此为病邪客于经络之中，影响气血津液流通，聚而成形，郁而化热，遂呈红肿热痛、疮痈阳证。热毒壅聚，营气郁滞，气滞血瘀，聚而成形，故见局部红、肿、热、痛；风热邪毒，壅郁肌腠，邪正交争，故身热凛寒；正邪俱盛，相搏于经，则脉数有力。本方主治痈疡肿毒初起，热毒壅聚，气滞血瘀痰结之证。故以清热解毒为主，伍以理气活血、化痰散结、消肿溃坚之法。方中重用黄连、黄芩清热泻火，祛上焦头面热毒为君。以牛蒡子、连翘、薄荷、僵蚕辛凉疏散头面风热为臣。玄参、马勃、板蓝根有加强清热解毒之功；配甘草、桔梗以清利咽喉；陈皮理气疏壅，以散邪热郁结，共为佐药。升麻、柴胡疏散风热，并引诸药上达头面，且寓"火郁发之"之意，功兼佐使之用。诸药配伍，共收清热解毒，疏散风热之功。

【加减及衍化方】

1.加减：若大便秘结者，可加酒大黄以泻热通便；腮腺炎并发睾丸炎者，可加川楝子、龙胆草以泻肝经湿热。

2. 衍化方：蒋氏化毒丹。(《医宗金鉴》)

组成：犀角（水牛角代）、黄连、桔梗、玄参、薄荷、生甘草、大黄、青黛。

功效：清热解毒。

主治：治孕妇过食辛热之物，热毒凝结，蕴于胞中，以致小儿初生，头面肢体赤如丹涂，热盛便秘者。

◎ 鉴别要点：普济消毒饮与蒋氏化毒丹均具有清热解毒的功效。普济消毒饮主治大头瘟，症见恶寒发热，头面红肿焮痛，目不能开，咽喉不利，方中疏风散邪之力强；蒋氏化毒丹主治头面肢体赤如丹涂，热盛便秘者，疏风散邪之力较普济消毒饮弱。

※【现代药理研究及内分泌科临床应用】

本方具有清热解毒、疏风散邪之功。现代药理学研究表明本方具有抗菌、调节免疫等作用。现代常用于治疗亚急性甲状腺炎等内分泌疾病。

1. 现代药理研究

（1）抗菌：普济消毒饮对链球菌、金黄色葡萄球菌、白色葡萄球菌、肺炎球菌具有较强的抗菌作用。

（2）调节免疫：普济消毒饮可提高小鼠机体免疫的功能，能增强 NK 细胞活性和 IL-2 生成能力，促进脾淋巴细胞增殖。

2. 内分泌科临床应用

（1）亚急性甲状腺炎：加味普济消毒饮治疗亚急性甲状腺炎疗效显著，能够改善患者的中医证候和甲状腺功能，降低机体的炎性反应水平，降低复发率。

【参考文献】

[1] 钱昌盛，李青，吕春艳，等.普济消毒饮古今应用发微[J].中国民族民间医药，2021，30（7）：50-53，79.

[2] 张保国，程铁峰，刘庆芳.普济消毒饮药效及临床研究[J].中成药，2010，32（1）：117-120.

[3] 杨晓琴，刘香春.普济消毒饮联合泼尼松治疗亚急性甲状腺炎疗效及对血清 TRAb 及 TPOAb 水平的影响[J].新中医，2021，53（2）：25-28.

[4] 林垦，喻国，赵昕怡，等.加味普济消毒饮治疗亚急性甲状腺炎的疗效及对患者中医证候、甲状腺功能指标的影响[J].四川中医，2023，41（5）：158-162.

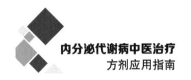
76. 七味白术散★——《小儿药证直诀》

【方歌】七味白术人参苓，藿葛木香炙草群；

脾胃虚弱消化差，疲乏纳呆腹泻宁。

【出处原文】"治脾胃久虚，呕吐泄泻，频作不止，精液枯竭，烦渴躁，但欲饮水，乳食不进，羸瘦困劣，因而失治，变成惊痫，不论阴阳虚实，并宜服。"（《小儿药证直诀》）

【组成】人参、茯苓、白术、炙甘草、藿香叶、木香、葛根。

【功效】健脾益气，和胃生津。

【主治】脾胃虚弱，津虚内热证。症见呕吐泄泻，肌热烦渴。

【方解】此为足太阴之方。脾主运化，脾病则运化不及，湿邪内生，蒙绕三焦，脾病及胃，上逆则为呕，与湿下注则为泻。运化不及，津液输布无权，湿多而津少，津虚则生内热，故见肌热烦渴。方中人参，甘温益气，健脾养胃，入手太阴肺经，大补肺中元气，以旺四脏之气，崇土以制火，为君药。白术苦温，入足太阴脾、足阳明胃经，补脾温胃，和中燥湿，最益脾精，大养胃气，加强益气助运之力，为臣药。茯苓甘淡，入足阳明胃、足太阴脾经，健脾渗湿；葛根入足阳明胃经，升阳生津；藿香入太阴脾与阳明胃，化湿止呕，为吐逆要药；木香入脾胃二经，调理中焦气机，诸药合用共同为佐，奏健脾祛湿理气之功。炙甘草甘温，益气和中，调和诸药，为使药。

【加减及衍化方】

（1）加减：胃气失和、恶心呕吐者，加半夏、代赭石；流涎而臭者，加黄连、滑石、诃子、益智仁；水肿者，加猪苓、泽泻。

（2）衍化方：四君子汤。（《太平惠民和剂局方》）

◆ 组成：人参（去芦）、白术、茯苓（去皮）、炙甘草。

◆ 功效：益气健脾。

◆ 主治：脾胃气虚证。症见面色萎黄，语声低微，气短乏力，食少便溏，舌淡苔白，脉虚弱。

◎ 鉴别要点：以四君子汤加葛根、木香、藿香，名为"七味白术散"，健脾和胃，清热生津，专治脾虚纳少，发热口渴证。

※【现代药理学研究及内分泌科临床应用】

本方具有健脾益气、和胃生津之功。现代药理学研究表明，本方具有调节肠道菌落结构、调节肠道酶活性、调节肠道微生物代谢、保护肠道黏膜、减轻炎症反应、提高免疫功能等作用。现代可用于治疗2型糖尿病、糖尿病周围神经病变、糖尿病肾病、糖尿病胃轻瘫、2型糖尿病合并高脂血症、2型糖尿病合并高尿酸血症等内分泌科疾病属脾胃虚弱、阴虚内热证者。

1. 现代药理学研究

（1）调节肠道菌落结构：七味白术散能有效增加肠道中有益菌（如乳杆菌和双歧杆菌）的数量，纠正肠道菌群失衡。其复杂的中药成分对多种致病菌（如金黄色葡萄球菌和产气杆菌）具有明显的抑制作用，同时对肠道酵母菌有促进效果，从而维护肠道微生态平衡。

（2）调节肠道酶活性：七味白术散通过提高乳糖酶活性，恢复肠道乳糖酶基因多样性，增加肠道黏膜中有利于乳糖分解的细菌丰度，从而改善肠道消化吸收功能。

（3）调节肠道微生物代谢：七味白术散能调节与糖类代谢相关的肠道微生物基因，促进能量释放，满足肠道微生物和黏膜上皮的代谢需求。同时，该方剂还能降低粪便中的钠和葡萄糖含量，促进小肠对这些物质的重吸收，对止泻有显著作用。

（4）保护肠道黏膜：七味白术散有助于促进肠黏膜修复，清除肠道病毒，保护肠黏膜免受病毒感染损伤，恢复肠黏膜屏障功能。

（5）减轻炎症反应：七味白术散可使回肠黏膜水肿明显消除，各肠段黏膜淋巴细胞数明显恢复，说明七味白术散可减轻肠道炎症，明显改善腹泻。

（6）提高免疫功能：七味白术散能够促进血小板和白细胞生成，改善红细胞平均体积，对腹泻小鼠的免疫功能具有一定的调节作用。

2. 内分泌科临床应用

（1）2型糖尿病变：在2型糖尿病变患者的研究中，佩兰合七味白术散治疗组在患者空腹血糖、餐后血糖、血脂、hs－CPR和胰岛素抵抗指数等方面的改善显著优于盐酸二甲双胍片治疗的对照组。治疗组的总有效率、胰岛素和C肽水平也高于对照组，表明佩兰合七味白术散能有效改善2型糖尿病变患者的临床症状和体征，降低血糖和调脂。

（2）糖尿病周围神经病变：在糖尿病周围神经病变患者的研究中，针灸配合加味七味白术散治疗组的总有效率为95.83%，显著高于常规西药和针灸治疗的对照组。治

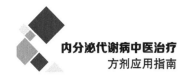

疗后，治疗组在中医证候积分、神经生长因子等方面的改善优于对照组，可知针灸配合加味七味白术散对糖尿病周围神经病变患者有显著的治疗效果。

（3）糖尿病肾病：在早期2型糖尿病肾病患者的研究中，七味白术散加味联合诺和锐治疗组在血浆内β2-微球蛋白、胱抑素C及尿微量白蛋白水平上的改善显著优于单纯诺和锐治疗的对照组。这表明七味白术散加味联合诺和锐治疗能有效改善早期2型糖尿病肾病患者的症状。

（4）糖尿病胃轻瘫：七味白术散加减联合莫沙必利治疗糖尿病胃轻瘫消化不良缓解、降低生化指标、治疗后钡条排除率及临床疗效均优于单独使用莫沙必利的治疗效果。

（5）2型糖尿病合并高脂血症：七味白术散加减联合针刺治疗2型糖尿病合并高脂血症患者的总有效率达93.85%，七味白术散可降低中医证候积分、血糖指标，改善血脂指标，提高免疫水平，减轻炎症水平，改善内皮功能及氧化应激，具有较好的安全性。

（6）2型糖尿病合并高尿酸血症：七味白术散方具有减轻无症状高尿酸血症合并2型糖尿病患者的血尿酸、空腹和餐后2小时血糖的作用，与二甲双胍联合用药优于单用二甲双胍。

【参考文献】

[1] 黎舒婷，税典奎.七味白术散在消化系统疾病中的应用及药理作用研究进展[J].现代中西医结合杂志，2021，30（17）：1928-1933.

[2] 周英，刘卫东，孙必强，等.七味白术散及提取物对肠道菌群失调小鼠小肠黏膜上皮IFN-α，IL-4，IL-10表达的影响[J].中国实验方剂学杂志，2015，21（9）：112-117.

[3] 王爱军，韩一益，袁艳红.佩兰合七味白术散治疗2型糖尿病[J].长春中医药大学学报，2022，38（1）：75-79.

[4] 黄奡.针灸联合加味七味白术散对糖尿病周围神经病变患者神经传导功能、中医证候积分等水平的影响[J].吉林中医药，2019，39（12）：1659-1663.

[5] 曾国志.七味白术散加味治疗早期2型糖尿病肾病的疗效观察[J].糖尿病新世界，2018，21（6）：165-166，171.

[6] 黄娟.七味白术散加减治疗糖尿病胃轻瘫的疗效观察[J].中国社区医师，2016，20：97-98.

[7] 王庆华，王思磊，江淑红，等.七味白术散加减联合针刺治疗2型糖尿病合并高脂血症（气阴两虚型）疗效及作用机制[J].辽宁中医药大学学报，2022，04：163-167.

［8］刘文超.七味白术散联合二甲双胍治疗无症状高尿酸血症合并 2 型糖尿病临床观察［J］.糖尿病新世界，2020，01：52-53.

77.杞菊地黄汤★——《医级》

【方歌】六味地黄益肾肝，山药丹泽萸苓掺；

更加知柏成八味，阴虚火旺可煎餐；

养阴明目加杞菊，滋阴都气五味研；

肺肾两调金水生，麦冬加入长寿丸；

再入磁柴可潜阳，耳鸣耳聋俱可安。

【出处原文】"杞菊地黄汤，治肾肝不足，生花歧视，或干涩眼痛。即六味丸加杞子、白菊是也。"（《医级》）

【组成】枸杞子、菊花、熟地黄、山茱萸、牡丹皮、山药、茯苓、泽泻。

【功效】滋肾养肝明目。

【主治】用于肝肾阴亏，眩晕耳鸣，畏光，迎风流泪，视物昏花。

【方解】此为足少阴、足厥阴之方。久劳、久病、外邪耗伤等诸因，均可伤及足少阴肾经，且肝肾同源，肝木亏虚，致肾水不足，无以滋养，则眩晕耳鸣；肝开窍于目，则畏光流泪、视物昏花。故以杞菊地黄汤滋肾养肝明目，咸寒滋养，甘寒生津。方中主药熟地黄滋阴补肾，生血生精，枸杞子滋补肝肾精血；辅以山药益脾肾之阴而固精，山茱萸酸性酸涩，微温，温肝逐风，涩精秘气；佐以茯苓淡渗脾湿，牡丹皮泄君相之伏火；泽泻泄肾中之湿浊；菊花甘苦以清肝明目。诸药合用，滋补与清泄兼顾，扶正与祛邪同治，共奏滋肾养肝明目之功。

【加减及衍化方】

（1）加减：阴虚而火盛者，加知母、玄参、黄柏等以加强清热降火之功；兼纳差、腹胀者，加焦白术、砂仁、陈皮等以防滞气碍脾。

（2）衍化方：六味地黄丸。（《小儿药证直诀》）

◆ 组成：熟地黄、山茱萸、山药、泽泻、茯苓、牡丹皮。

◆ 功效：填精滋阴补肾。

◆ 主治：肾阴精不足证。症见腰膝酸软，头晕目眩，视物昏花，耳鸣耳聋，盗

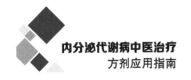

汗，遗精，消渴，骨蒸潮热，手足心热，舌燥咽痛，牙齿动摇，足跟作痛，以及小儿囟门不合，舌红少苔，脉沉细数。

◎ 鉴别要点：杞菊地黄汤偏于养肝明目，适用于肝肾阴虚、两目昏花、视物模糊之证。

※【现代药理学研究及内分泌科临床应用】

本方具有滋肾养肝明目之功。现代药理学研究表明，本方具有抗氧化应激、改善胰岛素抵抗等作用。现代常用于治疗和预防糖尿病视网膜病变，治疗糖尿病合并高血压、代谢综合征、胰岛素抵抗综合征等内分泌疾病属于肝肾阴亏证、以眼部症状（双目干涩、畏光、视物模糊、迎风流泪等）明显者。

1. 现代药理学研究

（1）抗氧化应激：杞菊地黄汤可提高血清 SOD、一氧化氮浓度，SOD 可通过清除自由基来达到保护细胞的作用。本方可通过提高 SOD 浓度达到抗氧化应激的作用。

（2）改善胰岛素抵抗：杞菊地黄汤可提高胰岛素敏感性，提高胰岛素敏感指数，改善胰岛素抵抗。

2. 内分泌科临床应用

（1）糖尿病视网膜病变：在杞菊地黄汤联合雷珠单抗治疗糖尿病视网膜病变的研究中，观察组接受杞菊地黄汤和雷珠单抗治疗，对照组仅用雷珠单抗。治疗后，观察组在最佳矫正视力、黄斑中心视网膜厚度、血液流变学指标、氧化应激指标、血清生长因子等方面的改善显著优于对照组。另一研究中，杞菊地黄汤与银杏叶提取物联合治疗非增殖期糖尿病视网膜病变，与使用银杏叶提取物的对照组相比，观察组的有效率更高。这些研究表明杞菊地黄汤对糖尿病视网膜病变具有显著疗效。

（2）糖尿病合并高血压：杞菊地黄丸联合二甲双胍治疗老年 2 型糖尿病合并 H 型高血压患者的研究中，治疗后观察组在一氧化氮、血清内皮素–1、同型半胱氨酸、C 反应蛋白等血管内皮功能及生化指标上的改善明显优于只使用二甲双胍的对照组。这表明杞菊地黄汤可有效改善糖尿病患者的血压水平和血管内皮功能。

（3）代谢综合征：本方可用于治疗代谢综合征属肝肾不足证者，症见眩晕耳鸣，目干畏光，迎风流泪，视物昏花，口燥咽干，腰膝酸痛，肢体麻木，失眠多梦，舌红少苔。

（4）胰岛素抵抗综合征：本方可用于治疗胰岛素抵抗综合征属肝肾阴虚证者，症见头目眩晕，耳鸣健忘，少寐多梦，咽干口燥，腰膝酸软，舌红少苔，脉细数。

【参考文献】

[1] （清）董西园撰，朱杭溢，冯丹丹校注.医级［M］.北京：中国中医药出版社，2015.

[2] 唐今尧，唐光钰，吴小兰，等.杞菊地黄丸联合瑞格列奈和常规治疗对2型糖尿病合并H型高血压老年患者的临床疗效［J］.中成药，2020，42（9）：2334－2337.

[3] 魏晓鹏.杞菊地黄丸对高血压合并糖尿病患者胰岛素抵抗的影响［D］.广州中医药大学，2007.

[4] 牟琳，吴榆可，李来.杞菊地黄丸联合雷珠单抗治疗糖尿病视网膜病变患者临床效果及对血清PDGF、BMP-2影响［J］.临床误诊误治，2021，34（11）：21－25.

[5] 陈宇，李华.杞菊地黄丸对糖尿病大鼠肾脏的保护作用［J］.中国实验方剂学杂志，2011，17（19）：251－253.

[6] 岳竹君，邹志东，李冬华，等.益肾法对自发性高血压大鼠血压和肾血流影响的研究［J］.中国实验方剂学杂志，2009，15（1）：42－44.

78. 青蒿鳖甲汤——《温病条辨》

【方歌】青蒿鳖甲地知丹，热由阴来仔细看；

夜热早凉无汗出，养阴透热服之安。

【出处原文】"夜热早凉，热退无汗，热自阴来者，青蒿鳖甲汤主之。夜行阴分而热，日行阳分而凉，邪气深伏阴分可知；热退无汗，邪不出表而仍归阴分，更可知矣，故曰热自阴分而来，非上中焦之阳热也。邪气深伏阴分，混处气血之中，不能纯用养阴，又非壮火，更不得任用苦燥。故以鳖甲蠕动之物，入肝经至阴之分，既能养阴，又能入络搜邪；以青蒿芳香透络，从少阳领邪外出；细生地黄清阴络之热；牡丹皮泻血中之伏火；知母者，知病之母也，佐鳖甲、青蒿而成搜剔之功焉。再此方有先入后出之妙，青蒿不能直入阴分，有鳖甲领之入也；鳖甲不能独出阳分，有青蒿领之出也。青蒿鳖甲汤方（辛凉合甘寒法），青蒿二钱，鳖甲五钱，细生地黄四钱，知母二钱，牡丹皮三钱，水五杯，煮取二杯，日再服。"（《温病条辨》）

【组成】青蒿、鳖甲、生地黄、知母、牡丹皮。

【功效】养阴透热。

【主治】温病后期，邪伏阴分证。症见夜热早凉，热退无汗，舌红苔少，脉细数。

【方解】此为足少阴、足厥阴之方。温病后期，邪伏阴分，此之阴分者，乃下焦

225

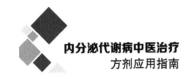

肝、肾之阴也，夜行于阴分，则夜热，日行于阳分，则早凉，邪气郁闭于内，不达于表，故热退而无汗，单用养阴则无力领邪外出，非壮火则不得任用苦燥，故以青蒿鳖甲汤甘寒以养阴，辛凉以透热。方中鳖甲咸寒，直入足厥阴、足少阴经，滋阴退热；青蒿苦辛而寒，其气芳香，清中有透散之力，清热透络，引邪外出，两药相配，滋阴清热，内清外透，使阴分伏热有外达之机，共为君药。即如吴瑭于《温病条辨》中自释："此方有先入后出之妙，青蒿不能直入阴分，有鳖甲领之入也；鳖甲不能独出阳分，有青蒿领之出也。"生地黄甘寒，入足厥阴肝经、足少阴肾经，又可兼入手厥阴心包经，奏滋阴凉血之效；知母苦寒，其性质润，奏滋阴降火之功，共助鳖甲以养阴退虚热，为臣药。牡丹皮辛苦性凉，泄血中伏火，以助青蒿清透阴分伏热，为佐药。诸药合用，共奏养阴透热之功。

【加减及衍化方】

（1）加减：若暮热早凉，汗解渴饮，去生地黄，加天花粉以清热生津止渴；治疗肺痨骨蒸，阴虚火旺者，可加沙参、墨旱莲以养阴清肺；对于小儿夏季热属于阴虚有热者，酌加白薇、荷梗等以解暑退热；对于阴虚火旺者，加石斛、地骨皮、白薇等以退虚热。

（2）衍化方：加味青蒿鳖甲汤。（《温病条辨》）

◆ 组成：青蒿、鳖甲、知母、牡丹皮、桑叶、天花粉。

◆ 功效：清宣气热，生津止渴。

◆ 主治：暮热早凉，汗解渴饮，脉左弦，少阳疟偏于热重者。

◎ 鉴别要点：此方为下焦篇的青蒿鳖甲汤去掉入血分的生地黄，而加用了天花粉和桑叶，侧重于清宣气分的热邪而生津止渴。

※【现代药理学研究及内分泌科临床应用】

本方具有养阴透热之功。现代药理学研究表明，本方具有解热作用。现代常用于治疗围绝经期综合征等内分泌疾病属邪伏阴分证者。

1. 现代药理学研究

解热作用：青蒿鳖甲汤中知母具有显著的解热、抗炎作用，牡丹皮也有一定的抗过敏、解热作用。

2. 内分泌科临床应用

围绝经期综合征：在治疗围绝经期综合征女性患者的研究中，加味青蒿鳖甲汤治疗组的显愈率高于接受维生素E、维生素B$_2$、谷维素和戊酸雌二醇常规治疗的对照组。治疗组在降低围绝经期 Kupperman 症状积分方面作用更显著，显示出加味青蒿鳖甲汤在改善围绝经期症状上的优势。

【参考文献】

［1］吴鞠通.温病条辨［M］.北京：人民卫生出版社，2012.
［2］蔺禹帆，粟栗.青蒿鳖甲汤临床及实验研究进展［J］.吉林中医药，2017，37（10）：1075-1080.
［3］张娟.青蒿鳖甲汤治验举隅［J］.实用中医内科杂志，2006，（3）：272.
［4］马燕云，唐红.青蒿鳖甲汤化裁治疗亚急性甲状腺炎验案1则［J］.环球中医药，2016，9（11）：1405-1406.
［5］黄月顺.加味青蒿鳖甲汤治疗女性更年期综合征临床疗效的研究［D］.广州中医药大学，2012.
［6］卫洁，蔡瑞君，罗丽琼.青蒿鳖甲汤辅助治疗细菌感染性疾病的疗效分析［J］.中医药学报，2018，46（4）：106-108.
［7］王佳雯，翟永松，王满元，等.《温病条辨》青蒿鳖甲汤现代药理及临床应用研究进展［J］.实用中医内科杂志，2016，30（7）：95-98.

79.清暑益气汤——《温热经纬》

【方歌】清暑益气西洋参，竹叶知草与荷梗；

　　　　麦冬米斛连瓜翠，暑热伤津此方能。

【出处原文】"《湿热病篇》第三十八条后，余有清暑益气法，可用也。汪按：梦隐所定清暑益气方，用西洋参、石斛、麦冬、黄连、竹叶、荷秆、知母、甘草、梗米、西瓜翠衣十味，较东垣之方为妥，然临证尚宜加减斟酌。"（《温热经纬》）

【组成】西洋参、石斛、麦冬、黄连、竹叶、荷梗、知母、甘草、粳米、西瓜翠衣。

【功效】清暑益气，养阴生津。

【主治】暑热气津两伤证。症见身热汗多，口渴心烦，小便短赤，体倦少气，精神萎靡，脉虚数。

【方解】此为足阳明、手太阴、足太阴之方。夏暑内犯阳明，耗气伤津，邪气犯

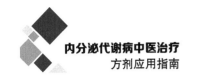

于肌表，伤及手太阴之经，腠理开而汗多，更加重阴伤，阴伤愈重，则口渴，小便短赤。足太阴脾经之气伤，则体倦少气，足阳明胃、足太阴脾之气阴两伤，当用辛凉甘寒药以润之。故以清暑益气汤辛凉而清暑邪，甘寒而养阴生津。方中以味甘性凉功同"白虎"之西瓜翠衣清解暑热，生津止渴；西洋参入手太阴肺经，甘苦性凉，益气生津，养阴清热，共为君药。荷梗助西瓜翠衣清热解暑；石斛、麦冬甘寒质润，入足阳明胃经，助西洋参养阴生津清热，共为臣药。少用黄连苦寒，清热泻火，以助清热祛暑之力；知母苦寒质润，泻火滋阴；竹叶甘淡，清热除烦，均为佐药。粳米、甘草益胃和中，调和诸药，为佐使药。诸药合用，共奏清暑益气、养阴生津之效。

【加减及衍化方】

（1）加减：若暑热较盛，可酌加石膏、金银花、连翘等以清热；若津气耗伤较重，黄连可酌减，西洋参、石斛、麦冬等益气生津之品可加量；小儿夏季热，久热不退，烦渴体倦，属于气津不足者，可去黄连加入白薇、地骨皮以养阴退热；若兼湿浊，麦冬、知母等亦当酌减；若汗多，可加糯稻根、浮小麦以收敛止汗。

（2）衍化方：竹叶石膏汤。（《伤寒论》）

◆ 组成：竹叶、石膏、半夏、麦冬、人参、甘草、粳米。

◆ 功效：清热生津，益气和胃。

◆ 主治：伤寒、温病、暑病余热未清，气阴两伤证。身热多汗，心胸烦闷，气逆欲呕，口干喜饮，虚羸少气，或虚烦不寐，舌红苔少，脉虚数。

◎ 鉴别要点：清暑益气汤与竹叶石膏汤（《伤寒论》）均能清解暑热，益气生津，用于感受著热、气津两伤者。但本方有西瓜翠衣、荷梗等治暑专药，其清暑养阴生津之力较强，属祛暑剂，常用于感受暑热，气津两伤，体倦少气，汗多脉虚者；而竹叶石膏汤则以石膏、竹叶等清热，其清热和胃功能较强，属清热剂，多用于热病之后，余热未清、气阴两伤、呕逆虚烦者。

※【现代药理学研究及内分泌科临床应用】

本方具有养阴透热之功。现代药理学研究表明，本方具有抗热应激、抗内毒素血症作用。现代常用于治疗老年 2 型糖尿病、慢性疲劳综合征等内分泌科疾病属暑热气津两伤证者。

1. 现代药理学研究

（1）抗热应激作用：机体对热环境全身性的综合的生理反应称为热应激。适当的热应激可以让机体产生热适应；过度的热应激会对人体健康产生重大影响，直接表现为发病率、住院率和死亡率的升高，其中对心血管系统疾病的影响尤为明显。研究表明，王氏清暑益气汤能抑制过表达的 HSP70，负性调节 TLR4/MyD88/NF-κB 信号通路，降低炎症反应，防治高温对小鼠心血管的损伤，减轻动脉粥样硬化，稳定小鼠易损斑块和炎症状态。

（2）抗内毒素血症：清暑益气汤能有效对抗内毒素血症的发生，这与本方能直接抑制细菌生长与代谢，减少内毒素产生，并使大量内毒素和细菌排出体外有关。

2.内分泌科临床应用

（1）老年 2 型糖尿病：清暑益气汤联合二甲双胍治疗老年 2 型糖尿病可降低中医证候评分、不良反应发生率，调节血糖，改善胰岛素功能，改善血液高凝状态，降低血黏度，疗效显著，值得临床推广应用。

（2）慢性疲劳综合征：在脾虚湿热型慢性疲劳综合征（CFS）患者的研究中，清暑益气汤治疗组的愈显率为 92.50%，显著高于诺迪康胶囊治疗的对照组的愈显率 72.50%，两组间差异具有统计学意义。治疗后，两组的中医证候评分均有所降低，日常生活活动能力（ADL）评分均有所提高，表明清暑益气汤在治疗脾虚湿热型慢性疲劳综合征方面具有显著效果。

【参考文献】

［1］　（清）王孟英.温热经纬［M］.北京：人民卫生出版社，2005.

［2］　王新彦，刘桂荣.王氏清暑益气汤现代临床应用研究综述［J］.世界中西医结合杂志，2014，9（8）：878-880，908.

［3］　李建玲，周亚锋，赵钊敏.清暑益气汤联合二甲双胍治疗老年 2 型糖尿病疗效观察及对血液高凝状态的影响［J］.贵州医药，2022，09：1429-1430.

［4］　董林林.清暑益气汤治疗脾虚湿热型慢性疲劳综合征的临床观察［J］.中国民间疗法，2020，20：72-74.

80.清胃散——《兰室秘藏》

【方歌】 清胃散中升麻连，当归生地牡丹全；

或加石膏泻胃火，能消牙痛与牙宣。

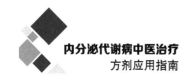

【出处原文】"清胃散：治因服补胃热药，致使上下牙疼痛不可忍，牵引头脑、满面发热，大痛。足阳明之别络入脑，喜寒恶热，乃是手足阳明经中热盛而作也。其齿喜冷恶热。当归身、择细黄连（如连不好，更加二分，夏月倍之）、生地黄（酒制），以上各三分，牡丹皮五分，升麻一钱。上为细末，都作一服，水一盏半，煎至一盏，去粗，带冷服之。"（《兰室秘藏》）

【组成】生地黄、当归、牡丹皮、黄连、升麻。

【功效】清胃凉血。

【主治】胃火牙痛。症见牙痛牵引头痛，面颊发热，其齿喜冷恶热，或牙宣出血，或牙龈红肿溃烂，或唇舌腮颊肿痛，口气热臭，口干舌燥，舌红苔黄，脉滑数。

【方解】此为足阳明之方。足阳明胃脉循鼻外，入上齿中，夹口环唇，循颊车，上耳前，主上牙龈，喜寒饮而恶热；手明大肠脉上颈贯颊，入下齿，夹口，主下牙龈，喜热饮而恶寒。外邪、内火犯于足阳明胃经，则牙痛，或牙宣出血，内蕴热火，则口气热臭，口干舌燥。故以辛甘苦寒之清胃散清胃凉血，辛苦凉以清热，苦寒以清火。方用苦寒泻火之黄连为君药，直折足阳明胃腑之热。臣药以甘辛微寒之升麻，入足阳明胃经，一取其清热解毒，以治胃火牙痛；一取其轻清升散透发，可宣达郁遏之伏火，取"火郁发之"之意，清升热降，则肿消而痛止。黄连得升麻，降中寓升，则泻火而无凉遏之弊；升麻得黄连，则散火而无升焰之虞。臣药以牡丹皮凉血清热。佐以生地黄凉血滋阴；当归养血活血，合生地黄滋阴养血，合牡丹皮消肿止痛。升麻兼以引经为使。诸药合用，共奏清胃凉血之效，以使上炎之火得降，血分之热得除，热毒内彻而解。

【加减及衍化方】

（1）加减：若兼肠燥便秘者，可加大黄以导热下行；口渴饮冷者，加石膏并重用之，以清热生津；胃火炽盛之牙衄，可加牛膝，导血热下行。

（2）衍化方：泻黄散。（《小儿药证直诀》）

◆ 组成：藿香叶、山栀子仁、石膏、甘草、防风。

◆ 功效：泻脾胃伏火。

◆ 主治：脾胃伏火证。症见口疮口臭，烦渴易饥，口燥唇干，舌红脉数，以及脾热弄舌等。

◎ 鉴别要点：泻黄散与清胃散皆有清胃热之功。泻黄散泻脾胃伏火，主治脾热弄舌、口疮口臭等；清胃散清胃凉血，主治胃热牙痛或牙宣出血、颊腮肿痛者。前者是清散并用，兼顾脾胃；后者以清胃凉血为主，兼以升散解毒。

※【现代药理学研究及内分泌科临床应用】

本方具有清胃凉血之功。现代药理学研究表明，本方具有抗炎、镇痛、调节免疫、促进造血等作用。现代常用于治疗糖尿病合并复发性口腔溃疡等内分泌科疾病属胃火上攻证者。

1. 现代药理学研究

（1）抗炎：清胃散中的黄连具有明显的抗炎作用，有效成分小檗碱在体外可直接组织激活蛋白1的结合抑制炎症，在体内可通过抑制前列腺素的水平而起到抗炎作用。

（2）镇痛：当归挥发油中含有的藁本内酯可以有效缓解热板刺激所引起的小鼠疼痛反应，具有较好的镇痛抗炎的效果。

（3）调节免疫：清胃散中的地黄多糖可使小鼠的脾指数显著提高，增强小鼠免疫功能。

（4）促进造血：当归为"补血圣药"，其补血作用应用范围广泛。当归的补血作用可能与其能改善造血功能有关。当归中的多糖成分能刺激造血诱导微环境中的骨髓巨噬细胞，促进造血调控因子的合成和分泌，从而促进造血细胞的增殖分化，促进造血。

2. 内分泌科临床应用

糖尿病合并复发性口腔溃疡：本病中医辨证属消渴病口疮，其病位主要在脾胃，其病机为湿热蕴脾兼胃火炽盛。有学者治疗糖尿病合并复发性口腔溃疡患者，初始给予清胃泻火、健脾化湿的中药，效果欠佳，后给予清胃散加仙茅、淫羊藿，患者口腔溃疡治愈。

【参考文献】

［1］ 贾波.方剂学［M］.北京：中国中医药出版社，2016.

［2］ （金）李东垣.兰室秘藏［M］.北京：人民卫生出版社，2005.

［3］ 李飞.方剂学上［M］.2版.北京：人民卫生出版社，2011.

［4］ 姚杭琦，龚苏晓，李丹，等.经典名方清胃散的研究进展［J］.药物评价研究，2019，42（7）：1474-1479.

［5］ 崔景朝，陈玉兴，周瑞玲.清胃散单煎与合煎药理作用比较［J］.中国医药学报，1998，（2）：26-29.

［6］ 张珂炜.清胃散联合温阳法治疗糖尿病复发性口腔溃疡1例［J］.中医临床研究，2017，9（17）：113-114.

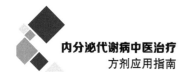

［7］ 张珂炜.清胃散联合温阳法治疗糖尿病复发性口腔溃疡临床经验［J］.亚太传统医药，2017，13（18）：106-107.

81. 清营汤——《温病条辨》

【方歌】清营汤治热传营，身热烦渴眠不宁；

犀地银翘玄连竹，丹麦清热更护阴。

【出处原文】"脉虚，夜寐不安，烦渴，舌赤，时有谵语，目常开不闭，或喜闭不开，暑入手厥阴也。手厥阴暑温，清营汤主之；舌白滑者，不可与也。""清营汤方（咸寒苦甘法），犀角三钱、生地黄五钱、元参三钱、竹叶心一钱、麦冬三钱、丹参二钱、黄连一钱五分、金银花三钱、连翘（连心用）二钱，水八杯、煮取三杯，日三服。"（《温病条辨》）

【组成】犀角（水牛角代）、生地黄、玄参、竹叶心、麦冬、丹参、黄连、金银花、连翘。

【功效】清营解毒，透热养阴。

【主治】热入营分证。症见身热夜甚，神烦少寐，时有谵语，目常喜开或喜闭，口渴或不渴，斑疹隐隐，脉细数，舌绛而干。

【方解】此为手少阴、手太阴之方。温邪上受，首先犯肺，或未及时治疗，或迁延不愈，至中后期，热邪入于营分，伤于手少阴心经，则神烦、少寐，时有谵语，诸症皆营分阴伤所致，需以甘苦咸寒之药，截断扭转，透热转气，故以清营汤清营解毒、透热养阴。方用苦咸寒之犀角（现用水牛角代），入手少阴心经，清解营分之热毒，为君药。热伤营阴，又以入手少阴心经之生地黄清热凉血养阴；入手少阴心经、手太阴肺经之麦冬清热养阴生津；玄参一药，其性甘咸，滋阴降火解毒，三药既可甘寒养阴保津，又可助君药清营凉血解毒，共为臣药。君臣相配，苦咸寒与甘寒并用，清营热而养营阴，祛邪扶正兼顾。温邪初入营分，尚有外泄之机，故用足太阴肺经之金银花、连翘清热解毒，轻清透泄，促使营分热邪向外从气分透泄而解，此即叶桂所云"入营犹可透热转气"；竹叶心清心除烦，黄连清心解毒；丹参清热凉血，并能活血散瘀，可防热与血结，深陷血分，共为佐药。诸药相伍，共成清营解毒、养阴透热之功。

【加减及衍化方】

（1）加减：若寸脉大，舌干较甚者，可去黄连，以免苦燥伤阴；神昏谵语较重者，可与安宫牛黄丸、紫雪合用；若治热毒壅盛之喉痧重症，本方可加石膏、牡丹皮、甘草，以加强清热泻火、凉血活血的作用。

（2）衍化方：清宫汤。（《温病条辨·上焦篇》）

◆ 组成：玄参、莲子心、竹叶卷心、连翘心、犀角尖（水牛角代）、连心麦冬

◆ 功效：清心解毒，养阴生津。

◆ 主治：温病液伤，邪陷心包证。症见发热，神昏谵语。

◎ 鉴别要点：①药物组成不同，清宫汤和清营汤都含有犀角（水牛角代）、玄参、麦冬、竹叶、连翘等药材，但清宫汤还包含莲子心，清营汤还包含生地黄、金银花、黄连、丹参等；②功效不同，清宫汤和清营汤都有清营解毒、养阴生津的作用，但清宫汤更重清热，清营汤则注重养阴和清热，强调清热养阴并重；③作用不同，清宫汤和清营汤都可解营分热毒，清宫汤主要用于治疗神昏谵语，清营汤主要用于治疗神烦少寐和斑疹。

※【现代药理学研究及内分泌科临床应用】

本方具有清营解毒、透热养阴之功。现代药理学研究表明，本方具有镇静安神、影响纤溶系统、抗感染的作用。现代常用来治疗糖尿病性皮肤病、糖尿病性肾病、亚急性甲状腺炎等内分泌科疾病属热入营分证者。

1. 现代药理学研究

（1）镇静安神：清营汤可改善家兔大脑乳酸脱氢酶水平，影响脑脊液的 MDA、CPK 水平，调节血清 Na^+、K^+ 水平，进而起到镇静安神的作用。

（2）影响纤溶系统：清营汤可降低血液黏度，调节血小板聚集，改善凝血和纤溶功能。

（3）抗感染：清营汤可调节血清中 IL-1 水平，改善巨噬细胞吞噬功能，改善炎症渗出，具有明显的抗感染作用。

2. 内分泌科临床应用

（1）糖尿病性皮肤病：在清营汤治疗糖尿病性皮肤病的研究中，实验组接受清营汤加减方治疗，对照组接受常规治疗。结果显示，实验组的总有效率高于对照组，表明清营汤可有效改善糖尿病性皮肤病的症状。

（2）糖尿病性肾病：在清营汤治疗热毒血瘀型糖尿病肾病的研究中，实验组除接受基础治疗外，额外服用清营汤。研究结果表明，实验组的总有效率显著高于对照组

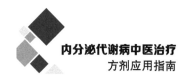

且在肾功能和血清生化指标改善方面优于对照组，说明清营汤对糖尿病肾病具有显著治疗效果。

（3）亚急性甲状腺炎：在清营汤治疗亚急性甲状腺炎的研究中，对照组接受地塞米松注射，实验组在此基础上加用清营汤化裁方。结果显示，两组治愈率相近，但实验组的复发率明显低于对照组，表明清营汤有助于改善亚急性甲状腺炎患者的预后。

【参考文献】

［1］ 吴鞠通.温病条辨［M］.北京：人民卫生出版社，2012.

［2］ 林基石.清营汤现代临床应用的文献研究［D］.北京中医药大学，2007.

［3］ 戴春福.清营汤降低家兔脑脊液乳酸脱氢酶的观察［J］.福建中医学院学报，1998，（4）：31-32.

［4］ 翟玉祥，杨进，卞慧敏，等.清营汤对家兔脑脊液 CKP、血清 Na'、K' 及氧自由基的影响［J］.南京中医药大学学报（自然科学版），2001，（4）：224-226.

［5］ 宋乃光，赵岩松，马小丽，等.清营汤对烧伤小鼠治疗作用机理的实验研究［J］.北京中医药大学学报，2002，（1）：32-34.

［6］ 傅丽缓，翟玉祥，王灿辉，等.清营汤对实验性糖尿病大鼠纤溶系统的影响［J］.中药药理与临床，2000，（5）：12-13.

［7］ 黄增华，李侠.清营汤加减治疗糖尿病皮肤斑疹或瘙痒的疗效分析［J］.中国社区医师，2022，38（12）：83-85.

［8］ 刘保卫，周陕侠.清营汤加减对糖尿病肾病热毒血瘀型肾功及血清 Cys-C、TGF-β1 因子的影响［J］.现代中医药，2020，40（4）：72-75.

［9］ 丁康钰，杨维淮，韦亚萍.中西药联用治疗亚急性甲状腺炎20例临床观察［J］.江苏中医药，2011，43（6）：38.

82. 清燥救肺汤——《医门法律》

【方歌】清燥救肺参草杷，石膏胶杏麦胡麻；

经霜收下冬桑叶，清燥润肺效可嘉。

【出处原文】"自制清燥救肺汤：治诸气膹郁，诸痿喘呕。"（《医门法律》）

【组成】桑叶、石膏、甘草、人参、胡麻仁、阿胶、麦冬、杏仁、枇杷叶。

【功效】清燥润肺，益气养阴。

【主治】温燥伤肺证。症见身热头痛，干咳无痰，气逆而喘，咽喉干燥，鼻燥，胸满胁痛，心烦口渴，舌干少苔，脉虚大而数。

【方解】此为手太阴之方。风寒暑湿燥火之燥邪犯肺，煎耗津液，过食温热之品，火热内生，亦煎津耗液，犯于手太阴肺经，则肺津不足，干咳无痰，宣降失司，故气逆而喘。咽喉乃肺之门户，肺阴亏则咽干喉燥，鼻为肺之窍，肺阴伤故鼻燥，故以甘苦之清燥救肺汤清燥润肺，益气养阴。方中重用霜桑叶为君药，取其质轻寒润入手太阴肺，清透宣泄燥热，清肺止咳。石膏辛甘大寒，善清肺热而兼能生津止渴；与甘寒养阴生津之麦冬相伍，可助桑叶清除温燥，并兼顾损伤之津液，共为臣药。肺为娇脏，清肺不可过于寒凉，故石膏煅用。《素问·脏气法时论》曰："肺苦气上逆，急食苦以泄之。"用少量杏仁、枇杷叶苦降肺气，止咳平喘；阿胶、胡麻仁以助麦冬养阴润燥。《难经·十四难》云："损其肺者，益其气。"而土为金之母，故用人参、甘草益气补中，培土生金，以上均为佐药。甘草调和药性，兼为使药。诸药合用，使燥热得清，气阴得复，肺金濡润，肺逆得降，诸症自除。

【加减及衍化方】

（1）加减：痰多者，加贝母、栝蒌可润燥化痰；血枯、血虚者，加生地黄能养血滋阴；热甚者，此热指已入营血之热，故加犀角（代）、羚羊角（代）或牛黄以凉血止血，镇惊安神。方中人参，若易之以西洋参，则于病证更为合拍，因西洋参能补元气而益津液。

（2）衍化方：桑杏汤。（《温病条辨》）

◆ 组成：桑叶、杏仁、沙参、浙贝母、香豉、栀子皮、梨皮。

◆ 功效：清宣温燥，润肺止咳。

◆ 主治：外感温燥证。头痛，身热不甚，微恶风寒，口渴，咽干鼻燥，干咳无痰，或痰少而黏，舌红，苔薄白而干，脉浮数而右脉大。

◎ 鉴别要点：桑杏汤中的君药桑叶、杏仁取自清燥救肺汤；沙参、梨皮养阴生津，与清燥救肺汤中麦冬、阿胶等药意义相仿；栀子皮清热、浙贝母化痰止咳，即清燥救肺汤中石膏、枇杷叶之配伍意义；香豉解表，可加强桑叶辛散之功。可见桑杏汤实则化裁于清燥救肺汤，只是处方用药更加轻灵而已。清燥救肺汤与桑杏汤均用桑叶、杏仁轻宣温燥、苦降肺气，同治温燥伤肺之证。然二方治证轻重有别，桑杏汤由辛凉解表合甘凉而润药物组成，清燥润肺的作用弱于清燥救肺汤，治疗燥伤肺卫、津液受灼之温燥轻证，症见头痛微热、咳嗽不甚、鼻燥咽干等；清燥救肺汤由辛寒清热

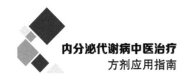

及益气养阴药物组成，清燥益肺作用均强，治疗燥热偏重、气阴两伤之温燥重证，症见身热咳喘、心烦口渴、脉虚大而数者。

※【现代药理学研究及内分泌科临床应用】

现代药理学研究表明，本方具有改善肺损伤、抗癌、改善骨代谢等药理作用。现代常用于治疗糖尿病性便秘、糖尿病合并骨质疏松症等内分泌科疾病属温燥伤肺证者。

1. 现代药理学研究

（1）改善肺损伤：清燥救肺汤可改善肺损伤大鼠肺组织 TGF-β1、TNF-α、IL-1β、IL-10 和 IFN-γ 细胞因子的水平，减轻肺损伤程度。

（2）抗癌作用：清燥救肺汤可降低肺癌细胞克隆率、侵袭及迁移数量，降低 IL-4、IGF-1R、STAT3 的 mRNA、蛋白表达水平，通过调控 T 细胞分化、抑制 IGF-1R/STAT3 通路的活化抑制非小细胞肺癌恶性行为。

（3）改善骨代谢：清燥救肺汤可改善骨代谢，提高骨钙素水平，提高骨密度。

2. 内分泌科临床应用

（1）糖尿病性便秘：清燥救肺汤加双歧杆菌三联活菌胶囊治疗肺热津伤型糖尿病性便秘患者的研究显示，治疗组在大便性状、频次及血脂水平改善上优于单纯双歧杆菌胶囊治疗的对照组。

（2）糖尿病性骨质疏松症：清燥救肺汤联合碳酸钙 D_3 片和阿法骨化醇胶囊治疗肺热津伤型糖尿病性骨质疏松症，骨钙素水平和骨密度明显优于单纯西药治疗组。

【参考文献】

［1］ 贾波.方剂学［M］.北京：中国中医药出版社，2016.

［2］ 李飞.方剂学.下册［M］.2 版.北京：人民卫生出版社，2011.

［3］ 吴鞠通.温病条辨［M］.北京：人民卫生出版社，2012.

［4］ 陈丽萍，韩明明，于功昌，等.清燥救肺汤对二氧化硅致大鼠肺损伤的抗炎作用研究［J］.职业卫生与应急救援，2020，38（5）：437-442.

［5］ 张美英，侯炜，高坤.清燥救肺汤含药血清对非小细胞肺癌细胞恶性行为的影响［J］.广州中医药大学学报，2022，39（12）：2891-2896.

［6］ 赖建志.清燥救肺汤的理论与临床应用文献研究［D］.北京中医药大学，2010.

［7］ 赵乾，徐铁岩，冯占荣，等.基于"肺与大肠相表里"观察清燥救肺汤治疗肺热津伤型糖尿病性便秘的临床疗效［J］.河北中医，2023，45（5）：733-736，741.

［8］ 潘青松，冯占荣，赵乾，等.清燥救肺汤治疗糖尿病性骨质疏松症肺热津伤证临床疗效及对血清同型半胱氨酸水平的影响［J］.河北中医，2021，43（8）：1299-1302.

83. 三仁汤——《温病条辨》

【方歌】三仁杏蔻薏苡仁，夏朴通草竹叶存；

加入滑石渗湿热，身重胸闷属湿温。

【出处原文】"头痛恶寒，身重疼痛，舌白不渴，脉弦细而濡，面色淡黄，胸闷不饥，午后身热，状若阴虚，病难速已，名曰湿温。汗之则神昏耳聋，甚则目瞑不欲言，下之则洞泄，润之则病深不解。长夏深秋冬日同法，三仁汤主之。"(《温病条辨》)

【组成】杏仁、滑石、通草、白蔻仁、竹叶、厚朴、薏苡仁、半夏。

【功效】宣畅气机，清利湿热。

【主治】湿温初起或暑温夹湿之湿重于热证。症见头痛恶寒，身重疼痛，肢体倦怠，面色淡黄，胸闷不饥，午后身热，苔白不渴，脉弦细而濡。

【方解】此为手太阴、足太阴、足阳明、足太阳之方。湿邪氤氲黏腻，热邪耗气伤津，湿热邪气，共犯于内，犯于上焦之手太阴肺经则头痛恶寒，身重疼痛；犯于中焦之足阳明胃经、足太阴脾经则肢体倦怠、胸闷不饥，湿热邪气，当从小便出，走足太阳膀胱经，故以甘淡辛苦之三仁汤宣上畅中渗下。方中以滑石为君药，清热利湿而解暑。以薏苡仁、杏仁、白蔻仁"三仁"为臣药，其中薏苡仁淡渗利湿以健脾，使湿热从下焦而去；白蔻仁芳香化湿，利气宽胸，畅中焦之脾气以助祛湿；杏仁宣利上焦肺气，"盖肺主一身之气，气化则湿亦化"(《温病条辨》)。佐以通草、竹叶甘寒淡渗，助君药利湿清热之效；半夏、厚朴行气除满，化湿和胃，以助君臣理气除湿之功。原方以甘澜水（又名"劳水"）煎药，意在取其下走之性以助利湿之效。诸药相合，使三焦湿热上下分消，气行湿化，热清暑解，水道通利，则湿温可除。

【加减及衍化方】

（1）加减：湿温初起，卫分证未罢，有恶寒现象者，可加藿香、香薷、佩兰以解表化湿；若湿重于热，症见呕恶，脘痞较重，舌苔垢腻者，可加苍术、石菖蒲、草果以芳化燥湿；若热重于湿，症见身热口渴，满闷，心烦呕恶，或汗出不解，继而复热，邪热尚不深重者，可加连翘、黄芩、黄连以清热祛湿；若热盛湿阻，症见高热，汗多，身重，面赤，口渴，心烦，可去半夏、厚朴，加生石膏、知母、苍术以泻火兼除湿；若热盛伤津，症见口渴，唇焦，苔黄而干，舌边尖红者，可去厚朴、半夏，加

天花粉、麦冬以生津止渴。

（2）衍化方：藿朴夏苓汤。（《医原》）

◆ 组成：藿香、川朴、姜半夏、赤茯苓、杏仁、生薏苡仁、白蔻仁、猪苓、淡豆豉、泽泻、通草。

◆ 功效：解表化湿。

◆ 主治：湿温初起，身热恶寒，肢体困倦，胸闷口腻，舌苔薄白，脉濡缓。

◎ 鉴别要点：本方为三仁汤去滑石、竹叶，加藿香、猪苓、茯苓、泽泻而成，具解表化湿之功，主治湿温初起邪遏卫气之证。二方均用杏仁、白蔻仁、薏苡仁、半夏、厚朴、通草芳香化湿、调畅气机，治疗湿温初起证。藿朴夏苓汤：配藿香、茯苓、猪苓、泽泻、淡豆豉解表利湿；功用解表化湿、芳香行气；主治湿温初起，湿偏重者；以身热恶寒、胸闷口腻、舌苔薄白、脉象濡缓为辨证要点。三仁汤：配滑石、竹叶清热、利湿、解暑；功用宣畅气机、清热利湿；主治湿温初起，热偏重者；以恶寒头痛、身热不扬、胸闷不饥、苔腻脉滑为辨证要点。前者解表利湿的功效强于后者，有表征恶寒及湿重时使用；而后者清热力度强于前者，热由卫入气时使用更佳。

※【现代药理学研究及内分泌科临床应用】

本方具有宣畅气机、清利湿热之功。现代药理学研究表明，本方具有调节糖代谢、调节脂代谢、改善胰岛素抵抗、改善胃肠道功能紊乱等作用。现代常用于治疗肥胖型 2 型糖尿病、2 型糖尿病肾病、糖尿病周围神经病变、痛风等内分泌科疾病属湿热内蕴之湿重于热证。

1. 现代药理学研究

（1）调节糖代谢：三仁汤可改善 2 型糖尿病患者空腹血糖、餐后 2 小时血糖水平，调节糖代谢。

（2）调节脂代谢：三仁汤可改善血脂异常患者的血清甘油三酯、总胆固醇、低密度脂蛋白水平，调节脂代谢。

（3）改善胰岛素抵抗：三仁汤可辅助降低 2 型糖尿病患者的体重，降低胰岛素抵抗指数，改善胰岛素抵抗。

（4）改善胃肠道功能紊乱：三仁汤可缩短消化不良患者的胃排空时间，升高胃窦收缩频率和收缩幅度，升高胃泌素水平，改善消化不良障碍。

2. 内分泌科临床应用

（1）肥胖型 2 型糖尿病：在三仁汤联合抗阻运动治疗肥胖型 2 型糖尿病患者的研

究中，治疗组接受三仁汤加减方及抗阻运动，对照组仅接受抗阻运动。结果显示，治疗组在临床疗效、中医证候积分、脂肪和血糖指标上均优于对照组，证明三仁汤有效改善 2 型糖尿病患者的糖脂代谢。

（2）2 型糖尿病肾病：在三仁汤治疗 2 型糖尿病肾病的研究中，研究组接受三仁汤加减方及常规西药治疗，对照组仅接受西药治疗。结果表明，研究组在血糖、血脂、胰岛功能等方面显著优于对照组，显示三仁汤对 2 型糖尿病肾病患者具有明显治疗作用。

（3）糖尿病性周围神经病变：在糖尿病性周围神经病变的治疗研究中，使用三仁汤的治疗组在总有效率和中医证候积分方面显著优于使用常规治疗的对照组患者，验证了三仁汤在治疗糖尿病性周围神经病变方面的有效性。

（4）痛风：在痛风性关节炎患者的研究中，接受三仁汤加味的治疗组在总体疗效、关节症状、体征评分及血液生化指标方面均显著优于仅接受依托考昔片治疗的对照组。

【参考文献】

［1］ 贾波.方剂学［M］.北京：中国中医药出版社，2016.
［2］ 李飞.方剂学下［M］.2 版.北京：人民卫生出版社，2011.
［3］ 吴鞠通.温病条辨［M］.北京：人民卫生出版社，2012.
［4］ 陈成华，王丽，孙绪敏，等.三仁汤加减联合西药对肥胖型 2 型糖尿病患者糖脂代谢和胰岛素敏感性的影响［J］.现代中西医结合杂志，2019，28（35）：3905-3908，3913.
［5］ 程勇，熊尚全，陈海燕，等.三仁汤加味治疗湿热质血脂异常低中危中老年人群的临床观察［J］.中国老年保健医学，2021，19（6）：71-74.
［6］ 邵平.三仁汤对脾胃湿热型功能性消化不良患者胃排空和胃肠道激素水平的影响［J］.现代中西医结合杂志，2017，26（32）：3555-3557，3625.
［7］ 高波，张君锁.三仁汤加减辅治 2 型糖尿病合并糖尿病肾病临床观察［J］.实用中医药杂志，2021，37（8）：1360-1362.
［8］ 王胜.三仁汤辅助治疗间歇期痛风的临床观察［J］.陕西中医，2017，38（6）：751-752.
［9］ 刘科.三仁汤加减治疗肥胖 2 型糖尿病伴糖尿病肾病的临床研究［D］.广西中医药大学，2017.
［10］ 刘科，邓小敏，梁绍满.邓小敏运用三仁汤治疗肥胖 2 型糖尿病经验［J］.湖南中医杂志，2017，33（5）：24-26.
［11］ 郑文静，高慧峰，马君，等.三仁汤联合抗阻运动在 2 型肥胖糖尿病中的应用分析［J］.辽宁中医杂志，2023，50（5）：164-167.
［12］ 邹冬吟，张喜民，范英，等.三仁汤联合常规疗法对糖尿病周围神经病变的临床疗效及血

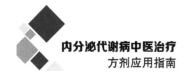

清胰岛素样生长因子-1、肿瘤坏死因子-α水平的影响［J］.安徽医药，2022，26（12）：2529-2533.

［13］尹学永，王志文，汪福东，等.三仁汤加味治疗急性痛风性关节炎疗效观察［J］.中国中医急症，2016，25（9）：1777-1779.

84. 桑菊饮——《温病条辨》

【方歌】桑菊饮中桔杏翘，芦根甘草薄荷绕；

清疏肺卫轻宣剂，风温咳嗽服之消。

【出处原文】"太阴风温，但咳，身不甚热，微渴者，辛凉轻剂桑菊饮主之。"（《温病条辨》）

【组成】桑叶、菊花、杏仁、连翘、薄荷、桔梗、甘草、芦根。

【功效】疏风清热，宣肺止咳。

【主治】风温初起，邪客肺络证。症见但咳，身热不甚，口微渴，脉浮数。

【方解】此为手太阴之方。风温初起，"咳，热伤肺络也。身不甚热，病不重也。渴而微，热不甚也"，皆为手太阴肺经受邪之象，故以辛苦甘之桑菊饮疏风清热、宣肺止咳。方中桑叶甘苦性凉，善走手太阴之肺络，疏散风热，又清宣肺热而止咳嗽；菊花既入手太阴肺经，亦入足厥阴肝经，辛甘性寒，疏散风热，又清利头目而肃肺。二药相须，直走上焦，协同为用，以疏散肺中风热见长，共为君药。杏仁苦降，肃降肺气；桔梗辛散，开宣肺气，相须为用，一宣一降，以复肺之宣降功能而止咳，共为臣药。薄荷辛凉解表，助君药疏散风热之力；连翘透邪解毒；芦根清热生津，共为佐药。甘草调和诸药为使。诸药相伍，使上焦风热得以疏散，肺气得以宣降，则表证解，咳嗽止。

【加减及衍化方】

（1）加减：若二三日后，气粗似喘，是气分热势渐盛，加石膏、知母以清解气分之热；若舌绛、暮热，是邪初入营之象，加水牛角、玄参以清营凉血，仍用原方清宣肺卫，透热转气；若热入血分，舌质深绛，躁扰或神昏谵语，恐耗血动血，直须凉血散血，宜去薄荷、芦根，加生地黄、牡丹皮、麦冬、玉竹凉血和血养阴；若肺热甚，可加黄芩清肺热；若口渴甚者，加天花粉生津止渴；兼咽喉红肿疼痛者，加玄参、板蓝根清热利咽；若咳痰黄稠，咯吐不爽，加栝蒌、黄芩、桑白皮、贝母以清热化痰；咳嗽咯血者，可加白茅根、茜草根、牡丹皮以凉血止血。用治目赤肿痛，宜加刺蒺藜、蝉蜕、木贼、决明子以祛风清热明目。

（2）衍化方：银翘散。（《温病条辨》）

◆ 组成：连翘、金银花、苦桔梗、薄荷、竹叶、生甘草、荆芥穗、淡豆豉、牛蒡子。

◆ 功效：辛凉透表，清热解毒。

◆ 主治：温病初起。发热，微恶风寒，无汗或有汗不畅，口渴头痛，咽痛咳嗽，舌尖红，苔薄白或薄黄，脉浮数。

◎ 鉴别要点：银翘散与桑菊饮中均有连翘、桔梗、甘草、薄荷、芦根五药，功能辛凉解表而治温病初起。但银翘散用金银花配伍荆芥、豆豉、牛蒡子、竹叶，解表清热之力强，为"辛凉平剂"；桑菊饮用桑叶、菊花配伍杏仁，肃肺止咳之力大，而解表清热之力逊于银翘散，故为"辛凉轻剂"。

※【现代药理学研究及内分泌科临床应用】

本方具有疏风清热、宣肺之咳的功效。现代药理学研究表明，本方具有抗炎、抗菌、解热、调节免疫等作用。现代常用于治疗亚急性甲状腺炎等内分泌科疾病属风温初起、邪客肺络证者。

1. 现代药理学研究

（1）抗炎作用：桑菊饮可以通过抑制 NF-κB 的表达发挥抗炎作用，其抗炎活性主要与 16 种单体物质（绿原酸、甘草酸、桔梗皂苷 D、咖啡酸、马钱子苷、连翘脂苷 A、甘草苷等）相关。

（2）抗菌作用：桑菊饮对多种上呼吸道感染常见病原体，如金黄色葡萄球菌、大肠埃希菌等，显示出良好的抑制作用，有助于减轻感染引起的症状。

（3）解热作用：在治疗支原体感染引起的小儿发热方面，桑菊饮联合阿奇霉素的疗效优于单独使用阿奇霉素。

（4）调节免疫作用：桑菊饮能显著提升小鼠的胸腺和脾指数，增强淋巴细胞的增殖能力和巨噬细胞的吞噬功能，表明其对机体免疫功能具有积极的调节作用。

2. 内分泌科临床应用

亚急性甲状腺炎：银翘散加减内服联合中药外敷治疗亚急性甲状腺炎效果显著，减少了患者不良反应的出现，提高了患者的耐受程度及治疗效果。

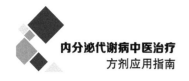

内分泌代谢病中医治疗
方剂应用指南

【参考文献】

［1］ 贾波.方剂学［M］.北京：中国中医药出版社，2016.

［2］ 李飞.方剂学上［M］.2版.北京：人民卫生出版社，2011.

［3］ 吴鞠通.温病条辨［M］.北京：人民卫生出版社，2012.

［4］ 张保国，梁晓夏，刘庆芳.桑菊饮药效学研究及其现代临床应用［J］.中成药，2007，
（12）：1813-1816.

［5］ 潘梓烨，常念伟，周梦鸽，等.桑菊饮抗炎活性成分筛选与单体验证［J］.中草药，
2016，47（8）：1289-1296.

［6］ 苏治福，张钲应，万泽房，等.桑菊饮抗菌及对小鼠免疫功能影响的初步研究［J］.中国
民族民间医药，2016，25（2）：16-17.

［7］ 张莹翠.桑菊饮加减联合阿奇霉素治疗小儿肺炎支原体感染风热咳嗽对退热时间的影
响［J］.内蒙古中医药，2021，40（5）：36-37.

［8］ 富杭育，周爱香，贺玉琢，等.以抑制肠蠕动亢进作用再探麻黄汤、桂枝汤、银翘散、桑
菊饮的药效动力学［J］.中成药，1993，（1）：35-36.

85. 桑螵蛸散——《本草衍义》

【方歌】桑螵散治小便数，参苓龟壳同龙骨；

菖蒲远志加当归，补骨宁心健忘除。

【出处原文】"自采者真，市中所售者，恐不得尽皆桑中者。《蜀本·图经》浸泡
之法，不若略蒸过为佳。邻家有一男子，小便日数十次，如稠米泔，色亦白，心神恍
惚，瘦瘁，食减，以女劳得之。令服此桑螵蛸散，未终一剂而愈。安神魂，定心志，
治健忘，小便数，补心气。桑螵蛸、远志、菖蒲、龙骨、人参、茯神、当归、龟甲醋
炙，以上各一两，为末。夜卧，人参汤调下二钱。如无桑上者，即用余者，仍须以炙
桑白皮佐之，量多少可也。盖桑白皮行水，意以接螵蛸就肾经。用桑螵蛸之意如此，
然治男女虚损，益精，阴痿，梦失精，遗溺，疝瘕，小便白浊，肾衰，不可阙也。"
（《本草衍义》）

【组成】桑螵蛸、远志、石菖蒲、龙骨、人参、茯神、当归、龟甲。

【功效】调补心肾，固精止遗。

【主治】心肾两虚之尿频或遗尿、遗精证。小便频数，或尿如米泔色，或遗尿，或

滑精，心神恍惚，健忘，舌淡苔白，脉细弱。

【方解】此为足少阴、手少阴、足太阴之方。疾病迁延日久，耗散阴精，或房劳过度伤阴，均可伤及下焦之足少阴肾水，下焦肾水不能上济上焦之手少阴心阳，则心肾不交，水不涵木，则足太阴之脾固摄失常，故尿频、遗尿、遗精，故以甘咸甘苦之桑螵蛸散调补心肾，使水火既济，固精止遗，使阴精得存。方中桑螵蛸甘咸平，入足少阴之肾经，补肾固精止遗，为君药。人参甘、微苦，入足少阴肾、手少阴心、足太阴脾经，补益心脾，安神定志；龙骨甘平，涩精止遗，镇心安神；龟甲滋阴而补肾，三药合用，补益心肾，滋阴涩精，共为臣药。桑螵蛸得龙骨则固涩止遗之力增强，配龟甲则补肾益精之功更佳。当归调补心血；茯神宁心安神，使心气下达于肾；远志安神定志，通肾气上达于心；石菖蒲开心窍，益心志，共为佐药。诸药合用，补肾固精，养心安神，固精止遗，则神安精固遗止。

【加减及衍化方】

（1）加减：若肾阳虚者，加巴戟天、补骨脂、菟丝子温补肾阳；若遗精，脉细弱者，可酌加山茱萸、沙苑子以固肾涩精；糖尿病之小便频数者，可加淮山药、山茱萸以固肾填精；神经衰弱之滑精、健忘、心悸、失眠等，可酌加五味子、酸枣仁等以养心安神。

（2）衍化方：金锁固精丸。（《医方集解》）

◆ 组成：沙苑子、芡实、莲须、龙骨、牡蛎。

◆ 功效：补肾涩精。

◆ 主治：肾虚不固之遗精。遗精滑泄，腰疼耳鸣，四肢酸软，神疲乏力，舌淡苔白，脉细弱。

◎ 鉴别要点：桑螵蛸散与金锁固精丸均有涩精止遗、补肾固精之功，用治肾虚精关不固之遗精滑泄之证。但桑螵蛸散重在调补心肾，补益气血，滋阴潜阳，用于治疗心肾两虚之尿频、遗尿、滑精等证；金锁固精丸重在固肾涩精止遗，专治肾虚精关不固之遗精滑泄证，伴腰酸耳鸣、神疲乏力、舌淡脉细弱等。

※【现代药理学研究及内分泌科临床应用】

本方具有调补心肾、涩精止遗之功。现代药理学研究表明，本方具有抗利尿、抗恐惧记忆效应等药理作用。现代常用于治疗2型糖尿病肾病、糖尿病性便秘、糖尿病性失眠等内分泌科疾病属心肾两虚证者。

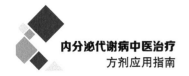

1. 现代药理学研究

（1）抗利尿：桑螵蛸散可改善尿液神经生长因子的表达，抑制神经递质释放，改善逼尿肌收缩，同时可改善尿失禁患者的最大尿流率、残余尿量、最大尿道闭合压、最大膀胱容量水平，改善尿动力学指标。

（2）抗恐惧记忆效应：有关桑螵蛸散的动物实验表明，桑螵蛸散可诱发海马 p-CREB、c-fos 表达上调，并对大鼠的恐惧学习有抑制作用。

2. 内分泌科临床应用

（1）2 型糖尿病肾病：桑螵蛸散在 2 型糖尿病肾病的治疗中有显著效果。使用桑螵蛸散加减方治疗 2 型糖尿病肾病后，患者的症状和体征有所改善，尤其是尿蛋白排泄率明显降低。

（2）老年性糖尿病性便秘：针对老年糖尿病性便秘患者的研究中，桑螵蛸散结合基础治疗显示出了优于常规治疗的效果。使用桑螵蛸散的治疗组在改善粪便性状和缩短排便间隔方面效果显著，总有效率高于对照组。

（3）糖尿病性失眠：全小林教授认为，糖尿病患者在中后期由于肾小管的损伤，多会出现夜尿次数频多，夜尿量增加，严重影响患者的睡眠质量。尿频而量多，尿色清白，为肾阳不足，气化失司，开多阖少所致。临床上以补肾缩泉为法，可用桑螵蛸散合右归丸加减，此法可通过改善夜尿症状，进而改善失眠。

【参考文献】

［1］ 贾波.方剂学［M］.北京：中国中医药出版社，2016.

［2］ 李飞.方剂学上［M］.2 版.北京：人民卫生出版社，2011.

［3］ 石永柱.桑螵蛸散加味联合前列冲剂治疗前列腺癌根治术后尿失禁疗效及对尿动力学的影响［J］.现代中西医结合杂志，2018，27（15）：1679-1682.

［4］ 鹿英强，李大勇，王丽霞，等.桑螵蛸散联合索利那新对绝经后膀胱过度活动症患者尿动力学及尿液神经生长因子的影响［J］.陕西中医，2018，39（9）：1228-1231.

［5］ 霍孟可.5-HT1A 受体及桑螵蛸散在背景条件恐惧记忆形成中的作用及机制研究［D］.大理大学，2020.

［6］ 吴钊.桑螵蛸散加减治疗糖尿病肾病40 例［J］.山东中医杂志，2014，33（3）：192-193.

［7］ 董柳，王霞，李洪皎.全小林教授治疗糖尿病失眠的经验［C］//第九次全国中医糖尿病学术大会论文汇编.中华中医药学会糖尿病分会，2006：631-634.

86.桑杏汤——《温病条辨》

【方歌】桑杏汤中浙贝宜,沙参栀豉与梨皮;

　　　　干咳口渴又身热,清宣凉润燥能祛。

【出处原文】"五四、秋感燥气,右脉数大,伤手太阴气分者,桑杏汤主之。"(《温病条辨》)

【组成】桑叶、杏仁、沙参、浙贝母、淡豆豉、栀子皮、梨皮。

【功效】清宣温燥,润肺止咳。

【主治】外感温燥证。症见头痛,身热不甚,微恶风寒,口渴,咽干鼻燥,干咳无痰,或痰少而黏,舌红,苔薄白而干,脉浮数而右脉大。

【方解】此为手太阴之方。温邪上受,首先犯于手太阴肺,又兼感受燥邪,燥气伤阴化火,则肺失宣降,咳嗽,津伤则干,故言"本气自病之燥证,初起必在肺卫,故以桑杏汤清气分之燥也"。方中桑叶入手太阴肺经,轻清宣散,长于疏散风热,宣肺清热;杏仁亦入手太阴肺经,苦温润降,功善肃降肺气而止咳,共为君药。淡豆豉辛凉透散,以助桑叶轻宣发表;浙贝母清化痰热,合而为臣药。沙参养阴生津,润肺止咳;梨皮益阴降火,生津润肺;栀子皮质轻而寒,入上焦清泄肺热,共为佐药。诸药合用,共奏清宣温燥、润肺止咳之功。

【加减及衍化方】

(1)加减:若表邪郁闭较重,症见恶寒无汗、发热者,加薄荷、荆芥以增强疏表发汗之效;若咽干而痛者,可加牛蒡子、桔梗以清利咽喉;若鼻衄者,加白茅根、墨旱莲以凉血止血;皮肤干燥,口渴甚者,加芦根、天花粉以清热生津。

(2)衍化方:清燥救肺汤。(《医门法律》)

◆ 组成:桑叶、石膏、甘草、人参、胡麻仁、阿胶、麦冬、杏仁、枇杷叶。

◆ 功效:清燥润肺,益气养阴。

◆ 主治:温燥伤肺证。症见身热头痛,干咳无痰,气逆而喘,咽喉干燥,鼻燥,胸满胁痛,心烦口渴,舌干少苔,脉虚大而数。

◎ 鉴别要点:桑杏汤中的君药桑叶、杏仁即取自清燥救肺汤;沙参、梨皮养阴生津,与清燥救肺汤中麦冬、阿胶等药意义相仿;栀子皮清热、浙贝母化痰止咳,即

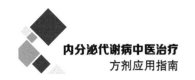

清燥救肺汤石膏、枇杷叶之配伍意义；淡豆豉解表，可加强桑叶辛散之功。可见桑杏汤实则系化裁于清燥救肺汤，只是处方用药更加轻灵而已。清燥救肺汤与桑杏汤均用桑叶、杏仁轻宣温燥、苦降肺气，同治温燥伤肺之证。然二方治证轻重有别，桑杏汤由辛凉解表合甘凉而润药物组成，清燥润肺作用弱于清燥救肺汤，治疗燥伤肺卫、津液受灼之温燥轻证，症见头痛微热、咳嗽不甚、鼻燥咽干等；清燥救肺汤由辛寒清热及益气养阴药物组成，清燥、益肺作用均强，治疗燥热偏重、气阴两伤之温燥重证，症见身热咳喘、心烦口渴、脉虚大而数者。

※【现代药理学研究及内分泌科临床应用】

本方具有轻宣温燥、润肺止咳之功。现代药理学研究表明，本方具有抗炎、抗感染等作用。现代常用于治疗亚急性甲状腺炎等内分泌科疾病属外感温燥证者。

1. 现代药理学研究

（1）抗炎：桑杏汤在治疗小儿支原体肺炎方面表现出显著的抗炎作用。它能有效改善患儿的 C 反应蛋白、TNF-α、IL-4 等炎症因子水平，其效果优于单独使用阿奇霉素。桑杏汤可减轻气管上皮的病理损伤，降低呼吸膜的平均厚度，并调节肺泡灌洗液中的关键成分，如黏多糖、无机磷等，研究表明其可能通过抑制炎症因子的产生来改善气道损伤。

（2）抗感染：桑杏汤的水提取物显示出其对金黄色葡萄球菌和铜绿假单胞菌的生长有抑制作用。此外，多项研究也表明桑杏汤对支原体感染具有抗感染效果，进一步证实了其在抗感染方面的潜力。

2. 内分泌科临床应用

亚急性甲状腺炎：在亚急性甲状腺炎的治疗中，桑杏汤药展现出显著疗效。对照组根据患者的症状轻重分别接受了对乙酰氨基酚或地塞米松、泼尼松等西药治疗。治疗组患者在接受西药治疗的同时，辅以桑杏汤加减方。研究结果表明，治疗组的疗效明显高于对照组，且未观察到不良反应。

【参考文献】

[1] 贾波.方剂学［M］.北京：中国中医药出版社，2016.

[2] 李飞.方剂学下［M］.2 版.北京：人民卫生出版社，2011.

[3] 吴鞠通.温病条辨［M］.北京：人民卫生出版社，2012.

[4] 郑耀建，李梅，庄晓诚.穴位贴敷联合桑杏汤辅助治疗小儿支原体肺炎的临床疗效分析及

对血清炎症因子的影响［J］.云南中医中药杂志，2020，41（1）：58－61.

[5] 丁建中，倪圣，张六通，等.桑杏汤对温燥模型小鼠肺呼吸膜超微结构、表面活性物质及炎性细胞因子的影响［J］.中医杂志，2016，57（12）：1057－1060.

[6] 倪圣，丁建中，黄江荣，等.桑杏汤对两种细菌的最低抑菌浓度测定及意义［J］.长江大学学报（自科版），2014，11（30）：1－2，4，13.

[7] 黄敏.桑杏汤铺治亚急性甲状腺炎60例［J］.实用临床医学，2016，17（12）：17－18，21.

87.芍药甘草汤★——《伤寒论》

【方歌】芍甘四两各相均，两脚拘挛病在筋；

　　　　阳旦误投热气烁，苦甘相济即时伸。

【出处原文】"伤寒脉浮，自汗出，小便数，心烦，微恶寒，脚挛急，反与桂枝汤欲攻其表，此误也。得之便厥，咽中干，烦躁吐逆者，作甘草干姜汤与之，以复其阳。若厥愈足温者，更作芍药甘草汤与之，其脚即伸。若胃气不和，谵语者，少与调胃承气汤。若重发汗，复加烧针者，四逆汤主之。"（《伤寒论》）

【组成】白芍、炙甘草。

【功效】酸甘复阴，缓急止痛。

【主治】阴血不足，血行不畅，腿脚挛急或腹中疼痛。

【方解】此为足太阴、足阳明之方。外邪久治不散，内伤日久不愈，则易耗血伤阴，而致气血不和，脾乃后天之本也，故本病易发于足太阴脾经，脾胃同属中焦，故常兼夹为病，脾胃气血不和，故以酸甘之芍药甘草汤调气养血、缓急止痛。本方选白芍，归足太阴脾经，酸收而苦泄，能行营气，既养血益阴，又缓急止痛，一举两得。针对病因和主症，故为君药。药臣为炙甘草，归脾胃二经，补中益气，以资气血生化之源，另能缓急止痛，以助白芍缓挛急，止腹痛。再者，两味配伍，又是酸甘化阴的重要药对，补阴血之力相得益彰。二药合用，共奏酸甘复阴、缓急止痛之功。

【加减及衍化方】

（1）加减：咳者，加五味子、干姜以温肺散寒止咳；悸者，加桂枝以温心阳；小便不利者，加茯苓以利小便；腹中痛者，加炮附子以散里寒；泄利下重者，加蓬白以通阳散结；气郁甚者，加香附、郁金以理气解郁；有热者，加栀子、川楝子以清内热。

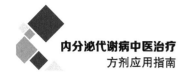

（2）衍化方：黄芩芍药汤。（《活法机要》）

◆ 组成：黄芩、芍药、炙甘草。

◆ 功效：清热止痢。

◆ 主治：热性痢疾，里急后重。

◎ 鉴别要点：本方较芍药甘草汤，多加一味黄芩，意在清热燥湿、泻火解毒。故本方较芍药甘草汤清热解毒之力更强，适用于热性痢疾、里急后重证。

※【现代药理学研究及内分泌科临床应用】

本方具有酸甘复阴、缓急止痛之功。现代药理学研究表明，本方具有抗炎、镇痛、解痉、降血糖等作用。现代常用于治疗糖尿病周围神经病变、糖尿病肠功能紊乱腹痛、糖尿病肾病、高尿酸血症及痛风等内分泌科疾病属阴血不足证者。

1. 现代药理学研究

（1）抗炎、镇痛：芍药甘草汤对各种炎症反应有显著的抑制作用，特别是在调节炎症因子 IL-17 的表达方面表现突出。此外，通过影响核因子-κB/核因子-E2 相关因子 2 信号通路，芍药甘草汤能有效改善氧化应激和炎症状态。其主要成分白芍和甘草中的槲皮素，具有显著的镇痛作用，其机制涉及多成分、多靶点和多通路的综合调节。

（2）解痉：芍药甘草汤在临床上已被证实可有效治疗各类肌肉痉挛性疾病，如小儿腓肠肌痉挛和胃肠道平滑肌痉挛。其作用机制可能与调控内质网应激蛋白 1/自噬效应蛋白信号通道，从而减轻平滑肌细胞的过度自噬、改善 Oddi 括约肌的功能障碍有关。

（3）降血糖：芍药甘草汤能显著降低实验性糖尿病小鼠的血糖水平并改善其糖耐量。研究表明，与常规降糖药物格列本脲相比，芍药甘草汤展现出了良好的降糖效果。

2. 内分泌科临床应用

（1）糖尿病周围神经病变：芍药甘草汤加减方治疗糖尿病周围神经病变的治疗组，在中医症候积分及神经传导速度方面的改善显著优于仅进行常规糖尿病管理的对照组。

（2）糖尿病肠功能紊乱腹痛：糖尿病肠功能紊乱腹痛患者的研究表明，芍药甘草汤加味对这类患者有显著疗效。除了常规的降血糖治疗，研究组患者接受了芍药甘草汤加味治疗，结果显示其总有效率显著高于对照组，可有效改善腹痛和腹泻症状。

（3）糖尿病肾病：在糖尿病性肾脏病患者的研究中，芍药甘草汤合四物汤加减方治疗组在血糖、血脂、肾功能及血液流变学指标上的改善较对照组显著。此外，该方剂还能改善实验性糖尿病大鼠的肾功能,显示其在治疗糖尿病肾病方面的有效性。

（4）高尿酸血症及痛风：在痛风性关节炎患者的研究中,芍药甘草汤随证加味治疗组的疗效与常规西药治疗组相当,但在不良反应和耐受性方面表现更好。此外,芍药甘草汤原方还能显著降低高尿酸血症患者的血尿酸水平,证明了其在治疗高尿酸血症及痛风方面的有效性。

【参考文献】

［1］ 贾波.方剂学［M］.北京：中国中医药出版社,2016.

［2］ 李飞.方剂学上［M］.2版.北京：人民卫生出版社,2011.

［3］ （汉）张仲景.伤寒论［M］.北京：人民卫生出版社,2005.

［4］ 武蓓,常壮鹏,邓贵凤,等.芍药甘草汤对炎症后肠易激综合征大鼠的干预作用和机制研究［J］.山西医科大学学报,2021,52（5）：605-611.

［5］ 肖垚垚,朱菁,刘心雨,等.芍药甘草汤化学成分、药理作用、临床应用的研究进展及其质量标志物（Q-Marker）的预测分析［J］.中草药,2022,53（24）：7960-7969.

［6］ 杨惠,刘颖新,姚淑琼,等.芍药甘草汤有效部位降血糖活性的初步研究［J］.海峡药学,2020,32（10）：15-18.

［7］ 亓瑞睿.芍药甘草汤加减治疗糖尿病周围神经病变90例［J］.福建中医药,2014,45（5）：14-16.

［8］ 张娟.芍药甘草汤合四物汤治疗糖尿病周围血管病变临床观察［J］.光明中医,2022,37（20）：3676-3678.

［9］ 潘贺.芍药甘草汤合四物汤加减结合西医疗法治疗糖尿病周围神经病变的效果观察［J］.实用糖尿病杂志,2020,16（3）：55-56.

［10］ 张桂静,彭冬青.桃红四物汤合芍药甘草汤联合足浴方治疗糖尿病周围神经病变的临床观察［J］.中国民间疗法,2019,27（1）：55-57.

［11］ 钱浩.芍药甘草汤加味治疗糖尿病肠功能紊乱腹痛疗效评价［J］.亚太传统医药,2016,12（16）：147-148.

［12］ 纪红梅,刘天易.芍药甘草汤合四物汤加减治疗糖尿病合并尿毒症的临床观察［J］.中医药信息,2017,34（2）：107-110.

［13］ 苗蓝匀,琚婉君,李晓珂,等.芍药甘草汤对糖尿病大鼠早期肾病的影响［J］.上海中医药大学学报,2016,30（1）：69-72.

［14］ 何守再,蒋春梅,夏世念.中药内服外敷治疗急性痛风性关节炎43例疗效观察［J］.四川中医,2008,26（12）：80-81.

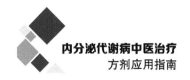

88. 参附汤★——《正体类要》

【方歌】参附汤疗汗自流，肾阳脱汗此方求；

卫阳不固须芪附，郁遏脾阳术附投。

【出处原文】"治金疮、杖疮，失血过多，或脓瘀大泄，阳随阴走，上气喘急，自汗盗汗，气短头晕等症。人参四钱，附子（炮去皮脐）三钱，用水煎服。阳气脱陷者，倍用之。"（《正体类要》）

【组成】人参、附子。

【功效】益气、回阳、固脱。

【主治】元气大亏，阳气暴脱证。手足逆冷，头晕喘促，面色苍白，冷汗淋漓，脉微欲绝。

【方解】此为手少阴、足太阴之方。疾病后期，气阳两虚，肾者，内含一身之元阳，心者属火主阳，故本证多发于手少阴心经、足少阴肾经，心肾气阳两虚，则发为手足逆冷、面色苍白等症，故以甘热之参附汤益气、回阳、固脱。方中人参入手少阴心经，足少阴肾经，甘温大补元气，重用以固后天。附子为大辛大热之品，亦入手少阴心经、足少阴肾经，温壮元阳，以补先天。又可助人参补气之力。两药相伍，上温心阳，下补命火，中助脾土，力专效宏，作用迅捷。

【加减及衍化方】

（1）加减：本方用于休克、心衰而见手足厥冷、脉微欲绝、大汗不止的阳气欲脱之证时，可加煅龙骨、煅牡蛎、白芍、炙甘草等敛汗潜阳之品，以增强固脱之效。

（2）衍化方一：人参黄芪汤。（《医宗金鉴》）

◆ 组成：人参、黄芪。

◆ 功效：补气止汗。

◆ 主治：表虚自汗。

（3）衍化方二：人参生地黄汤。（《医宗金鉴》）

◆ 组成：人参、生地黄。

◆ 功效：固气求阴。

◆ 主治：失血阴亡。

（4）衍化方三：术附汤。（《医宗金鉴》）

◆ 组成：白术、附子。

◆ 功效：除湿温里。

◆ 主治：寒湿厥汗。

（4）衍化方四：芪附汤。（《医宗金鉴》）

◆ 组成：黄芪、附子。

◆ 功效：补阳固表。

◆ 主治：阳虚厥汗。

◎ 鉴别要点：人参黄芪汤、人参生地黄汤、术附汤、芪附汤均为参附汤易人参或附子而来，故其功效偏重各有不同。入黄芪则补气、温阳力强，入生地黄则滋阴力强，入白术则除湿力强。临床应用广泛，需随证用之。

※【现代药理学研究及内分泌科临床应用】

本方具有益气、回阳、固脱之功。现代药理学研究表明，本方具有心血管系统保护作用、脑保护作用、肾保护作用等。现代常用于治疗 2 型糖尿病、糖尿病合并急性心肌梗死、糖尿病肾病、糖尿病酮症酸中毒、甲状腺功能减退症属心肾阳虚、元气大亏、阳气暴脱证者。

1. 现代药理学研究

（1）心血管系统保护作用：参附注射液在心血管系统保护方面涉及多重机制。首先，它能有效抗心律失常，这一作用涉及抗凝血、抗炎和改善代谢等多方面。其次，参附注射液在抗心力衰竭方面也有显著效果，可能与阻断 JAK–STAT 信号传导通路、降低血浆 BNP 水平和增强心室舒张功能相关。此外，参附注射液还能提高收缩压、C 反应蛋白和人血白蛋白水平，有效治疗低血压和失血性休克的发生率。

（2）脑保护作用：参附注射液能有效维持心脏瓣膜置换患者术中的脑氧供需平衡。此外，该药物还能降低血清中 TNF–α、IL–6 的水平，抑制 NF–κB、金属蛋白酶 9（MMP–9）和水通道蛋白–4（AQP–4）的表达，减少大脑超微结构损伤，从而发挥脑保护作用。

（3）肾保护作用：参附注射液可改善尿素氮、肌酐等肾功能指标。同时，其对缺血再灌注损伤肾也具有保护作用。

2. 内分泌科临床应用

（1）2 型糖尿病：在 2 型糖尿病患者治疗的研究中，参附注射液治疗组的总有效

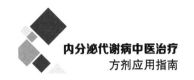

率显著高于复方丹参液组。参附注射液组在眼底血管病变改善、血液流变学改善及头晕、肢体麻木等症状的改善方面表现更为显著。

（2）糖尿病合并急性心肌梗死：在糖尿病合并急性心肌梗死患者治疗的研究中，参附注射液治疗组在血脂水平和左心功能改善方面表现更为显著且生存率也更高，显示其在此类患者治疗中的优势。

（3）糖尿病肾病：在糖尿病合并肾功能不全患者治疗的研究中，实验组在常规治疗基础上加用参附注射液，结果显示其在降低血尿素氮和肌酐水平方面效果更佳，表明参附注射液在糖尿病肾病治疗中有效。

（4）糖尿病酮症酸中毒：在糖尿病酮症酸中毒患者治疗的研究中，参附注射液治疗组在酸中毒症状消失时间、尿酮和血糖恢复时间方面相比仅接受胰岛素泵治疗的对照组有显著改善，表明其在糖尿病酮症酸中毒治疗中有显著效果。

（5）甲状腺功能减退症：本方合二仙汤加减可用于治疗甲状腺功能减退症属脾肾阳虚证者，症见畏寒，腰膝酸冷，纳呆腹胀，神疲乏力，嗜睡倦怠，记忆力减退，头晕目眩，耳鸣耳聋，面色苍白，便秘；男子可见遗精阳痿，女子可见月经量少；舌淡胖有齿痕、苔白，脉弱沉迟。

【参考文献】

[1] 李飞.方剂学上［M］.2版.北京：人民卫生出版社，2011.

[2] （明）薛己正体类要［M］.北京：人民卫生出版社，2006.

[3] 郭晶晶，年莉.参附汤考辨［J］.河南中医，2017，37（12）：2220-2221.

[4] 张圆，任长虹，吴晓丹，等.参附注射液的临床应用及药理机制研究进展［J］.药物评价研究，2018，41（6）：1141-1146.

[5] 邹磊，刘丹彦，曹宇.参附注射液对心脏瓣膜置换患者脑损伤的影响［J］.重庆医科大学学报，2009，34（7）：903-907.

[6] 李艳红.胰岛素泵和参附注射液在急诊糖尿病酮症酸中毒中治疗效果比较［J］.实用糖尿病杂志，2020，16（5）：44-45.

[7] 王海涛，刘加彬，王群涛.胰岛素泵和参附注射液在急诊糖尿病酮症酸中毒中治疗效果比较［J］.实用糖尿病杂志，2018，14（5）：51-52.

[8] 王文丰，金大鹏，张英，等.辛伐他汀联合参附注射液治疗合并糖尿病的急性心肌梗死患者心力衰竭临床研究［J］.辽宁中医杂志，2017，44（4）：791-793.

[9] 刘文博，郭成龙，闫岩，等.瑞舒伐他汀联合参附注射液对T2DM合并AMI患者的疗效及对血清炎症因子水平的影响［J］.心血管康复医学杂志，2022，31（1）：65-69.

[10] 张春漪，逯阳，张良登.参附注射液治疗糖尿病肾病的系统评价［J］.光明中医，2015，

30（7）：1379-1381.

[11] 李朝晖.参附注射液治疗糖尿病肾功能不全的疗效观察［J］.中国现代药物应用，2009，3（13）：112.

[12] 巫藤勇，黄庆山.参附注射液治疗2型糖尿病68例分析［J］.现代中西医结合杂志，2001，（12）：1126.

[13] 赵宁，王鸣，费晓，等.参附注射液对早期糖尿病肾病患者血液D-D二聚体、Fib、CRP的影响［J］.浙江中西医结合杂志，2007，（8）：476-478.

89. 参芪地黄汤★——《杂病源流犀烛》

【方歌】参芪地黄沈氏方，熟地山药萸牡丹；

人参黄芪茯苓入，滋阴补肾又健脾。

【出处原文】"小肠痈，小肠火热病也。或因七情饮食，或因经行产后瘀血留积，其证发热恶寒，脉芤而数，肤皮错纵，腹急渐肿，按之内痛，大便重坠，小便涩滞若淋，或小腹隐痛坚硬，如掌而热，肉色如故，亦或焮赤微肿，甚者脐突腹胀，转侧有水声宜大黄汤。如瘀血去尽，则安矣。若体虚脉散，不敢轻下，用轻剂可也宜活血散瘀汤。痈已成，则腹痛腹满不食，便淋刺痛宜薏苡仁汤。腹濡痛，小腹急，必时时下脓宜牡丹皮散。溃后疼痛淋漓不已，必见诸虚证，宜参芪地黄汤。"（《杂病源流犀烛》）

【组成】人参、黄芪、熟地黄、山药、茯苓、牡丹皮、山茱萸。

【功效】益气养阴，滋肾健脾。

【主治】脾肾不足，气阴两虚。主要表现为头晕目眩，腰膝酸软，低热倦怠，手足心热，短气易汗，舌偏红少苔，脉沉细或细数无力。

【方解】此为足少阴、足太阴之方。足少阴肾者，乃先天之本，足太阴脾者，为后天之本。七情、饮食、久病等，易伤脾肾，则头晕目眩，腰膝酸软，故以甘苦温之参芪地黄汤益气养阴，滋肾健脾。本方中，人参入足太阴脾经，足少阴肾经，同时亦入手少阴心经；黄芪入足太阴脾经，二者共用为君药以补气，以熟地黄为臣，填精益髓，滋补阴精。再臣以山茱萸补养肝肾，并能涩精；山药双补脾肾，既补肾固精，又补脾以助后天生化之源。以牡丹皮清泄相火，并制山茱萸之温涩；茯苓健脾渗湿，配山药补脾而助健运。诸药合用，补泻兼施，共奏益气养阴，滋肾健脾之功。

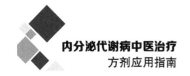

【加减及衍化方】

（1）加减：阴虚而火盛者，加知母、玄参、黄柏等以加强清热降火之功；兼纳差腹胀者，加焦白术、砂仁、陈皮等以防滞气碍脾。

（2）衍化方：六味地黄丸。（《小儿药证直诀》）

◆ 组成：熟地黄，山茱萸，山药，泽泻，茯苓，牡丹皮。

◆ 功效：填精滋阴补肾。

◆ 主治：肾阴精不足证。腰膝酸软，头晕目眩，视物昏花，耳鸣耳聋，盗汗，遗精，消渴，骨蒸潮热，手足心热，舌燥咽痛，牙齿动摇，足跟作痛，以及小儿囟门不合，舌红少苔，脉沉细数。

◎ 鉴别要点：六味地黄丸重在滋阴填精，补气之力较弱；参芪地黄汤滋阴补气并重，更适用于阴虚兼有气虚者。

※【现代药理学研究及内分泌科临床应用】

本方具有益气养阴、滋肾健脾之功。现代药理学研究表明，本方具有调节血糖、抗炎、抗氧化应激、调节肠道菌群等作用。现代常用于治疗糖尿病肾病、2 型糖尿病、妊娠糖尿病、桥本甲状腺炎等内分泌科疾病属脾肾不足、气阴两虚证者。

1. 现代药理学研究

（1）调节血糖：参芪地黄汤能显著降低糖尿病肾病患者的空腹血糖、餐后 2 小时血糖和糖化血红蛋白水平。这表明参芪地黄汤在调节血糖方面具有显著效果，尤其在气阴两虚型糖尿病肾病患者中表现突出。

（2）抗炎：参芪地黄汤能有效降低炎症因子 TNF-α、IL-6 及血清 C 反应蛋白水平，有显著的抗炎活性。这一作用在早期糖尿病肾病患者中尤为明显，有助于改善其微炎症状态。

（3）抗氧化应激：在气阴两虚型慢性肾衰竭患者中，参芪地黄汤联合海昆肾喜胶囊治疗能显著改善患者的血清氧化应激指标，如 SOD、MDA 和晚期蛋白氧化产物（AOPP），显示出其抗氧化应激的有效性。

（4）调节肠道菌群：参芪地黄汤能有效调节糖尿病肾病患者的肠道菌群，增加有益菌（如拟杆菌、双歧杆菌、乳酸杆菌的数量，减少肠杆菌、肠球菌、酵母菌等），从而改善肠道微生态平衡。

2. 内分泌科临床应用

（1）糖尿病肾病：参芪地黄汤治疗气阴两虚型糖尿病肾病患者的疗效显著。这些患者除了接受血糖、血压控制和脂质代谢紊乱的综合治疗外，观察组还额外使用了参芪地黄汤。结果显示，参芪地黄汤组在尿蛋白指标和血糖水平方面的改善更为显著。

（2）2型糖尿病：参芪地黄汤在气阴两虚型兼存血瘀型2型糖尿病患者的治疗中显示了其疗效。实验组在接受诺和锐30治疗的同时，使用了参芪地黄汤加减治疗。结果表明，该方剂能显著降低2型糖尿病患者的血糖水平并改善其临床症状。

（3）妊娠糖尿病：参芪地黄汤在妊娠糖尿病患者的治疗中显示出良好的效果。治疗组在常规治疗基础上加用了参芪地黄汤加减治疗，其血糖水平（包括空腹血糖、餐后2小时血糖、糖化血红蛋白）和血脂水平（包括总胆固醇、甘油三酯、低密度脂蛋白胆固醇）的改善均比对照组更为显著。

（4）桥本甲状腺炎：本方可用于治疗桥本甲状腺炎属气阴两虚证者，症见神疲懒言，倦怠乏力，口渴，纳少，偶有腹胀，舌红，脉沉细。

【参考文献】

［1］ 田思胜.杂病源流犀烛［M］.北京：人民卫生出版社，2006.

［2］ 贾波.方剂学［M］.北京：中国中医药出版社，2016.

［3］ 李飞.方剂学上［M］.2版.北京：人民卫生出版社，2011.

［4］ 张潇逸.加味参芪地黄汤对Ⅲ、Ⅳ期DKD患者MCP-1、TNF-α水平的影响［D］.黑龙江省中医药科学院，2020.

［5］ 邓雨，张清，于思明.参芪地黄汤的现代药理研究及肾脏疾病的应用［J］.辽宁中医杂志，2024，51（2）：217-220.

［6］ 王素利，丁凡，梁浩，等.参芪地黄汤联合氯沙坦治疗早期糖尿病肾病的临床疗效及对血清中CRP、TNF-α和IL-6水平的影响［J］.世界中西医结合杂志，2019，14（2）：264-267.

［7］ 黎雾峰，王晶，王毅，等.参芪地黄汤联合海昆肾喜胶囊辅助治疗对慢性肾衰竭患者肾功能及氧化应激的影响［J］.现代中西医结合杂志，2020，29（29）：3222-3225，3235.

［8］ 杜小梅，潘薇，梁颖兰，等.参芪地黄汤加减治疗气阴两虚型糖尿病肾病疗效观察及对肠道菌群和炎症因子的影响［J］.中药新药与临床药理，2021，32（4）：566-572.

［9］ 傅倩玉.参芪地黄汤加减治疗妊娠期糖尿病的疗效及FPG、2h PG水平影响分析［J］.糖尿病新世界，2021，24（21）：32-34，46.

［10］ 常红叶，徐利萍，程团结，等.参芪地黄汤联合阿法骨化醇软胶囊对糖尿病肾病患者炎性因子、微量白蛋白及激素水平的影响［J］.新中医，2021，53（21）：43-48.

［11］ 陈建蓉，胡贵香，王媛.参芪地黄汤加减治疗气阴两虚兼血瘀型糖尿病的临床疗效及血糖

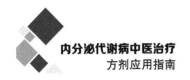

指标观察［J］. 中医临床研究，2020，12（21）：61–62.

90. 肾气丸★——《金匮要略》

【方歌】肾气丸补肾阳虚，地黄山药及茱萸；

茯泽丹皮合桂附，水中生火在温煦。

【出处原文】"虚劳腰痛，少腹拘急，小便不利者，八味肾气丸主之""夫短气有微饮，当从小便去之，苓桂术甘汤主之，肾气丸亦主之。""男子消渴，小便反多，以饮一斗，小便一斗，肾气丸主之""问曰：妇人病，饮食如故，烦热不得卧而反倚息者，何也？师曰：此名转胞，不得溺也，以胞系了戾，故致此病。但利小便则愈，宜肾气丸主之。"（《金匮要略》）

【组成】干地黄、山药、山茱萸、泽泻、茯苓、牡丹皮、桂枝、附子。

【功效】补肾助阳，化生肾气。

【主治】肾阳气不足证。症见腰痛脚软，身半以下常有冷感，少腹拘急，小便不利，或小便反多，入夜尤甚，阳痿早泄，舌淡而胖，脉虚弱，尺部沉细；以及痰饮，水肿，消渴，脚气，转胞等。

【方解】此为足少阴、足厥阴之方。足少阴肾者，乃为先天之本，内蕴一身元阳，痰饮、久病、外邪等均可伤及肾阳，肝肾同源，肾阳不足，无以制肝阴，则肝血亦不足，故以甘温之肾气丸补肾助样，化生肾气。方用入足少阴肾经之干地黄（今多用熟地黄）为君药，滋补肾阴，益精填髓。《本草经疏》谓："干地黄乃补肾家之要药，益阴血之上品。"臣药以山茱萸，既入足厥阴肝经，亦入足少阴肾经，补肝肾，涩精气；山药健脾气，固肾精。二药与地黄相配，补肾填精，谓之"三补"。臣药以附子、桂枝，温肾助阳，生发少火，鼓舞肾气。佐以茯苓健脾益肾，泽泻、牡丹皮降相火而制虚阳浮动且茯苓、泽泻均有渗湿泄浊、通调水道之功。三者配伍，与"三补"相对而言，谓之"三泻"，即补中有泻，泻清中之浊以纯清中之清，而益肾精且补而不滞。诸药相合，非峻补元阳，乃阴中求阳，微微生火，鼓舞肾气，即"少火生气"之意。诸药合用，共奏补肾助阳、化生肾气之功。

【加减及衍化方】

（1）加减：畏寒肢冷者，可将桂枝改为肉桂，并加重肉桂、附子之量，以增强温补肾阳之力；若用于阳痿，尚需加淫羊藿、补骨脂、巴戟天等以助壮阳起痿之力；痰饮咳喘者，加干姜、细辛、半夏等以温肺化饮。

（2）衍化方：右归丸。（《景岳全书》）

◆ 组成：熟地黄、山药、山茱萸、肉桂、附子、鹿角胶、菟丝子、杜仲、枸杞子、当归。

◆ 功效：温补肾阳。

◆ 主治：肾阳不足，命门火衰证。

◎ 鉴别要点：右归丸系《金匮要略》之肾气丸减去"三泻"（泽泻、牡丹皮、茯苓），加鹿角胶、菟丝子、杜仲、枸杞子、当归诸补肾益精血之品，组成"纯甘补阳"之剂，重在温补肾阳，治肾阳不足、命门火衰证；肾气丸属"少火生气"之剂，"三补"配"三泻"以益肾精而化生肾气，治肾阳气不足证。

※【现代药理学研究及内分泌科临床应用】

本方具有补肾助阳、化生肾气之功。现代药理学研究表明，本方具有抗炎、免疫调节等作用。现代常用于治疗 2 型糖尿病、糖尿病肾病、骨质疏松、桥本甲状腺炎、甲状腺功能减退症、胰岛素抵抗综合征、多囊卵巢综合征等内分泌科疾病属肾阳不足证者。

1. 现代药理学研究

（1）抗炎：肾气丸可通过调节下丘脑–垂体–靶腺轴，上调谷胱甘肽还原酶及其 mRNA 的表达，从而减轻气道炎症反应。也有研究表明，肾气丸可降低肺组织中多种炎性细胞因子，抑制血小板衍生长因子（PDGF）–BB 的过度表达，减轻平阳霉素所致的大鼠肺泡炎症及纤维化程度。以上均表明肾气丸有抗炎作用。

（2）免疫调节：肾气丸具有一定的免疫调节作用，其免疫调节机制为抑制免疫器官萎缩，调节免疫细胞及免疫球蛋白水平，从而保证机体的正常免疫功能。

（3）抗衰老：肾气丸可改善体内自由基损伤，具有良好的延缓衰老的作用，这可能与抑制细胞衰老及与衰老相关分泌表型的作用有关。

2. 内分泌科临床应用

（1）2 型糖尿病：肾气丸加味方在治疗阴阳两亏型 2 型糖尿病患者中展现出积极效果。与服用盐酸二甲双胍片的对照组相比，肾气丸加味方在改善 2 型糖尿病患者腰

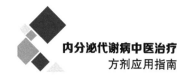

膝酸软、尿频量多、咽干口渴等临床症状方面有显著优势。

（2）糖尿病肾病：在阴阳两虚型 2 型糖尿病肾病患者的治疗中，肾气丸有显著疗效。与接受常规西药治疗的对照组相比，肾气丸在改善阴阳两虚型 2 型糖尿病肾病患者的血糖水平、24 小时尿蛋白定量、血尿素氮、血肌酐等方面表现更佳。

（3）骨质疏松症：在骨质疏松患者的治疗中，肾气丸与常规西药治疗相结合，有显著的效果。肾气丸能显著改善中医症候积分、提高骨密度，并在抑制炎症因子方面表现良好，同时治疗安全性高。

（4）桥本甲状腺炎、甲状腺功能减退症：在桥本甲状腺炎甲状腺功能减退症患者的治疗中，金匮肾气丸联合左甲状腺素片治疗组的总有效率更高且在改善血清甲状腺球蛋白抗体及甲状腺过氧化物酶抗体方面表现更佳，相比单独使用左甲状腺素片的对照组显示出良好的治疗效果。

（5）胰岛素抵抗综合征：本方可用于治疗胰岛素抵抗综合征属阴阳两虚证者，症见眩晕头痛，心悸耳鸣，腰膝酸软，失眠多梦，小便清长，手足不温，肢体水肿，舌淡苔薄。

（6）多囊卵巢综合征：肾气丸加减联合针刺改善肾虚痰瘀型多囊卵巢综合征患者性激素水平疗效确切，停药后其疗效可持续较久。

【参考文献】

［1］ 贾波.方剂学［M］.北京：中国中医药出版社，2016.

［2］ 李飞.方剂学上［M］.2 版.北京：人民卫生出版社，2011.

［3］ （汉）张仲景撰.金匮要略［M］.北京：人民卫生出版社，2005.

［4］ 杨华杰.六味地黄丸和金匮肾气丸药效物质基础和作用机理研究［D］.江西中医药大学，2021.

［5］ 王雨桐，王蕾.金匮肾气丸的临床和药理实验研究进展［J］.中医药导报，2015，21（5）：53-55.

［6］ 郭煜晖，张长城，胡璇，等.肾气丸药理作用与机制的相关研究进展［J］.中国老年学杂志，2021，41（1）：208-211.

［7］ 刘欣，龚国芬，刘华庆，等.金匮肾气丸对肾阳虚模型小鼠肺和气道组织 GR、β-防御素-2 表达的调控作用［J］.山东中医药大学学报，2011，35（5）：441-443.

［8］ 张瑞，宋建平，李瑞琴，等.金匮肾气丸对肺纤维化大鼠肺组织中血小板衍生长因子 BB 表达的影响［J］.中国实验方剂学杂志，2011，17（5）：173-176.

［9］ 朱文宗，胡万华，支英豪，等.小剂量金匮肾气丸对阳虚体质老年人免疫功能及生活质量

的影响［J］.浙江中西医结合杂志，2016，26（7）：635-637.

［10］尹冬，惠媛.金匮肾气丸联合左甲状腺素片治疗桥本甲状腺炎甲减的临床观察［J］.中华
中医药学刊，2018，36（3）：756-758.

［11］陈熹，张柳婧，吴真，等.金匮肾气丸治疗糖尿病肾病疗效 Meta 分析［J］.吉林中医药，
2019，39（2）：186-190.

［12］孟凡岩.金匮肾气丸加味治疗 2 型糖尿病（阴阳两亏证）的临床观察［D］.长春中医药大
学，2019.

［13］俞华，郭庆华，徐帆，等.金匮肾气丸在老年骨质疏松症患者中的疗效及对症候积分与骨
密度的影响［J］.中国医药导刊，2022，24（9）：870-875.

［14］周文静，王芳.金匮肾气丸加减联合针刺对肾虚痰瘀型多囊卵巢综合征患者性激素的影
响［J］.慢性病学杂志，2018，05：577-578，581.

91. 生脉散 ★——《医学启源》

【方歌】生脉麦味与人参，保肺生津又提神；

气少汗多兼口渴，病危脉绝急煎斟。

【出处原文】"麦门冬，气寒，味微苦甘；治肺中伏火，脉气欲绝；加五味子、人
参二味，为生脉散，补肺中元气不足，须用之。《主治秘要》云：甘，阳中微阴，引经
酒浸，治经枯、乳汁不下。汤洗，去心用。"（《医学启源》）

【组成】麦冬、五味子、人参。

【功效】益气生津，敛阴止汗。

【主治】①温热、暑热，耗气伤阴证，症见汗多神疲，体倦乏力，气短懒言，
咽干口渴，舌干红少苔，脉虚数；②久咳伤肺，气阴两虚证，症见干咳少痰，短气
自汗，口干舌燥，脉虚细。

【方解】此为手太阴、手少阴之方。暑邪内犯，最易耗气伤津，从口鼻犯于手太阴
肺经，逆传心包，则致手少阴心经亦受邪。久咳者，耗伤手太阴肺气，津随气耗，以
致气阴两虚，故以甘苦微温之生脉散益气生津，敛阴止汗。肺主气，肺气旺则四脏之
气皆旺，故以归少太阴肺经之人参，甘温大补肺气，为君药；麦冬甘寒，润肺滋水，
清心泻热为臣药；五味子酸温敛肺生津，收耗散之气为佐药。盖心主脉，肺朝百脉，
百脉皆朝于肺，补肺清心，则气充而脉复，故曰生脉也。人有将死脉绝者，服此能复

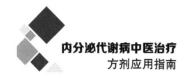

生之，其功甚大。汪讱庵在《医方集解》中赞曰："人有将死脉绝者，服此能复生之，其功甚大。"诸药合用，共奏益气生津、敛阴止汗之功。

【加减及衍化方】

（1）加减：方中人参性味甘温，有大补元气之功，若气虚不甚者，可易为党参；若气阴不足、兼有内热者，则可用西洋参代之。正如张锡纯所说西洋参："性凉而补，凡欲用人参而不受人参之温补者，皆可以此代之。"（《医学衷中参西录》）若病情急重者，全方用量亦宜加重。

（2）衍化方：清暑益气汤。（《温热经纬》）

◆ 组成：西洋参、石斛、麦冬、黄连、竹叶、荷梗、知母、甘草、粳米、西瓜翠衣。

◆ 功效：清暑益气，养阴生津。

◆ 主治：暑热、气津两伤证。身热汗多，口渴心烦，小便短赤，体倦少气，精神不振，脉虚数。

◎ 鉴别要点：本方与清暑益气汤均可治疗暑病汗多，耗气伤津之证，然清暑益气汤证为暑热尚炽，气津已伤，因邪实正虚，故仍有身热心烦，小便短赤，舌红苔黄等热盛之象；本方则用于暑热已清、气阴俱损、乃纯虚无实之证，并为治疗久咳肺虚、干咳痰少的常用方。

※【现代药理学研究及内分泌科临床应用】

本方具有益气生津、敛阴止汗之功。现代药理学研究表明，本方具有保护心脏、保护脑组织、改善胰岛素抵抗、调节肠道菌群、免疫调节等作用。现代常用于治疗2型糖尿病、糖尿病合并冠心病、桥本甲状腺炎、甲状腺功能亢进症、甲状腺功能亢进性心脏病、甲状腺癌术后等内分泌科疾病属气阴两虚证者。

1. 现代药理学研究

（1）心脏保护作用：生脉散及其注射液通过改善心肌细胞的氧化应激和减轻细胞凋亡，有效减轻心肌缺血再灌注损伤。动物实验显示，它能改善心功能，降低心肌损伤标志物，减少氧化应激和炎症因子，从而全面保护心脏。

（2）脑组织保护作用：生脉散在脑缺血再灌注模型中表现出显著的脑保护效果，能减少脑梗死面积，改善神经功能，降低脑水肿。此外，它还能改善认知障碍，调节色氨酸代谢，对老年痴呆有积极影响。

（3）改善胰岛素抵抗：在2型糖尿病模型大鼠研究中，生脉散通过调节

NF-κB/IκB 表达，降低血糖和胰岛素水平，提高胰岛素敏感性，改善血管健康，对糖尿病有一定的治疗潜力。

（4）调节肠道菌群：生脉散能正向调节失衡的肠道菌群，增加肠道内短链脂肪酸含量，抑制有害菌增殖，改善肠道健康。

（5）免疫调节：生脉散能提高免疫低下模型大鼠的胸腺、脾脏体比，增强 NK 细胞和 TNF-α 的活性，从而提升机体的非特异性免疫功能。生脉散还可作用于 TTR、SRC、AKT1 等靶点，调节炎症反应和细胞增殖。

2. 内分泌科临床应用

（1）2 型糖尿病：在 2 型糖尿病患者治疗的研究中，生脉散合增液汤联合传统西药治疗有显著疗效。中医联合组在血糖控制、中医证候积分、心理状态评分方面的改善超过了传统治疗组，体现了生脉散合增液汤在 2 型糖尿病治疗中的临床应用价值。

（2）糖尿病合并冠心病：生脉散汤剂联合氯吡格雷治疗糖尿病合并冠心病患者，表现出比单用氯吡格雷更高的总有效率且有利于血糖、血浆 ET-1 等指标的改善。

（3）桥本甲状腺炎：生脉散联合左甲状腺素钠治疗气阴两虚型桥本甲状腺炎患者在降低中医证候总积分、改善症状方面优于单纯左甲状腺素钠治疗，显示出生脉散在治疗桥本甲状腺炎中的有效性。

（4）甲状腺功能亢进症：生脉散加减方治疗甲状腺功能亢进症患者，在改善甲状腺功能肿大、突眼等症状方面优于西药甲巯咪唑治疗组，表明生脉散加减方在治疗甲状腺功能亢进症中有一定的疗效。

（5）甲状腺功能亢进性心脏病：生脉饮联合西药治疗甲状腺功能亢进性心脏病患者在治疗总有效率、心功能、BNP 及并发症发生率方面优于单纯常规治疗组，可显示出生脉饮在甲状腺功能亢进性心脏病治疗中的有效性。

（6）甲状腺癌术后：加味生脉散联合左甲状腺素钠治疗甲状腺癌术后气阴两虚证患者，治疗前后中医证候积分、FT3、FT4、TSH 等指标明显好转，且未出现不良反应。

【参考文献】

［1］ 贾波. 方剂学［M］. 北京：中国中医药出版社，2016.

［2］ 李飞. 方剂学上［M］. 2 版. 北京：人民卫生出版社，2011.

［3］ （金）张元素. 医学启源［M］. 北京：人民军医出版社，2009.

［4］ 曹占鸿，潘建衡，李娜，等. 生脉散现代药理作用及作用机制的研究进展［J］. 中国实验

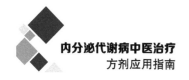

方剂学杂志，2019，25（22）：212-218.

［5］ 刘鑫馗，吴嘉瑞，张丹，等.基于网络药理学的生脉散作用机制分析［J］.中国实验方剂学杂志，2017，23（16）：219-226.

［6］ 刘璇，李正，华声瑜，等.生脉注射液抗大鼠心肌缺血再灌注损伤的药理学研究［J］.中成药，2015，37（2）：251-255.

［7］ 张奇峰.生脉散对阿霉素致心力衰竭大鼠的症状改善作用研究［J］.社区医学杂志，2016，14（3）：23-25.

［8］ 花海莹，李雪晴，刘吉华.生脉散对人肠道菌群失衡的调节作用［J］.中国药科大学学报，2016，47（1）：95-100.

［9］ 吴小慧，刘菲，段忠心.生脉散对 2 型糖尿病大鼠胰岛 β 细胞 NF-κB/IκB 及 VEGF 表达的影响［J］.山东医药，2018，58（48）：45-48.

［10］程煜，林江涛.生脉散加减治疗甲状腺功能亢进症临床观察［J］.辽宁中医药大学学报，2014，16（12）：166-168.

［11］张志忠.生脉饮联合西药治疗甲亢性心脏病的疗效分析［J］.中西医结合心血管病电子杂志，2016，4（16）：193-194.

［12］沈全林.优甲乐联合生脉散治疗气阴两虚型桥本甲状腺炎的临床观察［D］.黑龙江中医药大学，2019.

［13］李峻.生脉散对糖尿病合并冠心病患者血管内皮功能、炎症因子及血糖水平的影响［J］.泰山医学院学报，2020，41（10）：751-754.

［14］卓龙，曹贤溪，杨松茂.生脉散合增液汤加减治疗 2 型糖尿病患者的临床价值研究［J］.糖尿病新世界，2021，24（24）：83-86.

［15］甘德成，杨丽霞，米登海，等.生脉散治疗糖尿病合并冠状动脉粥样硬化性心脏病的 Meta 分析［J］.实用中医内科杂志，2023，37（2）：39-42，153-155.

［16］黎绮颖.加味生脉散治疗甲状腺癌术后气阴两虚证疗效观察［J］.广州中医药大学，2022.

92. 十枣汤——《伤寒论》

【方歌】十枣逐水效堪夸，甘遂大戟与芫花；

　　　　悬饮潴留胸胁痛，大腹肿满用亦佳。

【出处原文】"太阳中风，下利呕逆，表解者，乃可攻之。其人漐漐汗出，发作有时，头痛，心下痞硬满，引胁下痛，干呕短气，汗出不恶寒者，此表解里未和也，十枣汤主之。"（《伤寒论》）

【组成】芫花、甘遂、大戟、大枣。

【功效】攻逐水饮。

【主治】①悬饮，症见咳唾胸胁引痛，心下痞硬，干呕短气，头痛目眩，或胸背掣痛不得息，舌苔白滑，脉沉弦；②水肿，症见一身悉肿，尤以身半以下为重，腹胀喘满，二便不利，脉沉实。

【方解】此为手足太阳之方。太阳中风，当表解而里未合，邪热内蓄，并有伏饮。方中甘遂苦寒有毒，善行经隧之水湿；大戟苦寒，善泻脏腑之水邪；芫花辛温，善消胸胁伏饮痰癖。三药峻烈，各有所长，合而用之，峻泻攻逐，可使胸腹积水迅速逐出体外，共为君药。大枣煎汤送服，取其益脾缓中，防止逐水伤及脾胃，并缓和诸药毒性，使邪去而不伤正且寓培土制水之意，用为佐使。《医方集解》载："芫花、大戟性辛苦以逐水饮；甘遂苦寒，能直达水气所结之处，以攻决为用；三药过峻，故用大枣之甘以缓也，益土所以胜水，使邪从二便而出也"。

【加减及衍化方】

（1）加减：本方除大枣，加大黄、黑丑、轻粉，水丸，名三花神佑丸，治壮实人风痰郁热，支体麻痹，走注疼痛，湿热肿满，气血壅滞，不得宣通及积痰翻胃。

（2）衍化方：控涎丹（《三因极一病证方论》）。

◆ 组成：甘遂、大戟、白芥子。

◆ 功效：祛痰逐饮。

◆ 主治：痰涎水饮停于胸膈，胁肋引痛，舌苔黏腻，脉弦滑；或水肿形气俱实者。

◎ 鉴别要点：控涎逐水之力较缓、反应较轻，对正气的损害较小，因以白芥子代替芫花，故有温肺理气之功，善祛皮里膜外经络之痰饮；十枣汤攻逐水饮力量更强。

※【现代药理学研究及内分泌科临床应用】

本方具有攻逐水饮之功。现代药理学研究表明，本方具有减缓胸、腹腔积液、抗肿瘤等作用。现代常用于治疗因内分泌代谢障碍所出现水肿者。

1. 现代药理学研究

（1）减缓胸腹腔积液：十枣汤在治疗恶性胸腔积液方面具有显著效果，能够延长腹腔积液型肿瘤小鼠的生存期并改善其生活质量。其作用机制可能与抑制血清和腹腔积液中 VEGF 的表达有关，这一效果与 5-氟尿嘧啶（5-FU）相似。

（2）抗肿瘤：十枣汤对携带 H22 腹水瘤的小鼠展现出抗肿瘤活性。其可能的作用机制包括降低突变型 p53 蛋白的表达，减少血浆内皮素（ET）水平，以及减少肿瘤的血供，从而有效抑制肿瘤的生长。

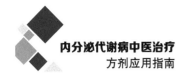

2. 内分泌科临床应用

研究表明，十枣汤及其外用敷贴可治疗多种水肿，如恶性胸腔积液、癌性腹腔积液、肝硬化腹腔积液等。

【参考文献】

［1］ 贾波.方剂学［M］.北京：中国中医药出版社，2016.

［2］ 李飞.方剂学下［M］.2版.北京：人民卫生出版社，2011.

［3］ （汉）张仲景.伤寒论［M］.北京：人民卫生出版社，2005.

［4］ 李航森，肖曼丽.十枣汤对腹水型荷瘤小鼠血管内皮生长因子的影响［J］.实用中医内科杂志，2012，26（5）：5-6，10.

［5］ 李航森，肖曼丽.十枣汤联合顺铂治疗恶性胸腹水30例观察［J］.实用中医药杂志，2012，28（8）：666-667.

［6］ 颜昭君，杨胜利.中药离子导入联合顺铂腹腔注射治疗癌性腹水28例［J］.国医论坛，2017，32（2）：51-52.

［7］ 罗艺徽.中西医结合治疗肝硬化腹水54例疗效观察［J］.湖南中医杂志，2013，29（7）：20-22.

［8］ 李振岚，张桥，楼坚伟，等.十枣汤研究进展［J］.中国实验方剂学杂志，2018，24（17）：221-226.

［9］ 郭勇，郭儒君.用十枣汤临床体会［J］.世界最新医学信息文摘，2016，16（67）：400.

［10］ 邓甜甜，韩晓春，马山，等.十枣汤临床应用综述［J］.河南中医，2018，38（9）：1303-1306.

93. 实脾散（实脾饮）★——《严氏济生方》

【方歌】实脾苓术与木瓜，甘草木香大腹加；

草果附姜兼厚朴，虚寒阴水效堪夸。

【出处原文】"实脾散。治阴水，先实脾土。厚朴（去皮，姜制，炒）、白术、木瓜（去瓤）、木香（不见火）、草果仁、大腹子、附子（炮，去皮、脐）、白茯苓（去皮）、干姜（炮）各一两、甘草（炙）半两。上咬咀，每服四钱，水一盏半、生姜五片、枣子一枚煎至七分，去滓，温服，不拘时候。"（《严氏济生方》）

【组成】厚朴、白术、木瓜、木香、草果仁、大腹子、附子、茯苓、干姜、炙甘草。

【功效】温阳健脾，行气利水。

【主治】脾肾阳虚，水气内停之阴水。症见身半以下肿甚，手足不温，口中不渴，胸腹胀满，大便溏薄，舌苔白腻，脉沉弦而迟。

【方解】此为足太阴、足少阴之方。太阴脾虚，失于运化，累及少阴肾，致脾肾两虚，水气内停，而致诸症。方中附子温肾阳、助气化以祛湿；干姜暖脾阳、助运化以制水。二药相合，温肾暖脾，扶阳抑阴，共为君药。茯苓、白术健脾渗湿，利水消肿，同为臣药。君臣相协，补火助阳，崇土实脾，利水渗湿。厚朴、木香、大腹子（槟榔）行气利水，气化则湿化，气顺则胀消；木瓜除湿和中；草果仁温中燥湿，俱为佐药。甘草、生姜、大枣益脾和中，生姜兼能温散水气，甘草亦可调和药性，同司佐使之职。诸药合用，温阳健脾，行气利水，标本兼顾，实为治疗阴水证之常用方。

【加减及衍化方】

（1）加减：若兼有气短乏力，怠惰，懒言者，加黄芪、党参等以补气；尿少、肿盛者，加泽泻、猪苓以加强利小便之功；脘腹胀甚，加陈皮、砂仁。此外，若小便中蛋白呈阳性者，去甘草，加用鹿衔草和芡实；心悸怔忡者，加重附子的用量，并加生龙骨、灵磁石；肝区胀痛者，可加用青皮、三棱、莪术；大便溏泻者，应将大腹子改用大腹皮；大便秘结者，可加牵牛子以通利二便。

（2）衍化方：真武汤。（《伤寒论》）

◆ 组成：茯苓、芍药、白术、生姜、附子。

◆ 功效：温阳利水。

◆ 主治：①阳虚水泛证。症见小便不利，四肢沉重疼痛，水肿，腰以下为甚，畏寒肢冷，腹痛，下利，或咳或呕，舌淡胖，苔白滑，脉沉细。②太阳病发汗太过，阳虚水泛证。症见汗出不解，其人仍发热，心下悸，头眩，身动，振振欲擗地。

◎ 鉴别要点：实脾散与真武汤均治阳虚水肿，皆具温补脾肾，利水渗湿之功。真武汤以附子为君药，配伍芍药、生姜，偏于温肾，温阳利水之中兼以敛阴柔筋、缓急止痛，主治肾阳不足，水湿内停之小便不利、水肿者；实脾散以附子、干姜为君药，温脾助阳之力更胜且佐入木香、厚朴、草果等行气导滞之品，主治脾肾阳虚水肿兼有胸腹胀满等气滞见症者。

※【现代药理学研究及内分泌科临床应用】

本方具有温阳健脾、行气利水之功。现代药理学研究表明，本方具有利水及心脏

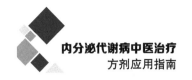

保护等作用。现代常用于治疗糖尿病肾病、糖尿病合并心力衰竭等内分泌科疾病属脾肾阳虚、水气内停之证者。

1. 现代药理学研究

（1）利水：在肝硬化腹水的治疗中，实脾饮的加减方与传统西医治疗相结合，有显著的临床效果。这一方剂不仅提升了患者的肝功能和生活质量，还有效减轻了心理焦虑和抑郁症状，突显其在促进体液排泄、减轻腹腔积液积聚方面的显著功效。

（2）心脏保护作用：在慢性心力衰竭的动物模型研究中，实脾饮通过口服给药显著改善了心力衰竭大鼠的心脏功能，降低了血清 NT-proBNP 水平，并有效抑制了心肌细胞的凋亡，从而延缓心力衰竭的进展。这种效果可能与实脾饮对 Caspase-3 蛋白表达的调节作用相关，表明其在心脏保护方面具有潜在的治疗价值。

2. 内分泌科临床应用

（1）糖尿病肾病：实脾散对糖尿病肾病患者临床症状、肾功能指标（如尿白蛋白排泄率、血肌酐）的改善优于常规药物治疗。实脾散单独使用或与贝那普利联合使用均展现出显著的疗效，特别是在提升肾功能和改善血脂水平方面更为明显。

（2）糖尿病合并心力衰竭：实脾饮与西药联合治疗糖尿病合并心力衰竭表现出明显的优势。治疗组患者在接受实脾饮加减方的同时，展现出更佳的改善中医证候、增强心功能和降低 BNP 水平。此外，治疗组的 6 分钟步行距离也有显著提升。

【参考文献】

［1］贾波.方剂学［M］.北京：中国中医药出版社，2016.

［2］李飞.方剂学下［M］.2 版.北京：人民卫生出版社，2011.

［3］（南宋）严用和，刘阳校注.中医非物质文化遗产临床经典读本 严氏济生方［M］.北京：中国医药科技出版社，2012.

［4］雷雨.实脾饮对慢性心力衰竭大鼠心功能及心肌细胞凋亡的影响［D］.贵州中医药大学，2020.

［5］李青，林伟国.实脾饮治疗肝硬化腹水临床观察［J］.光明中医，2020，35（24）：3902-3904.

［6］朱红玲.实脾饮辅治乙肝肝硬化腹水脾肾阳虚证临床观察［J］.实用中医药杂志，2023，39（4）：714-715.

［7］陈熙.观察实脾散加减治疗糖尿病肾病患者的临床疗效［D］.山东中医药大学，2015.

［8］李娜，王齐有，陈玉.实脾饮加减治疗糖尿病合并心衰患者的临床观察［J］.成都中医药大学学报，2016，39（4）：38-40.

93. 四君子汤★——《太平惠民和剂局方》

【方歌】四君子汤中和义，参术茯苓甘草比；

　　　　食少便溏体羸瘦，甘平益胃效相当。

【出处原文】"四君子汤。治荣卫气虚，脏腑怯弱，心腹胀满，全不思食，肠鸣泄泻，呕哕吐逆，大宜服之。人参（去芦）、炙甘草（炙）、茯苓（去皮）、白术各等分，上为细末。每服二钱，水一盏，煎至七分，通口服，不拘时，入盐少许，白汤点亦得。常服温和脾胃，进益饮食，辟寒邪、瘴雾气。"（《太平惠民和剂局方》）

【组成】人参、茯苓、白术、炙甘草。

【功效】益气健脾。

【主治】脾胃气虚证。面色萎白，语声低微，气短乏力，食少便溏，舌淡苔白，脉虚缓。

【方解】此为手足太阴，足阳明之方，功在补阳益气。方中人参甘温，能大补脾胃之气，故为君药。臣药以白术健脾燥湿，与人参相须，益气补脾之力更强。脾喜燥恶湿，喜运恶滞，故又以茯苓健脾渗湿，合白术互增健脾祛湿之力，为佐助。炙甘草益气和中，既可加强人参、白术益气补中之功，又能调和诸药，故为佐使。四药皆为甘温和缓之品，而呈君子中和之气，故以"君子"为名。四药合力，重在健补脾胃之气，兼司运化之职且渗利湿浊，共成益气健脾之功。

【加减及衍化方】

（1）加减：呕吐者，加半夏、陈皮等以降逆止呕；胸膈痞满者，加枳壳、陈皮等以行气宽胸；畏寒、腹痛者，加干姜、附子等以温中散寒；心悸失眠者，加酸枣仁以宁心安神。

（2）衍化方：异功散。（《小儿药证直诀》）

◆ 组成：人参、茯苓、白术、陈皮、甘草。

◆ 功效：益气健脾，行气化滞。

◆ 主治：脾胃气虚兼气滞证。症见食欲缺乏，大便溏薄，胸脘痞闷不舒，或呕吐、泄泻等。

◎ 鉴别要点：异功散较四君子汤，加入陈皮，益气健脾，辅以理气和胃，适用于

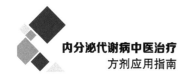

脾胃气虚兼气滞证；而四君子汤更适用于脾胃气虚证。

※【现代药理学研究及内分泌科临床应用】

本方具有益气健脾之功。现代药理学研究表明，本方具有降血糖、调节胃肠功能、改善学习和记忆能力、抗氧化应激、抗肿瘤等作用。现代常用于治疗2型糖尿病、妊娠糖尿病、代谢综合征等内分泌科疾病属脾胃气虚或气阴两虚证者。

1. 现代药理学研究

（1）降血糖：四君子汤能有效提升糖尿病前期及脾虚型2型糖尿病大鼠的GLP-1水平。此外，该方剂还能促进胰岛素的分泌，抑制胰高血糖素的活性，从而显著降低大鼠的空腹血糖水平，显示出四君子汤在糖尿病治疗中的潜在价值。

（2）调节胃肠功能：四君子汤能增加血清中胃泌素的含量，从而改善胃肠功能。此外，该方剂还能促进大鼠小肠上皮细胞的迁移和增殖，有助于修复胃肠黏膜损伤，表明其在促进胃肠健康方面具有显著效果。

（3）改善学习和记忆能力：四君子汤可改善 *APP/PS1* 双转基因小鼠体内神经递质紊乱，显著提高小鼠海马和血清中乙酰胆碱酯酶、γ-氨基丁酸和5-羟色胺的含量，并且显著降低海马中的谷氨酸含量，改善 APP/PS1 双转基因小鼠的学习记忆。

（4）抗氧化应激：四君子汤可改善大鼠心肌、肝、眼内液等 ROS、MDA 含量，改善氧化应激。

（5）抗肿瘤：四君子汤含药血清能抑制人卵巢癌细胞的增殖、迁移和侵袭行为和上皮-间质化进程。此外，汤能够调节结肠癌模型小鼠免疫球蛋白和T淋巴细胞亚群，显著升高小鼠血清免疫球蛋白G、免疫球蛋白A、免疫球蛋白M水平，显著升高小鼠外周血 CD3+、CD4+T 细胞水平，显著降低 CD8+T 细胞水平，从而抑制结肠癌模型小鼠体内肿瘤生长。

2. 内分泌科临床应用

（1）2型糖尿病：黄芪四君子汤联合沙格列汀可更有效地降低血糖水平并改善胰岛素相关指标。两者联合使用同时可调节 Nesfatin-1 和性激素结核球蛋白（SHBG）水平，有效改善胰岛素抵抗，降低糖尿病并发症的风险。

（2）妊娠糖尿病：中医饮食运动疗法结合四君子汤对气阴双虚型妊娠糖尿病患者的妊娠结局具有较好的改善作用且对患者的血糖水平具有更为积极的影响。

（3）代谢综合征：本方合右归丸加减可用于治疗代谢综合征属脾肾气虚证者，症见神疲气短，乏力，腰酸，夜尿频多，或下肢水肿，尿浊如脂，阳痿，头晕耳鸣，大便溏泄，小便清长，舌淡胖，苔薄白或嫩，脉沉细或细弱无力。

【参考文献】

［1］ 贾波.方剂学［M］.北京：中国中医药出版社，2016.
［2］ 李飞.方剂学上［M］.2版.北京：人民卫生出版社，2011.
［3］ （宋）太平惠民和剂局编.太平惠民和剂局方［M］.北京：人民卫生出版社，2007.
［4］ 张旭.四君子汤对糖尿病前期大鼠GLP-1分泌障碍的改善作用及其机制［D］.皖南医学院，2019.
［5］ 周良军.益气健脾法治疗脾虚型2型糖尿病的临床疗效观察及作用机理探讨［D］.山东中医药大学，2012.
［6］ 肖帅，郑琴，李文静，等.四君子汤对APP/PS1小鼠神经递质的影响［J］.中国临床药理学杂志，2021，37（19）：2655-2658.
［7］ 欧阳庆武，费雁，魏运姣，等.四君子汤对结肠癌小鼠肠道菌群及免疫功能的调节作用［J］.中国老年学杂志，2021，41（21）：4819-4823.
［8］ 张杰，肖艳，宋趣兰，等.黄芪四君子汤联合沙格列汀治疗老年2型糖尿病［J］.中医学报，2019，34（10）：2198-2202.
［9］ 卢佳南，焦波，李奕莎，等.中医饮食运动疗法结合四君子汤对气阴双虚型妊娠期糖尿病患者妊娠结局及血糖的影响［J］.辽宁中医杂志，2022，49（4）：80-83.

95.四妙丸（四妙方）★──《成方便读》

【方歌】四妙丸能利湿热，黄柏苍术与薏米；

牛膝引药达下焦，湿热痹除舒筋妙。

【出处原文】"二妙丸，苍术、黄柏各等分，本方加牛膝，为三妙丸。再加薏苡仁，为四妙丸。因《黄帝内经》有云：治痿独取阳明。阳明者，主润宗筋，宗筋主束筋骨而利机关也。苡仁独入阳明，祛湿热而利筋骨，故四味合而用之，为治痿之妙药也。"（《成方便读》）

【组成】黄柏、苍术、牛膝、薏苡仁

【功效】清热利湿，舒筋壮骨。

【主治】湿热痿证。症见两足麻木，痿软，肿痛。

【方解】此为足阳明之方。方中黄柏苦寒清燥降泄，善除下焦之湿热，故为君药。

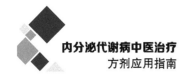

苍术苦燥温散，善燥湿除痹；薏苡仁淡渗甘补微寒，善利湿除痹。两药合用，助君药祛除下焦湿热，故为臣药。牛膝苦泄降，平而下行，既善活血通经、通利关节、利尿，又能引药下行而直达下焦，故为使药。全方配伍，清利苦燥，共奏清热利湿、舒筋壮骨之功。

【加减及衍化方】

（1）加减：若湿热痿证，可加豨莶草、木瓜、萆薢等，以祛湿热，强筋骨；若湿热脚气，可加木瓜、槟榔等，以渗湿泄浊；若湿热带下，可加赤茯苓、栀子、车前子等，以渗湿止带；若下部湿疮、湿痒，可加龙胆草、泽泻、赤小豆、土茯苓以祛湿热，解疮毒。

（2）衍化方：二妙散。（《丹溪心法》）

◆ 组成：黄柏、苍术。

◆ 功效：清热燥湿。

◆ 主治：湿热下注证。湿热走注之筋骨疼痛，或湿热下注，两足痿软无力，或足膝红肿热痛；或湿热带下；或下部湿疮，湿疹，小便短黄，舌苔黄腻。

◎ 鉴别要点：四妙丸在二妙散的基础上加用牛膝、薏苡仁，增强了舒筋壮骨之功。

※【现代药理学研究及内分泌科临床应用】

本方具有清热利湿、舒筋壮骨之功。现代药理学研究表明，本方具有降尿酸、抗炎、调节糖脂代谢等作用。现代常用于治疗高尿酸血症和痛风、糖尿病足、高脂血症等内分泌科疾病属湿热证者。

1. 现代药理学研究

（1）降尿酸：四妙丸通过双重机制降低尿酸水平。首先，它可抑制黄嘌呤氧化酶和黄嘌呤脱氢酶，减少尿酸生成，并降低肾尿酸盐阴离子转运体和葡萄糖转运体的表达，从而抑制尿酸的重吸收。其次，四妙丸可通过提高有机阴离子转运体的表达，增强肾对尿酸的排泄，同时上调肠道 ATP 结合盒转运蛋白 G2 的表达，促进肠道尿酸排泄。

（2）抗炎：四妙丸能有效调节炎症因子，包括细胞介素 -1β、肿瘤坏死因子 $-\alpha$ 和 IL -10，从而发挥显著的抗炎效果。

（3）调节糖脂代谢：在 2 型糖尿病模型小鼠中，加减四妙丸能显著降低空腹血糖水平，效果与二甲双胍相似。此外，它还能调节血清中的总胆固醇、甘油三酯、高密度和低密度脂蛋白胆固醇水平，对改善 2 型糖尿病的并发症和预后具有积极作用。

2. 内分泌科临床应用

（1）高尿酸血症和痛风：非布司他和四妙丸的联合治疗高尿酸血症，治疗后在改善中医证候、降低血尿酸浓度方面均优于单独使用非布司他的对照组。此外，中药组方有助于调节身体功能，减轻西药的肝肾毒性，长期稳定血尿酸水平。

（2）糖尿病足：四妙丸合补阳还五汤加减方在糖尿病足的治疗中取得了良好的疗效。在一项涉及糖尿病足患者的研究中，该中药组方被用于治疗，并显著改善临床症状和相关指标。

（3）高脂血症：四妙丸能够调节血清总胆固醇、甘油三酯、高密度脂蛋白胆固醇、低密度脂蛋白胆固醇水平，临床可用于治疗高脂血症属湿热证者。

【参考文献】

［1］ 贾波. 方剂学［M］. 北京：中国中医药出版社，2016.

［2］ 李飞. 方剂学下［M］. 2 版. 北京：人民卫生出版社，2011.

［3］ （清）张秉成撰. 成方便读［M］. 北京：学苑出版社，2010.

［4］ 梁少瑜，曾永长，李仲秋，等. 四妙散及其加减对高尿酸合并高脂血症大鼠的影响及机理探讨［J］. 中药新药与临床药理，2016，27（3）：347−350.

［5］ 梁少瑜，曾永长，俞励平，等. 基于尿酸转运蛋白的四妙散改良方降尿酸作用及机理探讨［J］. 中药材，2016，39（11）：2610−2614.

［6］ 胡天祥. 基于尿酸与血脂代谢关系探讨加减四妙丸的作用机制［D］. 广州中医药大学，2018.

［7］ 张永琪，陈杰伟，叶博闻，等. 四妙丸上调高尿酸血症大鼠小肠 ABCG2 表达促进肠道尿酸排泄的作用［J］. 中国实验方剂学杂志，2022，28（22）：33−39.

［8］ 贾萍，陈刚，秦文熠，等. 四妙丸调控尿酸钠晶体诱导的巨噬细胞表达促炎介质和核因子-κB 活化机制研究［J］. 时珍国医国药，2019，30（11）：2567−2570.

［9］ 王小艳. 补阳还五汤合四妙丸加减治疗糖尿病足 30 例［J］. 内蒙古中医药，2010，29（17）：14.

［10］ 赵向波，赵永凯，李兰英. 四妙丸加减治疗急性痛风性关节炎临床研究［J］. 新中医，2021，53（4）：58−60.

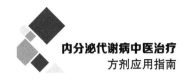

96. 四磨汤——《严氏济生方》

【方歌】四磨汤治七情侵，人参乌药沉香槟；

　　　　四味浓磨煎温服，行气降逆喘自平。

【出处原文】"四磨汤。治七情伤感，上气喘息，妨闷不食。人参、槟榔、沉香、天台乌药，上四味，各浓磨水和，作七分盏，煎三五沸，放温服，或下养正丹尤佳。"（《严氏济生方》）

【组成】人参、槟榔、沉香、天台乌药。

【功效】行气降逆，宽胸散结。

【主治】肝气郁结证。症见胸膈胀闷，上气喘急，心下痞满，不思饮食，苔白，脉弦。

【方解】此为手太阴之方。怒则气上，思则气结，忧愁不解，气多则厥逆，轻则上气喘急，心下痞满，重则眩晕倒仆。方中乌药辛温香窜，善于疏通气机，既可疏肝气郁滞，又可行脾胃气滞，故用为君药。七情气逆，宜降气，故用槟榔、沉香。沉香味辛走散，下气降逆，最宜气机上逆之证，为臣药。佐以槟榔辛苦降泄，破气导滞，下气降逆而除胀满。然辛散太过易戕耗正气，故佐以人参益气扶正，使开郁行气而不伤正气。四药配伍，使逆上之气平复，郁滞之气畅行，共奏降逆行气、宽胸散结之效。

【加减及衍化方】

（1）加减：若体壮气实而气结较甚，大怒暴厥，心腹胀痛者，可去人参，加木香、枳实以增其行气破结之力；若兼大便秘结，腹满或腹痛，脉弦者，可加枳实、大黄以通便导滞。

（2）衍化方：五磨饮子。（《医便》）

◆ 组成：木香、乌角沉香、槟榔、枳实、台乌药

◆ 功效：行气降逆，宽胸散结。

◆ 主治：七情郁结，脘腹胀满，或走注攻冲，以及暴怒暴死之气厥证。

◎ 鉴别要点：四磨饮子配伍人参培补正气，攻补兼施；五磨饮子则配以木香、枳实增强其行气之功。

※【现代药理学研究及内分泌科临床应用】

本方具有行气降逆、宽胸散结之功。现代药理学研究表明，本方具有增加胃肠运动、调节肠道菌群、抗炎、镇痛等作用。现代常用于治疗糖尿病胃轻瘫、糖尿病性便秘、糖尿病神经源性膀胱、围绝经期抑郁等内分泌科疾病属肝气郁结证者。

1. 现代药理学研究

（1）增加胃肠运动：四磨汤口服液可通过促进胃排空，降低胃内残留，促进小肠推进率，调节胃肠运动相关激素等途径来恢复和促进胃肠运动，改善胃肠运动功能。

（2）调节肠道菌群：脾虚便秘模型小鼠的肠道微生物和相关酶活性会发生改变且自然恢复后与正常小鼠比较差异显著，通过四磨汤口服液治疗的脾虚便秘模型小鼠的大肠埃希菌和真菌恢复正常，肠道细菌能量和营养物质代谢提高。

（3）抗炎：四磨汤可调节炎症因子 TNF-α、IL-1β、IL-6 的表达，发挥抗炎作用。

（4）镇痛：四磨汤口服液可显著升高功能性排便障碍大鼠模型脊髓中 P 物质的含量，通过调节中枢神经系统内痛觉的敏感度起到镇痛的作用。

2. 内分泌科临床应用

（1）糖尿病胃轻瘫：四磨汤联合莫沙必利在糖尿病胃轻瘫的治疗中展现了显著的临床效果。接受四磨汤加莫沙必利的联合治疗，相比于单独使用莫沙必利的对照组，在胃电图指标、胃排空率，以及胃肠激素水平（包括胃泌素、胃动素、血管活性肠肽和生长抑素）上均有显著改善。多项有关四磨汤治疗糖尿病胃轻瘫的 Meta 分析也表明，四磨汤可用于治疗糖尿病胃轻瘫，能够提高疗效，改善患者生活质量。

（2）糖尿病性便秘：四磨汤主要通过养阴润燥、理气通腑的方式有效治疗糖尿病性便秘，并且未发现明显不良反应。在糖尿病性便秘患者的治疗中，加味四磨汤展现了 93.1% 的高效率。相关研究还表明，四磨汤对胃肠系统具有双向调节功能。

（3）糖尿病神经源性膀胱：四磨汤主治七情所伤，肝郁气滞，肝气疏泄，气血运行方可条达，临床可用于治疗糖尿病神经源性膀胱属肝气郁结证者。

（4）围绝经期抑郁：围绝经期抑郁属肝气郁结证者，可给予四磨汤加减行气降逆、宽胸散结，改善患者抑郁及围绝经期症状。

【参考文献】

［1］ 贾波.方剂学［M］.北京：中国中医药出版社，2016.
［2］ 李飞.方剂学下［M］.2 版.北京：人民卫生出版社，2011.

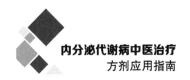

[3] （南宋）严用和，刘阳校注.中医非物质文化遗产临床经典读本 严氏济生方［M］.北京：中国医药科技出版社，2012.

[4] 李丹丹，肖新云，赵先平，等.四磨汤口服液对脾虚便秘小鼠肠道微生物及酶活性的影响［J］.中国微生态学杂志，2015，27（2）：135-138.

[5] 黎敏，米本中，刘莉，等.四磨汤口服液药理及临床应用研究进展［J］.中南药学学报，2020，18（12）：2031-2036.

[6] 韩棉梅，梁嘉恺，周福生.四磨汤对功能性排便障碍模型大鼠 CRH、脑肠肽 SP 及肥大细胞的干预作用［J］.光明中医，2014，29（12）：2527-2530.

[7] 叶勇，邵雯雯，熊雄，等.四磨汤联合莫沙必利治疗糖尿病胃轻瘫患者的 Meta 分析［J］.巴楚医学，2020，3（3）：76-83.

[8] 刘晗念，郑承红.中医药治疗糖尿病胃轻瘫系统评价［J］.亚太传统医药，2019，15（12）：177-181.

[9] 刘晗念，郑承红，张利芳.四磨汤治疗糖尿病胃轻瘫的 Meta 评价［C］//中华中医药学会糖尿病分会全国中医药糖尿病大会（第十九次）资料汇编.中华中医药学会（China Association of Chinese Medicine），2018：175.

[10] 甘莉.加味四磨汤治疗糖尿病性便秘 58 例—附西药治疗 41 例对照观察［J］.浙江中医杂志，1999，09：18.

[11] 杨杨.吴深涛主任医师辨治糖尿病神经源性膀胱 1 例［J］.光明中医，2011，02：359-360.

[12] 刘华，宋兴华，赖毛华，等.杨群玉教授治疗更年期抑郁经验［J］.中国中医药现代远程教育，2020，19：107-109.

97. 四逆散★——《伤寒论》

【方歌】四逆散里用柴胡，芍药枳实甘草须；

此是阳郁成厥逆，疏和抑郁厥自除。

【出处原文】"少阴病，四逆，其人或软或悸，或小便不利，或腹中痛，或泄利下重者，四逆散主之。"（《伤寒论》）

【组成】炙甘草、枳实、柴胡、白芍。

【功效】透邪解郁，疏肝理脾。

【主治】①阳郁厥逆证，症见手足不温，或腹痛，或泄利下重，脉弦；②肝脾不和证，症见胁肋胀痛，脘腹疼痛，脉弦。

【方解】此为足少阴之方。阳邪传里而成四逆。方中柴胡入肝胆经，升发阳气，疏肝解郁，透邪外出，为君药。白芍敛阴，养血柔肝，为臣药。与柴胡合用，以补养肝血，条达肝气，可使柴胡升散而无耗伤阴血之弊；且二者恰适肝体阴用阳之性，为疏肝法之基本配伍。佐以枳实理气解郁，泄热破结，与柴胡为伍，一升一降，增舒畅气机之功，并奏升清降浊之效；与白芍相配，又能理气和血，使气血调和。甘草调和诸药，益脾和中。四药配伍，共奏透邪解郁、疏肝理脾之效，使邪去郁解，气血调畅，清阳得伸，四逆自愈。原方用白饮（米汤）和服，亦取中气和则阴阳之气自相顺接之意。

【加减及衍化方】

（1）加减：若咳者，加五味子、干姜以温肺散寒止咳；心悸者，加桂枝以温心阳；小便不利者，加茯苓以利小便；腹中痛者，加炮附子以散里寒；泄利下重者，加薤白以通阳散结；气郁甚者，加香附、郁金以理气解郁；有热者，加栀子、川楝子以清内热。

（2）衍化方：逍遥散。（《太平惠民和剂局方》）

◆ 组成：甘草、当归、茯苓、白芍、白术、柴胡、生姜、薄荷。

◆ 功效：疏肝解郁，养血健脾。

◆ 主治：肝郁血虚脾弱证。症见两胁作痛，头痛目眩，口燥咽干，神疲食少，或往来寒热，或月经不调，乳房胀痛，脉弦而虚。

◎ 鉴别要点：逍遥散，即本方去枳实，加当归、茯苓、白术、薄荷、生姜而成；相较四逆散，增强了养血健脾之功。

※【现代药理学研究及内分泌科临床应用】

本方具有疏肝解郁、养血健脾之功。现代药理学研究表明，本方具有抗炎、抗抑郁等作用。现代常用于治疗糖尿病、糖尿病合并睡眠障碍、糖尿病心脏病、糖尿病胃轻瘫、高脂血症、甲状腺功能减退症、甲状腺结节、代谢综合征、围绝经期综合征、多囊卵巢综合征等内分泌科疾病属肝郁血虚脾弱证者。

1. 现代药理学研究

（1）抗炎：四逆散能够发挥抗炎作用是由于该方及其药物成分通过调节血清中的炎症因子水平及信号通路。四逆散可调控 TNF-α、IL-17、Toll 样受体、NF-κB 等信号通路及炎症因子的表达，发挥抗炎作用。

（2）抗抑郁：四逆散可通过调节 5-羟色胺含量、增强 BDNF 表达、降低炎症反应等多种途径发挥抗抑郁作用。

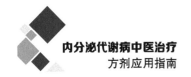
2. 内分泌科临床应用

（1）糖尿病：倪青教授认为，糖尿病肝脾功能的失常与其发病及进展密切相关，肝失疏泄、肝郁气滞、中焦脾胃不和而致的肝脾不和是其重要病机之一。在脏腑失和基础上，气血不和、阴阳不和又产生各种病理产物。基于消渴肝脾不和的病机，结合现代药理及临床研究，四逆散可发挥和肝脾、和气血、和阴阳的作用，在糖尿病及其并发症的治疗中发挥重要作用。

（2）糖尿病合并睡眠障碍：四逆散合养心汤在治疗气郁结心型糖尿病合并睡眠障碍中应用效果显著。功效为疏肝解郁、安神定志，并辅以益气养血、清解郁热，适用于合并睡眠障碍的糖尿病患者。

（3）糖尿病心脏病：四逆散合丹参饮加减可用于治疗糖尿病心脏病属气滞血瘀证者，症见胸闷憋气，郁闷善叹息，头晕目眩，心烦易怒，两胁刺痛，痛引肩背，发无定时，每于情志不遂而加重，舌质淡红或暗红，苔薄白或薄黄，脉弦或弦数。

（4）糖尿病性胃轻瘫：加味四逆散治疗糖尿病性胃轻瘫总有效率达89.3%，可有效改善患者上腹部不适、胃脘部饱胀感、早饱感、腹胀嗳气、纳差、恶心、呕吐、饥饿感减退等不适症状。

（5）高脂血症：四逆散治疗肝郁型高脂血症患者总有效率达95.1%，治疗后6个月后各项血脂指标均显著改善，临床症状均较前明显减轻。

（6）桥本甲状腺炎：四逆散加减治疗桥本甲状腺炎，显著改善了患者的临床表现和甲状腺相关指标，总有效率达86.7%。

【参考文献】

［1］ 贾波.方剂学［M］.北京：中国中医药出版社，2016.

［2］ 李飞.方剂学上［M］.2版.北京：人民卫生出版社，2011.

［3］ （汉）张仲景.伤寒论［M］.北京：人民卫生出版社，2005.

［4］ 丁娜娜，张楠，许二平，等.四逆散的抗炎作用与临床应用研究进展［J］.中医学报，2022，37（6）：1179-1184.

［5］ 李耀洋，尚立芝，毛梦迪，等.四逆散对抑郁大鼠BDNF/TrkB，5-HT/5-HT1AR及HPA轴的影响［J］.中国实验方剂学杂志，2021，27（24）：40-48.

［6］ 严灿，刘银伟，吴丽丽，等.加味四逆散调控抑郁症大鼠海马BDNF、NR1表达及促进海马DG区神经再生的研究［J］.中国药理学通报，2016，32（4）：569-574.

［7］ 黄丽蓉，何乾超，庞东林，等.四逆散抗抑郁机制研究进展［J］.亚太传统医药，2022，18（6）：230-234.

［8］ 郑应红，张银银，李新华.李新华治疗糖尿病合并睡眠障碍经验［J］.实用中医药杂志，
2022，38（5）：848-849.

［9］ 吴倩，倪青.糖尿病肝脾失和病机与四逆散现代新用［J］.中国中医基础医学杂志，
2022，05：701-703.

［10］王巧云，谷中红，佘静，等.加味四逆散治疗糖尿病胃轻瘫56例［J］.总装备部医学学报，
2004，02：104.

［11］孙敏.四逆散治疗肝郁型高脂血症的临床研究［J］.中外医疗，2016，35：160-162.

［12］刘婉璐，喻秀兰.四逆散加减治疗30例桥本氏病患者的临床观察［J］.世界最新医学信息
文摘，2017，17（99）：212-213.

98.四逆汤——《伤寒论》

【方歌】四逆汤中姜附草，阳衰寒厥急煎尝；

腹痛吐泻脉沉细，急投此方可回阳。

【出处原文】"少阴病，脉沉者，急温之，宜四逆汤。"（《伤寒论》）

【组成】附子、干姜、炙甘草。

【功效】回阳救逆。

【主治】少阴病，心肾阳衰寒厥证。症见四肢厥逆，恶寒蜷卧，神衰欲寐，面色苍白，腹痛下利，呕吐不渴，舌苔白滑，脉微细，以及太阳病误汗亡阳者。

【方解】此为足少阴之方。四逆汤为少阴主药，三阴通用，若证属太阳证而脉沉者亦可用。方中生附子大辛大热，入心、脾、肾经，温壮心肾之阳，回阳破阴以救逆，为君药，生用则能迅达内外以温阳逐寒。臣药以辛热之干姜，入心、脾、肺经，既与附子相须为用，以增温里回阳之力；又温中散寒，助阳通脉。炙甘草一者益气补中，与干姜、附子温补结合，治虚寒之本；二者甘缓干姜、附子峻烈之性，使其破阴回阳而无暴散之虞；三者调和药性，并使药力持久，是为佐药而兼使药之用。三药合用，药少力专而效捷，大辛大热，使阳复厥回，故名"四逆汤"。

【加减及衍化方】

（1）加减：气盛者，重用附子、干姜；体虚脉弱者，加红参、党参、黄芪；脾气不足者，加焦白术、炒山药；腰痛者，加桑寄生、杜仲；下肢水肿、小便少者，加连皮茯苓、泽泻。

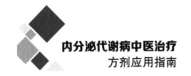

（2）衍化方：回阳救急汤（《伤寒六书》）。

◆ 组成：熟附子、干姜、人参、炙甘草、炒白术、肉桂、陈皮、五味子、茯苓、制半夏。

◆ 功效：回阳救逆，益气生脉。

◆ 主治：寒邪直中三阴，真阳衰微证。四肢厥冷，神衰欲寐，恶寒蜷卧，吐泻腹痛，口不渴，甚则身寒战栗，或指甲、口唇青紫，或吐涎沫，舌淡苔白，脉沉微，甚或无脉。

◎ 鉴别要点：回阳救急汤以四逆汤合六君子汤以助补益脾胃之力，再加肉桂、五味子更增温里散寒，益气生脉之效，较之四逆汤回阳救逆之功尤著，用于寒邪直中三阴，真阳衰微之证。

※【现代药理学研究及内分泌科临床应用】

本方具有回阳救逆之功。现代药理学研究表明，本方具有保护心肌、抗动脉粥样硬化等作用。现代常用于治疗 2 型糖尿病、糖尿病肾病、甲状腺功能减退症等内分泌科疾病属心肾阳衰寒厥证者。

1. 现代药理学研究

（1）保护心肌作用：四逆汤通过静脉给药，对实验性急性心肌缺血的大鼠展现出显著的保护效果。尤其在大剂量组，四逆汤能有效改善心电图 ST 段偏移，降低血清中 LDH、CPK、天门冬氨酸氨基转移酶的活性，同时显著提高 SOD 活性，降低 MDA 水平，表明其对心肌细胞具有显著的保护作用。

（2）抗动脉粥样硬化作用：四逆汤能显著减少主动脉内膜脂质斑块的面积，降低血脂、载脂蛋白 B 和血浆内皮素浓度，同时提高血清一氧化氮和载脂蛋白 A 含量。其抗动脉粥样硬化的作用与调节脂代谢、保护血管内皮细胞功能完整有关，特别是在降低动脉粥样硬化的关键危险因素如总胆固醇、低密度脂蛋白胆固醇等方面表现出显著效果。

2. 内分泌科临床应用

（1）2 型糖尿病：四逆汤加减方在 2 型糖尿病患者的治疗中显著提高了治疗效果。与仅接受盐酸二甲双胍治疗的对照组相比，接受四逆汤加减方的观察组在控制血糖、胆固醇、脂蛋白水平及脑记忆功能方面表现更佳。这一发现证实了四逆汤在改善 2 型糖尿病综合症状方面的有效性。

（2）糖尿病肾病：朱章志教授认为，糖尿病肾病病机晚期以"少阴寒厥"为主，"少阴寒厥、阴水泛溢"为主要病机，治疗宜速"温扶"，温通各经经气，方以四逆汤、吴茱萸汤为主。

（3）甲状腺功能减退症：四逆汤能够调节下丘脑－垂体－甲状腺轴，临床可用于治疗甲状腺功能减退症属心肾阳衰寒厥证者。

【参考文献】

[1]　贾波.方剂学［M］.北京：中国中医药出版社，2016.

[2]　李飞.方剂学上［M］.2版.北京：人民卫生出版社，2011.

[3]　（汉）张仲景.伤寒论［M］.北京：人民卫生出版社，2005.

[4]　贺金，方艳伟，李永民.四逆汤对大鼠心肌缺血损伤的保护作用［J］.中华中医药杂志，2008，（7）：638-640.

[5]　冯秋荣，李必坚，杨西晓.四逆汤的现代药理及作用机制研究进展［J］.中西医结合心脑血管病杂志，2014，12（2）：239-240.

[6]　徐亚娟，刘平，任慧君，等.四逆汤类方提取物对内毒素血症大鼠血浆中 PGI2，Ag Ⅱ，IL-2 和 TNF 含量的影响［J］.中华现代中西医杂志，2004，（5）：2.

[7]　刘梦君，卢涛，覃彩孟，等.四逆汤加减联合二甲双胍对 2 型糖尿病患者糖代谢及脂代谢的影响［J］.世界中医药，2022，17（18）：2619-2622，2627.

[8]　江丹，林明欣，朱章志.朱章志教授从"三阴病"论治糖尿病肾病经验［J］.中华中医药杂志，2013，28（9）：4.

[9]　王瑞忠，叶文冲，曾桐春，等.组分配伍四逆汤对甲状腺功能减退症大鼠下丘脑－垂体－甲状腺轴动态变化的调节作用［J］.药物评价研究，2018，04：552-556.

99. 四物汤★——《太平惠民和剂局方》

【方歌】四物归地芍与芎，营血虚滞此方宗；
　　　　妇女发病凭加减，临证之时可变通。

【出处原文】"四物汤，调益荣卫，滋养气血。治冲任虚损，月水不调，脐腹作痛，崩中漏下，血瘕块硬，发歇疼痛，妊娠宿冷，将理失宜，胎动不安，血下不止，以及产后乘虚，风寒内搏，恶露不下，结生瘕聚，少腹坚痛，时作寒热。"（《太平惠民和剂局方》）

【组成】白芍、当归、熟地黄、川芎。

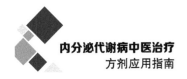

【功效】补血调血。

【主治】营血虚滞证。症见头晕目眩，心悸失眠，面色无华，或妇人月经不调，量少或经闭不行，脐腹作痛，舌淡，脉细弦或细涩。

【方解】此为手少阴、足太阴、厥阴药。血证宜用四物汤，而心生血，脾统血，肝藏血。方中熟地黄甘温味厚，入肝肾，质润滋腻，为滋阴补血之要药，用为君药。当归补血和血，与熟地黄相伍，既增补血之力，又行营血之滞，为臣药。白芍养血敛阴，柔肝缓急，与熟地黄、当归相协则滋阴补血之力更著，又可缓急止痛；川芎活血行气，与当归相协则行血之力益彰，又使诸药补血而不滞血，二药共为佐药。四药合用，共成补血调血之功。

【加减及衍化方】

（1）加减：兼气虚者，加人参、黄芪等以补气生血；瘀滞重者，加桃仁、红花，白芍易为赤芍，以加强活血祛瘀之力；血虚有寒者，加肉桂、炮姜、吴茱萸等以温通血脉；血虚有热者，加黄芩、牡丹皮，熟地黄易为生地黄，以清热凉血；妊娠胎漏者，加阿胶、艾叶等以止血安胎。方中诸药剂量原为等分，临床运用时须因证而制，《蒲辅周医疗经验》中"川芎量宜小，大约为当归之半，地黄为当归的二倍"，以及《谦斋医学讲稿》中所云"用作养血的用量，熟地黄、当归较重，白芍次之；在不用熟地黄时，白芍的用量又往往重于当归"等经验，可资运用本方之参考。

（2）衍化方：桃红四物汤。（《医垒元戎》，录自《玉机微义》）

◆ 组成：白芍、当归、熟地黄、川芎、桃仁、红花。

◆ 功效：养血活血。

◆ 主治：妇女经期超前，血多有块，色紫稠黏，腹痛等。

◎ 鉴别要点：桃红四物汤为四物汤加桃仁、红花而成，增强了活血化瘀之功。

※【现代药理学研究及内分泌科临床应用】

本方具有补血调血之功。现代药理学研究表明，本方具有补血、雌激素样作用等作用。现代常用于治疗糖尿病、糖尿病周围血管病变、糖尿病周围神经病变、高脂血症、痛风伴高尿酸血症、多囊卵巢综合征、骨质疏松症、围绝经期综合征等内分泌科疾病属营血虚滞证者。

1. 现代药理学研究

（1）补血：四物汤可以增加外周血和脾红细胞表面标志性抗原CD71/Ter119的表达量，联合使用促红细胞生成素（EPO）和四物汤治疗，能增加肾组织EPO及其受体的表

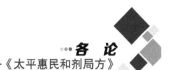

达，抑制氧化应激和炎症因子，还能改善肾功能和贫血。以上均证明了四物汤的补血作用。

（2）雌激素样作用：多项体内、体外实验均表明，四物汤具有雌激素样作用。四物汤可能通过提高 GPER 介导的下游信号通路 PI3K/AKT 的表达，从而发挥雌激素样效应。

2. 内分泌科临床应用

（1）糖尿病：四物汤联合二甲双胍在糖尿病患者的治疗中表现出显著疗效。相比单独使用二甲双胍的对照组，联合治疗组在总有效率、血糖和血脂水平方面改善更佳。

（2）糖尿病周围血管病变：芍药甘草汤合四物汤在糖尿病周围血管病变患者的治疗中显示了良好效果。与仅接受西医常规治疗的对照组相比，观察组在中医证候积分、血液黏度、周围神经传导速度等方面表现更为优越，显示出芍药甘草汤合四物汤能有效改善血液黏度，提高周围神经的传导速度。

（3）糖尿病周围神经病变：四物汤合芍药甘草汤加减可用于治疗糖尿病周围神经病变属阴虚血瘀证者，症见肢体麻木，腿足挛急，酸胀疼痛，或肢体灼热，或小腿抽搐，夜间为甚；五心烦热，失眠多梦，皮肤干燥，腰膝酸软，头晕耳鸣；口干少饮，多有便秘，舌质嫩红或暗红，苔花剥少津，脉细数或细涩。

（4）高脂血症：四物汤合二陈汤加减治疗高脂血症的总有效率达 88.37%，治疗后血清总胆固醇、甘油三酯、低密度脂蛋白胆固醇较前降低，高密度脂蛋白胆固醇较前升高。

（5）痛风伴高尿酸血症：加味四物汤治疗痛风伴高尿酸血症，可有效降低患者血清尿酸水平，改善痛风性关节炎。

（6）多囊卵巢综合征：四物汤合五子衍宗加减治疗痰湿阻滞型多囊卵巢综合征不孕患者可改善临床症状，降低 Ang Ⅱ、MCP-1、AOPP、FINS 水平，缩短月经周期，提高妊娠率。

（7）骨质疏松症：加味四物汤联合唑来膦酸治疗绝经后肝肾亏虚型骨质疏松症能够有效缓解疼痛和疲劳，提高骨密度，治疗效果较好。

（8）围绝经期综合征：四物汤加减对女性围绝经期综合征患者进行治疗的效果优于使用常规西药治疗，能够有效提高患者的临床疗效，降低复发率，在临床上具有较高的临床应用价值。

【参考文献】

［1］ 贾波.方剂学［M］.北京：中国中医药出版社，2016.

［2］ 李飞.方剂学上［M］.2版.北京：人民卫生出版社，2011.

［3］ （宋）太平惠民和剂局编.太平惠民和剂局方［M］.北京：人民卫生出版社，2007.

［4］ 刘梦君，卢涛，覃彩孟，等.四逆汤加减联合二甲双胍对2型糖尿病患者糖代谢及脂代谢
的影响［J］.世界中医药，2022，17（18）：2619-2622，2627.

［5］ 刘霞，李凡，宋屿璠，等.四物汤药理及临床研究进展［J］.中西医结合研究，2020，12（6）：
392-395.

［6］ 刘丹，杨晓波，王颖，等.四物汤对小鼠化疗所致贫血的恢复作用及其机制［J］.吉林大
学学报（医学版），2018，44（6）：1115-1119，11.

［7］ 崔丽霞，石丹宁，焦世红，等.基于G蛋白偶联雌激素受体介导的EGFR/PI3K途径探
讨四物汤对MC3T3-E1细胞增殖的影响［J］.北京中医药大学学报，2019，42（11）：
923-933.

［8］ 张娟.芍药甘草汤合四物汤治疗糖尿病周围血管病变临床观察［J］.光明中医，2022，37
（20）：3676-3678.

［9］ 刘晖，肖波，陈小梅.四物汤合二陈汤加减治疗高脂血症86例疗效观察［J］.中国医药指
南，2005，04：26-27.

［10］潘张磊，胡喜姣，王柯，等.加味四物汤治疗痛风伴高尿酸血症患者的疗效研究［J］.
中医药学报，2022，04：50-53.

［11］罗小妹，牛向馨，王小蔓，等.四物汤合五子衍宗加减治疗痰湿阻滞型多囊卵巢综合征不
孕临床疗效观察［J］.中华中医药学刊，2023，05：59-62.

［12］张玉红.加味四物汤联合唑来膦酸治疗绝经后骨质疏松症疗效观察［J］.实用中医药杂志，
2022，12：2151-2152.

［13］刘晶岩.四物汤加减治疗女性更年期综合征疗效观察［J］.实用妇科内分泌电子杂志，
2019，09：47，49.

100. 苏子降气汤——《太平惠民和剂局方》

【方歌】苏子降气草半归，前胡桂朴姜枣随；

　　　　或加沉香去肉桂，化痰平喘此方推。

【出处原文】"苏子降气汤，治男、女虚阳上攻，气不升降，上盛下虚，膈壅痰多，
咽喉不利，咳嗽，虚烦引饮，头目昏眩，腰疼脚弱，肢体倦怠，腹肚疞刺，冷热气

泻，大便风秘，涩滞不通，肢体浮肿，有妨饮食。"(《太平惠民和剂局方》)

【组成】紫苏子、半夏、当归、甘草、前胡、厚朴、生姜汁、肉桂。

【功效】降气平喘，祛痰止咳。

【主治】上实下虚之喘咳证。症见喘咳痰多，短气，胸膈满闷，呼多吸少，或腰痛脚软，或肢体水肿，舌苔白滑或白腻，脉弦滑。

【方解】此为手太阴之方。其病机特点是"上实下虚"。"上实"即痰涎上壅于肺，使肺气不得宣畅，而见胸膈满闷、喘咳痰多；"下虚"是指肾阳虚衰于下。方中以紫苏子为君药，温而不燥，质润而降，善降上逆之肺气，消壅滞之痰涎，为治痰逆咳喘之要药。半夏燥湿化痰降逆，为臣药。厚朴降逆平喘，宽胸除满；前胡降气祛痰；肉桂温肾助阳纳气；当归辛甘温润，既止咳逆上气，又可养血补虚以助肉桂温补下元，共为佐药。生姜、大枣调和脾胃；紫苏子宣肺散寒，与诸药相伍，降逆化痰之中兼宣肺气；甘草和中益气，调和药性，为佐使药。诸药合用，标本兼治，治上顾下，使气降痰消，则咳喘自平。

【加减及衍化方】

(1)加减：若痰涎壅盛，喘咳气逆难卧者，酌加沉香以增强降气平喘之力；兼有表证者，加麻黄、杏仁等以宣肺平喘，疏散外邪；兼气虚者，加人参、黄芪等以益气补虚；若肾虚较明显者，可加附子、补骨脂等以助温肾纳气之功；若无明显腰酸腿软，气短水肿等下虚之象者，桂心亦可去之。

(2)衍化方：紫苏子汤。(《圣济总录》)

◆ 组成：紫苏子、前胡、厚朴、甘草、当归、半夏、橘皮、大枣、生姜、桂心。

◆ 功效：降泄逆气，宣肺散寒。

◆ 主治：寒痰上壅，咳嗽气喘，胸膈满闷。

◎ 鉴别要点：本方相较苏子降气汤，加宣肺散寒药紫苏子、前胡等，可治外感寒邪，痰壅于肺者。

※【现代药理学研究及内分泌科临床应用】

本方具有降气平喘、祛痰止咳之功。现代药理学研究表明，本方具有抗炎作用。现代常用于治疗糖尿病性便秘患者。

1.现代药理学研究

抗炎：苏子降气汤可降低慢性阻塞性肺疾病(COPD)患者C反应蛋白水平，调节TNF-α及IL-6等的表达，发挥抗炎作用。

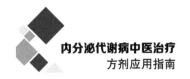

2. 内分泌科临床应用

苏子降气汤在糖尿病性便秘患者的治疗中有显著疗效。对照组接受苏子降气汤加减口服治疗，而观察组在此基础上联合穴位贴敷治疗。两组的有效率均高于80%，证明苏子降气汤对糖尿病性便秘患者具有显著疗效。

【参考文献】

［1］ 贾波.方剂学［M］.北京：中国中医药出版社，2016.

［2］ 李飞.方剂学上［M］.2版.北京：人民卫生出版社，2011.

［3］ （宋）太平惠民和剂局编.太平惠民和剂局方［M］.北京：人民卫生出版社，2007.

［4］ 樊思.苏子降气汤联合穴位贴敷治疗AECOPD（痰浊阻肺证）的疗效观察及对CRP和NLR水平的影响［D］.黑龙江中医药大学，2022.

［5］ 丁睿，韩涛.苏子降气汤联合氨茶碱对慢性肺心病伴呼吸衰竭患者肺功能及血清炎症因子影响的研究［J］.中医药学报，2022，50（3）：67−71.

［6］ 赵言.中药内服联合穴位贴敷对糖尿病便秘患者的影响［J］.中国民间疗法，2018，26（6）：18−19.

101. 酸枣仁汤——《金匮要略》

【方歌】酸枣仁汤治失眠，川芎知草茯苓煎；

养血除烦清虚热，安然入睡梦乡甜。

【出处原文】"虚劳虚烦不得眠，酸枣仁汤主之。酸枣仁汤方，酸枣仁二升、甘草一两、知母二两、茯苓二两、川芎二两，上五味，以水八升，煮酸枣仁，得六升，内诸药，煮取三升，分温三服。"（《金匮要略》）

【组成】酸枣仁、甘草、知母、茯苓、川芎。

【功效】养血安神，清热除烦。

【主治】肝血不足，虚热内扰之虚烦不眠证。症见虚烦失眠，心悸不安，头目眩晕，咽干口燥，舌红，脉弦细。

【方解】此为手少阴、足厥阴之方。肝藏血，血舍魂，心藏神，血养心，肝血不足，则魂不守舍，心失所养，加之阴虚生内热，虚热内扰，故虚烦失眠、心悸不安。

方中重用酸枣仁养血补肝，宁心安神，为君药。茯苓宁心安神，知母滋阴润燥、清热除烦，俱为臣药。川芎之辛散，调肝血，疏肝气，为佐药。川芎与酸枣仁相伍，寓散于收，补中有行，共奏养血调肝之功。甘草和中缓急，调和诸药，为佐使药。合而成方，共奏养血安神、清热除烦之功。

【加减及衍化方】

（1）加减：若心烦不眠，属肝血不足，阴虚内热较甚者，合二至丸或加生地黄、玄参、白芍等，以养血滋阴清热；兼见盗汗甚者，加五味子、白芍、浮小麦以安神敛汗；心悸较重者，加龙齿、龟板、珍珠母等以镇惊安神；心悸多梦，时有惊醒，舌淡，脉细弦，属心胆气虚者，可加党参、龙齿以益气镇惊；如精神抑郁，心烦不眠较甚者，可合甘麦大枣汤加夜交藤、合欢皮以缓肝安神解郁，或加入合欢花、夜交藤、石菖蒲、郁金等解郁安神之品，疗效更好。

（2）衍化方：小酸枣仁汤。（《外台秘要》）

◆ 组成：酸枣仁、甘草、知母、茯苓、川芎、生姜。

◆ 功效：养血安神，调气除烦。

◆ 主治：肝血不足，虚热内扰之虚烦不眠证。虚烦失眠，心悸不安，头目眩晕，咽干口燥，舌红，脉弦细。

◎ 鉴别要点：本方为酸枣仁汤加生姜而成，辛散通达，畅行气血，增强了原方的调肝安神之功。

※【现代药理学研究及内分泌科临床应用】

本方具有养血安神、清热除烦之功。现代药理学研究表明，本方具有镇静催眠、抗焦虑抑郁等作用。现代常用于治疗甲状腺功能亢进性失眠、2型糖尿病合并失眠等内分泌科疾病属肝血不足，虚热内扰之虚烦不眠证者。

1. 现代药理学研究

（1）镇静催眠：酸枣仁汤在治疗老年失眠方面表现出显著效果。其作用机制可能涉及减少脑内氨基酸毒性，以及调节大脑皮质和海马区域的 γ–氨基丁酸受体亚单位表达。在动物实验中，酸枣仁汤能有效降低血虚模型小鼠的自主活动频率，缩短戊巴比妥钠诱导的睡眠潜伏期，并延长睡眠时间，从而发挥其镇静催眠效果。

（2）抗焦虑抑郁：β–内啡肽（β–EP）是一种重要的神经肽，参与调节应激反应和情绪平衡。酸枣仁汤中的多糖和黄酮类成分，尤其是主药酸枣仁及辅药茯苓、知母中的活性成分，能显著提高小鼠脑内β–EP含量，从而有效缓解焦虑和抑郁症状。这

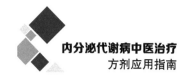

些成分之间的协同作用，增强了酸枣仁汤在抗焦虑抑郁方面的疗效。

2. 内分泌科临床应用

（1）甲状腺功能亢进性失眠：酸枣仁汤加减方在甲状腺功能亢进性失眠患者的治疗中表现出显著效果。患者在接受甲状腺功能亢进症的西药治疗同时，针刺结合中药组额外采用酸枣仁汤加减方。治疗后患者在睡眠质量、焦虑症状、甲状腺功能指标及中医症候积分方面均有显著改善。

（2）2型糖尿病合并失眠：酸枣仁汤加减方在2型糖尿病合并失眠患者的治疗中效果显著。与接受糖尿病基础治疗加艾司唑仑片治疗的对照组相比，采用酸枣仁汤加减方的治疗组在改善失眠临床症状、匹兹堡睡眠质量指数（PSQI）总分、血糖水平等指标方面表现更佳。

【参考文献】

［1］ 贾波.方剂学［M］.北京：中国中医药出版社，2016.

［2］ 李飞.方剂学下［M］.2版.北京：人民卫生出版社，2011.

［3］ （汉）张仲景.金匮要略［M］.北京：人民卫生出版社，2005.

［4］ 王玉，杨雪，夏鹏飞，等.酸枣仁汤化学成分、药理作用、临床应用的研究进展及质量标志物的预测分析［J］.中国中药杂志，2020，45（12）：2765-2771.

［5］ 游秋云，王平，孔明望，等.酸枣仁汤对老年血亏阴虚失眠证候模型大鼠脑组织谷氨酸、γ-氨基丁酸及γ-氨基丁酸A受体表达的影响［J］.中国实验方剂学杂志，2010，16（14）：119-123.

［6］ 沈鸿，肖红，陈建芳，等.酸枣仁汤对血虚、阴虚小鼠的镇静催眠作用［J］.中药药理与临床，2006，（Z1）：23-24.

［7］ 王守勇，谢鸣.酸枣仁汤组分配方对高架十字迷宫小鼠行为学及β-内啡肽的影响［J］.中医药导报，2009，15（11）：56-58.

［8］ 王守勇，谢鸣，王欣.酸枣仁汤组分与抗焦虑效用的相关性研究［J］.中国实验方剂学杂志，2010，16（3）：104-108.

［9］ 夏寒星.酸枣仁汤抗抑郁实验研究［D］.浙江中医药大学，2010，34（1）：52-53.

［10］ 熊微.酸枣仁汤加减治疗糖尿病伴失眠阴虚内热型的临床研究［D］.湖北中医药大学，2020.

［11］ 张双双，王晨.酸枣仁汤治疗甲亢失眠临床观察［J］.实用中医药杂志，2018，34（9）：1032.

［12］ 李琳.酸枣仁汤治疗甲亢失眠的临床疗效分析［C］//湖南中医药大学学报2016/专集：国际数字医学会数字中医药分会成立大会暨首届数字中医药学术交流会论文集.国际数字医学会（Digital Chinese Medicine），2016：370-371.

102.桃核承气汤——《伤寒论》

【方歌】桃核承气硝黄草，少佐桂枝温通妙；

下焦蓄血小腹胀，泻热破瘀微利效。

【出处原文】"太阳病不解，热结膀胱，其人如狂，血自下，下者愈。其外不解者，尚未可攻，当先解其外；外解已，但少腹急结者，乃可攻之，宜桃核承气汤。"（《伤寒论》）

【组成】桃仁、大黄、桂枝、炙甘草、芒硝。

【功效】活血化瘀、通下瘀热。

【主治】下焦蓄血证。症见少腹急结，小便自利，神志如狂，甚则烦躁谵语，至夜发热；以及血瘀经闭，痛经，脉沉实而涩者。

【方解】此为足太阳、足阳明之方。太阳病不解，邪气传经，病邪盘踞在下焦膀胱，瘀血内结而成蓄血之证。方中桃仁苦甘平，活血破瘀；大黄苦寒，下瘀泻热。二者合用，瘀热并治，共为君药。芒硝咸苦寒，泻热软坚，助大黄下瘀泻热；桂枝辛甘温，通行血脉，既助桃仁活血祛瘀，又防芒硝、大黄寒凉凝血之弊，共为臣药。桂枝与芒硝、大黄同用，相反相成，桂枝得芒硝、大黄则温通而不助热；芒硝、大黄得桂枝则寒下又不凉遏。炙甘草护胃安中，并缓诸药之峻烈，为佐使药。

【加减及衍化方】

（1）加减：里热重，心烦明显且血糖控制不佳时，宜加黄连以清热除烦；瘀血证明显者，宜加牡丹皮、鬼箭羽、赤芍以增强活血化瘀之功；腹型肥胖明显者，宜加红曲、荷叶、代代花、扁豆花以健脾消食、芳香化湿。

（2）衍化方：桃仁承气汤。（《温病条辨》）

◆ 组成：大黄、芒硝、桃仁、当归、芍药、牡丹皮。

◆ 功效：活血化瘀。

◆ 主治：瘟疫蓄血证。少腹硬满，至夜发热，甚或喜笑如狂，若瘀血下行则便色如漆。

◎ 鉴别要点：桃仁承气汤与桃核承气汤均可治疗蓄血证，其鉴别要点在于桃核承气汤有桂枝、甘草、桃仁、大黄、芒硝，侧重单纯祛瘀热。桃仁承气汤去桂枝、

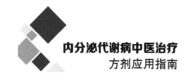

甘草，加当归、芍药、牡丹皮，侧重养血祛瘀热。

※【现代药理学研究及内分泌科临床应用】

本方具有活血化瘀、通下瘀热之功。现代药理学研究表明，本方具有改善胰岛素抵抗，防治糖尿病大血管病变、抗炎和保护糖尿病心肌损伤等作用。现代常用于治疗 2 型糖尿病、糖尿病足、糖尿病肾病、糖尿病合并脑梗死、高脂血症、多囊卵巢综合征等内分泌科疾病属下焦蓄血证者。

1. 现代药理学研究

（1）改善胰岛素抵抗：桃核承气汤可以有效改善肥胖型 2 型糖尿病患者的糖代谢，降低 BMI 和胰岛素抵抗指数，提高空腹胰岛素水平，从而调节胰岛功能，提高胰岛素的敏感性，改善胰岛素抵抗。

（2）对糖尿病大血管病变的影响：桃核承气汤能够有效防治糖尿病大鼠大血管病变，其机制可能与抑制 PI3K/ 蛋白激酶 B（PKB/Akt）信号通路，减少 PI3K、Akt mRNA 的表达以及降低血糖、血脂有关。

（3）抗炎、保护糖尿病心肌损伤作用：桃核承气汤可有效降低糖尿病大鼠血清 IL-1β、IL-18 含量及心肌组织 NLRP3、ASC、Caspase-1、p-NF-κB p65 等蛋白表达，降低空腹血糖及血脂水平，改善心肌射血分数、心肌组织病理学损伤程度，通过抑制 NLRP3 炎症小体激活从而发挥保护心肌作用。

2. 内分泌科临床应用

（1） 2 型糖尿病：加味桃核承气汤联合二甲双胍缓释片在 2 型糖尿病患者的治疗中显示出显著效果。与单独使用二甲双胍缓释片的对照组相比，联合治疗组在各项指标上的改善程度更为明显，尤其在改善胰岛素抵抗方面疗效显著。

（2）糖尿病足：桃核承气汤加减方在糖尿病足患者的治疗中效果显著。与单纯使用通塞脉片治疗的对照组相比，桃核承气汤加减方治疗组的总有效率显著高于对照组，证明了桃核承气汤在糖尿病足治疗中的显著疗效。

（3）糖尿病肾病：加味桃核承气汤在糖尿病肾病患者的治疗中显示了优异的疗效。在常规西医治疗的基础上加用加味桃核承气汤，观察组的总有效率显著高于仅接受西医常规治疗的对照组。

（4）糖尿病合并脑梗死：加味桃核承气汤治疗糖尿病并发脑梗死患者总有效率达 89.6%，能显著改善神经功能缺损评分和血脂指标变化。

（5）高脂血症：桃核承气汤治疗高脂血症患者，总有效率达总有效 88.37%，治疗后总胆固醇、甘油三酯、低密度脂蛋白胆固醇明显降低，能显著改善高脂血症患者临床症状。

（6）多囊卵巢综合征：以太阳膀胱的水、瘀，阳明胃肠和少阳胆的郁热，厥阴肝的气滞为标，可用桃核承气汤以逐瘀。

【参考文献】

［1］李培生.伤寒论讲义［M］.长沙：湖南科学技术出版社，1986.06.

［2］李想，李景华.运用桃核承气汤加减治疗初早期糖尿病临床经验［J］.中国社区医师，2018，34（35）：103，105.

［3］孟晶晶，郑新颖，张凤杰，等.加味桃核承气汤对肥胖型糖尿病患者胰岛素抵抗的影响［J］.现代中西医结合杂志，2022，31（15）：2126-2129.

［4］古玉梅，朱章志，许帅等.加味桃核承气汤对糖尿病大鼠血糖、血脂及大血管病变的影响［J］.中药新药与临床药理，2017，28（5）：583-587.

［5］张亚楠，丁英钧，徐华洲，等.加味桃核承气汤对糖尿病心肌病大鼠 NLRP3 炎症小体的影响［J］.中国实验方剂学杂志，2022，28（16）：59-65.

［6］刘惠娟，马小军.加味桃核承气汤联合二甲双胍改善2型糖尿病胰岛素抵抗的临床研究［C］//甘肃省中医药学会.甘肃省中医药学会2017年学术年会论文集.甘肃省中医药学会2017年学术年会论文集，2017：3.

［7］刘耀文，刘耀武.中医泻下法在糖尿病足的临床应用分析［J］.大家健康（学术版），2014，8（21）：18-19.

［8］刁银强.加味桃核承气汤治疗糖尿病肾病的临床效果观察［J］.糖尿病新世界，2017，20（2）：176-177.

［9］张瑶，徐前威，周冉冉，等.桃核承气汤辨治糖尿病视网膜病变的机理初探［J］.中国中医基础医学杂志，2023，29（7）：1156-1159.

［10］陈文娟，杨劲松，钟妙文.加味桃核承气汤治疗糖尿病并发脑梗死48例［J］.中西医结合心脑血管病杂志，2006，4（3）：194-195.

［11］贾孟辉，于晓宁，贺晓慧.桃核承气汤加味治疗高脂血症43例疗效观察［J］.宁夏医学院学报，2008，30（2）：249-251.

［12］许金榜，林莺.六经辨证治疗多囊卵巢综合征探究［J］.中国中医基础医学杂志，2016，09：1178-1180.

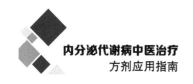

103.桃红四物汤★——《医宗金鉴》

【方歌】四物地芍与归芎，血家百病此方通；

补血调血理冲任，加减运用在其中。

【出处原文】"经水先期而至，属热而实者，用四物汤加黄芩，黄连清之，名芩连四物汤。属热而虚者，用四物汤加地骨皮，丹皮凉之，名地骨皮饮。血多无热者，用四物汤加阿胶，艾叶止之，名胶艾四物汤。血多因热者，用四物汤加黄芩，白术和之，名芩术四物汤。若血多有块，色紫稠黏，乃内有瘀血，用四物汤加桃仁，红花破之，名桃红四物汤。"（《医宗金鉴》）

【组成】生地黄、当归、赤芍、川芎、红花、桃仁。

【功效】养血活血。

【主治】血虚兼血瘀证。瘀血阻滞所致月经不调，痛经，经前腹痛，或经行不畅有血块，或经而不行；或血瘀而致月经过多，淋漓不净；或产后血虚瘀滞，腹痛且胀；皮肤瘀斑；跌打损伤之瘀滞肿痛等一切瘀血阻滞，舌紫，脉涩。

【方解】此为足厥阴之方。桃红四物汤以祛瘀为核心，辅以养血、行气。方中以强劲的破血之品桃仁、红花为主，力主活血化瘀；以甘温之生地黄、当归滋阴补肝、养血调经；赤芍养血和营，以增补血之力；川芎活血行气、调畅气血，以助活血之功。

【加减及衍化方】

（1）加减：瘦人责其有火，加黄连（炒）、黄芩（炒）各一钱；肥人责其有痰，加枳壳、苍术各一钱。

（2）衍化方：圣愈汤。（《医宗金鉴》）

◆ 组成：熟地黄、白芍、川芎、当归、人参、黄芪。

◆ 功效：补气养血。

◆ 主治：诸恶疮血出过多，心烦不安，不得睡眠，一切失血或血虚。治诸恶疮血出过多，心烦不安，不得睡眠，一切失血或血虚，烦渴燥热，睡卧不宁；疮证脓水出多，五心烦热，口渴；妇女月经超前，量多色淡，其质清稀，少腹有空坠感，心慌气促，倦怠肢软，纳谷不香，舌质淡，苔薄润，脉细软。

◎ 鉴别要点：圣愈汤和桃红四物汤二方均治血虚血滞证。圣愈汤为血虚兼夹气虚证；桃红四物汤为血虚兼夹血瘀证。

※【现代药理学研究及内分泌科临床应用】

本方具有养血活血之功。现代药理学研究表明，本方具有扩张血管、抗炎及调节免疫等作用。现代常用于治疗糖尿病周围神经病变、2型糖尿病心肌病、糖尿病足、高脂血症、高尿酸血症等内分泌科疾病属血虚兼血瘀证者。

1. 现代药理学研究

（1）扩张血管作用：该方能扩张豚鼠离体心脏冠状动脉，增加冠状动脉血流。大鼠下肢血管灌注本方后，能显著降低血管阻力。

（2）抗炎、调节免疫作用：桃红四物汤可显著降低血瘀证模型大鼠血清中的炎症因子，如 TNF-α 和 IL-1β，调节 IL-8 水平，减轻炎症反应。同时，该方剂还能提高自然杀伤细胞的活性，清除体内异常免疫复合物，增强免疫系统功能。

2. 内分泌科临床应用

（1）糖尿病周围神经病变：在糖尿病周围神经病变的治疗研究中，加味桃红四物汤联合常规治疗与对照组相比，其在提高神经传导速度和总有效率方面表现更佳且临床不良反应较少。这表明加味桃红四物汤能有效改善糖尿病周围神经病变患者的症状。

（2）2型糖尿病心肌病：对于2型糖尿病心肌病变属阴虚血瘀证的患者，桃红四物汤在治疗效果上优于仅服用曲美他嗪的对照组。治疗后，患者的口渴、心悸、倦怠乏力、胸闷等症状及相关生化指标均有显著改善。桃红四物汤通过降低毛细血管通透性，调控心肌病变相关因子水平，可有效改善心脏症状。

（3）糖尿病足：桃红四物汤加减方与西医常规治疗相结合在糖尿病足的治疗中表现出显著疗效。与单纯西医治疗的对照组相比，加用桃红四物汤的治疗组总有效率更高，说明桃红四物汤在糖尿病足的综合治疗中具有重要作用且在临床上具有推广价值。

（4）高脂血症：桃红四物汤和二陈汤加减治疗高脂血症，治疗总有效率为92%，优于阿托伐他汀钙或非诺贝特治疗，能显著改善高脂血症患者临床症状。

（5）高尿酸血症：六君子汤合桃红四物汤加味对于高尿酸血症患者的效果确切且能改善患者血压、血糖、血脂及体质量指数，并可避免应用西药带来的不良反应，安全性高。

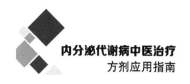

【参考文献】

[1] 陈少明.桃红四物汤新解［J］.新医学，1974，9（10）：524.

[2] 吴谦.医宗金鉴·妇科心法要诀［M］.北京：人民卫生出版社，2005.

[3] 蓝肇熙，李红果，张进陶，等.桃红四物汤对大鼠损伤血淤证的影响［J］.华西药学杂志，2008（3）：286-287.

[4] 吕文龙，张伟，李志宁，等.桃红四物汤对糖尿病血管病变大鼠血清 VEGF、sLOX-1、GLP-1 水平的影响［J］.中药材，2021，44（4）：975-979.

[5] 陈杰.应用加味桃红四物汤治疗 2 型糖尿病周围神经病变患者临床疗效观察 40 例［J］.糖尿病新世界，2015（7）：43-44.

[6] 陈常周，李永杰.桃红四物汤对 2 型糖尿病心肌病变阴虚血瘀证患者的影响［J］.中国疗养医学，2021，30（5）：558-560.

[7] 吴申锋，郭良，吕学华.桃红四物汤治疗糖尿病足的临床疗效分析［J］.中医临床研究，2021，13（12）：58-59，74.

[8] 胡红卫.桃红四物汤和二陈汤加减治疗高脂血症 100 例临床分析［J］.当代医学，2013，29：156.

[9] 梁利娜，魏淑凤，董霞.六君子汤合桃红四物汤加味治疗高尿酸血症临床研究［J］.现代中西医结合杂志，2017，01：67-70.

104. 天麻钩藤饮——《杂病证治新义》

【方歌】天麻钩藤益母桑，栀芩清热决潜阳；

杜仲牛膝益肾损，茯神夜交安神良。

【出处原文】"治高血压头痛，眩晕，失眠。"（《杂病证治新义》）

【组成】天麻、钩藤、石决明、栀子、黄芩、川牛膝、杜仲、益母草、桑寄生、夜交藤、朱茯神。

【功效】平肝息风，清热活血，补益肝肾。

【主治】肝阳偏亢，肝风上扰证。头痛，眩晕，失眠多梦，或口苦面红，舌红苔黄，脉弦或数。

【方解】此为足厥阴之方。全方用大量平肝息风药，主入肝经。方中天麻、钩藤平肝息风，为君药。石决明咸寒质重，功能平肝潜阳，并能除热明目，与君药合用，加强平肝息风之力；川牛膝引血下行，并能活血利水，共为臣药。杜仲、寄生补益肝肾以治本；栀子、黄芩清肝降火，以折其亢阳；益母草合川牛膝活血利水，有利于平降肝阳；夜交藤、朱茯神宁心安神，均为佐药。诸药合用，共成平肝息风，清热活血，补益肝肾之剂。

【加减及衍化方】

（1）加减：眩晕头痛剧者，可酌加羚羊角、龙骨、牡蛎增强平肝潜阳息风之力；若肝火盛，口苦面赤，心烦易怒，加龙胆草、夏枯草，以加强清肝泻火之功；脉弦而细者，宜加生地黄、枸杞子、何首乌以滋补肝肾。

（2）衍化方：镇肝熄风汤。（《医学衷中参西录》）

◆ 组成：怀牛膝、生赭石、生龙骨、生牡蛎、生龟板、生杭芍、玄参、天冬、川楝子、生麦芽、茵陈、甘草。

◆ 功效：镇肝息风，滋阴潜阳。

◆ 主治：内中风。头目眩晕，目胀耳鸣，脑部热痛，面色如醉，心中烦热，或时常噫气，或肢体渐觉不利，口眼渐形㖞斜；甚或眩晕颠仆，昏不知人，移时始醒，或醒后不能复原，脉弦长有力。

◎ 鉴别要点：天麻钩藤饮和镇肝熄风汤都可以治疗肝风内动导致的疾病。天麻钩藤饮具有清热平肝、潜阳息风的作用，多用于治疗肝热或者肝阳偏亢生风导致的头晕、头痛、耳鸣、多梦、心烦等。镇肝熄风汤具有滋阴潜阳，镇肝息风，多用于治疗肝肾亏虚导致的，肝阳上亢引起的腰膝酸软、潮热盗汗、头晕头痛等。

※【现代药理学研究及内分泌科临床应用】

本方具有平肝息风、清热活血、补益肝肾之功。现代药理学研究表明，本方具有改善胰岛素抵抗、抑制心肌重构、神经保护等作用。现代常用于治疗糖尿病合并高血压、糖尿病周围神经病变等内分泌科疾病属肝阳偏亢、肝风上扰证者。

1. 现代药理学研究

（1）改善胰岛素抵抗：天麻钩藤饮对胰岛素抵抗有显著的改善作用。它能有效降低高血压大鼠的空腹血糖和空腹胰岛素水平，提高胰岛素敏感性。

（2）抑制心肌重构：天麻钩藤饮能减缓高血压引起的心肌纤维化。这一作用可能与其抑制心肌中 TGF-β1 和 IGF-1 表达有关，从而减轻或逆转心肌纤维化的进程。

（3）保护神经：天麻钩藤饮对帕金森病模型小鼠表现出显著的神经保护作用。它能减轻 1-甲基-苯基-1，2，3，6-四氢砒啶（MPTP）诱导的行为异常和多巴胺能神经元损伤，逆转脂质过氧化相关蛋白表达的升高，可能通过直接抑制 ALOX15，减轻脂

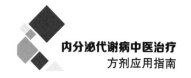

质过氧化，改善帕金森病症状。

2. 内分泌科临床应用

（1）糖尿病合并高血压：在西医基础治疗的基础上加用天麻钩藤饮加减治疗糖尿病合并高血压肝肾阴虚型患者，治疗总有效率 96.36%，疗效优于单独使用西医基础治疗，可显著改善患者头晕等症状。

（2）糖尿病周围神经病变：天麻钩藤饮加减治疗糖尿病周围神经病变的总有效率为 88.5%，可显著改善患者肢体疼痛、麻木、感觉异常等症状，降低中医证候积分且未增加不良反应。

【参考文献】

［1］ 邓中甲.方剂学［M］.上海：上海科学技术出版社，2008.06.

［2］ 李炳照.实用中医方剂双解与临床［M］.北京：科学技术文献出版社，2008.

［3］ 龚一萍，倪美文，宋霄红，等.天麻钩藤饮对高血压肝阳上亢证大鼠胰岛素抵抗影响的实验研究［J］.浙江中医学院学报，2005（2）：62-64.

［4］ 张国华，吕琳.血府逐瘀汤、温胆汤和天麻钩藤饮对自发性高血压大鼠心肌组织内 IGF-1 和 TGF-β1 表达的影响［J］.中药材，2013，36（1）：109-111.

［5］ 马朝辉.天麻钩藤饮加减治疗糖尿病合并高血压肝肾阴虚型临床观察［J］.光明中医，2017，11：1541-1543.

［6］ 岳姣姣.天麻钩藤饮加减治疗糖尿病周围神经病变 51 例［J］.中医临床研究，2016，17：87-89.

105. 通窍活血汤*——《医林改错》

【方歌】通窍全凭好麝香，桃红大枣老葱姜；

　　　　川芎黄酒赤芍药，表里通经第一方。

【出处原文】"赤芍一钱、川芎一钱、桃仁（研泥）三钱、红花三钱、老葱（切碎）三根、鲜姜（切碎）三钱、大枣（去核）七个、麝香（绢包）五厘。用黄酒半斤，将前七味煎一钟，去渣，将麝香入酒内，再煎二沸，临卧服。方内黄酒，各处分量不同，宁可多二两，不可少，煎至一钟。酒亦无味，虽不能饮酒之人亦可服。方内麝香，市井易于作假，一钱真，可合一两假，人又不能辨，此方麝香最要紧，多费数文，必买好的方妥，若买当门子更佳。大人一连三晚吃三付，隔一日再吃三付。若七、八岁小儿，两晚吃一付，三、两岁小儿，三晚吃一付。麝香可煎三次，再换新的。"（《医林改错》）

【组成】赤芍、川芎、桃仁、大枣、红花、老葱、鲜姜、麝香。

【功效】活血化瘀，通窍活络。

【主治】偏头痛，日久不愈，头面瘀血，头发脱落，眼疼白珠红，酒渣鼻，久聋，紫白癜风，牙疳，妇女干血劳，小儿疳证等。

【方解】此为手少阴、足厥阴之方。此方通行表里诸经，方中药主入心肝经。方中麝香为君药，芳香走窜，通行十二经，开通诸窍，和血通络。桃仁、红花、赤芍、川芎为臣，活血消瘀，推陈致新；鲜姜、大枣为佐，调和营卫，通利血脉；老葱为使，通阳入络。诸药合用，共奏活血通窍之功。

【加减及衍化方】

（1）加减：出血未止者，去桃仁、红花、地鳖虫，加生大黄、墨旱莲草、蒲黄炭；瘀血多、血肿大者，加血竭、丹参；局部肿痛明显者，加乳香、没药；局部感染者，加金银花、连翘、蒲公英；血虚贫血者，加阿胶、熟地黄；神志不清者，加菖蒲、郁金、远志；中风后遗症者，加干地龙、桂枝、牛膝，当归改为当归尾，黄芪用量加倍。

（2）衍化方：血府逐瘀汤（《医林改错》）。

◆组成：桃仁、红花、当归、生地黄、牛膝、川芎、桔梗、赤芍、枳壳、甘草、柴胡。

◆功效：活血化瘀，行气止痛。

◆主治：胸中血瘀证。症见胸痛、头痛，日久不愈，痛如针刺而有定处，或呃逆日久不止，或饮水即呛，干呕，或内热瞀闷，或心悸怔忡，失眠多梦，急躁易怒，入暮潮热，唇暗或两目暗黑，舌质暗红，或舌有瘀斑、瘀点，脉涩或弦紧。

◎鉴别要点：血府逐瘀汤与通窍活血汤同出于《医林改错》，均用川芎、赤芍、桃仁、红花养血活血、祛瘀止痛，治疗血瘀证。血府逐瘀汤配柴胡、枳壳、桔梗、生地黄、牛膝、当归行气活血、调理升降；功用活血化瘀、行气止痛；主治胸中血瘀证；以胸痛日久不愈、痛如针刺，舌质暗或有瘀斑，脉涩等为辨证要点。通窍活血汤配麝香、老葱、生姜辛香走窜，通阳开窍；功用活血通窍；主治头面瘀血证；以头痛头昏、痛如针刺、久治不愈，或有外伤史为辨证要点。

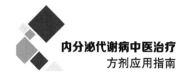

※【现代药理学研究及内分泌科临床应用】

本方具有活血化瘀、通窍活络之功。现代药理学研究表明，本方具有影响认知神经功能等作用。现代常用于治疗糖尿病视网膜病变、糖尿病并发脑血管疾病、2型糖尿病合并高脂血症等内分泌科疾病属瘀血阻络证者。

1. 现代药理学研究

影响认知和神经功能：通窍活血汤可有效改善颅脑损伤大鼠的神经功能，降低神经功能缺损评分和血清S100B蛋白水平。该方通过增加神经生长因子、减少神经细胞凋亡，改善了大鼠的认知功能，表现为水迷宫试验中逃避潜伏期的缩短和穿越平台次数的增多。

2. 内分泌科临床应用

（1）糖尿病视网膜病变：通窍活血汤加减方与视网膜激光光凝治疗相结合治疗糖尿病视网膜病变。治疗后，通窍活血汤加减组的总有效率显著高于仅接受视网膜激光光凝治疗的对照组。

（2）糖尿病并发脑血管疾病：在糖尿病并发脑血管病患者中联合应用通窍活血汤加减方与西医治疗。与仅采用西医治疗的对照组相比，通窍活血汤加减治疗组显示出更高的总有效率，表明其在改善糖尿病并发脑血管疾病方面具有明显疗效。

（3）2型糖尿病并高脂血症：在2型糖尿病合并高脂血症患者的治疗中应用通窍活血汤加减方，与对照组盐酸二甲双胍片治疗相比，通窍活血汤加减方联合针刺治疗的观察组在降低血糖、血脂水平方面显示更佳效果，表明其对改善糖尿病合并高脂血症具有良好的疗效。

【参考文献】

［1］ 邓中甲.方剂学［M］.上海：上海科学技术出版社，2008.

［2］ 杨琳，王丽，王晨等.益气通窍活血方对颅脑损伤模型大鼠认知功能和神经功能缺损的作用及机制探讨［J］.现代中西医结合杂志，2021，30（8）：799-804.

［3］ 庄文香.通窍活血汤加减治疗糖尿病性视网膜病变疗效观察［J］.临床医药文献电子杂志，2018，5（86）：182.

［4］ 张信昌.通窍活血汤加减联合西药治疗糖尿病并发脑血管病疗效分析［J］.中医临床研究，2016，8（36）：59-61.

［5］ 王映纯，黄学明，张晓辉.针刺联合通窍活血汤治疗Ⅱ型糖尿病并高脂血症的临床效果［J］.内蒙古中医药，2020，39（7）：135-137.

106. 痛泻要方——《景岳全书》引刘草窗方

【方歌】痛泻要方陈皮芍，防风白术煎丸酌，

补泻并用理肝脾，若作食伤医更错。

【出处原文】"炒白术（三两），炒芍药（二两），防风（一两），炒陈皮（一两半），痛泻不止者，此方主之。"（《景岳全书》）

【组成】白术、白芍、陈皮、防风。

【功效】补脾柔肝，祛湿止泻。

【主治】脾虚肝旺之泄泻。肠鸣腹痛，大便泄泻，泻必腹痛，泻后痛缓，舌苔薄白，脉两关不调，左弦而右缓者。

【方解】此方为足太阴、足厥阴之方。虚木乘，肝脾不和，脾失健运，而致诸症。《医方考》云："泻责之脾，痛责之肝；肝则之实，脾则之虚，脾虚肝实，故令痛泻。"本方白术健脾燥湿止泻，为君药。白芍柔肝缓急止痛，为臣药。陈皮理气健胃，防风升清止泻，为佐药。《医方集解》云："白术苦燥湿，甘补脾，温和中，芍药寒泻肝火，酸敛逆气，缓中止痛，防风辛能散肝，香能舒脾，风能胜湿，为理脾引经要药，陈皮辛能利气，炒香尤能燥湿醒脾，使气行则痛止，数者皆以泻木而益土也。"四药相合，健脾燥湿，柔肝缓急，痛泻自愈。

【加减及衍化方】

（1）加减：久泻者，加炒升麻，以升阳止泻；舌苔黄腻者，加黄连、煨木香以清热燥湿、理气止泻。

（2）衍化方：逍遥散（《太平惠民和剂局方》）。

◆ 组成：甘草、当归、茯苓、白芍、白术、柴胡、生姜、薄荷。

◆ 功效：疏肝解郁，养血健脾。

◆ 主治：肝郁血虚脾弱证。症见两胁作痛，头痛目眩，口燥咽干，神疲食少，或月经不调，乳房胀痛，脉弦而虚者。

◎ 鉴别要点：逍遥散与痛泻要方均可治肝郁脾虚之证。但痛泻要方以治脾为主，兼事柔肝，主治脾虚肝旺之痛泻。逍遥散疏肝与健脾之力相当，又有养血之功，主治肝郁血虚脾弱证。

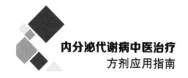

※【现代药理学研究及内分泌科临床应用】

本方具有补脾柔肝、祛湿止泻之功。现代药理学研究表明，本方具有改善胰岛素抵抗、调节肠道菌群、调节免疫微环境等作用。现代常用于治疗糖尿病等内分泌科疾病属脾虚肝旺证者。

1. 现代药理学研究

（1）改善胰岛素抵抗：痛泻要方合四逆散能改善 2 型糖尿病小鼠空腹血糖和胰岛素抵抗，抑制 HPA 轴的激活，其作用机制可能与降低皮质酮含量，调控海马组织 11β–羟基类固醇脱氢酶 Ⅰ（11β–HSD1）及糖皮质激素受体蛋白表达有关。

（2）调节肠道菌群：痛泻要方作用于肝郁脾虚型的 IBS–D 大鼠模型，使用 16Sr DNA 宏基因扩增法分析大鼠肠道菌群变化，发现痛泻要方能显著改善 IBS–D 大鼠菌属丰度异常升高，调节肠道菌群紊乱，提高肠道定植抗力且效果优于双歧杆菌三联活菌片。

（3）调节免疫微环境：痛泻要方可延缓慢性应激下大肠癌生长，有效改善大肠癌免疫微环境的恶化程，其作用机制可能与抑制 NF–κB 信号通路，调节 T 淋巴细胞亚群功能，从而抑制促炎因子分泌有关。

2. 内分泌科临床应用

本方合四逆散可改善胰岛素抵抗，用于治疗糖尿病属脾虚肝旺证者，症见肠鸣腹痛、大便泄泻等。

【参考文献】

[1] 汪昂.《医方集解》[M].北京：中国中医药出版社，2009.

[2] 邓中甲.方剂学 [M].上海：上海科学技术出版社，2008.

[3] 贾晓蕾，孙宏峰.痛泻要方合四逆散对糖尿病的治疗效果及作用机制研究[J].北京中医药，2023，42（2）：168–172.

[4] 李凌一，龙佳森，崔树磊，等.痛泻要方对肝郁脾虚型 IBS–D 大鼠肠道菌群的干预效果 [J].山西中医，2021，37（12）：50–53.

[5] 杨懿，胡艳娥，蒋义芳，等.痛泻要方调节 T 淋巴细胞亚群改善慢性应激下大肠癌免疫微环境的机制 [J].中国实验方剂学杂志，23，29（12）：46–54.

107. 温胆汤★——《三因极一病证方论》

【方歌】温胆夏茹枳陈助，佐以茯草姜枣煮；

理气化痰利胆胃，胆郁痰扰诸证除。

【出处原文】"治心胆虚怯，触事易惊，或梦寐不祥，或异象惑，遂致心惊胆慑，气郁生涎，涎与气搏，变生诸证，或短气悸乏，或复自汗，四肢浮肿，饮食无味，心虚烦闷，坐卧不安。"（《三因极一病证方论》）

【组成】半夏、竹茹、枳实、陈皮、甘草、茯苓、生姜、大枣。

【功效】理气化痰，和胃利胆。

【主治】胆郁痰扰证。胆怯易惊，头眩心悸，心烦不眠，夜多异梦；或呕恶呃逆，眩晕，癫痫，苔白腻，脉弦滑。

【方解】此为足少阳、阳明之方。主气少阳相火，客气厥阴风木，今少阳之虚，即不能遂其生长发陈之令，木郁而土不达矣。土不达则痰涎易生，痰为百病之母，所虚之所即受邪之处。热入足少阳之本，胆气横逆，移于胃而为呕，苦不眠。胆之不温，由于胃之不清，停蓄痰涎，因此本病为胆胃失和，痰浊中阻，影响胆主决断、胃主受纳之功。故以温胆汤清肝和胃，使胆复中清温和之性。方中半夏辛温，燥湿化痰，和胃止呕，为君药。臣药以竹茹，取其甘而微寒，开胃土之郁，清肺金之燥，凉肺金即所以平甲木。半夏与竹茹相伍，一温一凉，化痰和胃，止呕除烦之功倍增；陈皮辛苦温，理气行滞，燥湿化痰；枳实辛苦微寒，降气导滞，消痰除痞。陈皮与枳实相合，亦为一温一凉，而理气化痰之力增。佐以茯苓，健脾渗湿，以杜生痰之源；煎加生姜、大枣调和脾胃，且生姜兼制半夏毒性。以甘草为使，调和诸药。

【加减及衍化方】

（1）加减：若心热烦甚者，加黄连、山栀子、豆豉以清热除烦；失眠者，加琥珀粉、远志以宁心安神；惊悸者，加珍珠母、生牡蛎、生龙齿以重镇定惊；呕吐呃逆者，酌加紫苏叶或梗、枇杷叶、旋覆花以降逆止呕；眩晕，可加天麻、钩藤以平肝息风；癫痫抽搐者，可加胆星、钩藤、全蝎以息风止痉。

（2）衍化方：十味温胆汤。（《世医得效方》）

◆ 组成：半夏、枳实、陈皮、白茯苓、酸枣仁、远志、北五味子、熟地黄、人

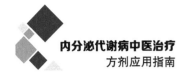

参、甘草。

◆ 功效：益气养血，化痰宁心。

◆ 主治：心胆虚怯，痰浊内扰证。触事易惊，惊悸不眠，夜多噩梦，短气自汗，耳鸣目眩，四肢水肿，饮食无味，胸中烦闷，坐卧不安，舌淡苔腻，脉沉缓。

◎ 鉴别要点：十味温胆汤与温胆汤均可以治疗胆郁痰扰证。十味温胆汤即由温胆汤减去竹茹，加入益气养血，宁心安神的人参、熟地黄、北五味子、酸枣仁、远志而成，适用于心胆虚怯，痰浊内扰，神志不宁诸症，如容易受惊、心悸、失眠多梦、耳鸣目眩等表现。而温胆汤具有理气化痰、和胃利胆的作用，主治胆郁痰扰证，主要表现为胆怯易惊、恶心呕吐。

※【现代药理学研究及内分泌科临床应用】

本方具有理气化痰、和胃利胆之功。现代药理学研究表明，本方具有改善胰岛素抵抗、降血脂、抗炎、抗动脉粥样硬化、抗抑郁等作用。现代常用于治疗糖尿病、糖尿病视网膜病变、糖尿病胃轻瘫、高尿酸血症等内分泌科疾病属胆郁痰扰证者。

1. 现代药理学研究

（1）改善胰岛素抵抗：温胆汤化裁（黄连温胆汤）通过调节 2 型糖尿病大鼠的 LPS/TLR4/NF–κB 炎症信号通路，有效抑制炎症因子，提高胰岛素含量并降低血糖，从而改善胰岛素抵抗。

（2）降血脂：温胆汤在动物模型中有效降低了血清中的总胆固醇、甘油三酯、低密度脂蛋白，并提高了 SOD 的活性，有效调节脂质代谢，对高脂血症及其相关疾病有良好的预防和治疗效果。

（3）抗炎：温胆汤能够降低代谢综合征大鼠模型血清中的 NF–κB、TNF–α、IL–6 水平，缓解代谢综合征症状，暗示其可能通过抑制炎症因子的表达来延缓代谢综合征进程。

（4）抗动脉粥样硬化：温胆汤通过调节动脉粥样硬化大鼠体内的收缩因子和舒张因子，抑制炎症反应，保持纤维帽稳定，防止斑块破裂，从而有效防治冠心病。

（5）抗抑郁：温胆汤能显著提升帕金森病模型大鼠大脑内多巴胺、5–羟色胺水平，减少强迫游泳不动时间，显示其对帕金森病伴随抑郁症状具有治疗效果。

2. 内分泌科临床应用

（1）糖尿病：温胆汤化裁（黄连温胆汤）在 2 型糖尿病（湿热内蕴型）患者的治疗中应用，与单纯使用二甲双胍的对照组相比，黄连温胆组的总有效率显著更高。黄连温胆汤能有效改善患者的血糖控制效果和胰岛素抵抗状态，治疗湿热蕴结型 2 型糖尿病疗效可靠且安全性高。

（2）糖尿病视网膜病变：在痰瘀阻滞型糖尿病视网膜病变患者的治疗中应用温胆汤加减方，与激光光凝治疗相结合。治疗组的效果优于单纯激光光凝治疗的对照组。治疗后，两组的中医临床证候积分及血清 NF-κB 水平均有所降低，表明温胆汤加减方可能通过抑制体内炎症反应，降低血清 NF-κB 水平，增强临床治疗效果。

（3）糖尿病胃轻瘫：温胆汤化裁（柴芩温胆汤）在糖尿病胃轻瘫患者的治疗中应用，与单纯使用多潘立酮片的对照组相比，柴芩温胆汤治疗组的总有效率显著更高。柴芩温胆汤辅助治疗能加快胃排空，有效减轻恶心呕吐、脘腹胀满、纳差等症状。

（4）高尿酸血症：临床研究表明，温胆汤加味及西医治疗高尿酸血症均能有效降低患者血尿酸水平，但运用温胆汤加味治疗高尿酸血症的不良反应可能更少。

【参考文献】

［1］ 汪昂.《医方集解》［M］.北京：中国中医药出版社，2009.

［2］ 朱金华，周军，万红娇，等.黄连温胆汤对 2 型糖尿病模型大鼠细胞因子及 TLR4、NF-κB 变化的影响［J］.中药药理与临床，2021，37（3）：6-11.

［3］ 李佳楠，陈东辉，罗霞，等.温胆汤降脂作用研究［J］.华中科技大学学报（医版），2002（6）：666-668.

［4］ 林黄果，钟胜，蔡鑫桂，等.温胆汤对代谢综合征大鼠炎症介质表达的影响［J］.广州中医药大学学报，2018，35（4）：664-668.

［5］ 张文贤，薛晓彤.温胆汤干预糖尿病视网膜病变核转录因子-κB 表达的研究［J］.中医临床研究，2023，15（1）：104-108.

［6］ 王默然，付雨农，崔志伟，等.温胆汤对帕金森病模型大鼠抑郁样行为及脑内单胺类神经递质的影响［J］.西安交通大学学报（医学版），2017，38（4）：606-610.

［7］ 张桂静.黄连温胆汤治疗湿热蕴结型 2 型糖尿病临床疗效探讨［J］.糖尿病新世界，2022，25（8）：64-67.

［8］ 胡燕.柴芩温胆汤辅助治疗糖尿病性胃轻瘫效果观察［J］.中国乡村医药，2021，28（11）：20-21.

［9］ 李志尚，蔡海荣，冯文伟，等.柴白温胆汤对动脉粥样硬化大鼠内皮功能及 MMP-9/TIMP-1 的影响［J］.广州中医药大学学报，2019，36（3）：380-385.

［10］ 陈伟平，卢宪伟，胡经航，等.温胆汤加味治疗高尿酸血症 62 例临床观察［J］.内蒙古中医药，2013，06：18-19.

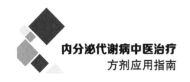

内分泌代谢病中医治疗
方剂应用指南

108.温脾汤——《备急千金要方》

【方歌】温脾附子大黄硝，当归干姜人参草；

峻下寒积温脾阳，气虚寒积腹痛疗。

【出处原文】"治下久赤白连年不止，及霍乱，脾胃冷实不消方。大黄（四两），人参、甘草、干姜（各二两），附子（一枚，大者），上五味咀，以水八升煮取二升半，分三服，临熟下大黄，与后温脾汤小异，须大转泻者当用此方神效。"（《备急千金要方》）

【组成】附子、大黄、芒硝、当归、干姜、人参、甘草。

【功效】温补脾阳，攻下冷积。

【主治】阳虚寒积证。腹痛便秘，脐下绞结，绕脐不止，手足不温，苔白不渴，脉沉弦而迟。

【方解】此为手阳明、足太阴之方。脾阳不足，寒从内生，加之饮食生冷，以致冷积阻留，寒积太阴所致。太阴脾阳不足，运化失常，冷积中阻，腑气不通，故便秘腹痛、脐周绞痛；阳气不足，四肢失于温煦，故手足不温。此为脾阳不足，冷积内停，虚寒是本，积滞是标，故以温脾汤治宜攻下寒积，温补脾阳。方中附子配大黄为君药，用附子之大辛大热温壮脾阳，解散寒凝，配大黄泻下已成之冷积。芒硝润肠软坚，助大黄泻下攻积；干姜温中助阳，助附子温中散寒，均为臣药。人参、当归益气养血，使下不伤正为佐。甘草既助人参益气，又可调和诸药为使。诸药协力，使寒邪去，积滞行，脾阳复。

【加减及衍化方】

（1）加减：若腹中胀痛者，加厚朴、木香以行气止痛；腹中冷痛，加肉桂、吴茱萸以增强温中祛寒之力。

（2）衍化方：大黄附子汤。（《金匮要略》）

◆ 组成：大黄、炮附子、细辛。

◆ 功效：温中散寒，通便止痛。

◆ 主治：寒积便秘证。主寒邪与积滞互结肠道，胁下或腰胯偏痛，便秘，手足不温，苔白，脉紧弦。

◎ 鉴别要点：温脾汤与大黄附子汤同属温下剂，都能主治寒积便秘。温脾汤是由脾阳不足，中气虚寒，而致冷积内停，证属虚中夹实，故方中配以干姜、人参、甘草以顾护中阳；大黄附子汤为寒积里实证，证实无虚，故配细辛辛温宣通，助附子散寒止痛。

※【现代药理学研究及内分泌科临床应用】

本方具有温补脾阳、攻下冷积之功。现代药理学研究表明，本方具有保护肾、保护肠黏膜屏障、抑制肾小球系膜细胞增殖、提高记忆等作用。现代常用于治疗糖尿病肾病肾衰竭、高血压伴失眠等内分泌系统疾病属阳虚寒积证者。

1. 现代药理学研究

（1）对肾保护作用：温脾汤在肾纤维化大鼠模型中表现出显著的肾保护作用。它能上调肾组织中 IκBα 的表达，抑制 NF-κB p65 的过度活化，从而减轻肾功能损伤。这种保护作用主要与其降低肾组织中 NF-κB 表达的异常增强相关。

（2）保护肠黏膜屏障功能：在脓毒症大鼠模型中，温脾汤能有效抑制血清 D-乳酸和 IL-17 的表达，同时增加 Treg 和 Th17 细胞的含量。这表明温脾汤能够保护肠黏膜屏障，减轻机体免疫反应。其作用机制可能涉及抑制炎症因子的表达和调节免疫系统。

（3）抑制肾小球系膜细胞增殖：温脾汤药理血清对脂多糖诱导的大鼠肾小球系膜细胞增殖有显著抑制作用，尤其是大剂量药物血清效果最为明显。该药物血清可使细胞分裂停滞在 S 期，从而有效抑制肾小球系膜细胞的异常增殖。

（4）提高记忆：温脾汤的水提取物和醇提取物能显著改善小鼠的记忆能力，减少潜伏期和错误次数，特别是在高剂量时效果最明显。此外，水提物还能增强小鼠脑内 SOD 的活性，并降低 MDA 的含量，表明温脾汤通过改善脑组织抗氧化能力及减少脂质过氧化物含量来提升患者的记忆功能。

2. 内分泌科临床应用

（1）糖尿病肾病肾衰竭：在糖尿病肾病肾衰竭患者的治疗中，温脾汤加减方相比于单纯常规治疗组展现了显著的疗效。治疗组患者的 24 小时尿蛋白定量、尿素氮和血肌酐水平均显著降低，这一结果表明温脾汤加减方在改善肾功能和抑制尿蛋白含量方面具有显著效果。

（2）高血压伴失眠：在中老年高血压失眠症患者的治疗中，温脾汤加减方不仅显著改善了患者的 24 小时动态血压平均值，还显著降低了夜间血压变异率，并有效改善了患者的睡眠质量。

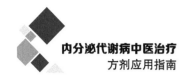

【参考文献】

[1] 汪昂.《汤头歌诀》[M].北京：中国中医药出版社，2007.

[2] 邓中甲.《方剂学》[M].北京：中国中医药出版社，2011.

[3] 李珺，李健，牛建昭，等.温脾汤对大鼠残余肾组织中核转录因子-κB/IκB表达的影响[J].北京中医药大学学报，2007（4）：239-241.

[4] 黄建华，黄光辉，黄河.温脾汤对脓毒症大鼠肠黏膜屏障功能保护作用及其机制研究[J].实用中医药杂志，2022，38（5）：709-711.

[5] 李彧，张华敏，王继峰.温脾汤对LPS诱导的体外培养系膜细胞增殖影响的研究[J].中国中医基础医学杂志，2005，02：125-127.

[6] 戴伟娟，王国芳，林丽文，辛勤.温脾汤提取物对小鼠记忆功能及脑内SOD和MDA的影响[J].中华行为医学与脑科学杂志，2013，11：982-984.

[7] 何光荣，谭常志.温脾汤加减治疗糖尿病肾病肾功能衰竭16例效果观察[J].内蒙古中医药，2017，36（4）：28.

[8] 邵烈培，范婷，裘玉平.温脾汤加减治疗中老年高血压患者失眠症的疗效观察[J].中国中医药科技，2021，28（1）：93-94.

109.乌梅丸——《伤寒论》

【方歌】乌梅丸用细辛桂，黄连黄柏及当归；

　　　　人参椒姜加附子，温肠泻热又安蛔。

【出处原文】"伤寒，脉微而厥，至七八日，肤冷，其人躁无暂安时者，此为脏厥，非为蛔厥也。蛔厥者，其人当吐蛔，令病者静，而复时烦，此为脏寒，蛔上入其膈，故烦，须臾复止，得食而呕，又烦者，蛔闻食臭出，其人当自吐蛔，蛔厥者，乌梅丸主之。又主久利方。"（《伤寒论》）

【组成】乌梅、花椒、细辛、附子、干姜、桂枝、人参、当归、黄连、黄柏。

【功效】缓肝调中，清上温下。

【主治】蛔厥，久痢，厥阴头痛，寒热错杂。症见腹痛下痢、巅顶头痛、时发时止、躁烦呕吐、手足厥冷。

【方解】此为手足厥阴之方。伤寒病从太阳经起，顺经传变，及至厥阴经，已是六经皆损，气机逆乱，阴阳失调，寒热错杂，虚实并见。厥阴病发病多以肝为主，肝阳馁弱，形成寒热错杂之证。肝阳馁弱，则肝用不及，失其升发、疏泄、调达之性，常累及他脏，病机复杂，寒热交替，虚实兼见。故以乌梅丸酸苦辛并用，寒热并齐，邪正兼顾，为寒热刚柔同用，为治厥阴、防少阳、护阳明之全剂。方中乌梅性平，其味极酸，入厥阴肝经，养肝阴，敛降肝经的虚风虚火，以养为泄，为君药。用苦酒（醋）浸泡乌梅取肉，醋味之酸，加强乌梅养肝息风、敛降风火之功。川花椒、细辛性味辛温，辛可伏蛔，温能祛寒并用，共为臣药。附子、干姜、桂枝温脏祛寒；人参、当归养气血，共为佐药，又合桂枝，养血通脉，调和阴阳以解四肢厥冷。肝经风火上冲，故重用黄连以泻上焦之火，加黄柏以泻上冲之相火，引火而归原，使其安于下焦。人参配干姜、花椒温补脾胃；用附子温补肾阳；用花椒温中散寒之外，还能杀蛔虫。全方共奏缓肝调中，清上温下，调其寒热复中州斡旋之功，升降之职。

【加减及衍化方】

（1）加减：若热重者，去附子、干姜；寒重者，减去黄连、黄柏；无虚者，去人参、当归；呕吐者，酌加吴茱萸、半夏，以和胃降逆而止呕；腹痛甚，可酌加木香、川楝子，以行气止痛；便秘者，可酌加大黄、槟榔，以泻下通便。

（2）衍化方：理中安蛔汤。（《医学入门》）

◆ 组成：人参、白术、干姜、茯苓、乌梅，花椒。

◆ 功效：生津安蛔，益气健脾，温中止痛。

◆ 主治：蛔厥。

◎ 鉴别要点：乌梅丸、理中安蛔汤均有安蛔驱虫之功。乌梅丸酸苦辛并进，寒热并用，攻补兼施，既能安蛔止痛，又能温脏补虚，适用于胃热肠寒、寒热错杂之蛔厥重证；理中安蛔汤温中祛寒配以驱蛔，适用于中焦虚寒之蛔扰证。

※【现代药理学研究及内分泌科临床应用】

本方具有缓肝调中、清上温下之功。现代药理学研究表明，本方具有降血糖、改善胰岛素抵抗、调节肠道菌群、抗肿瘤等作用。现代常用于治疗糖尿病、糖尿病胃轻瘫、糖尿病性腹泻、糖尿病周围神经病变等内分泌疾病属于寒热错杂证者。

1.现代药理学研究

（1）降血糖：乌梅丸通过调节2型糖尿病模型大鼠空腹血糖，降低NF-κB的表达，抑制炎症反应，上调GLP-1的表达，增强肠黏膜屏障保护作用，从而达到防治2型糖尿病的作用。

（2）改善胰岛素抵抗：乌梅丸能上调2型糖尿病大鼠模型胰岛素信号通路相关蛋

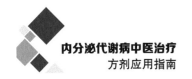

白脂肪组织中胰岛素受体（Insr）、β-抑制蛋白-2（βarrestin-2）、胰岛素受体底物-1（lrs-1）、腺苷酸活化蛋白激酶（AMPK）转运葡萄糖载体（Glut-4）的表达，改善2型糖尿病大鼠胰岛素抵抗。

（3）调节肠道菌群：乌梅丸能降低高脂饮食诱导的肥胖小鼠体质量指数，减少白色脂肪组织细胞体积，减轻白色脂肪纤维化，同时调节肠道菌群，使肠道菌群门种、属丰富度趋向于正常小鼠，改变肥胖小鼠的肠道菌群结构。

（4）抗肿瘤：乌梅丸可有效抑制胰腺癌，能提升胰腺癌细胞中关键蛋白（如B细胞淋巴瘤2基因）和细胞色素C的表达，促进凋亡相关蛋白的活化。同时，它调节PI3K/Akt信号通路，抑制癌细胞的侵袭、增殖和迁移。

2. 内分泌科临床应用

（1）糖尿病：乌梅丸是治疗糖尿病的重要方剂，尤其对患病日久，阴阳虚损，或寒热错杂的患者有明显疗效，并且可以有效地降低糖尿病患者的并发症发病概率与程度，在临床中应根据患者的实际情况进行灵活加减，依照中医辨证论治的特点灵活遣方用药。

（2）糖尿病胃轻瘫：在糖尿病胃轻瘫患者的治疗中，乌梅丸加减方相比于单纯使用莫沙必利片的对照组，展现了更高的总有效率。该方剂能有效增强胃蠕动及排空，提高胃排空速率，从而显著改善患者的生活质量。

（3）糖尿病性腹泻：在糖尿病性腹泻患者的治疗中，乌梅丸汤剂与接受十六角蒙脱石治疗的对照组相比，显示出更高的疗效且未见明显不良反应。乌梅丸治疗糖尿病性腹泻既安全又有效，值得在临床上广泛应用。

（4）糖尿病周围神经病变：在糖尿病周围神经病患者的治疗中，乌梅丸加减方相比于单纯常规西医治疗的对照组，其总有效率更高。该方剂能有效改善患者的临床症状，提高生活质量，证明了其在糖尿病周围神经病变治疗中的良好疗效。

【参考文献】

［1］ 陈仁寿. 新编临床中成药学［M］. 北京：科学出版社，2012.

［2］ 韩文静. 基于六经辨证探讨乌梅丸治疗腹痛、畏寒验案2则［J］. 光明中医，2021，36（13）：2244-2246.

［3］ 吴帆，刘圣徽，朱金华，等. 乌梅丸对2型糖尿病模型大鼠NF-κB p65及GLP-1的影响［J］. 中国实验方剂学杂志，2018，24（21）：144-148.

［4］ 李井彬. 乌梅丸及其寒热配伍改善大鼠2型糖尿病胰岛素抵抗分子机制的研究［D］. 华中

科技大学,2013.

[5] 聂可馨,赵炎,苏浩,等.乌梅丸对肥胖小鼠肠道菌群结构的影响[J].中国医院药学杂志,
2021,41(8):796-802.

[6] 李勇,黄伶,杨雪飞,等.乌梅丸对胃癌及癌前病变组织中基因 c-myc、survivin 表达的
影响[J].中国中医药科技,2010,17(5):376,385-386,429.

[7] 余旭彪,徐海虹,陈丽芳,等.乌梅丸加减方治疗糖尿病胃轻瘫寒热错杂证51例[J].
浙江中医杂志,2021,56(11):807.

[8] 梅刚,漆冬梅.乌梅丸治疗糖尿病性腹泻50例临床观察[J].云南中医中药杂志,2010,
31(1):43-44.

[9] 梁品珍.中西医结合治疗糖尿病周围神经病变30例[J].中国民族民间医药,2017,26
(12):104-106.

110. 吴茱萸汤——《伤寒论》

【方歌】吴茱萸汤重用姜,人参大枣共煎尝;

　　　　厥阴头痛胃寒呕,温中补虚降逆良。

【出处原文】"食谷欲呕,属阳明也,吴茱萸汤主之;干呕,吐涎沫,头痛者,吴
茱萸汤主之。"(《伤寒论》)

【组成】吴茱萸、人参、生姜、大枣。

【功效】温中补虚,降逆止呕。

【主治】肝胃虚寒,浊阴上逆证。症见食后泛泛欲吐,或呕吐酸水,或干呕,或
吐清涎冷沫,胸满脘痛,巅顶头痛,畏寒肢冷,甚则伴手足逆冷,大便泄泻,烦躁不
宁,舌淡苔白滑,脉沉弦或迟。

【方解】此为阳明、少阴、厥阴三经寒邪之主方。机体气机升降出入运行不息,
半表半里为阳出阴之枢机,厥阴为半表半里之阴,厥阴阳虚,阳出阴枢机不利为本,
本经阳郁化热,故饥、烦躁、头痛、呕等。或传经阳虚,故不能食、手足逆冷、下利
等。此病为厥阴肝寒气逆,致阳明中寒,肝寒而郁,胃虚停饮,挟水饮上冲。此为虚
寒在阳明、少阴、厥阴三经,故以吴茱萸汤以温中散寒,止呕止痛。方中吴茱萸味辛
性热,温厥阴,畅通厥阴枢机。厥阴枢机不利传经太阳,致太阳宣发不利,用大枣引
药入太阳,令吴茱萸之热从厥阴直透太阳,用大剂生姜助太阳宣发。半表半里阳出阴

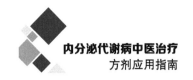

枢机不利，阴化生有碍，故用人参补阴虚。温中与降逆并施，寓补益于温降之中，共奏温中补虚、降逆止呕之效。

【加减及衍化方】

（1）加减：若呕吐较甚者，加半夏、陈皮、砂仁以增强和胃止呕之功；头痛较甚者，加川芎以加强止痛之功；肝胃虚寒重证，加干姜、小茴香温里祛寒。

（2）衍化方：理中汤。（《伤寒论》）

◆ 组成：人参、干姜、甘草、白术。

◆ 功效：温中补虚。

◆ 主治：治伤寒太阴病。自利不渴，寒多而呕，腹痛粪溏，脉沉无力；或厥冷拘急，或结胸吐蚘及感寒霍乱。

◎ 鉴别要点：理中汤、吴茱萸汤均可以治疗中焦虚寒症：理中汤所主中焦虚寒证以虚为主要方面，寒湿为次要方面，故方中仅用干姜温阳散寒，用白术健脾燥湿，党参、甘草益气补虚；而吴茱萸汤证所治中焦虚寒证，与理中汤相比较，虚、寒均更重且有下焦肝寒犯胃的机制，故治疗重用吴茱萸、生姜散寒温阳，人参、大枣，益气补虚。

※【现代药理学研究及内分泌科临床应用】

本方具有温中补虚、降逆止呕之功。现代药理学研究表明，本方具有降血压、抗胃溃疡、镇痛、止泻、抗抑郁、调节免疫等作用。现代常用于治疗糖尿病胃轻瘫、原发性高血压等内分泌疾病属于肝胃虚寒证者。

1. 现代药理学研究

（1）降血压作用：加味吴茱萸汤可以降低高血压大鼠模型细胞间黏附分子-1（ICAM-1）和内皮缩血管肽-1（ET-1）高水平，升高一氧化氮和内皮型一氧化氮合成酶（eNOS）水平，故有明显的降血压效果。

（2）抗胃溃疡作用：吴茱萸汤在治疗胃溃疡方面表现出显著效果。它能有效降低醋酸诱导的大鼠溃疡指数，并显著提升血浆中6-酮-前列腺素（6-keto-PGF1A）的含量。这种作用可能与其促进6-keto-PGF1A释放、增强胃黏膜的防御能力及促进胃黏膜修复相关。

（3）镇痛作用：吴茱萸汤对偏头痛具有显著的预防和治疗作用。在偏头痛模型大鼠中，它能有效缩短耳红消失时间，减少挠头行为。其作用机制可能涉及降低血浆中降钙素基因相关肽（CGRP）和P物质的含量，从而抑制神经源性血管扩张和血浆蛋白外渗。

（4）止泻作用：吴茱萸汤可能通过抑制肠运动、解除肠痉挛、促进肠吸收有关，对生大黄冷浸液灌胃引起的小鼠泄泻有明显的止泻作用。

（5）抗抑郁作用：吴茱萸汤能显著缩短小鼠悬尾和强迫游泳的不动时间，拮抗利血平所致的体温下降、眼睑下垂和僵直状态，表明其具有一定的抗抑郁作用且无明显的中枢兴奋作用。

（6）调节免疫：吴茱萸汤能增强小鼠的免疫反应，提高单核巨噬细胞的吞噬活性，促进体力恢复。此外，它还能提升小鼠的胸腺和脾脏重量，有增强免疫功能的作用。

2. 内分泌科临床应用

（1）糖尿病胃轻瘫：吴茱萸汤加减方治疗 2 型糖尿病胃轻瘫患者，与单纯使用多潘立酮的对照组相比，吴茱萸汤加减方治疗组的总有效率更高且半年随访期间复发率较低。

（2）原发性高血压：在对原发性高血压患者的研究中，吴茱萸汤组的总有效率达91.40%，优于使用替米沙坦对照组的77.14%且未观察到严重不良反应，表明其对治疗原发性高血压具有潜在的临床价值。

【参考文献】

［1］ 张仲景.伤寒论［M］.北京：中国中医药出版社，2009..

［2］ 吴浩杰，周瑞堂，倪宁.加味吴茱萸汤对高糖高脂及饮酒致大鼠高血压和血管内皮功能的影响［J］.实验动物与比较医学，2020，40（5）：410-414.

［3］ 李冀，柴剑波，赵伟国.吴茱萸汤对醋酸涂抹型胃溃疡大鼠溃疡指数及血浆 6-Keto-PGF1α 含量的影响［J］.辽宁中医杂志，2008，No.369（2）：179-180.

［4］ 唐莹，曹姣仙，王海颖，等.经方吴茱萸汤对偏头痛模型大鼠的预防性治疗作用研究［J］.中国中医药科技，2020，27（6）：866-869.

［5］ 唐映红，窦昌贵.吴茱萸汤温脾止泻作用的实验研究［J］.中药药理与临床，1990，6（1）：6-9.

［6］ 胡静娜，马卫成，徐锦龙.吴茱萸汤对小鼠行为绝望模型和利血平模型的影响［J］.中药材，2015，38（8）：1718-1720.

［7］ 唐映红，窦昌贵.吴茱萸汤治疗脾虚证的实验研究［J］.辽宁中医杂志，1990，14（10）：43.

［8］ 戴广法.吴茱萸汤加减治疗 2 型糖尿病胃轻瘫 75 例观察［J］.实用中医药杂志，2007，No.177（10）：621.

［9］ 吴禄茵.朱章志教授从"首辨阴阳，再辨六经"论治甲状腺功能亢进症［J］.河北中医，2019，05：653-656.

［10］徐敏，陈龙，王文华.吴茱萸汤加减治疗厥阴头痛的疗效观察与机制分析［J］.中国实用

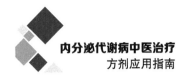

医药，2020，15（14）：164-166.

［11］李争红．吴茱萸汤治疗原发性高血压随机平行对照研究［J］．实用中医内科杂志，2016，30（3）：30-32.

111. 五苓散——《伤寒论》

【方歌】五苓散治太阳腑，白术泽泻猪苓茯；

　　　　桂枝化气兼解表，小便通利水饮除。

【出处原文】"太阳病，发汗后，大汗出，胃中干，烦躁不得眠，欲得饮水者，少少与饮之，令胃气和则愈。若脉浮，小便不利，微热消渴者，五苓散主之；中风发热，六七日不解而烦，有表里证，渴欲饮水，水入则吐者，名曰水逆，五苓散主之。"（《伤寒论》）

【组成】猪苓、茯苓、白术、泽泻、桂枝。

【功效】利水渗湿，温阳化气。

【主治】膀胱气化不利之蓄水证。症见小便不利，头痛微热，烦渴欲饮，甚则水入即吐；或脐下动悸，吐涎沫而头目眩晕；或短气而咳；或水肿、泄泻。舌苔白，脉浮或浮数。

【方解】此为太阳、太阴合病之方。太阳变证，汗不得法，邪陷于内，至化气不利，客水停留，真水不布，以至太阳蓄水、痰饮、水湿内停证，而见小便频数或小便不利，伴或不伴口渴之症。此为太阳太阴合病，故以五苓散利水渗湿，温阳化气。方中重用泽泻为君药，以其甘淡，直趋州都，助膀胱分化所藏津液之清浊，使清浊两路各行其道；臣药以茯苓、猪苓之淡渗，增强其利水渗湿之力。茯苓培太阴中土使清升浊降，又防邪水侮土，合桂枝则温通化气之力著，恢复气机升降，使邪水去，真水布。太阳之腑主气者为膀胱，从气者为小肠，白术、茯苓、桂枝皆可针对小肠主液失司的病变，通利水道，白术健脾以运化水湿。诸药相伍，甘淡渗利为主，佐以温阳化气，使水湿之邪从小便而去。

【加减及衍化方】

（1）加减：若水肿兼有表证者，可与越婢汤合用；水湿壅盛者，可与五皮散合用；泄泻偏于热者，须去桂枝，可加车前子、木通以利水清热。

（2）衍化方一：四苓散。（《丹溪心法》）

◆ 组成：白术、茯苓、猪苓、泽泻、桂枝。

◆ 功效：淡渗利水。

◆ 主治：脾胃虚弱，水湿内停证。小便赤少，大便溏泄。

（3）衍化方二：茵陈五苓散。（《金匮要略》）

◆ 组成：茵陈蒿、猪苓、茯苓、白术、泽泻、桂枝。

◆ 功效：利湿退黄。

◆ 主治：湿热黄疸，湿重于热，小便不利者。

◎ 鉴别要点：四苓散、五苓散、茵陈五苓散三方均可以治疗水湿内停证。四苓散即五苓散去桂枝，功专淡渗利水，主治水湿内停，小便不利诸证；茵陈五苓散即五苓散与倍量的茵陈相合而成，具有利湿清热退黄之功，适用于黄疸湿多热少、小便不利之证。

※【现代药理学研究及内分泌科临床应用】

本方具有利水渗湿、温阳化气之功。现代药理学研究表明，本方具有保护肾脏、改善胰岛素抵抗、利尿等作用。现代常用于治疗糖尿病肾病水肿、肥胖2型糖尿病、糖尿病神经源性膀胱、高脂血症、痛风及高尿酸血症、多囊卵巢综合征等内分泌疾病属膀胱气化不利之脾胃虚弱、水湿内停证者。

1. 现代药理学研究

（1）保护肾脏：2型糖尿病模型（db/db）小鼠服用五苓散8周后，与未经治疗的模型小鼠比较，其体质量指数、甘油三酯、总胆固醇、低密度脂蛋白水平明显下降，肌酐清除率、尿蛋白、尿素氮水平明显得到改善，TGF-β、Smad 2 /4等随时间延长而降低，胰岛素抵抗导致糖尿病相关的肾小球硬化得到显著改善。

（2）改善胰岛素抵抗：五苓散各剂量组均能够显著降低2型糖尿病模型小鼠的体质量指数、腹围，改善肝脏脂肪变性，降低脂肪含量、脂肪细胞体积和数目、血糖、血脂、空腹胰岛素、胰岛素抵抗指数，升高胰岛素敏感指数，可改善小鼠胰岛素抵抗。

（3）利尿：五苓散具有利用作用，并且有长时效性，利尿机制可能与下调水通道蛋白（AQP1）及 AQP1mRNA 表达水平有关。

2. 内分泌科临床应用

（1）糖尿病肾病水肿：五苓散合升降散加味方治疗2型糖尿病肾病水肿患者，与单纯常规西药治疗的对照组相比，五苓散合升降散加味方治疗组的有效率更高，且治

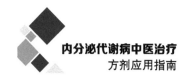
疗后水肿积分明显下降。结果表明，五苓散合升降散加味方辅助治疗糖尿病肾病水肿具有显著疗效。

（2）肥胖2型糖尿病：五苓散加减方应用于肥胖型2型糖尿病患者的治疗，与单纯采取常规西药治疗的西医组相比，常规西药加上五苓散加减方治疗的中西医组在临床疗效、血糖控制、体重指标等方面均显示出更优的效果。

（3）糖尿病神经源性膀胱：五苓散加味方应用于糖尿病神经源性膀胱患者的治疗，与单纯应用维生素B族的对照组相比，五苓散加味方治疗组的总有效率更高。五苓散加味方治疗糖尿病神经源性膀胱的效果优于对照组的常规治疗。

（4）高脂血症：五苓散加减联合中医治疗痰湿内阻型高脂血症，可提高临床疗效，改善患者体重，减轻肥胖程度。

（5）痛风及高尿酸血症：五苓散加味治疗高尿酸血症，总有效率达84.4%，可显著降低患者尿酸水平，控制关节疼痛等不适症状的发作，具有良好的效果。

（6）多囊卵巢综合征：加味五苓散联合二甲双胍治疗肾虚痰瘀型多囊卵巢综合征疗效显著，可有效改善患者临床症状，并可改善患者胰岛素抵抗及子宫内膜容受性。

【参考文献】

［1］ 张仲景.《金匮要略》［M］.北京：人民卫生出版社，2005.

［2］ 张仲景.《伤寒论》［M］.北京：中国中医药出版社，2009.

［3］ YOON JJ, LEE YJ, KANG DG, LEE HS. Protective role of oryeongsan against renal inflammation and glomerulosclerosis in db/db mice［J］. Am J Chin Med, 2014；42（6）：1431－1452.

［4］ 杨洋，王丹，杨楚枫等. 五苓散对高脂膳食诱导小鼠胰岛素抵抗的影响［J］. 中国中医药信息杂志，2015，22（3）：73－76.

［5］ 苟玉东. 五苓散对水负荷大鼠利尿作用及与水通道蛋白－1相关性的初步研究［D］.黑龙江中医药大学，2018.

［6］ 李春娟，徐太生，冯占荣，等.仲景五苓散法对实验性代谢综合征大鼠高血压的影响［J］.吉林中医药，2007，27（5）：56.

［7］ 来媛媛，乔丹霞，庞鹤五苓散合升降散加味辅助治疗糖尿病肾病水肿临床疗效观察［J］.中国社区医师，2019，35（15）：94.

［8］ 陈青梅.五苓散加减治疗肥胖型2型糖尿病的效果观察［J］.中外医学研究，2019，17（12）：34－35.

［9］ 尚祥岭.五苓散治疗糖尿病神经源性膀胱临床价值探析［J］.中医临床研究，2015，7（31）：64－65.

［10］赵红杰．五苓散加减联合中医治疗痰湿内阻型高脂血症的临床分析［J］．当代医学，2020，35：139-140.

［11］王玉明，张云云．五苓散加味治疗高尿酸血症临床观察［J］．北京中医，2003，01：19.

［12］张丽丽，于迎新，白珍珍，等．加味五苓散联合二甲双胍治疗肾虚痰瘀型多囊卵巢综合征［J］．中医学报，2020，07：1538-1542.

112.五味消毒饮★──《医宗金鉴》

【方歌】五味消毒疗诸疗，银花野菊蒲公英；

　　　　紫花地丁天葵子，煎加酒服发汗灵。

【出处原文】"毒势不尽，憎寒壮热仍作者，宜服五味消毒饮，评之……金银花三钱，野菊花、蒲公英、紫花地丁、紫背天葵子各一钱二分。水煎，加无灰酒半盅，再滚二三沸时，热服。渣如法再煎服。被盖出汗为度。"（《医宗金鉴》）

【组成】金银花、野菊花、蒲公英、紫花地丁、紫背天葵子。

【功效】清热解毒，消散疔疮。

【主治】热毒壅滞，疔疮初起。症见发热恶寒，疮形如粟、坚硬根深、状如铁钉，以及痈疡疖肿、红肿热痛，舌红苔黄，脉数。

【方解】此为手太阴、足阳明之方。此证为热毒壅滞于肌肤，脏腑功能及气血津液均未受损，属于太阴、阳明经络局部病变，故以五味消毒饮清热解毒、消散疔疮、清除经络，以及清利太阴阳明经湿热邪浊、瘀阻所产生之热毒，使经络气血瘀阻得以消除。方中金银花味甘性寒，气味芳香，入肺胃，解上焦热毒，又可解血分热毒，为治阳性疮疡之要药；野菊花辛开苦降，性微寒，入肝经，清肝胆之火、解中焦之热，可清气分热结，消肿止痛力强；蒲公英、紫花地丁均具清热解毒之功，为治痈疮疔毒之要药，蒲公英利水通淋、泻下焦湿热，与紫花地丁相配，可清血分之热结；紫背天葵子能入三焦，除三焦之火。五药合用，气血同清，三焦同治，上开、中清、下利，散三焦热结，利湿消肿。

【加减及衍化方】

（1）加减：热重者，可加黄连、连翘之类清泄热毒；血热毒盛者，加赤芍、牡丹皮、生地黄等，以凉血解毒；积液多、炎症包块大者，加败酱草、红藤；腹痛甚者，

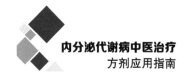
加赤芍、牡丹皮、红花、乳香、没药；体质弱或内分泌失调者，加茯苓、生地黄；有尿频、尿痛、尿急症状者，加滑石。

（2）衍化方：仙方活命饮。（《校注妇人良方》）

◆ 组成：白芷、浙贝母、防风、赤芍、当归尾、甘草、皂角刺、穿山甲（代）、天花粉、乳香、没药、金银花、陈皮。

◆ 功效：清热解毒，消肿散结，活血止痛。

◆ 主治：阳证痈疡肿毒初起。症见红肿焮痛或身热凛寒，苔薄白或黄，脉数有力。

◎ 鉴别要点：五味消毒饮与仙方活命饮同具清热解毒之功，但仙方活命饮以消散活血为主，兼以清热解毒；五味消毒饮是以清热解毒为主，侧重消散疔毒，是为两方不同之点。

※【现代药理学研究及内分泌科临床应用】

本方具有清热解毒、消散疔疮之功。现代药理学研究表明，本方具有抗炎、抗菌、抗肿瘤、增强免疫功能等作用。现代常用于治疗糖尿病合并尿路感染、糖尿病足、糖尿病周围神经炎等内分泌疾病属热毒壅滞证者。

1. 现代药理学研究

（1）抗炎作用：五味消毒饮在抗炎方面效果显著。它能有效抑制脂多糖诱导的大鼠肾系膜细胞中 NF-κB 信号通路的激活，具体表现为抑制 IKKβ 与 IκBα 的磷酸化及 p65 的核内转移。这一作用机制主要与其对 NF-κB 信号通路的抑制作用相关，从而减轻肾系膜细胞的炎症损伤。

（2）抗菌：五味消毒饮与甲氧苄啶（TMP）联用后，抗菌效果显著增强，尤其对金黄色葡萄球菌和水弧菌，效果可提升 64 倍；对其他如大肠埃希菌、志贺氏痢疾杆菌、伤寒杆菌也显著增强。

（3）抗肿瘤：五味消毒饮能减少人皮肤鳞状细胞癌 A431 细胞中的 Bcl-2 表达，同时促进 Bax 蛋白的表达，从而抑制癌细胞的增殖并促进其凋亡。

（4）增强免疫：五味消毒饮可明显增加小鼠溶血空斑均值、淋转率、巨噬细胞吞噬率和吞噬指数，提高巨噬细胞的 Yc-花环形成率和肠道菌群菌数，从而增强免疫功能。

2. 内分泌科临床应用

（1）糖尿病合并尿路感染：新八正散合五味消毒饮在 2 型糖尿病合并尿路感染患者的治疗中应用，与单纯常规抗尿路感染治疗的对照组相比，新八正散合五味消毒饮治疗组的临床有效率更高。

（2）糖尿病足：五味消毒饮对糖尿病足患者外周血及局部具有显著的免疫下调作用，该作用可能是通过抗炎实现的。

（3）糖尿病周围神经炎：五味消毒饮合血府逐瘀汤在糖尿病周围神经炎患者的治疗中应用，与单纯使用盐酸丁咯地尔注射液治疗的对照组相比，血府逐瘀汤合五味消毒饮治疗组的总有效率略高，显示了较为显著的疗效。该治疗方法对糖尿病周围神经炎的改善有积极作用。

【参考文献】

［1］ 张仲景.《金匮要略》［M］.北京：人民卫生出版社，2005.
［2］ 张仲景.《伤寒论》［M］.北京：中国中医药出版社，2009.
［3］ 张禹，王广伟，王新爱，等.五味消毒饮对脂多糖诱导大鼠肾系膜细胞 NF-κB 信号通路的影响［J］.中国实验方剂学杂志，2022，28（9）：16-22.
［4］ 常明向，高虹，吴梅梅.五味消毒饮与 TMP 联用抗菌作用研究［J］.中药药理与临床，2001，17（6）：10-11.
［5］ 谭文英.五味消毒饮抑制人皮肤鳞状细胞癌 A431 细胞增殖及促凋亡作用研究［J］.中医学报，2018，33（1）：5-9，14.
［6］ 王志龙.五味消毒饮对小鼠免疫功能的影响［J］.牡丹江医学院学报，2010，31（3）：57-59.
［7］ 杨传经.新八正散合五味消毒饮治疗糖尿病合并泌尿系感染 28 例报道［J］.贵阳中医学院学报，2015，37（4）：41-42.
［8］ 黎丽，余畅.五味消毒饮对糖尿病足患者免疫功能的影响［J］.中西医结合心脑血管病杂志，2012，10（4）：508-509.
［9］ 王啸，郑欣，喇万英，等.血府逐瘀汤合五味消毒饮治疗糖尿病周围神经炎临床观察［J］.河北中医，2006（12）：893-894.

113.犀角地黄汤——《备急千金要方》

【方歌】犀角地黄芍药丹，血升胃热火邪干；

斑黄阳毒皆堪治，或益柴芩总伐肝。

【出处原文】"治伤寒及温病应发汗而不汗之内蓄血及鼻衄、吐血不尽，内余瘀血，

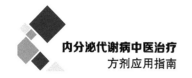

大便黑、面黄，消瘀血方。犀角（一两）、生地黄（八两）、芍药（三两）、牡丹皮（二两）。上四味，㕮咀，以水九升煮取三升，分三服。喜妄如狂者加大黄二两，黄芩三两。其人脉大来迟，腹不满自言满者，为无热，但根据方不须有所增加。"（《备急千金要方》）

【组成】芍药、生地黄、牡丹皮、犀角（水牛角代）。

【功效】清热解毒，凉血散瘀。

【主治】伤寒胃火热盛，吐血衄血，咯血便血，蓄血如狂，漱水不欲咽及阳毒发斑。

【方解】此为足阳明、太阴之方。此证足太阴所主，血属阴本静，因诸经火逼，遂不安。其位而妄行，脾不裹血，越而上行，热毒炽盛于血分，扰乱心神，则身热谵语；热毒迫血妄行，破损脉络，上出于口鼻而见吐血或衄血，下出于二便而见便血或尿血，外溢于肌肤而见斑色紫黑等出血诸证。本证乃热毒深入血分、动血耗血所致，故以犀角地黄汤解胃热而清心火，和阴血而泻肝火，凉血而滋阴水。方用苦咸寒之犀角（现用水牛角代）为君药，直入血分，凉血清心而解热毒，使热清毒解血宁。臣药以甘苦寒之生地黄，清热凉血养阴，既助君药清热凉血，又复已失之阴血。君臣相伍，以清为主，兼以补固。芍药、牡丹皮为佐，清热凉血、活血散瘀，可收化斑之功。四药相配，共成清热解毒、凉血散瘀之剂。

【加减及衍化方】

（1）加减：见蓄血、喜忘如狂者，加大黄、黄芩以清热逐瘀；见热甚而神昏者，合紫雪丹或安宫牛黄丸，以加强清热开窍之作用；因郁怒而夹肝火者，加柴胡、黄芩、栀子以清肝解郁；心火炽盛者，加栀子、黄连以加强清心泻火之作用；血热妄行，吐血、鼻出血者，加白茅根、侧柏叶、墨旱莲以凉血止血；大便出血，加地榆、槐花以清肠止血；尿血者，加白茅根、小蓟，以利尿止血。

（2）衍化方一：神犀丹。（《温热经纬》）

◆ 组成：犀角（水牛角代替）、石菖蒲、黄芩、生地黄、金银花、金汁、连翘、板蓝根、香豉、玄参、天花粉、紫草。

◆ 功效：清热开窍，凉血解毒。

◆ 主治：温热暑疫、邪入营分证。高热谵语，斑疹色紫，口咽糜烂，目赤烦躁，舌绛紫。

（3）衍化方二：化斑汤。（《类证活人书》）

◆ 组成：石膏、知母、生甘草、玄参、犀角（水牛角代替）、白粳米。

◆ 功效：清气凉血。

◆ 主治：气血两燔之发斑。发热或身热夜甚；外透斑疹，色赤，口渴或不渴，脉数。

◎ 鉴别要点：犀角地黄汤、神犀丹、化斑汤同具清热凉血之功。不同点在于：犀角地黄汤用治温热病热毒深陷于血分的血分热盛证，故用大剂咸寒以凉血为主，并用清热、散瘀之品，以使热清血宁；神犀丹用治邪入营血、热深毒重证，故以清热解毒为主，并用凉血、开窍之品，以使毒解神清；化斑汤用治气分热炽而血热又起、气血两燔之证，故以清气生津药与凉血解毒药相配，两清气血，使邪热退则血自止，而斑可化。

※【现代药理学研究及内分泌科临床应用】

本方具有清热解毒、凉血散瘀之功。现代药理学研究表明，本方具有解热、改善微循环、抗过敏及变态反应、抑制微血管内皮细胞侵袭、抑制线粒体凋亡等作用。现代常用于治疗糖尿病皮肤瘙痒、糖尿病足、痤疮等内分泌疾病属血分热盛证者。

1.现代药理学研究

（1）解热：犀角地黄汤能有效降低家兔发热模型的体温，效果与阿司匹林相似，持续时间超过 6 小时。

（2）改善微循环：犀角地黄汤改善了因内毒素引起的家兔全身性施瓦茨曼反应，提升微循环血液流态，降低红细胞聚集，减少血管痉挛和周围渗出。

（3）抗变态反应：犀角地黄汤在迟发型变态反应皮炎的小鼠模型中能轻微缓解耳肿胀。高剂量犀角地黄汤对小鼠脾指数增高和血清中干扰素增高有显著抑制作用。

（4）抑制微血管内皮细胞侵袭：加味犀角地黄汤在治疗类风湿关节炎方面效果显著。它能通过抑制 VEGF、Ang1、TGF–β 等促血管生成因子表达，以及降低 MMP–2、MMP–9 蛋白的水平，有效控制人血管微内皮细胞的侵袭，从而达到治疗类风湿关节炎的目的。

（5）抑制线粒体凋亡：在免疫性骨髓衰竭模型小鼠上的应用中，犀角地黄汤能显著减轻巨核细胞和血小板的结构损伤，提高血小板计数。它通过调节线粒体膜电位、细胞色素 C、磷脂酰丝氨酸、钙离子等凋亡标志物的变化，抑制血小板的凋亡。

2.内分泌科临床应用

（1）糖尿病皮肤瘙痒：犀角地黄汤加味方在糖尿病皮肤瘙痒患者的治疗中应用。与西药对照组相比，犀角地黄汤加味方治疗组的总有效率达到100%，明显高于对照组

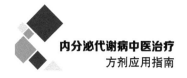

的 68.8%。

（2）糖尿病足：犀角地黄汤在糖尿病足患者的治疗中应用。与常规中药汤药安慰剂联合创面清洗治疗的常规组相比，犀角地黄汤联合创面清洗治疗的观察组在创面愈合时间、愈合率及足背动脉内径和血管收缩期峰值流速方面表现更佳。此外，治疗后观察组 VEGF 表达水平高于常规组。

（3）痤疮：犀角地黄汤合四妙汤加减方在痤疮患者的治疗中应用。与间断口服阿奇霉素并外用异维 A 酸红霉素凝胶的西药治疗组相比，中药治疗组在治疗 2 度和 3 度寻常痤疮的有效率均显著提高。犀角地黄汤合四妙汤加减方能够有效改善痤疮临床症状，具有显著的临床疗效。

【参考文献】

［1］ 李冀，连建伟. 方剂学［M］.4 版. 北京：中国中医药出版社，2016.

［2］ 许俊杰，孟庆棣. 古典解热方对家兔体温的影响［J］.中药通报，1986，11（1）：51.

［3］ 张艳萍，杨芙蓉，施昌年，等. 球结膜微循环观察牛角地黄汤治疗家兔 DIC 模型的效果［J］.微循环学杂志，1992，2（1）：12.

［4］ 张云壁，瞿幸，任映，等. 犀角（水牛角）地黄汤对急性皮炎及变态反应性皮炎动物模型作用的实验研究［J］.中国实验方剂学杂志，2008，14（3）：61.

［5］ 高峰，滕凤猛，王佳，等. 加味犀角地黄汤对人微血管内皮细胞侵袭的影响及其作用机制研究［J］.吉林中医药，2017，37（5）：501-504.

［6］ 李香斌，连金饶，林娜，等. 类风湿关节炎滑膜血管生成和血管翳［J］.医学综述，2010，16（1）：7-9.

［7］ 夏乐敏，崔乐乐，姜一陵，等. 犀角地黄汤通过线粒体途径抑制免疫性骨髓衰竭血小板凋亡的实验研究［J］.江苏中医药，2017，49（4）：74-77.

［8］ 瞿伟，陆雨林. 犀角地黄汤加味治疗糖尿病皮肤瘙痒症 45 例［J］.实用中医药杂志，2002，9：10.

［9］ 冷红尘，王湾. 犀角地黄汤联合创面清洗治疗糖尿病足的临床疗效[J].临床合理用药杂志，2021，14（3）：142-143.

［10］ 乔黎焱，范彩文，张瑾，等. 犀角地黄汤合四妙汤治疗痤疮临床观察［J］.陕西中医，2016，37（11）：1469-1470.

114.仙方活命饮——《校注妇人良方》

【方歌】仙方活命金银花，防芷归陈草芍加；

　　　　贝母天花兼乳没，穿山皂刺酒煎佳。

【出处原文】"治一切疮疡，未成者即散，已成者即溃，又止痛消毒之良剂也。"(《校注妇人良方》)

【组成】白芷、浙贝母、防风、赤芍、当归尾、甘草、皂角刺、穿山甲（代）、天花粉、乳香、没药、金银花、陈皮。

【功效】清热解毒，消肿散结，活血止痛。

【主治】阳证痈疡肿毒初起。红肿焮痛，或身热凛寒，苔薄白或黄，脉数有力。

【方解】此为足阳明、足厥阴之方。方中金银花清热解毒，消痈散结；防风、白芷祛风除湿，排脓消肿；当归尾、赤芍、乳香、没药活血散瘀，消肿止痛；浙贝母、天花粉、陈皮清化痰热以散结消肿；穿山甲（代）、皂角刺溃脓消肿；甘草清热解毒。诸药合用使热清、瘀化、痰消，则痈肿可消。

【加减及衍化方】

1.加减：红肿疼痛明显，热毒重者，可加蒲公英、连翘、紫花地丁、野菊花等加强清热解毒之力；便秘者，加大黄泻热通便；血热盛者加牡丹皮凉血；气虚者加黄芪补气。

2.衍化方：四妙勇安汤。(《验方新编》)

◆ 组成：金银花、玄参、当归、甘草。

◆ 功效：清热解毒，活血止痛。

◆ 主治：热毒炽盛之脱疽。

◎ 鉴别要点：仙方活命饮、四妙勇安汤均为阳证疮疡的常用方，均有清热解毒之功。仙方活命饮为痈肿初起的要方，除清热解毒之外，还配伍疏风、活血、软坚、散结之品，功能清热解毒，消肿溃坚，活血止痛；四妙勇安汤主治脱疽之热毒炽盛者，药少量大力专，且须连续服用。

※【现代药理研究及内分泌科临床应用】

本方具有清热解毒、疏风散邪之功。现代药理学研究表明本方具有抗痤疮、抗炎

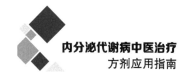
及增强免疫、抗炎及解热、抑菌等作用。现代常用于治疗糖尿病足、2型糖尿病合并痛风、糖尿病合并皮肤病变等内分泌疾病之阳证而体实的各种疮疡肿毒者。

1. 现代药理研究

（1）抗痤疮：仙方活命饮凝胶显著改善了痤疮动物模型的皮肤病变，减轻兔耳毛囊脂质栓塞和皮脂腺增生。研究表明，该药物通过降低p38蛋白激酶和TNF-α蛋白的表达，从而发挥作用。

（2）抗炎及增强免疫功能：仙方活命饮对金黄色葡萄球菌显示抑制作用，降低毛细血管通透性，减少肉芽组织增生和炎症渗出。此外，它还能促进炎症消退，增强巨噬细胞的吞噬功能，提高机体免疫力。

（3）抗炎及解热：仙方活命饮可显著抑制健康大鼠的足趾肿胀和棉球肉芽肿，同时有效降低蛋白胨引起的发热。

（4）抑菌：仙方活命饮在体外对粪肠球菌和金黄色葡萄球菌表现出抑菌作用，其组成药材也各自具有抗菌效果。该方剂可能通过增强机体免疫力和改善局部环境来达到治疗效果。

2. 内分泌科临床应用

（1）糖尿病足：仙方活命饮加减方在糖尿病足患者的治疗中应用，与单纯常规西医治疗的参照组相比，仙方活命饮加减方治疗组的临床总有效率显著更高。仙方活命饮加减方能有效改善糖尿病足患者的临床症状、改善足背动脉血流，减轻炎性反应，临床效果显著，且不良反应较少。

（2）2型糖尿病合并痛风：仙方活命饮加减配合加味金黄散外敷方在2型糖尿病合并痛风急性发作患者的治疗中应用，与对照组相比，研究组在治疗效果、主要症状积分、疼痛评分、血清炎性因子水平、血糖水平、生活质量等方面均表现更佳。

（3）糖尿病合并皮肤病变：仙方活命饮加减方治疗糖尿病合并皮肤病变具有较好的疗效，能够有效改善皮肤痒痛等不适症状。皮肤溃破而脓血淋漓者可加黄芪、桔梗、三七、熟地黄；斑、疹、疮、疖呈散在性发者，可加玄参去浮游之火。

【参考文献】

［1］ 邓中甲主编.方剂学[M].上海：上海科学技术出版社，2008.06.

［2］ 常中满.仙方活命饮精减方凝胶的研制及其抗痤疮作用研究[D].西北大学，2021.

［3］ 辛勤，司端运，戴伟娟，等.仙方活命饮的抗炎及解热作用研究[J].济宁医学院学报，

2002，01：37-38.

［4］ 李建平，成玉明，王桂霞，等 . 仙方活命饮体外抑菌实验研究 [J]. 中国实验方剂学杂志，
2003，9（6）：61.

［5］ 刘海芳，鲍惠君，田娜 . 仙方活命饮加减方治疗糖尿病足的临床观察 [J]. 中国民间疗法，
2022，30（10）：59-61.

［6］ 陈煜宇，赵钟文，张志明，等 . 仙方活命饮加减配合加味金黄散外敷治疗 2 型糖尿病合
并痛风急性发作的疗效观察 [J]. 糖尿病新世界，2021，24（16）：77-80.

［7］ 王首帆，赵发勤 . 仙方活命饮加减治疗糖尿病并皮肤病变 21 例临床观察 [J]. 中医临床研究，
2013，5（15）：58-59.

115. 消风散——《外科正宗》

【方歌】消风散内有荆防，蝉蜕胡麻苦参苍；

知膏蒡通归地草，风疹湿疹服之康。

【出处原文】"治风湿浸淫血脉，致生疥疮，瘙痒不绝，及大人小儿风热瘾疹，遍身云片斑点，乍有乍无并效。"（《外科正宗》）

【组成】当归、生地黄、防风、蝉蜕、知母、苦参、胡麻仁、荆芥、苍术、牛蒡子、石膏、甘草、木通。

【功效】疏风养血，清热除湿。

【主治】风疹，湿疹。症见皮肤疹出色红或遍身云片斑点，瘙痒，抓破后渗出津水，苔白或黄，脉浮数。

【方解】此为足太阳、手太阳之方。风邪羁留腠理，外不得疏、内不得泄，影响津气运行，气郁湿阻，攻于皮肤，即呈风丹；湿郁腠理，即呈瘾疹；客于血络，即呈瘙痒；风湿郁于肤表，卫气为其所痹，即呈顽麻；上攻颠顶，闭阻清空，即呈头昏、目眩、鼻塞、耳鸣。此证是风中腠理、气郁津凝、膜络挛急病变，故以消风散疏风养血、清热除湿，使风邪无留壅。方中荆芥、防风为君药，荆芥味辛性温，善去血中之风；防风，能发表祛风、胜湿，长于祛一切风，二药相伍，疏风以止痒。苦参、苍术为臣药，苦参性寒，善清热燥湿、止痒；苍术燥湿、辟秽、发汗、健脾，两者相配，燥性尤强，既燥湿止痒，又散风除热。佐以牛蒡子疏散风热、透疹、解毒；蝉蜕散风热、透疹，此二味不仅可增荆芥、防风祛风之力，更能疏散风热透疹。石膏、知母清

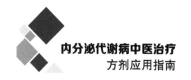

热泻火，木通利湿热，胡麻仁、生地黄、当归滋阴养血润燥，且生地黄善清血中之热，与清气分热之石膏、知母共除内热；当归兼可活血，有"治风先行血，血行风自灭"之理。甘草清热解毒，又可调和诸药，用为佐使。诸药合用，于祛风之中伍以除湿、清热、养血之品，使风邪去、湿热除、血脉和，则瘙痒自止。

【加减及衍化方】

（1）加减：风热偏盛而身热、口渴者，加金银花、连翘以疏风清热解毒；湿热偏盛、胸脘痞满、身重乏力、舌苔黄厚而腻者，加加地肤子、车前子、栀子等以清热利湿；血分热甚、五心烦热、舌红或绛者，加赤芍、牡丹皮、紫草以清热凉血。

（2）衍化方：防风通圣散。（《宣明论方》）

◆ 组成：防风、大黄、芒硝、荆芥、麻黄、栀子、芍药、连翘、甘草、桔梗、川芎、当归、石膏、滑石、薄荷、黄芩、白术。

◆ 功效：发汗达表，疏风退热。

◆ 主治：表里俱实证。症见憎寒壮热无汗，口苦咽干，二便秘涩，舌苔黄腻，脉数。

◎ 鉴别要点：防风通圣散与消风散均有疏风清热止痒之功，可治风热隐疹瘙痒。防风通圣散疏风解表、清热通里并用，主治风热壅盛、表里俱实之隐疹瘙痒；消风散疏散风邪、清热祛湿、养血活血同用，善治风疹、湿疹。

※【现代药理学研究及内分泌科临床应用】

本方具有疏风养血、清热除湿之功。现代药理学研究表明，本方具有抗炎、调控表皮通透屏障功能、调节免疫、抗变态反应、抗过敏、止痒等作用。现代常用于治疗糖尿病皮肤瘙痒症、糖尿病合并慢性湿疹等内分泌疾病属风湿或风湿所致皮疹者。

1. 现代药理学研究

（1）抗炎：消风散加减治疗寻常型银屑病血热证患者的银屑病皮损面积及严重程度指数评分、中医症状总积分低于对照组。治疗后观察组血清 CC 趋化因子配体 20、IL-17、TNF-α、VEGF、基质金属蛋白酶 9、转化生长因子-β$_1$等炎症因子水平均低于对照组。

（2）调控表皮通透屏障功能：消风散通过调节"湿热蕴肤型"皮炎-湿疹动物表皮通透屏障功能和免疫功能，抑制促炎因子，提高水通道蛋白在角质形成细胞中的表达而修复表皮屏障功能，改善皮毛微环境状态。

（3）调节免疫：消风散颗粒能有效减少迟发型变态反应小鼠的耳肿胀度、脾和胸腺指数。它还可抑制丝裂原激活的脾 T 淋巴细胞、B 淋巴细胞的增殖，以及 IL-1、IL-2、IL-4 的活性。消风散颗粒主要通过实现免疫抑制。

（4）抗变态反应：消风散对Ⅳ型变态反应小鼠的作用表现在皮肤组织中白细胞介素-10（IL-10）表达的显著增强。尽管其效果不如泼尼松，但统计学分析表明两者效果无显著性差异，消风散具有较强的促进 IL-10 分泌的作用。

（5）止痒：在豚鼠过敏性皮肤病模型中，它能显著减轻动物皮肤损伤，并降低血清中异常升高的 IL-2 活性，有效抑制右旋糖酐诱发的皮肤瘙痒。

2. 内分泌科临床应用

（1）糖尿病皮肤瘙痒症：消风散加减方在糖尿病皮肤瘙痒症患者的治疗中应用。与传统盐酸西替利嗪片治疗相比，展现出更高的有效率。该方剂可有效降低皮肤瘙痒及相关皮肤症状。

（2）糖尿病合并慢性湿疹：降糖活血方合消风散在糖尿病慢性湿疹患者中应用。相比于常规西医的降血糖治疗和外用药，其展示出更佳的疗效。

【参考文献】

[1] 陈实功.外科正宗[M].北京：中国中医药出版社，2012.
[2] 王鹏，刘军麟，符磊，等.凉血消风散对寻常型银屑病血热证患者血清炎性因子及免疫功能的影响[J].中医杂志，2021，62（13）：1144-1149.
[3] 范丽娜，武亦阁，贺乙，等.消风散对湿热蕴肤型表皮通透屏障功能障碍调控机制研究[J].四川中医，2021，39（7）：43-48.
[4] 李国忠，郑咏秋.消风散颗粒免疫调节作用机理研究[J].中国实验方剂学杂志，2004，10（4）：39-42.
[5] 梁秀宇，关洪全.消风散对Ⅳ型变态反应中白细胞介素-10的影响[J].中国实验方剂学杂志，2007，13（2）：70-71.
[6] 郑咏秋，戴敏，陈光亮，等.消风散颗粒抗过敏作用及其机制研究[J].中国实验方剂学杂志，2002，8（6）：26-28.
[7] 韩松林，李世云.消风散加减治疗糖尿病皮肤瘙痒症临床观察[J].实用中医药杂志，2019，35（11）：1301-1302.
[8] 陶睿，于书香，陆尤，等.降糖活血方合消风散治疗糖尿病慢性湿疹临床研究[J].中国中医药信息杂志，2020，27（6）：34-37.

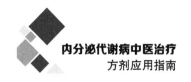

116. 消渴方★——《丹溪心法》

【方歌】消渴方中花粉连，藕汁地汁牛乳研；

或加姜蜜为膏服，泻火生津益血痊。

【出处原文】"黄连末、天花粉末、人乳汁（又云牛乳）、藕汁、生地黄汁、上后二味汁为膏，入前三味搜和，佐以姜汁和蜜为膏。徐徐留舌上，以白汤少许送下。能食者，加软石膏、栝蒌根。"（《丹溪心法》）

【组成】黄连、天花粉、人乳汁（或牛乳）、藕汁、生地黄汁、生姜汁、蜂蜜。

【功效】清热生津，滋阴补血。

【主治】消渴胃热，口干引饮，消谷善饥，舌红苔燥，脉细弦。

【方解】此为手足太阴、阳明之方。二阳结谓之消，二阳者阳明也，手阳明大肠经主津，病消，则目黄口干，是津不足也；足阳明胃经主血热，则消谷善饥，是血中伏火、血不足也；此为心移热于肺，传为"鬲消"，故以消渴方清热生津、滋阴补血。方中黄连、天花粉清泻心火、生津止渴，是治疗消渴证的要药；生地黄汁、藕汁滋润降火，还可生津止渴；人乳汁（或牛乳）养血润燥；生姜汁和胃；蜂蜜益胃生津。合而用之，共奏清热生津、滋阴补血之功，故能使消渴痊愈。

【加减及衍化方】

（1）加减：阴虚津伤较重者，加天冬、麦冬、石斛养阴生津；盗汗者，加地骨皮、胡黄连、牡蛎、浮小麦清热敛汗；咯血、吐血者，加侧柏叶、白及止血；以烦渴引饮为主、多食易饥不甚者，可去黄连加栝蒌润燥生津。

（2）衍化方：玉女煎。（《景岳全书》）

◆ 组成：石膏、熟地黄、知母、麦冬、牛膝。

◆ 功效：清胃热，滋肾阴。

◆ 主治：胃热阴虚证。头痛，牙痛，齿松牙衄，烦热干渴，舌红苔黄而干。亦治消渴、消谷善饥。

◎ 鉴别要点：玉女煎和消渴方都可以治疗消渴证，具有养阴清热之功效。上消多为肺热津伤证，治以清热润肺、生津止渴，方选消渴方；中消多为胃热炽盛证，以清胃泻火、养阴增液，方选玉女煎。

※【现代药理学研究及内分泌科临床应用】

本方具有清热生津、滋阴补血之功。现代药理学研究表明，本方具有保护胰腺，改善胰岛 β 细胞功能、抗氧化应激、改善糖脂代谢等作用。现代常用于治疗 2 型糖尿病、糖尿病下肢动脉粥样硬化、糖尿病肾病等内分泌疾病属胃热阴虚证者。

1. 现代药理学研究

（1）保护胰腺：消渴方能有效降低糖尿病大鼠的多项血液指标，并通过激活 PI3K－Akt 信号通路，显著提升胰腺功能。

（2）改善胰岛 β 细胞：在西医常规干预的基础上，消渴方可通过调节代谢综合征患者的"肠－胰轴"，改善其胰岛 β 细胞的功能，纠正胰岛素抵抗，提高血压、血糖、血脂等项目的达标率，是治疗代谢综合征的有效措施。

（3）抗氧化应激：消渴方能通过抑制糖尿病肾病患者的氧化应激反应，降低其糖尿病肾病氧自由基释放，改善 SIRT1/AMPK 通路，从而实现多环节治疗。

（4）改善糖、脂代谢：消渴方可有效改善 STZ 诱导糖尿病大鼠的体重、血糖和血脂水平，以及改善肝肾功能。它可能通过促进胰岛 β 细胞的再分化和胰岛素分泌，调节糖脂代谢，减轻肝肾损伤。

2. 内分泌科临床应用

（1）糖尿病下肢动脉粥样硬化：消渴方加减在糖尿病下肢动脉粥样硬化患者中应用，显示出比传统西药更优的临床效果。观察组患者的临床总有效率达到 95.00%，显著高于对照组的 80.00%，表明消渴方加减可有效控制机体血糖并改善临床症状。

（2）2 型糖尿病：在 2 型糖尿病患者的研究中，消渴方加减与阿卡波糖联合使用，显示出优于单一阿卡波糖治疗的血糖控制效果。联合治疗组的血糖指标更优，展现出了该治疗方案的显著临床优势。

（3）糖尿病肾病：在 2 型糖尿病肾病患者的研究中，消渴方联合六味地黄汤的治疗效果显著优于单用二甲双胍的治疗效果。该联合方案的总有效率达到 95.24%，可有效降低患者的血糖水平并减轻症状。

【参考文献】

［1］ 邓中甲.方剂学［M］.上海：上海科学技术出版社，2008.

［2］ 刘永生，王金菊.消渴方对 2 型糖尿病大鼠胰腺 PI3K/Akt 信号通路的影响［J］.中药材，

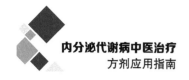

2021，44（3）：697-700.

［3］ 胡伟.消渴方加减治疗热盛伤津证糖尿病下肢动脉粥样硬化性疾病的效果观察［J］.中国现代药物应用，2022，16（8）：164-167.

［4］ 陈学麟，胡剑卓.消渴方对糖尿病大鼠糖脂代谢和肝肾损伤的影响［J］.四川中医，2021，4：50-53.

［5］ 南小利，韦雄.2型糖尿病患者给予阿卡波糖联合消渴方加减治疗的临床效果分析［J］.临床医药文献电子杂志，2020，7（23）：134.

［6］ 姜小杰.消渴方联合六味地黄汤加减治疗早期2型糖尿病的临床效果［J］.中国现代药物应用，2022，16（3）：233-235.

［7］ 罗丹，黄杰，房国伟，等.基于"肠-胰轴"的健脾消渴方对代谢综合征患者胰岛β细胞功能的影响研究［J］.中药新药与临床药理，2022，33（8）：1118-1123.

［8］ 陈焕旭，李锋，李智俐.消渴方治疗糖尿病肾病患者的疗效及其部分机制［J］.世界中医药，2019，14（7）：1723-1727，1732.

117. 逍遥散——《太平惠民和剂局方》

【方歌】逍遥散用当归芍，柴苓术草加姜薄；

肝郁血虚脾气弱，调和肝脾功效卓。

【出处原文】"治血虚劳倦，五心烦热，肢体疼痛，头目昏重，心忪颊赤，口燥咽干，发热盗汗，减食嗜卧，及血热相搏，月水不调，脐腹胀痛，寒热如疟，又疗室女血弱阴虚，荣卫不和，痰嗽潮热，肌体羸瘦，渐成骨蒸。"（《太平惠民和剂局方》）

【组成】甘草、当归、茯苓、白芍、白术、柴胡、生姜、薄荷。

【功效】疏肝解郁，养血健脾。

【主治】肝郁血虚脾弱证。两胁作痛，头痛目眩，口燥咽干，神疲食少或月经不调，脉弦而虚。

【方解】此为足少阳、厥阴之方。七情郁结，肝失条达，或阴血暗耗，或生化之源不足，令肝体失养，皆可使肝气横逆，胁痛、寒热、头痛、目眩等症随之而起，中虚则木不升而郁，阴血少则肝不滋而枯。本病属于里虚寒的太阴病，脾胃虚弱，血虚又兼郁热。故以逍遥散健脾养血、疏肝郁结。方中柴胡疏肝解郁，使肝气得以调达，为君药；当归甘辛苦温，养血和血；白芍酸苦微寒，养血敛阴、柔肝缓急，为臣药。白术、茯苓健脾去湿，使运化有权、气血有源，炙甘草益气补中、缓肝之急，为佐药。

用法中加入薄荷少许，疏散郁遏之气、透达肝经郁热；生姜温胃和中，为使药。当归、白芍与柴胡同用，补肝体而助肝用，血和则肝和，血充则肝柔。诸药合用，使肝郁得疏、血虚得养、脾弱得复，气血兼顾，体用并调，肝脾同治。

【加减及衍化方】

（1）加减：肝郁气滞较甚者，加香附、郁金、陈皮以疏肝解郁；血虚者，加熟地黄以养血；肝郁化火者，加牡丹皮、栀子以清热凉血。

（2）衍化方：丹栀逍遥散。（《内科摘要》）

◆ 组成：甘草、当归、茯苓、白芍、白术、柴胡、生姜、薄荷、牡丹皮、山栀子。

◆ 功效：疏肝解郁，健脾和营，兼清郁热。

◆ 主治：肝郁化火证。潮热颧红，月经不调，少腹胀痛，经行乳胀，崩漏，带下。

◎ 鉴别要点：逍遥散和丹栀逍遥散均治疗肝脾不和证。丹栀逍遥散可疏肝清热、健脾养血，用于治疗肝郁血虚、肝脾不和、两胁胀痛、头晕目眩、月经不调等病症，偏于清热；逍遥散可疏肝健脾、调经养血，用于治疗肝郁脾虚所致的郁闷不舒、胸胁胀痛、食欲减退等病症，偏于养血。

※【现代药理学研究及内分泌科临床应用】

本方具有疏肝解郁、养血健脾之功。现代药理学研究表明，本方具有改善胰岛素抵抗、调节神经内分泌系统、改善突触结构及可塑性、调节肝脂肪变性等作用。现代常用于治疗肥胖型 2 型糖尿病、糖尿病性便秘、糖尿病合并抑郁症、高脂血症、甲状腺功能减退症、多囊卵巢综合征等内分泌疾病属肝郁血虚脾弱证者。

1. 现代药理学研究

（1）改善胰岛素抵抗：逍遥散能有效缓解糖尿病大鼠胰岛 β 细胞的应激损伤，通过调节内质网压力相关蛋白，减轻细胞凋亡，恢复细胞的胰岛素敏感性。

（2）对神经内分泌系统的影响：逍遥散能显著调节肝郁脾虚证大鼠的 HPA 轴，降低皮质醇水平，增加 CRH 含量，对神经内分泌系统具有显著的双向调节作用。

（3）改善突触结构及可塑性：逍遥散通过调节海马区 NMDAR/CaMK Ⅱ/Rac1 等通路的蛋白和基因表达，改变突触结构和功能，有效治疗肝郁脾虚型抑郁症。

（4）调节肝脂肪变性：逍遥散能有效降低脂肪肝大鼠的肝指数、血清肝功能指标及肝血脂水平。它通过减少内质网应激，降低 SREBP1 转录因子的表达和核内转位，从而减少 SREBP1 激活的生脂相关酶基因表达。这导致肝细胞内甘油三酯和胆固醇合成减少，有效缓解肝脂肪变性。

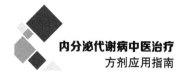

2. 内分泌科临床应用

（1）肥胖型 2 型糖尿病：逍遥散加减配合二甲双胍在肥胖型 2 型糖尿病患者中应用，表现出显著的临床效果。12 周治疗期内，患者的临床症状、体重指数和腰臀比显著改善，同时有效调节血糖和血脂水平。

（2）糖尿病伴便秘：在对糖尿病伴便秘的临床研究中，逍遥散加减联合按摩治疗显示出良好的治疗效果。经过 4 周治疗，治疗组的总有效率达到 90.6%，显著优于对照组的 66.6%。

（3）糖尿病抑郁症：逍遥散加减配合小剂量西药氟西汀在 25 例糖尿病抑郁症患者中应用。治疗组总有效率达到 91.4%，显著高于对照组的 68%。逍遥散加味具有显著的疏肝理气功效，能有效控制抑郁、焦虑及糖尿病症状。

（4）高脂血症：逍遥散加减治疗高脂血症，治疗后总胆固醇、甘油三酯下降，高密度脂蛋白升高且治疗过程中未发现任何不良反应。

（5）甲状腺功能减退症：在一项关于桥本甲状腺功能减退症患者的研究中，对照组接受左甲状腺素钠治疗，研究组则采用左甲状腺素钠片联合逍遥散治疗。3 个月治疗后，研究组的血清 FT3、FT4 水平明显提高，TSH 水平降低，表明该联合疗法在改善甲状腺功能方面更有效。

（6）多囊卵巢综合征：加味逍遥散合氯米芬治疗多囊卵巢综合征，治疗总有效率为 86.67%，可改善月经周期及多囊卵巢综合征相关伴随症状。

【参考文献】

［1］ 邓中甲. 方剂学［M］. 上海：上海科学技术出版社，2008.

［2］ 太平惠民和剂局. 太平惠民和剂局方［M］. 刘景源，整理. 北京：人民卫生出版社，2007.

［3］ 陈欢，张铭珈，倪慧，等. 逍遥散含药血清影响 RIN-m5f 细胞活性及胰岛素分泌的机制探讨［J］. 中药新药与临床药理，2019，30（6）：647-652.

［4］ 刘玥芸. 肝郁脾虚证模型大鼠下丘脑-垂体-肾上腺轴的变化及逍遥散的调整作用［D］. 北京中医药大学，2010.

［5］ 陈家旭，唐已婷. 逍遥散对慢性束缚应激模型大鼠相关脑区 CRF 基因表达的影响［J］. 中国应用生理学杂志，2004（1）：72-75.

［6］ 薛欣，李玉梅，李海玉，等. 逍遥散对大鼠肝细胞脂肪变性及内质网/SREBP1/脂代谢通路的影响［J］. 中国中医基础医学杂志，2012，30（2）：154-157.

［7］ 刘梦瑶，张家林，裴瑞霞. 中西医结合治疗肥胖型 2 型糖尿病 30 例临床观察［J］. 四川中医，2014，32（8）：93-95.

［8］ 许海燕，刘明明，许惠玲. 逍遥散加减联合按摩治疗糖尿病便秘临床观察［J］.陕西中医，2015，36（1）：54-55.

［9］ 武春丽. 逍遥散加减配合西药治疗糖尿病抑郁症疗效观察［J］.陕西中医，2011，32（12）：1625-1626.

［10］ 刘群. 慢性束缚应激肝郁脾虚证大鼠海马NMDAR/CaMKⅡ/Kalirin/Rac通路的改变及逍遥散的调节作用［D］.北京中医药大学，2016.

［11］ 马洪玲. 逍遥散加减治疗高脂血症50例［J］.山东中医杂志，2001，7：402.

［12］ 颜廷强. 逍遥散联合优甲乐对桥本氏甲状腺炎致甲状腺功能减退患者血清指标水平的调节作用［J］.中国民间疗法，2020，28（12）：75-77.

［13］ 方如丹，舒荣梅. 加味逍遥散合克罗米芬治疗多囊卵巢综合征30例［J］.中医杂志，2011，22：1957-1959.

118. 小柴胡汤——《伤寒论》

【方歌】小柴胡汤和解功，半夏人参甘草从；

更加黄芩生姜枣，少阳万病此方宗。

【出处原文】"伤寒五六日，中风，寒热往来，胸胁苦满，默默不欲饮食，心烦喜呕，或心中烦而不呕，或渴，或腹中痛，或胁下痞硬，或心下悸，小便不利，或不渴，身有微热，或咳者，小柴胡汤主之。"（《伤寒论》）

【组成】柴胡、黄芩、半夏、人参、生姜、大枣、炙甘草。

【功效】和解少阳。

【主治】伤寒少阳病证。邪在半表半里，症见往来寒热，胸胁苦满，默默不欲饮食，心烦喜呕，口苦，咽干，目眩，舌苔薄白，脉弦；妇人伤寒，热入血室，经水适断，寒热发作有时；疟疾，黄疸等内伤杂病而见以上少阳病证者。

【方解】此为足少阳之方。邪犯少阳，正邪分争，枢机不利，胆火内郁，循经上冲于头目五官诸窍，而见头、目、耳、鼻、口、咽喉等诸窍的郁火证；脾虚者，则胆经风火，易犯脾胃。此病始终在少阳经，属于寒热错杂、虚实并存的少阳证。故以小柴胡汤和解少阳、驱邪外出。方中柴胡苦平，入肝胆经，透泄少阳之邪，并能疏泄气机之郁滞，使少阳半表之邪得以疏散，为君药。黄芩苦寒，清泄少阳半里之热，为臣药。柴胡之升散，得黄芩之降泄，两者配伍，经腑同治，清疏并行，使气郁得达、火

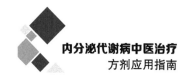

郁得发，枢机通利，胆腑清和。佐以半夏、生姜和胃降逆止呕；邪从太阳传入少阳，缘于正气本虚，故又佐以人参、大枣益气健脾，一者取其扶正以祛邪，一者取其益气以御邪内传，俾正气旺盛，则邪无内向之机。炙甘草助人参、大枣扶正且能调和诸药，为使药。诸药合用，以和解少阳为主，兼补胃气，使邪气得解、枢机得利、胃气调和，则诸症自除。

【加减及衍化方】

（1）加减：胸中烦而不呕者，去半夏、人参，加栝蒌实以清热理气宽胸；渴者，去半夏，加天花粉以止渴生津；腹中痛者，去黄芩，加芍药以柔肝缓急止痛；若胁下痞硬，去大枣，加牡蛎以软坚散结；若心下悸、小便不利，去黄芩，加茯苓、利水宁心；若不渴、外有微热，去人参，加桂枝以解表；若咳，去人参、大枣、生姜，加五味子、干姜以温肺止咳。

（2）衍化方一：柴苓汤。（《杂病源流犀烛》）

◆ 组成：柴胡、黄芩、半夏、人参、生姜、甘草、猪苓、泽泻、茯苓、白术、桂枝。

◆ 功效：阳利水、疏利三焦。

◆ 主治：少阳失枢、三焦不利之湿疟。

◎ 鉴别要点：柴苓汤和小柴胡汤均可治疗小柴胡汤证。柴苓汤以小柴胡汤去大枣之甘润，加五苓散通阳健脾、利水蠲饮，为和解利水之良方，治疗小柴胡汤证并见小便不利、水肿吐泻之水饮内停证。

（3）衍化方二：柴平汤。（《景岳全书》）

◆ 组成：柴胡、人参、半夏、黄芩、甘草、厚朴、苍术、陈皮。

◆ 功效：和解少阳，祛湿和胃。

◆ 主治：湿疟。见一身尽痛、寒多热少、脉濡。

◎ 鉴别要点：小柴胡汤和柴平汤均能够治疗小柴胡汤证。柴平汤中小柴胡汤能和解少阳、清疏邪热；平胃散（苍术、厚朴、陈皮、甘草）能行气运脾、燥湿和胃，合为和解少阳、运脾之剂。除小柴胡汤见证之外，还可治疗湿滞脾胃证。症见脘腹胀闷、呕恶厌食等症。

※【现代药理学研究及内分泌科临床应用】

本方具有和解少阳之功。现代药理学研究表明，本方具有解热、降血糖、抗肿瘤、抗炎、调节免疫等作用。现代常用于治疗亚急性甲状腺炎、桥本甲状腺炎、甲状腺功能亢进症、2型糖尿病、2型糖尿病胃轻瘫、糖尿病肾病、围绝经期综合征等内分泌疾病属于少阳不和证。

1. 现代药理学研究

（1）解热：小柴胡汤及其药群的有效配方可能是通过抑制肿瘤坏死因子水平，从而抑制内生致热原的释放而阻止体温升高。

（2）降血糖：小柴胡汤通过提升2型糖尿病小鼠脂肪组织中 PPAR-γ 和 Glut-4 的水平，双重作用于糖尿病管理。一方面，它促进游离脂肪的代谢，提高外周组织对胰岛素的反应性；另一方面，它增强葡萄糖的吸收，有效控制高血糖和高血脂状态。

（3）抗肿瘤：小柴胡汤含药血清抑制 Hep G-2 肝癌细胞增殖，能够降低线粒体膜电位，使凋亡率显著增加，可通过线粒体途径，促使肝癌细胞凋亡，发挥抗肿瘤作用。

（4）抗炎：小柴胡汤能够抑制胶原诱导性关节炎大鼠血清 IL-6、IL-10、TNF-α 等炎症递质的表达，使胶原诱导性关节炎大鼠的踝关节炎指数明显减少，从而改善炎症细胞浸润、消除踝关节滑膜组织水肿、抑制滑膜细胞增生。

（5）调节免疫：小柴胡汤通过上调细胞凋亡最为重要的膜蛋白分子——Fas 蛋白的表达，促进异位内膜细胞的凋亡，发挥调节免疫作用。

2. 内分泌科临床应用

（1）亚急性甲状腺炎：小柴胡汤加连翘汤在亚急性甲状腺炎患者中的应用展现了其显著的疗效，12周治疗后，治疗组的总有效率达到97.83%，高于对照组的83.33%；且复发率仅为2.17%，低于对照组的14.29%，表明其效果优于醋酸泼尼松，具有较高的安全性和依从性。

（2）桥本甲状腺炎：在对桥本甲状腺炎的研究中，对照组使用甲状腺素片，试验组采用甲状腺素片联合小柴胡汤合当归芍药散治疗。三个月后，试验组的总有效率、中医证候积分改善明显优于对照组。此外，试验组在 FT3、FT4、TSH 水平及 TgAb、TPOAb 的降低方面表现更佳。

（3）甲状腺功能亢进症：研究显示，酸枣仁汤合小柴胡汤治疗甲状腺功能亢进症，效果优于甲巯咪唑片，提高了治疗总有效率，可改善甲状腺功能指标、降低不良反应发生率。

（4）2型糖尿病：患者使用小柴胡汤加减治疗，与常规西药相比，总有效率提高到93.3%，显示出确切的血糖控制效果。

（5）2 型糖尿病胃轻瘫：小柴胡汤治疗 2 型糖尿病胃轻瘫（肝郁脾虚型）患者，有效率高达 95.92%，在改善血糖、中医证候等方面优于常规西医治疗。

（6）糖尿病肾病：小柴胡汤治疗糖尿病肾病慢性肾衰竭患者，有减轻症状，改善肾功能及抗肾纤维化的作用，且能降低症状积分及血清肌酐、内生肌酐清除率还有尿素氮及转化生长因子 β1（TGF-β1）等理化指标。

（7）围绝经期综合征：小柴胡汤合桂枝汤治疗围绝经期综合征患者的临床治疗总有效率高于常规西药对照治疗。

【参考文献】

[1] 张仲景. 伤寒论 [M]. 北京：中国中医药出版社，2009.

[2] 孙明瑜. 小柴胡汤配伍与药理作用相关性的研究 [D]. 北京中医药大学，2003.

[3] 齐密霞，宁花兰，杨艳芳，等. 小柴胡汤对 2 型糖尿病小鼠的作用研究 [J]. 医药导报，2014，33（4）：434-438.

[4] 李然，刘立萍，马骥，等. 小柴胡汤含药血清对肝癌 HepG-2 细胞的影响 [J]. 中国实验方剂学杂志，2013，19（5）：217-220.

[5] 张莹，周小莉，邵勤，等. 小柴胡汤对胶原诱导性关节炎大鼠的抗炎作用及机制探讨 [J]. 免疫学杂志，2015，31（9）：781-785.

[6] 柴小梅，李英，秦雪梅. 小柴胡汤临床应用与药理作用研究进展 [J]. 山西中医学院学报，2007（3）：59-60.

[7] 陆西宛，朱丽华，黄煌，等. 小柴胡汤加味治疗亚急性甲状腺炎 46 例临床观察 [J]. 中国实验方剂学杂志，2018，24（22）：153-158.

[8] 罗小燕. 2 型糖尿病患者给予小柴胡汤加减治疗的临床效果分析 [J]. 糖尿病新世界，2019，22（24）：75-76.

[9] 刘红艳. 小柴胡汤治疗 2 型糖尿病胃轻瘫（肝郁脾虚型）的效果及对患者胃泌素、生长抑制素的影响 [J]. 糖尿病新世界，2021，24（9）：17-21，25.

[10] 魏芹，赵晓鹏，陈树泉. 基于中医经典理论探究古方新用——小柴胡汤合当归芍药散治疗桥本氏甲状腺炎 [J]. 中医临床研究，2022，32：143-146.

[11] 翁璟，杨丽娟. 酸枣仁汤合小柴胡汤治疗甲状腺功能亢进症患者的效果[J]. 中国民康医学，2021，11：90-92.

[12] 阮天红. 小柴胡汤治疗糖尿病肾病慢性肾功能衰竭的临床观察 [J]. 中国中医药科技，2014，4：433-434.

[13] 闫喜红. 小柴胡汤合桂枝汤在更年期综合征患者中的使用 [J]. 临床医药文献电子杂志，2018，38：139，145.

119. 小承气汤★——《伤寒论》

【方歌】小承气汤朴实黄，谵狂痞硬上焦强；

益以羌活名三化，中风闭实可消详。

【出处原文】"阳明病，脉迟，虽汗出，不恶寒者，其身必重，短气，腹满而喘，有潮热者，此外欲解，可攻里也，手足濈然而汗出者，此大便已硬也，大承气汤主之。若汗多，微发热恶寒者，外未解也，其热不潮，未可与承气汤。若腹大满不通者，可与小承气汤，微和胃气，勿令大泄下。"（《伤寒论》）

【组成】大黄、厚朴、枳实。

【功效】轻下热结。

【主治】伤寒阳明腑实证。症见谵语潮热，大便秘结，胸腹痞满，舌苔黄，脉滑数，痢疾初起，腹中疠痛，或脘腹胀满，里急后重。

【方解】此为手足少阳、阳明之方。因阳明里实、里气结滞，使气血流通受阻；胃腑热结，上下升降不通，邪在上焦则满、在中焦则胀，胃实则潮热。阳明腑实，燥屎内结而致热结旁流，进食即吐。治当小承气汤通下结热，调胃降浊，存阴复元。方中大黄苦寒，泄热祛实；厚朴苦辛温，行气除满；枳实苦微寒，理气破结消痞。三味药合用具有泄热通便、行气除满消痞之功。

【加减及衍化方】

（1）加减：气虚者，加党参、白术；血虚者，加何首乌、当归；肝胃不和者，加柴胡、白芍、甘草；脾胃湿热者，加藿香、蔻仁；脾虚气滞者，加党参、白术、砂仁；胃气上逆者，加生姜、半夏。

（2）衍化方：厚朴三物汤。（《金匮要略》）

◆ 组成：大黄、厚朴、枳实。

◆ 功效：行气除满，去积通便。

◆ 主治：实热内积，气滞不行，腹部胀满疼痛，大便不通。

◎ 鉴别要点：小承气汤与厚朴三物汤药味相同，但药量不同。小承气汤用于里实气滞、积胀俱轻，意在荡积攻实，故以大黄为君；厚朴三物汤用于里实气滞、胀重积轻，意在行气泄满，故以厚朴为君。

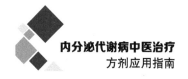

※【现代药理学研究及内分泌科临床应用】

本方具有轻下热结之功。现代药理学研究表明，本方具有抗炎、改善支气管哮喘、保护肝功能、抗菌等作用。常用于治疗糖尿病实性便秘、2 型糖尿病合并高脂血症、肥胖等内分泌科疾病属于阳明腑实证者。

1. 现代药理学研究

（1）抗炎：小承气汤能有效降低慢性支气管炎大鼠模型的肺和肠组织中 TGF-β1 和 Smad3 的表达，减轻组织病理损伤。其抗炎机制可能与降低这些炎症递质的表达相关。

（2）改善支气管哮喘：小承气汤能有效降低支气管哮喘大鼠模型血清中的 VIP、TNF-α、IL-6 水平，同时抑制肺组织中炎症因子和 p38 MAPK 信号通路的活化。这表明小承气汤通过增加内源性 VIP，减少炎症因子释放，有效抑制肺部炎症，从而治疗支气管哮喘。

（3）保护肝功能：小承气汤对四氯化碳引起的肝损伤有明显的保护作用，能减少肝损伤区域，改善肝细胞结构，增强糖原和琥珀酸脱氢酶的活性。它可能通过减轻内质网和线粒体损伤，并提高蛋白质合成和细胞的有氧代谢，从而恢复肝细胞功能。

（4）抗菌：小承气汤在体外对大肠埃希菌和葡萄球菌显示出抗菌活性，尤其是对葡萄球菌的抗菌效果更为显著。

2. 内分泌科临床应用

（1）糖尿病实性便秘：在对糖尿病之实热证便秘患者的研究中，加味小承气汤总有效率90%，优于传统西药治疗的66.67%，有效提高治疗糖尿病实性便秘的临床效果。

（2）2 型糖尿病合并高脂血症：加味小承气汤用于治疗 2 型糖尿病合并高脂血症气虚瘀浊证临床疗效确切，可改善患者症状，且不增加不良反应。

（3）肥胖：加味小承气汤结合穴位埋线治疗肥胖患者表现出 88.75% 的高效率，相比仅接受生活方式调整和穴位埋线的对照组疗效更为显著。

【参考文献】

［1］ 李冀、连建伟. 方剂学［M］.北京：中国中医药出版社，2016.
［2］ 范永升，姜德友. 金匮要略［M］.北京：中国中医药出版社，2021.
［3］ 康玉华，杨宇，王宝家，等.小承气汤对烟熏法诱导慢性支气管炎模型大鼠 TGF-β1/Smad3 信号通路的影响［J］.中华中医药杂志，2015，30（10）：3644-3647.

［4］ 惠毅，张新悦，郑旭锐，等.肺肠合治法对支气管哮喘小鼠血管活性肠肽和 p38 MAPK 信号通路的影响［J］.中国实验方剂学杂志，2022，28（8）：108－115.

［5］ 罗灼玲，徐应培，黄真炎.小承气汤对大鼠肝脏作用的实验研究［J］.中药新药与临床药理，1992，3（4）：11－14，65－66.

［6］ 李广彬.小承气汤的现代药理与临床应用［J］.中国医药指南，2008，15：136－137.

［7］ 李娜，陈玉.加味小承气汤治疗糖尿病实热便秘疗效观察［J］.山西中医，2016，32（5）：15－16，27.

［8］ 商德俊，杜建明，梁启军，等.加味小承气汤联合穴位埋线治疗食源性肥胖胃热湿阻证的临床疗效［J］.中国实验方剂学杂志，2021，27（23）：131－136.

［9］ 王定远，王勇，司圣海，等.加味小承气汤治疗 2 型糖尿病合并高脂血症临床观察［J］.中医药临床杂志，2023，5：1003－1007.

120.小蓟饮子——《济生方》

【方歌】小蓟饮子藕蒲黄，木通滑石生地裹；

　　　　归草黑栀淡竹叶，血淋热结服之良。

【出处原文】"下焦热结，尿血成淋。"（《济生方》）

【组成】生地黄、小蓟、滑石、木通、蒲黄、藕节、淡竹叶、当归、栀子、甘草。

【功效】凉血止血，利水通淋。

【主治】热结下焦之血淋、尿血。症见尿中带血，小便频数、赤涩热痛，舌红，脉数。

【方解】此为手足太阳之方。"胞移热于膀胱则癃溺血"，本方证为下焦瘀热，损伤膀胱血络，膀胱气化不利所致。瘀热结于下焦，损伤血络，血渗于尿中，故尿中带血；热聚膀胱，气化失司，故小便频数、赤涩热痛；舌红、脉数均为下焦热结之证。故以小蓟饮子凉血止血，利尿通淋。方中小蓟甘凉入血分，功擅清热凉血止血，又可利尿通淋，尤宜于尿血、血淋之症，是为君药。生地黄甘苦性寒，凉血止血，养阴清热；蒲黄、藕节助君药凉血止血，并能消瘀，共为臣药。君臣相配，使血止而不留瘀。热在下焦，宜因势利导，故以滑石、淡竹叶、木通清热利水通淋；栀子清泄三焦之火，导热从下而出，使心肝热去则血能循行于脉，贮藏于肝而不外溢；当归养血和血，引血归经，

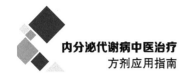

尚有防诸药寒凉滞血之功,合而为佐。使以甘草缓急止痛,和中调药。诸药合用,共成凉血止血为主、利水通淋为辅之方。

【加减及衍化方】

(1)加减:尿道刺痛者,可加琥珀末 1.5g 吞服,以通淋化瘀止痛;血淋、尿血日久气阴两伤者,可减木通、滑石等寒滑渗利之晶,酌加太子参、黄芪、阿胶等以补气养阴。

(2)衍化方:八正散。(《太平惠民和剂局方》)

◆ 组成:车前子、瞿麦、萹蓄、滑石、山栀子仁、甘草、木通、大黄。

◆ 功效:清热泻火,利水通淋。

◆ 主治:湿热淋证。尿频尿急,溺时涩痛,淋漓不畅,尿色浑赤,甚则癃闭不通,小腹急满,口燥咽干,舌苔黄腻,脉滑数。

◎ 鉴别要点:八正散与小蓟饮子均能利水通淋,主治淋证。小蓟饮子长于凉血止血、利尿通淋,用于下焦郁热损伤血络的血淋,临床以尿中带血、小便赤涩热痛、舌红脉数为辨证要点;八正散长于清热泻火、利水通淋,用治湿热下注膀胱的热淋,临床以尿频涩痛、舌红苔黄、脉数而实为辨证要点。小蓟饮子以治血淋为主,八正散以治热淋为主。

※【现代药理学研究及内分泌科临床应用】

本方具有凉血止血、利水通淋之功。现代药理学研究表明,本方具有调控氧化应激等作用。现代常用于治疗内分泌疾病合并急性肾小球肾炎、肾性血尿、尿路感染等属热结下焦之血淋、尿血者。

1. 现代药理学研究

调控氧化应激:小蓟饮子能提高小鼠眼球血中的抗氧化酶活性,包括 SOD、GSH-Px 和 T-AOC,同时降低 MDA 含量。此外,小蓟饮子还能提升膀胱组织中 PI3K、Akt、Nrf2 和 HO-1 的 mRNA 表达水平。这些效果表明,小蓟饮子通过激活 PI3K/Akt/Nrf2 信号通路,有效调控氧化应激,从而改善放射性膀胱炎的症状。

2. 内分泌科临床应用

(1)内分泌疾病合并急性肾小球肾炎:在使用小蓟饮子合五味消毒饮加减方治疗小儿急性肾小球肾炎的研究中,相较于常规西药治疗,该方剂显著提升了治疗效果,有效降低了蛋白尿、血尿并缩短了水肿消退时间,总有效率显著高于对照组。

(2)内分泌疾病合并肾性血尿:小蓟饮子加减方在肾性血尿的治疗中显示出显著的临床疗效,有效率高于仅接受基础治疗的对照组,显示出了中医药治疗肾性血尿的有效性。

（3）内分泌疾病合并尿路感染：小蓟饮子合导赤散加减方在尿路感染的治疗中，与一般对症治疗相比，显示出更高的治疗效果。该方剂不仅提升了治疗效果，还增强了机体免疫力、降低了发病率、提高了患者的生活质量。

【参考文献】

［1］ 吴昆.医方考［M］.北京：人民卫生出版社，2007.
［2］ 王曼，巫梦雪，梁逢奇，等.五味消毒饮合小蓟饮子加减治疗小儿急性肾小球肾炎（湿热内侵证）的疗效观察［J］.中国中医急症，2022，31（1）：112-114.
［3］ 翁剑飞，陈慧军，黄章铖，等.基于PI3K/Akt/Nrf2信号通路探讨小蓟饮子治疗小鼠放射性膀胱炎作用机制［J］.福建中医药，2023，54（2）：31-33.
［4］ 张亚琦.小蓟饮子加减治疗肾性血尿疗效观察［J］.内蒙古中医药，2013，32（20）：19，3.
［5］ 郭金群.中西医结合治疗尿路感染70例疗效观察［J］.医学信息（内·外科版），2009，22（6）：557-558.

121. 小建中汤——《伤寒论》

【方歌】 小建中汤君饴糖，方含桂枝加芍汤；

　　　　温中补虚和缓急，虚劳里急腹痛康。

【出处原文】 "伤寒，阳脉涩，阴脉弦，法当腹中急痛者，先用小建中汤，不瘥者，小柴胡汤主之。"（《伤寒论》）

【组成】 饴糖、桂枝、白芍、炙甘草、大枣、生姜。

【功效】 温中补虚，和里缓急。

【主治】 中焦虚寒，肝脾不和证。腹中拘急疼痛，喜温喜按，神疲乏力，虚怯少气；或心中悸动，虚烦不宁，面色无华；或伴四肢酸楚，手足烦热，咽干口燥。舌淡苔白，脉细弦。

【方解】 此为足太阴、阳明之方。中焦虚寒，肝木乘土，故腹中拘急疼痛、喜温喜按。脾胃为气血生化之源，中焦虚寒，化源匮乏，气血俱虚，故见心悸、面色无华、发热、口燥咽干等。症虽不同，病本则一，总由中焦虚寒所致。本方因太阴虚寒、肝

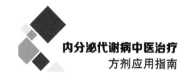

脾失和、化源不足所致。治当温中补虚而兼养阴，和里缓急而能止痛。方中重用甘温质润之饴糖为君药，温补中焦、缓急止痛。臣药以辛温之桂枝温阳气、祛寒邪；酸甘之白芍养营阴、缓肝急、止腹痛。佐以生姜温胃散寒，大枣补脾益气。炙甘草益气和中，调和诸药，是为佐使之用。其中饴糖配桂枝，辛甘化阳，温中焦而补脾虚；白芍配甘草，酸甘化阴，缓肝急而止腹痛。六药合用，温中补虚缓急之中，蕴有柔肝理脾、益阴和阳之意，用之可使中气强健，阴阳气血生化有源，故以"建中"名之。

【衍化方】黄芪建中汤。（《金匮要略》）

◆ 组成：桂枝、甘草、大枣、白芍、生姜、胶饴、黄芪。

◆ 功效：温中补气，和里缓急。

◆ 主治：阴阳气血俱虚证。里急腹痛，喜温喜按，形体羸瘦，面色无华，心悸气短，自汗盗汗。

◎ 鉴别要点：黄芪建中汤和小建中汤均为温中补虚方。小建中汤倍用白芍，益于阳虚而营阴亦有不足之证。黄芪建中汤是小建中汤内加黄芪，增强益气建中之力。

※【现代药理学研究及内分泌科临床应用】

本方具有温中补虚、和里缓急之功。现代药理学研究表明，本方具有抗运动性疲劳、抗抑郁、抗脂质过氧化损伤、抗炎、镇痛等作用。现代常用于治疗糖尿病、内分泌疾病合并消化性溃疡、老年习惯性便秘、焦虑症等内分泌科疾病属于中焦虚寒、肝脾不和证者。

1. 现代药理学研究

（1）抗运动性疲劳作用：小建中汤对运动性疲劳小鼠表现出显著的治疗效果。它通过激活 AMPK/PGC1-α 通路，增强线粒体氧化磷酸化，减少代谢产物积累，从而降低糖原消耗和分解，增强骨骼肌的能量合成，有效缓解运动性疲劳。

（2）抗抑郁作用：小建中汤能显著改善慢性不可预见性温和应激（CUMS）大鼠的自主活动，减少其强迫游泳测试中的不动时间，有效逆转抑郁样行为。其作用机制可能与上调海马区 PINK-1/Parkin 途径、促进线粒体自噬、增加 mtDNA 拷贝数、改善线粒体功能，以及抑制 TLR4/NF-κB 通路和 NLRP3 炎症小体活化、减少炎症因子释放有关。

（3）抗脂质过氧化损伤作用：小建中汤高剂量能显著改善脾胃虚寒大鼠的一般状况，包括增加体重和提高胃组织中的 SOD 水平，同时降低 MDA 含量。小建中汤中、高剂量组还能调整血浆中环磷酸腺苷（cAMP）和环磷酸鸟苷（cGMP）的水平，表明其可能通过抗脂质过氧化损伤及调节环核苷酸水平紊乱来改善脾胃虚寒状况。

（4）抗炎、镇痛作用：小建中汤能有效减轻高脂饮食引起的肠炎大鼠模型的疼痛反应。它通过降低血清中的肿瘤坏死因子浓度和提高白细胞介素–22（IL–22）浓度改善组织病理状态，从而展现其抗炎和镇痛的药理作用。

2. 内分泌科临床应用

（1）糖尿病：小建中汤作为"建中法"代表方剂，辛甘化阳与酸甘化阴同用，重建中气、调和气血阴阳、温中补虚、和里缓急，核心思想是调节阴阳平衡以达"中和"，从而达到治疗疾病的目的，可用于治疗糖尿病属中焦虚寒证者。

（2）内分泌疾病合并消化性溃疡：在消化性溃疡的治疗中，小建中汤展现出了优异的疗效。与传统奥美拉唑肠溶胶囊相比，小建中汤在 30 天治疗周期后的总有效率高达 95.2%，远超西药组的 80.0%。这一结果强调了小建中汤在消化性溃疡治疗中的有效性和应用潜力。

（3）内分泌疾病合并老年习惯性便秘：加味小建中汤对老年习惯性便秘显示出显著疗效，优于六味安消胶囊。研究表明，使用小建中汤能显著改善排便间隔、感觉和便型，提高远期疗效。

（4）内分泌疾病合并焦虑症：小建中汤治疗轻至中度焦虑症患者，其疗效优于舒肝解郁胶囊。在为期 6 周的治疗中，小建中汤治疗组的有效率高达 97%，明显优于对照组。

【参考文献】

［1］ 张仲景. 金匮要略［M］. 北京：人民卫生出版社，2005.

［2］ 张仲景. 伤寒论［M］. 北京：中国中医药出版社，2009.

［3］ 林致辉，周庆莹，王梦妮，等. 小建中汤对运动性疲劳小鼠骨骼肌 AMPK/PGC1–α 信号通路的影响［J］. 中国实验方剂学杂志，2020，26（13）：73–78.

［4］ 王萌. 基于线粒体自噬研究小建中汤抑制 NLRP3 炎症小体活化治疗抑郁症的机制［D］. 成都：成都中医药大学，2020.

［5］ 周永学，刘茜，王斌. 小建中汤抗脾胃虚寒大鼠脂质过氧化损伤及环核苷酸水平紊乱的研究［J］. 中国实验方剂学杂志，2011，17（23）：151–154.

［6］ 周民锋，李金骁，胡曼，等. 小建中汤的中和思想初探［J］. 光明中医，2022，14：2504–2507.

［7］ 刘甜甜. 小建中汤对高脂饮食诱导的肠道炎症的抗炎镇痛作用机制研究［D］. 北京：北京中医药大学，2021.

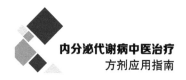
［8］ 奚胜艳，钱林超，钱小燕．加味小建中汤治疗消化性溃疡 62 例［J］．中医杂志，2013，54（8）：703-704．

［9］ 张玉莲，桑希生．小建中汤治疗焦虑症 33 例［J］．中国中医药现代远程教育，2015，13（16）：139-140．

［10］ 么世成．关于小建中汤治疗老年习惯性便秘 45 例的临床观察［J］．内蒙古中医药，2014，33（6）：60．

122. 小青龙汤——《伤寒论》

【方歌】小小青龙最有功，风寒束表饮停胸；

细辛半夏甘和味，姜桂麻黄芍药同。

【出处原文】"伤寒表不解，心下有水气，干呕发热而咳，或渴，或利，或噎，或小便不利，少腹满，或喘者，小青龙汤主之。"（《伤寒论》）

【组成】麻黄、芍药、细辛、炙甘草、干姜、桂枝、五味子、半夏。

【功效】解表散寒，温肺化饮。

【主治】外寒里饮证。症见恶寒发热，头身疼痛，无汗，喘咳，痰涎清稀而量多，胸痞，或干呕，或痰饮喘咳，不得平卧，或身体疼重，头面四肢水肿，舌苔白滑，脉浮。

【方解】此为足太阳之方。仲景书中，凡有里证兼表证者，则以"表不解"三字概之。表不解，故以麻黄发汗为君药，桂枝、炙甘草佐之解表，为佐药；咳喘，肺气逆也，故用芍药酸寒、五味子酸温以收之；水停心下则肾躁，细辛、干姜辛温，润肾而行水；半夏辛温，能收逆气，散水饮，为使也。外发汗、内行水，则表里之邪散矣。本方辛散与酸收相配，散中有收；温化与敛肺相伍，开中有合，共奏解表散寒、温肺化饮之功。

【加减及衍化方】

（1）加减：外寒证轻者，可去桂枝，麻黄改用炙麻黄；兼有热象而出现烦躁者，加生石膏、黄芩以清郁热；兼喉中痰鸣，加杏仁、射干、款冬花以化痰降气平喘；鼻塞、清涕多者，加辛夷、苍耳子以宣通鼻窍；兼水肿者，加茯苓、猪苓以利水消肿。

（2）衍化方：小青龙加石膏汤。（《金匮要略》）

◆ 组成：麻黄、芍药、细辛、干姜、甘草、桂枝、半夏、五味子、石膏。

◆ 功效：祛风寒，宣肺气，豁痰热。

◆ 主治：肺胀。咳而上气，烦躁而喘，心下有水气，脉浮者。

◎ 鉴别要点：小青龙汤和小青龙加石膏汤均可以治疗表证。小青龙汤治疗外寒内饮证；而小青龙加石膏汤在小青龙汤的基础上加石膏以清热除烦，治疗外寒内饮化热证，临证主治是在小青龙汤证的基础上伴有心烦、口渴等热证。

※【现代药理学研究及内分泌科临床应用】

本方具有解表散寒、温肺化饮之功。现代药理学研究表明，本方具有抗过敏、调节免疫、抗肿瘤等作用。现代常用于糖尿病合并水肿、内分泌疾病合并咳嗽等内分泌科疾病属外寒里饮证者。

1.现代药理学研究

（1）抗过敏作用：小青龙汤通过调节 TSLP-DCs 体系中 IL-4 的表达，同时提高 IL-10 和 IFN-γ 的水平，改变 Th2 细胞优势分化的微环境，从而发挥抗过敏作用。特别是在 4 μg/ml 剂量下，其效果最为显著。

（2）调节免疫：在小儿哮喘治疗中，小青龙汤与激素联合使用后，能显著提高肺功能指标（FVC、FEV1、PEF），同时提升免疫指标 IgA 和 IgG 的水平，降低 IgE 水平。此外，CD4+T 和 CD8+T 细胞亚群也有所降低，显示出显著的免疫调节和增效作用。

（3）抗肿瘤作用：小青龙汤能减少炎症状态下肺癌 H292 细胞分泌的 MUC5AC，并降低 IL-8、TNF-α 等炎症细胞因子的释放，从而减轻炎症反应。其调控 MUC5AC 表达和炎症细胞因子分泌的作用与 NF-κB 信号通路相关，并表现出剂量依赖性。

2.内分泌科临床应用

（1）糖尿病合并水肿：有学者在治疗消渴病合水肿的患者时，选用小青龙汤效验且使用安全，有广泛的应用前景。

（2）内分泌疾病合并咳嗽：小青龙汤结合复方甘草片在慢性咳嗽治疗中表现出优越的疗效。与仅使用复方甘草片的对照组相比，小青龙汤组的总有效率达到 89.66%，明显高于对照组的 65.52%。

【参考文献】

［1］ 李冀，连建伟.方剂学［M］.4 版.北京：中国中医药出版社，2016.

［2］ 张兰兰，闫军堂，刘敏，等.小青龙汤对 TSLP 诱导 DCs 表达 IL-4、IL-12、IFN-γ、IL-10 的干预作用［J］.中华中医药学刊，2018，36（6）：1316-1319.

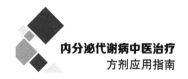

［3］ 张培旭.基于NF-κB信号通路研究小青龙汤对肺癌H292细胞分泌MUC5AC的调控机制［D］.郑州：河南中医药大学，2018.

［4］ 吕琼芬，林松青.小青龙汤联合复方甘草片治疗慢性咳嗽临床观察[J].中国民族民间医药，2017，26（12）：124-125.

［5］ 官杰，白春英，赵慧，等.基于经方治疗消渴病并水肿重症验案举隅［J］.世界中西医结合杂志，2017，12（5）：713-716.

123.小陷胸汤——《伤寒论》

【方歌】小陷胸汤连夏蒌，宽胸散结涤痰优；

　　　　　痰热内结痞满痛，苔黄脉滑此方求。

【出处原文】"小结胸病，正在心下，按之则痛，脉浮滑者，小陷胸汤主之。"（《伤寒论》）

【组成】黄连、半夏、栝蒌。

【功效】和解清热，涤痰宽胸。

【主治】痰热互结之结胸证。胸脘痞闷，按之则痛，或心胸闷痛，或咳痰黄稠，舌红、苔黄腻，脉滑数。

【方解】此为足少阳之方。伤寒表证误下，邪热内陷，与痰浊结于心下。痰热互结心下或胸膈，气郁不通，故胃脘或心胸痞闷，按之则痛。方中栝蒌甘寒，清热涤痰、宽胸散结，用时先煮，意在"以缓治上"而通胸膈之痹，为君药。臣药以黄连苦寒泄热除痞，半夏辛温化痰散结。两者合用，一苦一辛，体现辛开苦降之法；与栝蒌相伍，三物合用，润燥相得，是为除痰去热、散结开痞的常用组合。

【加减及衍化方】

（1）加减：方中加入破气除痞之枳实，可提高疗效。有心胸闷痛者，加柴胡、桔梗、郁金、赤芍等以行气活血止痛；咳痰黄稠难咳者，可减半夏用量，加胆南星、杏仁、贝母等以清润化痰。

（2）衍化方：柴胡陷胸汤。（《重订通俗伤寒论》）

◆ 组成：柴胡、苦桔梗、姜半夏、小川连、黄芩、小枳实、栝蒌仁、生姜汁。

◆ 功效：和解清热，涤痰宽胸。

◆ 主治：邪陷少阳，痰热结胸证。寒热往来，胸胁痞满，按之疼痛，呕恶不食，口苦且黏，目眩，或咳嗽痰稠，苔黄腻，脉弦滑数。

◎ 鉴别要点：柴胡陷胸汤和小陷胸汤均能治疗痰热互结之结胸证。柴胡陷胸汤实为小柴胡汤与小陷胸汤两方加减化裁而成，即小柴胡汤去人参、甘草、大枣扶正之品，加栝蒌仁、黄连、枳实、苦桔梗等清热化痰、快气宽胸之药，共奏和解少阳、清热涤痰、宽胸散结之功，除结胸证外，还见口苦、脉弦等少阳证。

※【现代药理学研究及内分泌科临床应用】

本方具有和解清热、涤痰宽胸之功。现代药理学研究表明，本方具有抑制肺间质纤维化、抗反流性食管炎、降血脂、抗动脉粥样硬化、抗肿瘤、镇静安神等作用。现代常用于治疗 2 型糖尿病、糖尿病皮肤瘙痒症、糖耐量受损、高脂血症、亚急性甲状腺炎等内分泌科疾病属痰热互结证者。

1. 现代药理学研究

（1）抑制肺间质纤维化：小陷胸汤合抵当汤可通过降低肺纤维化大鼠Ⅳ型胶原、透明质酸、细胞外基质、血清黏连蛋白起到减轻肺组织纤维性增生的作用。

（2）抗反流性食管炎：小陷胸汤合左金丸合方对反流性食管炎大鼠的鳞状上皮厚度、黏膜固有层乳头厚度、基底细胞厚度有明显的改善作用。

（3）降血脂作用：小陷胸汤能够降低高脂血症小鼠肝指数和脾指数，降低 C 反应蛋白、甘油三酯、总胆固醇、低密度脂蛋白水平，升高高密度脂蛋白水平，并且使 CD40＋/CD40L＋细胞、Th1 百分比减少，Th2 百分比增加，表明小陷胸汤可减轻机体炎症反应并提高免疫功能。

（4）抗动脉粥样硬化：小陷胸汤能提高人脐静脉内皮细胞分泌的一氧化氮水平，降低内皮素–1（ET–1）的含量。它还能促进内皮细胞生长并抑制其凋亡，从而保护内皮细胞，对抗动脉粥样硬化。

（5）抗肿瘤：小陷胸汤能抑制细胞的远处侵袭和愈合，影响肿瘤微环境，抑制上皮间质转化（EMT）和 Wnt5a/Ca2$^+$/活化 T 细胞核因子（NFAT）信号转导。它降低 NFAT1 的核表达和转录活性，减少细胞内 Ca^{2+}浓度，逆转 Wnt5a 的作用，从而抑制胃癌的侵袭转移和 EMT 进程。

（6）镇静安神：小陷胸汤可通过升高小鼠及大鼠血液中、脑组织中 5–羟色胺、γ–氨基丁酸（GABA）的浓度而产生镇静安神作用。

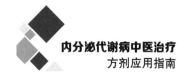

2. 内分泌科临床应用

（1）糖耐量受损：小陷胸汤加苍术、佩兰、泽泻、柴胡、桃仁被用于治疗湿热困脾型糖耐量受损患者。结果表明，该方剂能显著改善患者的中医临床症状，有效降低血糖积分，提升胰岛素敏感性，减轻体质量指数和腰围且患者未出现不良反应。

（2）2型糖尿病：小陷胸汤联合葛根芩连汤加减方被应用于2型糖尿病患者的治疗。接受中药治疗的患者在治疗有效率及血糖水平改善方面均优于接受西医常规治疗的对照组。

（3）糖尿病皮肤瘙痒症：针对肥胖型2型糖尿病伴皮肤瘙痒患者，中药汤剂联合西药治疗与仅用西药治疗的效果进行了比较。结果显示，采用中药治疗的患者组在治疗总有效率方面明显优于单用西药的对照组。这表明中药在治疗肥胖型2型糖尿病皮肤瘙痒症方面具有重要价值。

（4）高脂血症：在治疗高脂血症的研究中，加味小陷胸汤联合辛伐他汀的疗效明显优于单独使用辛伐他汀的对照组。在治疗后，观察组的总有效率和显效率均高于对照组，血脂水平和血液流变学指标的改善在观察组也更为显著。

（5）稳定型心绞痛：小陷胸汤合枳实薤白桂枝汤治疗痰热内阻型稳定型心绞痛，可以改善心绞痛的发作情况并减少硝酸甘油的使用且有着较高的安全性。

【参考文献】

［1］ 张仲景. 伤寒论［M］. 北京：中国中医药出版社，2009.

［2］ 邓中甲. 方剂学［M］. 北京：中国中医药出版社，2011.

［3］ 林庶茹，才丽平. 抵当汤合小陷胸汤化裁方对实验性肺间质纤维化大鼠血清透明质酸与Ⅳ型胶原的影响［J］. 中国中医基础医学杂志，2005（12）：897-898.

［4］ 冯泳，袁维真，董晓旭，等. 小陷胸汤配伍左金丸治疗反流性食管炎的药效学研究［J］. 辽宁中医杂志，2009，36（3）：435-437.

［5］ 曾江琴，孙勤国，徐鸿婕，等. 小陷胸汤对高血脂小鼠血脂及免疫功能的影响［J］. 现代免疫学，2021，41（5）：374-379.

［6］ 喻秀兰，梅国强，张德玲，等. 小陷胸汤加味含药血清对人脐静脉内皮细胞分泌NO/ET-1的调节作用［J］. 微循环学杂志，2005（2）：41-42，88-90.

［7］ 丁芮，王景辉，王靓，等. 基于MGC-803细胞微环境探讨加味小陷胸汤抑制侵袭迁移作用机制［J］. 中国实验方剂学杂志，2023，29（1）：18-25.

［8］ 卜韵佳，陈丽君，刘志伟，等. 小陷胸汤对鼠镇静安神作用的实验研究［D］. 长沙：湖南中医药大学，2012.

［9］　张增建. 小陷胸汤治疗肥胖型 2 型糖尿病皮肤瘙痒症临床观察［J］. 中国中医药现代远程教育，2021，19（16）：57-58.

［10］　张翠. 浅析小陷胸汤联合葛根芩连汤加减治疗 2 型糖尿病的临床效果观察［J］. 中医临床研究，2022，14（9）：71-73.

［11］　王亚平，史立华，顾江涛，等. 加味小陷胸汤干预湿热困脾型糖耐量受损 30 例临床研究［J］. 世界中医药，2010，5（5）：317-319.

［12］　左建国. 加味小陷胸汤联合辛伐他汀治疗高脂血症疗效观察［J］. 广东医学，2010，14：1878-1880.

［13］　吴萍. 枳实薤白桂枝汤合小陷胸汤治疗痰热内阻型稳定型心绞痛的临床观察［D］. 哈尔滨：黑龙江中医药大学，2020.

124. 泻白散（泻肺散）——《小儿药证直诀》

【方歌】泻白桑皮地骨皮，粳米甘草除胃气；

　　　　清泻肺热止咳喘，热伏肺中喘咳医。

【出处原文】"治小儿肺盛气急喘嗽。地骨皮、桑白皮（炒）各一两，甘草（炙）一钱。上锉散，入粳米一撮，水二小盏，煎七分，食前服。"（《小儿药证直诀》）

【组成】桑白皮、地骨皮、粳米、炙甘草。

【功效】清泻肺热，止咳平喘。

【主治】肺热喘咳。气喘咳嗽，皮肤蒸热，日晡尤甚，舌红苔黄，脉细数。

【方解】此为手太阴之方。肺主气，宜清肃下降，今火邪郁肺，肺失清肃，则气逆不降而为喘咳；肺合皮毛，肺热外蒸皮毛，则皮肤蒸热，肺主金，金旺于酉时，故肺中伏火，发热以日晡为甚。方中桑白皮甘寒性降，专入肺经，清泻肺热，止咳平喘，为君药；地骨皮甘寒，清降肺中伏火，为臣药；粳米、炙甘草养胃和中，为佐使药。清中有润、泻中有补，既不是清透肺中实热以治标，也不是滋阴润肺以治本，而是清泻肺中伏火以消郁热。

【加减及衍化方】

（1）加减：肺经热重者，可加黄芩、知母等以增强清泻肺热之效；燥热咳嗽者，可加栝蒌皮、川贝母等润肺止咳；阴虚潮热者，加银柴胡、鳖甲滋阴退热；热伤阴津、烦热口渴者，加天花粉、芦根清热生津。

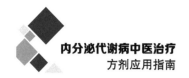

（2）衍化方：葶苈大枣泻肺汤。（《金匮要略》）

◆ 组成：葶苈子、大枣。

◆ 功效：泻肺行水，下气平喘。

◆ 主治：痰水壅实之喘咳胸满。

◎ 鉴别要点：葶苈大枣泻肺汤与泻白散均有泻肺作用。泻白散是泻肺中伏火，葶苈大枣泻肺汤是泻肺中痰水，以此为区别。

※【现代药理学研究及内分泌科临床应用】

本方具有清泻肺热、止咳平喘之功。现代药理学研究表明，本方具有抗炎、抗氧化、祛痰镇咳、抗哮喘等作用。现代常用于治疗急性痛风性关节炎、围绝经期综合征、各种内分泌科疾病合并咳嗽等属肺中伏火郁热证者。

1. 现代药理学研究

（1）抗炎、抗氧化作用：泻白散在治疗急性呼吸窘迫综合征（ARDS）方面表现出显著效果。无论是中剂量组还是高剂量组，均能有效改善大鼠的血氧和二氧化碳分压、提高 SOD 活性、降低 MDA 含量、减少炎症因子 TNF-α 和 IL-6 的水平，并改善肺组织的病理状态。

（2）祛痰镇咳作用：泻白散中的重要药物桑白皮可显著抑制浓氨水、SO_2 所致的小鼠咳嗽潜伏期，减少氨水引咳次数，其化学成分桑白皮总黄酮可显著减少 SO_2 引咳次数。

（3）抗哮喘作用：泻白散在不同剂量下均能显著降低哮喘模型小鼠肺泡灌洗液中的 IL-6 和 TNF-α 含量，减少肺组织中 GATA 结合蛋白 3（GATA3）的表达，同时提高肺部特异性转录因子（T-bet）的表达。这表明泻白散能有效抗哮喘，其机制可能与调节 GATA3 和 T-bet 蛋白的表达有关。

2. 内分泌科临床应用

（1）急性痛风性关节炎：急性痛风性关节炎关节红肿热重明显者，可在桂枝芍药知母汤的基础上加用泻白散清泄肺热。若有瘀血者，可加土鳖虫、赤芍、伸筋草活血通络。

（2）围绝经期综合征：泻白散合二仙汤加减可用于治疗围绝经期综合征多汗症，泻白散为清泻肺热之方，取其清上焦伏热之功；二仙汤温补与寒泻同施，补阳与滋阴并举，温而不燥、寒而不滞，共奏调和阴阳之功效。

【参考文献】

[1] 吴昆.医方考[M].北京：人民卫生出版社，2007.

[2] 邓中甲.方剂学[M].北京：中国中医药出版社，2011.

[3] 马少丹，游世晶，阮时宝，等.新泻白散对急性呼吸窘迫综合征的作用机制实验研究[J].光明中医，2007，136（3）：73-75.

[4] 韦媛媛，徐峰，陈侠 等.桑白皮总黄酮的镇咳祛痰作用[J].沈阳药科大学学报，2009，26（8）：644-647.

[5] 张天柱，张景龙，樊湘泽，等.泻白散对小鼠过敏性哮喘气道炎症的作用及机制[J].中国实验方剂学杂志，2014，20（20）：173-177.

[6] 贾立辉，李小娟.李小娟教授辨治急性期痛风性关节炎[J].实用中医内科杂志，2012，5：16-17.

[7] 杨慧敏，宋清江.从"阴平阳秘"论治多汗症[J].环球中医药，2023，3：545-548.

125.杏苏散——《温病条辨》

【方歌】杏苏散内夏陈前，枳桔苓草姜枣研；

轻宣温润治凉燥，咳止痰化病自瘥。

【出处原文】"燥伤本脏，头微痛，恶寒，咳嗽稀痰，鼻塞，嗌塞，脉弦，无汗，杏苏散主之。"（《温病条辨》）

【组成】紫苏叶、半夏、茯苓、前胡、杏仁、桔梗、枳壳、橘皮、甘草、生姜、大枣。

【功效】轻宣凉燥，理肺化痰。

【主治】外感凉燥证。症见恶寒无汗，头微痛，咳嗽痰稀，鼻塞咽干，苔白脉弦。

【方解】此为足太阳之方。肺合皮毛，凉燥袭表，故恶寒无汗；阳明之脉，上行头角，故头微痛；凉燥伤肺，肺气不宣，津液不布，聚湿生痰，故咳嗽痰稀；鼻为肺窍，咽为肺系，肺气失宣，津液不布，故鼻塞咽干。方中紫苏叶辛温不燥，发表散邪，宣发肺气，使凉燥之邪从外而散；杏仁苦温而润，降利肺气，润燥止咳，二者共为君药。前胡疏风散邪，降气化痰，既协紫苏叶轻宣达表，又助杏仁降气化痰；桔梗、枳壳一升一降，助杏仁、紫苏叶理肺化痰，共为臣药。半夏、橘皮燥湿化痰，理气行滞；茯苓渗湿健脾以杜生痰之源；生姜、大枣调和营卫以利解表，滋脾行津以润

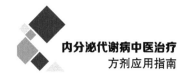

干燥，是为佐药。甘草调和诸药，合桔梗宣肺利咽，功兼佐使。

【加减及衍化方】

（1）加减：若无汗，脉弦甚或紧，加羌活以解表发汗；汗后咳不止，去紫苏叶、羌活，加紫苏梗以降肺气；兼泄泻腹满者，加苍术、厚朴以化湿除满；头痛兼眉棱骨痛者，加白芷以祛风止痛；热甚者，加黄芩以清解肺热。

（2）衍化方：参苏饮。（《太平惠民和剂局方》）

◆ 组成：人参、紫苏叶、葛根、半夏、前胡、茯苓、枳壳、木香、陈皮、甘草、桔梗。

◆ 功效：益气解表，理气化痰。

◆ 主治：气虚外感风寒，内有痰湿证。发热恶寒，无汗，鼻塞头痛，胸脘满闷，咳嗽痰白，气短懒言，倦怠无力，苔白，脉弱。

◎ 鉴别要点：参苏饮与杏苏散两方都可以治疗风寒表证。参苏饮在杏苏散的基础上添加了补气的人参，并加了行气健脾的木香，葛根与紫苏叶配合，加强解表的力度，更适合脾肺气虚之人感受风寒使用；杏苏散为治燥剂，具有轻宣凉燥、理肺化痰之功效，主治外感凉燥证，亦是治疗风寒咳嗽的常用方，临床应用以恶寒无汗、咳嗽痰稀、咽干、苔白、脉弦为辨证要点。

※【现代药理学研究及内分泌科临床应用】

本方具有轻宣凉燥、理肺化痰之功。现代药理学研究表明，本方具有祛痰镇咳、改善肺和大肠功能、促进消化等作用。现代常用于治疗多种内分泌科疾病合并咳嗽、咳痰、咳喘等属外感凉燥证者。

1. 现代药理学研究

（1）祛痰镇咳作用：杏仁抑制呼吸中枢而能止咳平喘；紫苏叶缓解支气管平滑肌痉挛，亦有平喘作用；半夏镇咳作用明显；甘草亦有止咳效能；桔梗、前胡祛痰作用显著而持久；橘皮、甘草祛痰效力亦较显著。

（2）改善肺与肠道功能：杏苏散能够通过散寒解表、温肺化饮、益气补中等作用，促进肺部津液生成，并加快气管上皮纤毛的运动。这有助于调节凉燥小鼠肠道的清浊分泌功能，从而达到治疗目的。

（3）促进消化功能：紫苏叶、生姜均可促进消化液分泌，从而改善食欲；此外，紫苏叶尚能增强胃肠蠕动；生姜还可抑制肠内异常发酵和排除肠道积气；枳壳能使胃肠蠕动节律增加和收缩力增强，合而使本方增进消化功能之作用亦较明显。

2.内分泌科临床应用

内分泌科疾病合并咳嗽、咳痰、咳喘：杏苏散可用于治疗多种内分泌科疾病合并咳嗽、咳痰、咳喘等呼吸道症状者。头痛者，可加白芷祛风止痛；泄泻腹满者，可加苍术、厚朴化湿除满。

【参考文献】

［1］ 邓中甲.方剂学［M］.上海：上海科学技术出版社，2008.
［2］ 吴瑭.温病条辨［M］.北京：中国中医药出版社，2006.
［3］ 丁建中，龚权，张六通等.杏苏散对凉燥小鼠肺与肠道功能的影响［J］.中药药理与临床，2006，22（3）：20-21.

126.旋覆代赭汤——《伤寒论》

【方歌】旋覆代赭用人参，半夏姜甘大枣临；

重以镇逆咸软痞，痞硬噫气力能禁。

【出处原文】"伤寒发汗，若吐若下，解后心下痞硬，噫气不除者，旋覆代赭汤主之。"（《伤寒论》）

【组成】旋覆花、半夏、炙甘草、人参、代赭石、生姜、大枣。

【功效】降逆化痰，益气和胃。

【主治】胃虚痰阻气逆证。症见胃脘痞闷或胀满，按之不痛，频频嗳气，或见纳差、呃逆、恶心，甚或呕吐，舌苔白腻，脉缓或滑。

【方解】此为足阳明之方。发汗吐下后，邪虽去而胃气之亏损益多，胃气既亏，三焦亦因之而失职，阳无所归而不升，阴无所归而不降。浊邪留滞，伏饮为逆，故见心下痞硬，噫气不除。治宜降逆化痰，益气和胃。方中旋覆花性温而能下气消痰、降逆止噫，为君药。代赭石质重而沉降，善镇冲逆，但味苦气寒，故用量稍小为臣药。生姜于本方用量独重，寓意有三：一为和胃降逆以增止呕之效；二为宣散水气以助祛痰之功；三可制约代赭石的寒凉之性，使其镇降气逆而不伐胃；半夏辛温，祛痰散结、降逆和胃，并为臣药。人参、炙甘草、大枣，益脾胃、补气虚，扶助已伤之中气，为

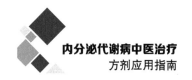

佐使之用。诸药配合，共成降逆化痰、益气和胃之剂，使痰涎得消、逆气得平、中虚得复，心下之痞硬除，而嗳气、呕呃可止。

【加减及衍化方】

（1）加减：胃气不虚者，可去人参、大枣，加重代赭石用量，以增重镇降逆之效；痰多者，可加茯苓、陈皮助化痰和胃之力。

（2）衍化方：干姜人参半夏丸。（《金匮要略》）

◆ 组成：干姜、人参、半夏。

◆ 功效：温中补虚，降逆止呕。

◆ 主治：妊娠及脾胃虚寒之呕吐。

◎ 鉴别要点：干姜人参半夏丸与旋覆代赭汤均可降逆补虚，用治胃虚呕逆证。但干姜人参半夏丸原治"妊娠呕吐不止"，以温补为主，少佐降逆药，服量亦小，以防伤胎；而旋覆代赭汤重在降逆，兼以补虚，用治胃虚痰浊气逆证。

※【现代药理学研究及内分泌科临床应用】

本方具有降逆化痰、益气和胃之功。现代药理学研究表明，本方具有抗炎、改善食管黏膜、促胃动力等作用。现代常用于治疗糖尿病胃轻瘫、多囊卵巢综合征、各种内分泌科疾病合并呃逆等属胃虚痰阻气逆证者。

1. 现代药理学研究

（1）抗炎作用：旋覆代赭汤在治疗反流性食管炎方面显示出显著的抗炎作用。该方剂能有效抑制食管组织和血浆中的 TNF-α、IL-1β、IL-6 等促炎因子，从而减轻炎症反应。

（2）修复食管黏膜：旋覆代赭汤通过调节脾胃气机升降，增强食管组织线粒体中琥珀酸脱氢酶（SDH）的活性，促进线粒体能量代谢。这一作用机制有助于增加线粒体数量、减少线粒体结构损伤，从而有效修复食管黏膜。

（3）促胃动力作用：旋覆代赭汤能显著提高胃动力低下大鼠血液及组织中兴奋性脑肠肽胃泌素（GAS）、P 物质（SP）的水平，同时降低抑制性脑肠肽生长抑素（SS）的水平。这表明旋覆代赭汤通过调节这些脑肠肽的水平，有效促进胃动力。

2. 内分泌科临床应用

（1）糖尿病胃轻瘫：在脾胃虚弱型糖尿病胃轻瘫患者的研究中，治疗组接受大剂量旋覆代赭汤治疗，对照组接受小剂量旋覆代赭汤治疗。治疗组治疗后血浆中 SP、VIP 表达明显减少，治疗前后胃电图变化及餐后正常慢波百分比有显著差异。这说明旋覆代赭汤的促胃肠动力作用可能与血浆中 SP 和 VIP 的表达降低密切相关，且存在明显的量-效关系。

（2）多囊卵巢综合征：加减旋覆代赭汤联合屈螺酮炔雌醇片治疗多囊卵巢综合征患者，可有效缓解其病情，改善中医伴随症状，提高患者自然排卵率。

【参考文献】

［1］ 张仲景.伤寒论［M］.北京：中国中医药出版社，2009.
［2］ 黄棪，徐明英，夏雪皎，等.旋覆代赭汤对胆碱能抗炎通路相关 RE 大鼠炎症因子的影响［J］.天津中医药大学学报，2018，37（5）：386-389.
［3］ 李姿，韩慧，杨幼新，等.旋覆代赭汤对 RE 模型大鼠食管组织线粒体超微结构及 SDH 活性的影响［J］.中国中西医结合消化杂志，2016，24（7）：499-503.
［4］ 谢胜，税典奎.旋覆代赭汤对胃动力低下大鼠血液及组织中 GAS、SP 及 SS 含量的影响［J］.中医药学报，2010（5）：65-68.
［5］ 李国永，贾锐馨，侯超，等.旋覆代赭汤治疗脾胃虚弱型糖尿病胃轻瘫临床观察［J］.辽宁中医杂志，2012，39（11）：2231-2232.
［6］ 赵珈澜，张立然.加减旋覆代赭汤联合屈螺酮炔雌醇片治疗痰湿阻滞型多囊卵巢综合征的疗效［J］.临床合理用药，2023，11：132-135.

127. 血府逐瘀汤——《医林改错》

【方歌】血府逐瘀生地桃，红花当归草赤芍；

桔梗枳壳柴芎膝，血化下行免作劳。

【出处原文】"头痛，胸痛，胸不任物，胸任重物，天亮出汗，食自胸右下，心里热（名曰灯笼病），瞀闷，急躁，夜睡梦多，呃逆，饮水即呛，不眠，小儿夜啼，心跳心忙，夜不安，俗言肝气病，干呕，晚发一阵热。"《医林改错》

【组成】桃仁、红花、当归、生地黄、牛膝、川芎、桔梗、赤芍、枳壳、甘草、柴胡。

【功效】活血化瘀，行气止痛。

【主治】气滞血瘀证。症见胸痛，头痛，日久不愈，痛如针刺而有定处，或呃逆日久不止，或饮水即呛、干呕，或内热瞀闷，或心悸怔忡、失眠多梦、急躁易怒，入暮

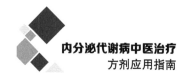

潮热，唇暗或两目暗黑，舌质暗红或有瘀斑、瘀点，脉涩或弦紧。

【方解】此为足厥阴之方。胸中为气之所宗、血之所聚、肝经循行之分野。血瘀胸中，气机阻滞，清阳郁遏不升，故胸痛、头痛；胸中血瘀，影响及胃，胃气上逆，故呃逆干呕，甚则水入即呛；瘀久化热，故内热瞀闷、入暮潮热；瘀热扰心，故心悸怔忡、失眠多梦。治宜活血化瘀、行气止痛。本方取桃红四物汤与四逆散之主要配伍，加下行之牛膝和上行之桔梗而成。方中桃仁破血行滞而润燥，红花活血祛瘀以止痛，共为君药。赤芍、川芎助君药活血祛瘀；牛膝入血分，性善下行，能祛瘀血、通血脉，并引瘀血下行，使血不郁于胸中、瘀热不上扰，共为臣药。生地黄甘寒，清热凉血，滋阴养血；合当归养血，使祛瘀不伤正；合赤芍清热凉血，以清瘀热。三者养血益阴、清热活血，共为佐药。桔梗、枳壳，一升一降，宽胸行气，桔梗并能载药上行；柴胡疏肝解郁，升达清阳，与桔梗、枳壳同用，尤善理气行滞，使气行则血行，亦为佐药。甘草调和诸药，为使药。合而用之，使血活瘀化气行，则诸证可愈。

【加减及衍化方】

（1）加减：若瘀痛入络，可加全蝎、穿山甲（代）、地龙、三棱、莪术等以破血通络止痛；气机郁滞较重者，加川楝子、香附、青皮等以疏肝理气止痛；血瘀经闭、痛经者，可用本方去桔梗，加香附、益母草、泽兰等以活血调经止痛；胁下有痞块，属血瘀者，可酌加丹参、郁金、䗪虫、水蛭等以活血破瘀、消癥化滞。

（2）衍化方一：通窍活血汤。（《医林改错》）

◆ 组成：赤芍、川芎、桃仁、红花、老葱、鲜姜、大枣、麝香、黄酒。

◆ 功效：活血通窍。

◆ 主治：瘀阻头面之头痛昏晕，或耳聋年久，或头发脱落，面色青紫，或酒渣鼻，或白癜风，以及妇女干血痨、小儿疳积见肌肉消瘦、腹大青筋、潮热，舌暗红，或有瘀斑、瘀点。

（3）衍化方二：膈下逐瘀汤。（《医林改错》）

◆ 组成：五灵脂、当归、川芎、桃仁、牡丹皮、赤芍、乌药、延胡索、甘草、香附、红花、枳壳。

◆ 功效：活血祛瘀，行气止痛。

◆ 主治：膈下瘀血证。症见膈下瘀血，形成结块，或小儿痞块，或肚腹疼痛，痛处不移，或卧则腹坠似有物者。

（4）衍化方三：少腹逐瘀汤。（《医林改错》）

◆ 组成：小茴香、干姜、延胡索、没药、当归、川芎、官桂、赤芍、蒲黄、五灵脂。

◆ 功效：活血祛瘀，温经止痛。

◆ 主治：少腹寒凝血瘀证。症见少腹瘀血积块疼痛或不痛，或痛而无积块，或少腹胀满，或经期腰酸、少腹作胀，或月经一月见三五次、接连不断、断而又来，其色或紫或黑，或有瘀块，或崩漏兼少腹疼痛，或瘀血阻滞，久不受孕，舌暗苔白，脉沉弦而涩。

◎ 鉴别要点：以上各方皆为王清任创制的活血化瘀方。或配以桃仁、红花，或伍以赤芍、当归为基础加减组成，同具活血祛瘀止痛之功，主治瘀血所致之证。然血府逐瘀汤中配伍行气宽胸的枳壳、桔梗、柴胡及引血下行的牛膝，故宣通胸胁气滞、引血下行之力较好，主治胸中瘀阻之证；通窍活血汤中配伍通阳开窍的麝香、老葱、生姜，辛香温通作用较佳，重在活血通窍，主治瘀阻头面之证；膈下逐瘀汤配伍香附、乌药、枳壳，行气止痛作用较大，善治膈下瘀血证；少腹逐瘀汤配伍辛热温通之干姜、官桂、小茴香，偏于温经散寒止痛，以治疗寒凝血瘀之少腹疼痛、月经不调、痛经为最宜。

※【现代药理学研究及内分泌科临床应用】

本方具有活血化瘀、行气止痛之功。现代药理学研究表明，本方具有促进神经血管新生、抑制平滑肌细胞增生、抗血管重塑、改善氧化应激损伤、抗炎、抗纤维化、改善血流动力学等作用。现代常用于治疗糖尿病周围神经病变、糖尿病伴冠心病、2型糖尿病下肢血管病变、糖尿病视网膜病变、高脂血症、高尿酸血症及急性痛风性关节炎、多囊卵巢综合征等内分泌科疾病属气滞血瘀证者。

1. 现代药理学研究

（1）促进神经血管新生：血府逐瘀汤可促进心肌缺血大鼠模型缺血区心肌血管新生，介导内皮细胞的衰老，促进新生血管形成，同时发挥促内皮细胞迁移和受损组织细胞的修复功能。

（2）抑制平滑肌细胞增生、抗血管重塑：血府逐瘀汤可抑制缺氧条件下肺动脉平滑肌细胞的增殖，同时可抑制肺血管重构和右心肥厚，降低肺动脉压力。另外，能够显著降低高血压大鼠收缩压，改善高血压血管重塑。

（3）改善氧化应激损伤：血府逐瘀汤中富含大量具有活血化瘀作用的中药成分，可以改善微循环状态，缓解组织血管缺氧状态，促进相关代谢酶的升高，抑制机体

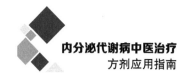

高活性分子 ROS 等的产生，降低氧化应激的发生，促进机体维持氧化/抗氧化系统平衡。

（4）抑制炎症：血府逐瘀汤可通过抑制 hs-CRP、IL-1β 等促炎症因子产生，促进 TNF-α、IL-6 等抑制炎症因子升高而发挥抑制炎症发生的作用。

2. 内分泌科临床应用

（1）糖尿病周围神经病变：通过对糖尿病周围神经病变患者的研究发现，血府逐瘀汤联合常规西药治疗相较于单独西药治疗更有效。联合治疗组的血糖、血脂水平更低，周围神经传导速度也得到明显改善。

（2）糖尿病伴冠心病：在糖尿病合并冠心病患者的研究中，血府逐瘀汤加减治疗的组别表现出更高的临床治疗有效率且不良反应发生率较低。

（3）2 型糖尿病下肢血管病变：针对 2 型糖尿病下肢血管病变患者的研究表明，血府逐瘀汤与阿托伐他汀联合治疗的效果显著，总有效率显著高于单独使用阿托伐他汀治疗，特别是在改善血糖、血脂水平和下肢血管血流量方面。

（4）糖尿病视网膜病变：研究显示，糖尿病视网膜病变患者采用血府逐瘀汤加减联合阿司匹林治疗，视力和眼底病变的改善明显优于仅采用基础药物治疗。

（5）高脂血症：患者接受血府逐瘀汤联合他汀类药物治疗后，其血脂指标的降低效果明显优于仅用他汀类药物治疗，特别是在降低总胆固醇、甘油三酯、低密度脂蛋白胆固醇等方面表现更佳。

（6）高尿酸血症及急性痛风性关节炎：血府逐瘀汤加味治疗急性痛风性关节炎，能够降低患者血尿酸水平，缓解关节红、肿、热、痛等症状，具有良好的疗效。

（7）多囊卵巢综合征：血府逐瘀汤联合达因-35 治疗多囊卵巢综合征，临床总有效率为 88.24%，具有较好的临床疗效，能够改善患者血清睾酮、促卵泡素及促 LH 水平。

【参考文献】

[1] 何莉，刘芸，张瑶，等.血府逐瘀汤对血管紧张素Ⅱ诱导大鼠骨髓源内皮祖细胞衰老、迁移功能及 miR-34a 表达的影响［J］.中西医结合心脑血管病杂志，2020，18（3）：414-419.

[2] 吴惠春，周振华，张鑫，等.血府逐瘀汤对刀豆蛋白 A 诱导小鼠肝纤维化的防治作用［J］.上海中医药大学学报，2014，28（6）：56-60.

[3] 刘馨.化瘀方逆转自发性高血压大鼠心肌纤维化的作用及机制研究［D］.广州：南方医科

大学，2018.

[4] 王涛，韩晓江，李妍怡.血府逐瘀汤药理机制的研究进展[J].商洛学院学报，2022，36（4）：16-22.

[5] 吕正鑫.血府逐瘀汤联合西药治疗糖尿病周围神经病变患者的效果[J].中国民康医学，2022，34（16）：83-85.

[6] 丛葳.血府逐瘀汤加减治疗糖尿病伴冠心病的疗效研究[J].中国实用医药，2021，16（4）：176-178.

[7] 李汉生，鲁德甫，张娟.血府逐瘀汤联合阿托伐他汀治疗2型糖尿病下肢血管病变临床疗效[J].湖北中医药大学学报，2022，24（3）：67-69.

[8] 李宏敏.血府逐瘀汤加减联合阿司匹林治疗糖尿病性视网膜病变疗效观察[J].中医药临床杂志，2018，30（1）108-110.

[9] 王崇权，任丽艳.血府逐瘀汤联合他汀类药物治疗高脂血症的疗效分析[J].中国医药指南，2019，17（2）145-146.

[10] 何福强，陈天然.血府逐瘀汤联合达因-35治疗多囊卵巢综合征临床疗效观察[J].亚太传统医药，2017，21：152-153.

128. 羊肝丸★——《肘后备急方》

【方歌】羊肝明目除夜盲，黄连清热泻肝火；

雀盲内障肝血亏，养肝明目效力佳。

【出处原文】"治目方，用黄连多矣。而羊肝丸尤奇异。取黄连末一大两，白羊子肝一具，去膜。同于砂盆内研，令极细，众手捻为丸，如梧桐子，每食以暖浆水吞二七枚，连作五剂，瘥。但是诸眼目疾及障翳，青盲，皆主之。禁食猪肉及冷水。刘禹锡云，有崔承元者，因官治一死罪囚出活之。因后数年，以病自致死。一旦崔为内障所苦，丧明，逾年后，半夜叹息。独坐时，闻阶除间悉窣之声。崔问为谁，曰是昔所蒙活者囚，今故报恩至此。遂以此方告讫而没，崔依此合服，不数月眼复明，因传此方于世。"（《肘后备急方》）

【组成】黄连、羊肝。

【功效】清热泻火，补肝明目。

【主治】肝经不足、风毒上攻引起的白内障、云翳遮睛、青盲等病症。

【方解】此为足厥阴之方。目盲耳聋、鼻不闻臭、舌不知味、手足不能运用者，皆

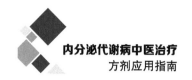

由玄府闭塞而神气出入升降之道路不通利所致。故用羊肝引黄连入肝，解肝中诸郁，肝郁解，则目之玄府通利而明矣。方中羊肝以脏补脏、养肝明目，配以黄连清肝泻火，一清一补。本方所用羊肝，亦可以鸡肝、牛肝、猪肝等代用。

【加减及衍化方】

（1）加减：风热上攻、目羞明涩痛明显者，加杏仁。

（2）衍化方：明目羊肝丸。（《脉因证治》）

◆ 组成：白乳羊肝、黄连、甘菊、防风、薄荷、荆芥、羌活、当归、川芎。

◆ 功效：养肝明目，清内解外。

◆ 主治：白内障等病症。

※【现代药理学研究及内分泌科临床应用】

本方具有清热泻火、补肝明目之功。现代药理学研究表明，羊肝除含蛋白质、脂肪、糖类、钙、磷、铁等外，还含维生素 B_1、烟酸、维生素 C、维生素 A 等，有明显的益血、补肝、明目之功效。现代常用于治疗消渴病并发白内障、雀目、干眼等内分泌科疾病属肝经不足、风毒上攻证者。

【参考文献】

［1］ 刘顺俊 . 中药治疗绿风内障 27 例［J］. 湖北中医杂志，1993（2）：15.

［2］ 丁光杰 . 黄连羊肝丸配合西药外用治疗蒸发过强性干眼症 57 例（114 眼）［J］. 江西中医药，2008（8）：44-45.

129. 养阴清肺汤——《重楼玉钥》

【方歌】养阴清肺是妙方，玄参草芍冬地黄；

薄荷贝母丹皮入，时疫白喉急煎尝。

【出处原文】"大生地黄（二钱），麦冬（一钱二分），生甘草（五分），元参（钱半），贝母（八分去心），牡丹皮（八分），薄荷（五分），炒白芍（八分），不用引质虚。加大熟地黄。或生熟地黄并用。热甚，加连翘，去白芍。燥甚，加天冬茯苓。如有内热及发热。不必投表药。照方服去。其热自除。"（《重楼玉钥》）

【组成】生地黄、麦冬、生甘草、玄参、贝母、牡丹皮、薄荷、白芍。

【功效】养阴清肺，解毒利咽。

【主治】白喉之阴虚燥热证。症见喉间起白如腐，不易拭去，并逐渐扩展，病变甚速，咽喉肿痛，初起或发热或不发热，鼻干唇燥，或咳或不咳，呼吸有声，似喘非喘，脉数无力或细数。

【方解】此为手足少阴之方。喉为肺系，少阴肾脉循喉咙系舌本，肺肾阴虚，虚火上炎，复加燥热疫毒上犯，以致喉间起白如腐、咽喉肿痛、鼻干唇燥。治宜养阴清肺，兼散疫毒。方中生地黄甘苦而寒，既能滋肾水而救肺燥，又能清热凉血而解疫毒，故重用为君药。麦冬养阴润肺清热，益胃生津润喉；玄参清热解毒散结，启肾水上达于咽喉，二药共助生地黄养阴清热解毒，为臣药。白芍敛阴和营泄热；牡丹皮凉血活血消肿；贝母润肺化痰散结；薄荷辛凉宣散利咽，共为佐药。生甘草清热解毒，调和药性，为佐使之药。全方养阴扶正与清肺解毒合用，正邪并治，标本兼顾，共奏养阴清肺、解毒利咽之功。

【加减及衍化方】

（1）加减：阴虚甚者，加熟地黄滋阴补肾；热毒甚者，加金银花、连翘以清热解毒；燥热甚者，加天冬、鲜石斛以养阴润燥。并可配合应用《重楼玉钥》之吹药方：青果炭 6g，黄柏、川贝母、儿茶、薄荷各 3g，冰片、凤凰衣各 1.5g。各研细末，再入乳钵内和匀，加冰片研细，瓶装备用。

（2）衍化方：百合固金汤。（《慎斋遗书》）

◆ 组成：百合一钱半，熟地黄、生地黄、当归身各三钱，白芍、甘草各一钱，桔梗、玄参各八分，川贝母、麦冬各一钱半。

◆ 功效：养阴润肺，化痰止咳。

◆ 主治：肺肾阴虚、虚火上炎之咯血证。

◎ 鉴别要点：两方均具有滋阴补肾润肺、清降虚火之功效，用治肺肾阴虚、虚火上扰之证。养阴清肺汤由生地黄、麦冬、生甘草、玄参、贝母、牡丹皮、薄荷、白芍组成，重在滋阴清热而解毒利咽，兼以清散祛邪，用于肺肾阴虚、复感疫毒、津液被灼、热毒熏蒸于上之白喉证；或肺痿、喉痹诸证。百合固金汤由百合、熟地黄、生地黄、当归、白芍、桔梗、玄参、川贝母、麦冬、甘草组成，以润肺止咳为主；滋养之中兼以凉血止血、宣肺化痰，具有滋肾护肺、止咳化痰的功效。用于肺肾阴亏、虚火上炎证。

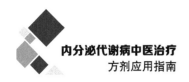

※【现代药理学研究及内分泌科临床应用】

本方具有养阴清肺、解毒利咽之功。现代药理学研究表明，本方具有抗菌、抗病毒、镇静等作用。现代常用于治疗老年糖尿病合并呼吸道感染、糖尿病足及各种内分泌科疾病合并咳嗽、咽痛等属阴虚燥热证者。

1. 现代药理学研究

（1）抗菌、抗病毒：养阴清肺汤不仅抗菌力强、抗菌谱广，而且对病毒也有比较广谱的抑制作用，多种药味均能抑杀白喉杆菌。

（2）镇静：养阴清肺汤对中枢神经系统具有显著的镇静效果。它能有效激活和调节下丘脑-腺垂体-肾上腺皮质轴，从而增强机体的抗炎、解热能力，并促进水盐及主要物质的代谢。此外，它还有协调其他内分泌激素的功能，维持身体的整体平衡。

2. 内分泌科临床应用

（1）老年糖尿病合并呼吸道感染：养阴清肺汤主要用于老年糖尿病患者急性呼吸道感染恢复期、高热退后或有午后低热、干咳痰黏、咳痰不爽、口干舌燥、失眠盗汗、纳少欠香、大便干燥、舌红少苔、脉细。

（2）糖尿病足：糖尿病神经病变在足部的反应，常用养阴清肺汤合玉女煎加减治疗。

【参考文献】

［1］ 郝爱真，王发渭，邸玉鹏. 老年糖尿病患者合并呼吸道感染的中医论治［J］. 中华医院感染学杂志，2007，5：538–540.

［2］ 唐远山. 糖尿病足的辨证治疗［J］. 四川中医，2001，10：11–12.

130. 一贯煎*——《柳州医话》

【方歌】一贯煎中生地黄，沙参归杞麦冬藏；

少佐川楝泄肝气，阴虚胁痛此方良。

【出处原文】"高吕二案，持论略同，而俱用滋水生肝饮，予早年亦尝用此，却不甚应，乃自创一方，名一贯煎，用北沙参、麦冬、地黄、当归、枸杞子、川楝子，六

味出入加减，投之应如桴鼓。口苦燥者，加酒连尤捷。可统治胁痛、吞酸、吐酸、疝瘕一切肝病。"《柳州医话》

【组成】生地黄、麦冬、北沙参、当归、枸杞子、川楝子。

【功效】滋阴疏肝。

【主治】阴虚肝郁证。症见胸脘胁痛，吞酸吐苦，咽干口燥，舌红少津，脉细弱或虚弦，亦治疝气瘕聚。

【方解】此为足厥阴之方。肝肾阴血亏虚，肝体失养，则疏泄失常、肝气郁滞，进而横逆犯胃，故胸脘胁痛、吞酸吐苦；肝气久郁，经气不利则生疝气、瘕聚。治宜滋阴养血、柔肝疏郁。方中重用生地黄为君药，滋养肝阴，涵养肝木。臣药以枸杞子滋养肝肾；当归补血养肝，且补中有行；北沙参、麦冬滋养肺胃之阴，养肺阴以清金制木、养胃阴以培土荣木。少佐一味辛凉之川楝子疏肝泄热，理气止痛，顺其条达之性，而无劫阴之弊。诸药合用则肝阴得补，肝气得舒则诸症自愈。

【加减及衍化方】

（1）加减：若大便秘结，加栝蒌仁；有虚热或汗多，加地骨皮；痰多，加川贝母；舌红而干，阴亏过甚，加石斛；胁胀痛，按之硬，加鳖甲；烦热而渴，加知母、石膏；腹痛，加芍药、甘草；两足痿软，加牛膝、薏苡仁；不寐，加酸枣仁；口苦燥，少加黄连。

（2）衍化方：逍遥散。（《太平惠民和剂局方》）

◆ 组成：甘草、当归、茯苓、芍药、白术、柴胡。

◆ 功效：疏肝解郁，养血健脾。

◆ 主治：肝郁血虚脾弱证。两胁作痛，头痛目眩，口燥咽干，神疲食少，或往来寒热，或月经不调，乳房胀痛，脉弦而虚。

◎ 鉴别要点：一贯煎与逍遥散均能疏肝理气，主治肝郁不疏之胁痛。但逍遥散疏肝、养血、健脾三者并重，主治肝郁兼血虚、脾虚之胁肋疼痛，常兼有头痛目眩、神疲食少等症；本方则重在滋养肝肾之阴，主治阴虚气滞之胁肋疼痛，而见咽干口燥、吞酸吐苦者。

※【现代药理学研究及内分泌科临床应用】

本方具有滋阴疏肝之功。现代药理学研究表明，本方具有保肝、护胃、抗肿瘤等作用。现代常用于治疗糖尿病胃轻瘫、糖尿病合并非酒精性脂肪肝、甲状腺功能亢进症、痛风、围绝经期骨质疏松症等内分泌科疾病属阴虚肝郁证者。

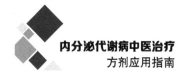

1. 现代药理学研究

（1）保肝：一贯煎通过降低肝功能指标、调节相关蛋白激酶通路和抑制肝星状细胞活化，有效抗肝纤维化。

（2）护胃：一贯煎能调节 NF-κB 信号通路，促进胃液分泌和胃肠平滑肌收缩，特别是在慢性萎缩性胃炎治疗中显示出良好效果。

（3）抗肿瘤：一贯煎与环磷酰胺联用显著抑制肿瘤血管增殖，减少肝癌细胞转移；含有的多糖和其他活性成分还具有抗溃疡和增强免疫力的作用。

2. 内分泌科临床应用

（1）糖尿病胃轻瘫：一贯煎加减方用于治疗胃阴亏虚型糖尿病胃轻瘫患者，与常规西药联合治疗相比，显著改善了患者的临床症状，促进了胃排空。

（2）糖尿病合并非酒精性脂肪肝：一贯煎合六味地黄汤用于治疗 2 型糖尿病合并非酒精性脂肪肝，与常规治疗相比，有效改善了患者的肝功能、血脂和血糖水平，展现出良好的治疗效果。

（3）甲状腺功能亢进症：本方合二至丸加减可用于治疗甲状腺功能亢进症属阴虚阳亢证者，症见颈部肿胀、眼胀眼突、畏光、迎风流泪、怕热多汗、急躁易怒、心慌、消谷善饥、心烦失眠、胁胀或手抖舌颤、大便频多、小便色黄、舌红而干、脉数有力。

（4）痛风：本病与肝肾关系最为密切，结合其湿热、瘀浊的病理特点，运用疏肝理气、清热利湿或补益肝肾、祛瘀通络等法治疗，临证可选用一贯煎合桃红四物汤加减，不仅能迅速减轻疼痛，还可有效减少复发，疗效显著。

（5）围绝经期骨质疏松症：一贯煎加味能明显改善围绝经期骨质疏松症症状，其作用机制可能和升高血 E_2 水平有关。

【参考文献】

［1］ 李汶航，张睿，崔欣怡，等.一贯煎联合骨髓间充质干细胞调控 RhoA/ROCK1 通路抑制大鼠肝纤维化的实验研究［J］.世界中医药，2022，17（18）：2563-2568.

［2］ 郑嘉琦，张定棋，简迅，等.经典名方一贯煎治疗慢性肝病的临床与基础研究进展［J］.上海中医药杂志，2021，55（6）：96-100.

［3］ 褚雪菲，刘道龙，韩广明.芍药甘草汤合一贯煎加减治疗慢性萎缩性胃炎胃阴不足证的影响［J］.中国实验方剂学杂志，2021，27（18）：107-112.

［4］ 谢斌，饶斌，余功，等.一贯煎单用及与化疗联用对荷 H22 肝癌小鼠 MMP9 和 NF-κB 蛋

白表达的影响［J］.江西中医药大学学报，2015，27（6）：60－62，69.

［5］ 余文俊，陈永祥，郭锡勇.一贯煎中微量元素及煎剂 pH 与治疗作用关系的探讨［J］.贵阳中医学院学报，1990（3）：63－65.

［6］ 陈永祥，张永红，靳凤云，等.一贯煎多糖对小鼠中毒性肝炎转氨酶的影响［J］.贵阳中医学院学报，1998（3）：60.

［7］ 陈永祥，张洪礼，靳凤云，等.一贯煎的药理及化学成分研究［J］.贵阳中医学院学报，1999，21（2）：56－58.

［8］ 宁冰冰，边艳琴，张文萌，等.一贯煎保肝作用研究［J］.长春中医药大学学报，2012，28（3）：546－548.

［9］ 齐学林，杨亚锋，黄晓红.一贯煎联合西药治疗胃阴亏虚型糖尿病胃轻瘫患者40例临床观察［J］.中医杂志，2012，53（18）：1566－1569.

［10］ 周安平，夏大麟，王建学，等.2型糖尿病合并非酒精性脂肪肝患者采用中药治疗的临床价值［J］.人人健康，2020，519（10）：134.

［11］ 祝小波，宋卫国，李福生，等.贺支支从肝肾论治痛风经验［J］.江西中医药，2017，4：28－29.

［12］ 卢正，刘凯顺.一贯煎加味治疗更年期骨质疏松症临床疗效观察［J］.四川中医，2013，6：119－120.

131. 茵陈蒿汤——《伤寒论》

【方歌】茵陈蒿汤大黄栀，瘀热阳黄此方施；

便难尿赤腹胀满，清热利湿总相宜。

【出处原文】"阳明病，发热汗出者，此为热越，不能发黄也。但头汗出，身无汗，剂颈而还，小便不利，渴引水浆者，此为瘀热在里，身必发黄，茵陈蒿汤主之。"（《伤寒论》）

【组成】茵陈、栀子、大黄。

【功效】清热利湿退黄。

【主治】湿热瘀结于里，湿热黄疸。症见一身面目俱黄，黄色鲜明，发热，无汗或但头汗出，口渴欲饮，恶心呕吐，腹微满，小便短赤，大便不爽或秘结，舌红、苔黄腻，脉沉数或滑数有力。

【方解】此为足阳明之方。邪热入里，与脾湿相合，湿热壅滞中焦，气机受阻，故腹微满、恶心呕吐、大便不爽甚或秘结；无汗热不得外越，小便不利则湿不得下泄，

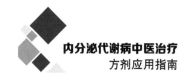

以致湿热熏蒸肝胆，胆汁外溢，浸渍皮肤，则一身面目俱黄，黄色鲜明；湿热内郁。津液不化，则口中渴。治宜清热利湿退黄。方中重用茵陈蒿为君药，以其苦寒降泄，长于清利脾胃肝胆湿热，为治黄疸要药。栀子泄热降火，清利三焦湿热，合茵陈可使湿热从小便而去，为臣药。大黄泻热逐瘀，通利大便，伍茵陈则令湿热瘀滞由大便而去，为佐药。诸药相合，使二便通利，湿热瘀滞前后分消，则腹满自减，黄疸渐消。

【加减及衍化方】

（1）加减：湿重于热者，可加茯苓、泽泻、猪苓以利水渗湿；热重于湿者，可加黄柏、龙胆草以清热祛湿；胁痛明显者，可加柴胡、川楝子以疏肝理气。

（2）衍化方一：栀子柏皮汤。（《伤寒论》）

◆ 组成：栀子、炙甘草、黄柏。

◆ 功效：清热利湿。

◆ 主治：黄疸，热重于湿证。症见身热发黄、心烦懊恼、口渴、苔黄。

（3）衍化方二：茵陈四逆汤。（《伤寒微旨论》）

◆ 组成：甘草、茵陈、干姜、附子。

◆ 功效：温里助阳，利湿退黄。

◆ 主治：阴黄。症见黄色晦暗、皮肤冷、背恶寒、手足不温、身体沉重、神倦食少、口不渴或渴喜热饮、大便稀溏、舌淡苔白、脉紧细或沉细无力。

◎ 鉴别要点：茵陈蒿汤、栀子柏皮汤均主治湿热内蕴所致之阳黄。其中茵陈蒿汤以茵陈配栀子、大黄，清热利湿并重，宜于湿热俱盛之黄疸；栀子柏皮汤以栀子配伍黄柏，以清热为主，宜于湿热黄疸属热重于湿者；茵陈四逆汤以茵陈与干姜、附子配伍，故有温阳利湿退黄之功，宜于寒湿内阻之阴黄。

※【现代药理学研究及内分泌科临床应用】

本方具有清热利湿退黄之功。现代药理学研究表明，本方具有保肝利胆、抗感染、调节免疫等作用。现代常用于2型糖尿病、慢性乙型肝炎合并糖尿病、糖尿病高脂血症、糖尿病合并非酒精性脂肪性肝病等内分泌科疾病属湿热瘀结于里者。

1.现代药理学研究

（1）保肝利胆：在阳黄证黄疸的动物模型中，本方剂能显著减轻肝的病理损伤。它能有效降低血清中的胆红素、胆汁酸、碱性磷酸酶、丙氨酸氨基转移酶和天门冬氨酸氨基转移酶等指标，表明其对肝功能的保护作用。

（2）抗感染：茵陈蒿汤通过阻断关键炎症因子如白细胞介素-150（IL-150）、白细胞介素-50（IL-50）、TNF-α的激活，抑制肝 Kupffer 细胞活化，有效减轻肝炎症。此方剂在肝细胞癌治疗和预防方面，通过直接调节代谢和炎症相关信号通路发挥关键作用。

（3）调节免疫：茵陈蒿汤中的滨蒿内酯等活性成分能调控多种与免疫功能相关的蛋白质表达，如免疫球蛋白 κ 链 C、结核珠蛋白、α-1 抗胰蛋白酶、凝血酶原，从而有效调节免疫系统。在临床上，梗阻性黄疸肝胆湿热证患者术后使用茵陈蒿汤可显著提高 T 淋巴细胞亚群水平，显示其在增强免疫功能方面的显著效果。

2. 内分泌科临床应用

（1）2 型糖尿病：在标准西药治疗基础上，辅以茵陈蒿汤治疗的 2 型糖尿病患者显示出了更高的总有效率。这表明茵陈蒿汤在提高 2 型糖尿病治疗效果方面具有显著作用。

（2）慢性乙型肝炎合并糖尿病：结合诺和锐和茵陈蒿汤加减方治疗的患者在肝功能改善和血糖水平降低方面表现优异且低血糖事件的发生率较低。

（3）糖尿病高脂血症：辅以茵陈蒿汤加味的治疗组在糖尿病高脂血症的治疗效果方面优于单用阿托伐他汀钙片的对照组，显示出了中药的优势。

（4）糖尿病合并非酒精性脂肪性肝病：属于内伤疾病，其中医病理因素可以概括为"湿、热、瘀"，主要病因有禀赋不足、饮食失节、纵欲过度、情志失调等因素。茵陈蒿汤清利湿热、通腑退黄，可用于治疗糖尿病合并非酒精性脂肪性肝病属湿热瘀结于里者。

【参考文献】

［1］ 董岩，王新芳，崔长军，等.茵陈蒿的化学成分和药理作用研究进展［J］.时珍国医国药，2008，152（4）：874-876.

［2］ 程欢欢.应用茵陈蒿汤治疗 2 型糖尿病的临床效果分析［J］.当代医药论丛，2015，13（19）：30-31.

［3］ 刘红霞，程敏，汪喜明，等.诺和锐 30 联合茵陈蒿汤加减方治疗慢性乙型肝炎合并糖尿病的疗效分析［J］.临床肝胆病杂志，2014，30（4）：311-313.

［4］ 祁万彬.茵陈蒿汤加味治疗糖尿病高脂血症 65 例疗效观察［J］.中国医疗前沿，2012，7（6）：20-21.

［5］ 谭艳，周聪，黄柔，等.从仲景"清利化瘀法"论治茵陈蒿汤在糖尿病合并非酒精性脂肪性肝病的应用［J］.时珍国医国药，2021，12：2972-2975.

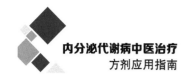

132. 银翘散——《温病条辨》

【方歌】银翘散主上焦医，竹叶荆蒡薄荷豉；

甘桔芦根凉解法，风温初感此方宜。

【出处原文】"太阴风温、温热、温疫、冬温，初起恶风寒者，桂枝汤主之；但热不恶寒而咳者，辛凉平剂银翘散主之。""太阴温病，恶风寒，服桂枝汤已，恶寒解，余病不解者，银翘散主之，余症悉减者，减其制。"（《温病条辨》）

【组成】连翘、金银花、桔梗、薄荷、竹叶、荆芥穗、生甘草、淡豆豉、牛蒡子、芦根。

【功效】辛凉透表，清热解毒。

【主治】温病初起，外感温邪，有肺卫症。症见发热无汗，或有汗不畅，微恶风寒，头痛口渴，咳嗽咽痛，舌尖红，苔薄白或薄黄，脉浮数。

【方解】此为足太阳之方。温病初起，邪在卫分，卫气被郁，开合失司，故见发热、微恶风寒、无汗或有汗不畅等症；温者，火之气，"温邪上受，首先犯肺"，咽喉为肺系，故见咳嗽、咽喉红肿疼痛等症；温邪伤津，故口渴；舌尖红，苔薄白或微黄，脉浮数均为温病初起之佐证。治宜辛凉透表，清达解毒。方中重用金银花、连翘为君药，二药气味芳香，既能疏散风热、清热解毒，又可辟秽化浊，在透散卫分表邪的同时，兼顾温热病邪易蕴而成毒及多挟秽浊之气的特点。薄荷、牛蒡子味辛而性凉，功善疏散上焦风热，兼可清利头目、解毒利咽；风温之邪居卫，恐惟用辛凉难开其表，遂入辛而微温之荆芥穗、淡豆豉协君药开皮毛以解表散邪，俱为臣药。芦根、竹叶清热生津；桔梗合牛蒡子宣肃肺气而止咳利咽，同为佐药。生甘草合桔梗利咽止痛，兼可调和药性，是为佐使。本方所用药物均系轻清之品，加之用法强调"香气大出，即取服，勿过煮"，体现了吴氏"治上焦如羽，非轻莫举"（《温病条辨》）的用药原则。

【加减及衍化方】

（1）加减：胸膈闷者，加藿香三钱、郁金三钱，护膻中；渴甚者，加天花粉；项肿咽痛者，加马勃、玄参；衄者，去荆芥穗、豆豉，加白茅根三钱、侧柏炭三钱、栀子炭三钱；咳者，加杏仁利肺气；二三日病犹在肺，热渐入里，加细生地黄、麦冬保津液；再不解，或小便短者，加知母、黄芩、栀子之苦寒，与麦、地之甘寒，合化阴气，而治热淫所胜。

（2）衍化方：桑菊饮。《温病条辨》

◆ 组成：桑叶、菊花、杏仁、连翘、薄荷、桔梗、生甘草、芦根。

◆ 功效：疏风清热，宣肺止咳。

◆ 主治：风温初起。但咳，身热不甚，口微渴者。

◎ 鉴别要点：银翘散与桑菊饮，都是治疗温病初起的辛凉解表剂，二方都有连翘、桔梗、甘草、薄荷、芦根，但银翘散有金银花、荆芥穗、淡豆豉、牛蒡子、竹叶，透表清热之力强；桑菊饮有桑叶、菊花、杏仁，肃肺止咳之功大。

※【现代药理学研究及内分泌科临床应用】

本方具有辛凉透表、清热解毒之功。现代药理学研究表明，本方具有解热、抗炎和抗病毒等作用。现代常用于治疗亚急性甲状腺炎、甲状腺癌等内分泌科疾病属外感温邪、有肺卫证者。

1. 现代药理学研究

（1）解热：银翘散能够解除外界热源对热敏感神经元的抑制，使其恢复正常活动，同时抑制冷敏感神经元，从而降低体内产热水平，达到解表散热的效果。这种作用机制与传统的解热镇痛药物不同。

（2）抗炎、抗病毒：全方及其单味药对多种细菌及病毒均有抑制作用，对感染甲型流感病毒的 72-243 株大鼠有一定的保护作用。对实验性炎症如大鼠蛋清性足肿胀、组胺所致小鼠的皮肤毛细血管通透性亢进均有明显抑制作用。

2. 内分泌科临床应用

（1）亚急性甲状腺炎：在亚急性甲状腺炎的治疗中，对照组采用泼尼松、吲哚美辛治疗；少数出现甲状腺功能减退症者口服甲状腺片或优甲片，短期替代治疗。治疗组在对照组的治疗基础上加服银翘散加减治疗。治疗组总有效率达97.00%，显著高于对照组总有效率。

（2）甲状腺癌：周仲瑛教授治疗甲状腺癌，若遇病程较短，热蕴化毒，表现为颜面泛红、咽中干痛、痰少干咳、声音嘶哑、吞咽不顺、怕热多汗、急躁易怒、大便干结、尿黄短赤；舌质红、苔薄黄，脉弦数者，当治以清热解毒，常选方为五味消毒饮合银翘散治疗。

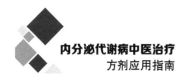

【参考文献】

[1] 李长辉.银翘散联合西药治疗亚急性甲状腺炎随机对照临床研究[J].实用中医内科杂志，2012，4：56-57.

[2] 彭海燕，王文林.基于周仲瑛教授瘀热理论辨治甲状腺癌[J].南京中医药大学学报，2018，1：35-38.

133. 右归丸*——《景岳全书》

【方歌】右归丸中地附桂，山药茱萸菟丝归；

杜仲鹿胶枸杞子，益火之源此方魁。

【出处原文】"治元阳不足，或先天禀衰，或劳伤过度，以致命门火衰，不能生土，而为脾胃虚寒，饮食少进，或呕恶膨胀，或番胃噎膈，或怯寒畏冷，或脐腹多痛，或大便不实，泻痢频作，或小水自遗，虚淋寒疝，或寒侵溪谷而肢节痹痛，或寒在下焦而水邪浮肿。总之，真阳不足者，必神疲气怯，或心跳不宁，或四体不收，或眼见邪祟，或阳衰无子等证，俱速宜益火之原，以培右肾之元阳，而神气自强矣，此方主之。"（《景岳全书》）

【组成】熟地黄、山药、山茱萸、枸杞子、鹿角胶、菟丝子、杜仲、当归、肉桂、附子。

【功效】温补肾阳，填精益髓。

【主治】肾阳不足，命门火衰证。症见年老或久病，气衰神疲，畏寒肢冷，腰膝软弱，阳痿遗精，或阳衰无子，或饮食减少，大便不实，或小便自遗，舌淡苔白，脉沉而迟。

【方解】此为足少阴之方。肾为水火之脏，内寄命门之火，为元阳之根本。肾阳不足，命门火衰，失于温煦，甚则火不生土，影响脾胃纳运，故见气衰神疲、畏寒肢冷、腰膝酸软，或饮食减少、大便不实；肾主天癸而藏精，肾阳虚则天癸衰少、封藏失司、精关不固、宗筋失养，故见阳痿、遗精、不育或小便自遗。治以抑火之源，以培右肾之元阳。方中附子、肉桂温壮元阳，鹿角胶温肾阳、益精血，共为君药。熟地黄、山茱萸、枸杞子、山药滋阴益肾、填精补髓，并养肝补脾，即所谓"善补阳者，必于阴中求阳，则阳得阴助，而生化无穷。"(《类经》)，共为臣药。佐以菟丝子、杜仲，补肝肾、强腰膝；当归养血补肝，与补肾之品相合，共补精血。诸药合用，温壮肾阳，滋补精血。

【加减及衍化方】

（1）加减：气衰神疲较甚者，加人参以大补元气；阳虚精滑或带下者，加补骨脂、金樱子、芡实等以补肾固精；阳痿者，加巴戟天、肉苁蓉、海狗肾等以暖肾壮阳；腰膝冷痛者，加胡芦巴、仙茅、怀牛膝以温肾强筋止痛。

（2）衍化方：右归饮。(《景岳全书》)

◆ 组成：熟地黄、山药、枸杞子、山茱萸、炙甘草、肉桂、杜仲、制附子。

◆ 功效：温补肾阳，填精补血。

◆ 主治：肾阳不足证。症见气怯神疲、腹痛腰酸、手足不温、阳痿遗精、大便溏薄、小便频多、舌淡苔薄、脉来虚细者；或阴盛格阳、真寒假热之证。

◎ 鉴别要点：右归丸与右归饮均为温补肾阳之方。但右归丸在右归饮基础上，又伍鹿角胶、菟丝子、当归，去甘草，故其温补肾阳、填精补血之功更著。

※【现代药理学研究及内分泌科临床应用】

本方具有温补肾阳、填精益髓之功。现代药理学研究表明，本方具有调节肾功能、调节下丘脑-垂体-靶腺轴、调节免疫与神经系统、抗衰老、改善甲状腺功能等作用。现代常用于治疗甲状腺功能减退症、骨质疏松症、多囊卵巢综合征、代谢综合征、糖尿病性视网膜病变、糖尿病性勃起功能障碍等内分泌疾病证属肾阳不足、命门火衰证者。

1. 现代药理学研究

（1）调节肾功能：右归丸可通过上调肾水通道蛋白2（AQP2）的表达，纠正慢性肾衰竭，延缓慢性肾衰进展；能降低慢性肾衰竭大鼠血清中尿素氮、血肌酐及血管紧张素Ⅱ（Ang-Ⅱ）含量，改善肾病理，并促进损伤肾组织的修复。

（2）调节下丘脑-垂体-靶腺轴：右归丸能够降低病理性囊性卵泡数目，促进雄激素致排卵障碍型不孕大鼠卵泡发育及排出，并生成黄体，增加血清中 E_2 含量，降低胰岛素样生长因子-1表达，通过对下丘脑-垂体-性腺轴的影响达到治疗肾阳虚的目的。

（3）调节免疫与神经系统：右归丸可以通过上调或下调各淋巴细胞亚群相关因子的表达来预防和治疗各种自身免疫性疾病。

（4）抗衰老：右归丸能使自然衰老大鼠海马神经元CA1区凋亡相关基因 *Bax* 和 Bcl-2 mRNA 表达得到明显改善，纠正老年大鼠海马和杏仁核区单胺类及氨基酸类神经

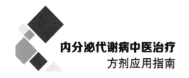

递质紊乱状态，改善大脑边缘系统，延缓机体衰老。

（5）改善甲状腺功能：右归丸通过调节甲状腺细胞凋亡相关因子，保护甲状腺功能，调整甲状腺激素水平。

2. 内分泌科临床应用

（1）甲状腺功能减退症：右归丸联合左甲状腺素钠片的应用表现出显著的疗效。对照组仅接受左甲状腺素钠片治疗，而观察组在此基础上加用右归丸。结果显示，观察组的总有效率及甲状腺激素水平改善均优于对照组。

（2）骨质疏松症：在一项基于对多项随机对照试验中，右归丸与西药联合应用展现出了优越的疗效。与仅使用西药的对照组相比，联合使用右归丸的研究组在提高总有效率、改善骨密度和降低脆性骨折风险方面表现更佳。

（3）多囊卵巢综合征：在治疗多囊卵巢综合征方面，右归丸联合二陈汤加减方的应用具有显著的临床效果。观察组接受了这种组合疗法，与仅接受常规西药治疗的对照组相比，观察组的治疗效果更好，不良反应发生率也更低。

（4）代谢综合征：本方合四君子汤加减可用于治疗代谢综合征属脾肾气虚证者，症见神疲气短，乏力，腰酸，夜尿频多，或下肢水肿，尿浊如脂，阳痿，头晕耳鸣，大便溏泄，小便清长，舌淡胖，苔薄白或嫩，脉沉细或细弱无力。

（5）糖尿病性视网膜病变：糖尿病非增殖期视网膜病变患者应用右归丸加减治疗，可显著降低其血清 VEGF 水平，改善眼底病变情况，临床疗效较高，值得临床推广应用。

（6）糖尿病性勃起功能障碍：右归丸主要活性成分槲皮素、山奈酚、β-谷甾醇，通过核心靶点 VEGFA、IL-6、CASP3、NOS3、IL-1β 发挥调控神经活性配体-受体相互作用信号通路、糖尿病并发症中的晚期糖基化产物-受体信号通路、PI3K-Akt 信号通路的作用，改善糖尿病性勃起功能障碍。

【参考文献】

[1] 姜旻，王锐，王芬，等.右归丸联合左甲状腺素钠片治疗甲状腺功能减退症的临床效果[J].中国医药导报，2017，14（33）：165-168.

[2] 刘小沛，王相东，邢文文，等.右归丸联合西药治疗骨质疏松症的 Meta 分析[J].中国骨质疏松杂志，2021，27（6）：781-787.

[3] 徐海霞，朱春兰，张尊胜，等.右归丸联合二陈汤加减治疗多囊卵巢综合征的效果观察[J].实用临床医药杂志，2021，25（10）：107-111，115.

［4］ 王丰君．右归丸治疗糖尿病非增殖期视网膜病变临床观察［J］．光明中医，2020，23：3747-3749.

134.玉女煎★——《景岳全书》

【方歌】玉女煎用熟地黄，膏知牛膝麦冬囊；

　　　　胃热阴虚相为病，牙痛齿松宜煎尝。

【出处原文】"玉女煎，治水亏火盛，六脉浮洪滑大，少阴不足，阳明有余，烦热干渴，头痛牙疼，失血等证，如神。若大便溏泻者，乃非所宜。"（《景岳全书》）。

【组成】生石膏、熟地黄、麦冬、知母、牛膝。

【功效】清胃热，滋肾阴。

【主治】胃热阴虚证。牙痛或牙齿松动，牙龈出血，头痛，烦热干渴，舌红、苔黄而干，脉浮洪滑大、重按无力；亦治消渴、消谷善饥等。

【方解】此为手足阳明之方。阳明之脉上行头面，入上齿中，阳明气火有余，胃热循经上攻，则见头痛、牙痛；热伤胃经血络，则牙龈出血；热耗少阴阴精，故见烦热干渴、舌红苔黄且干。方中生石膏辛甘大寒，善清阳明胃热而兼生津止渴，故为君药。臣药以熟地黄滋肾水之不足，君臣相伍，清火壮水，虚实兼顾。佐以知母，一助石膏清胃热而止烦渴，一助熟地黄滋少阴而壮肾水；又佐入麦冬清热养阴生津，既可养肺、助熟地黄滋肾，寓"金水相生"之意，又能生津而润胃燥。牛膝引热下行且补肝肾，为佐使之用。诸药配伍，共奏清胃热、滋肾阴之功。

【加减及衍化方】

（1）加减：火盛者，可加山栀子、地骨皮以清热泻火；血分热盛、齿衄出血量多者，去熟地黄，加生地黄、玄参以增清热凉血之功。

（2）衍化方：清胃散。（《脾胃论》）

◆ 组成：生地黄、当归、牡丹皮、黄连、升麻。

◆ 功效：清胃凉血。

◆ 主治：胃火牙痛。牙痛牵引头痛，面颊发热，其齿喜冷恶热，或牙宣出血，或牙龈红肿溃烂，或唇舌腮颊肿痛，口气热臭，口干舌燥，舌红苔黄，脉滑数。

◎ 鉴别要点：玉女煎与清胃散同治胃热牙痛。但清胃散重在清胃火，以黄连为君

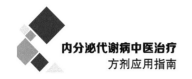

药，属苦寒之剂；配伍升麻，意在升散解毒，兼用生地黄、牡丹皮等凉血散瘀之品；功在清胃凉血，主治胃火炽盛之牙痛、牙宣等症。玉女煎清胃热而滋肾阴，用石膏为君药；配伍熟地黄、知母、麦冬等滋阴之品，属清润之剂；功在清胃滋肾，主治胃火旺而肾水不足之牙痛及牙宣诸症。

※【现代药理学研究及内分泌科临床应用】

本方具有清胃热、滋肾阴之功。现代药理学研究表明，本方具有降血糖、抑制氧化应激、改善心室重构等作用。现代常用于治疗 2 型糖尿病、糖尿病皮肤瘙痒症、糖尿病周围神经病、糖尿病酮症酸中毒、糖尿病牙周炎、糖尿病肾病、甲状腺功能亢进等内分泌科疾病属胃热阴虚证者。

1. 现代药理学研究

（1）降血糖：玉女煎及其加减方可有效降低糖尿病患者证候积分、空腹血糖、餐后 2 小时血糖、糖化血红蛋白、胆固醇、甘油三酯、MDA、晚期氧化蛋白产物和胰岛素抵抗指数等指标。

（2）抑制氧化应激：玉女煎可通过提高 SOD 和 GSH 过氧化物酶水平及降低 MDA 和晚期氧化蛋白产物含量，起到抑制氧化应激的作用。

（3）改善心室重构：玉女煎加减可显著降低 VR 大鼠心脏指数，升高血清一氧化氮浓度，降低心肌 Ang Ⅱ、ET-1、Hyp 含量，升高心肌 GSH-Px、SOD 活性，表明玉女煎对心室重构具有明显的改善作用。

2. 内分泌科临床应用

（1）2 型糖尿病：加味玉女煎联合盐酸二甲双胍片治疗阴虚热盛证 2 型糖尿病患者，可显著改善中医证候学总疗效率和口渴喜饮、心烦等临床症状。

（2）妊娠期糖尿病：玉女煎联合胰岛素泵治疗妊娠期糖尿病，可显著提升治疗效果，降低母婴并发症风险。

（3）糖尿病皮肤瘙痒症：玉女煎加味治疗糖尿病皮肤瘙痒症，可取得良好临床疗效，显著提高痊愈率。

（4）糖尿病周围神经病变：黄芪桂枝五物汤加味联合玉女煎治疗糖尿病周围神经病变，可有效改善症状，提高神经传导速度。

（5）糖尿病肾病：玉女煎加减治疗糖尿病肾病，可提升治疗有效率，改善空腹血糖、餐后 2 小时血糖、糖化血红蛋白、血肌酐、24 小时尿蛋白定量、hs-CRP、IL-6 等指标。说明玉女煎能改善肾脏指标、抑制炎症反应、最大限度地发挥保肾功能。

（6）糖尿病酮症酸中毒：玉女煎合增液汤化裁方联合西医治疗，可改善糖尿病酮症酸中毒临床症状，缩短尿酮体消失时间。

（7）糖尿病牙周炎：加味玉女煎对胃热阴虚型糖尿病牙周炎有显著疗效，减轻患者症状，改善牙周状况。

（8）甲状腺功能亢进症：加减玉女煎能够缓解甲状腺功能亢进症，如烦躁多动、心率加快、耗氧增加、体重减轻等，其作用可能是通过拮抗甲状腺素实现的。

【参考文献】

[1] 蒋文静，李贺卿. 玉女煎加减治疗 2 型糖尿病对 AOPP、SOD 及 T 细胞亚群的影响 [J]. 新中医，2020，52（4）：23-25.

[2] 杜军，陈长勋，王樱等. 加减玉女煎抗心室重构的实验研究 [J]. 中成药，2008（1）：24-27.

[3] 郑双铭. 加味玉女煎联合盐酸二甲双胍片治疗 2 型糖尿病（阴虚热盛证）的临床疗效研究 [D]. 长春：长春中医药大学，2018.

[4] 向华，田辉，欧阳蜜霞. 玉女煎联合胰岛素泵短期强化干预对妊娠期糖尿病患者血糖及妊娠结局的影响 [J]. 中医药导报，2016，22（7）：81-82，85.

[5] 王李民. 玉女煎加味治疗糖尿病皮肤瘙痒症 102 例 [J]. 新中医，2009，41（11）：88.

[6] 戴琴，徐骁. 黄芪桂枝五物汤加味联合玉女煎治疗糖尿病周围神经病变临床研究 [J]. 陕西中医，2018，39（4）：482-484.

[7] 欧阳美萍，刘倩，胡苗青，等. 加减玉女煎治疗胃热阴虚型糖尿病肾病临床观察 [J]. 亚太传统医药，2021，17（3）：75-78.

[8] 韩文转. 玉女煎加味治疗胃热阴虚型糖尿病牙周炎的临床研究 [D]. 晋中：山西中医学院，2015.

[9] 王卫，吕佳楗，王欣，等. 玉女煎治疗糖尿病及并发症研究进展 [J]. 中国实验方剂学杂志，2022，28（15）：223-231.

[10] 欧阳美萍，刘倩，胡苗青，等. 加减玉女煎治疗胃热阴虚型糖尿病肾病临床观察 [J]. 亚太传统医药，2021，3：75-78.

[11] 郭娟，陈长勋，李欣. 加减玉女煎抗甲状腺功能亢进作用的研究 [J]. 中国中药杂志，2009，34（18）：2369-2372.

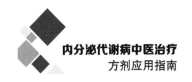
135. 玉屏风散——《丹溪心法》

【方歌】玉屏风散少而精，芪术防风鼎足形；

表虚汗多易感冒，固表敛汗效特灵。

【出处原文】"玉屏风散，治自汗。防风、黄芪各一两，白术二两。上每服三钱，水一钟半，姜三片，煎服。"（《丹溪心法》）

【组成】防风、黄芪、白术。

【功效】益气固表。

【主治】肺卫气虚证。症见汗出恶风，面色㿠白，易感风邪，舌淡、苔薄白，脉浮虚。

【方解】此为足太阳、手足太阴之方。阳者，卫外而为固也，阳虚不能卫外，故见津液不固而易泄，并见畏风。方中黄芪甘温补气，专固肌表，为君药。白术益气健脾、培土生金，协黄芪以益气固表实卫，为臣药。二药相合，使气旺表实，则汗不外泄，风邪不得侵袭。佐以辛润之防风以祛风邪，黄芪得防风，则固表而不留邪。《本草纲目》曰："黄芪得防风而功愈大。"三药相伍，固卫气，实肌腠，兼疏风邪，共奏固表止汗之功。方名玉屏风者，谓其功用似御风之屏障，有贵重如玉之意。

【加减及衍化方】

（1）加减：若自汗较重者，可加浮小麦、煅牡蛎、麻黄根，以加强固表止汗之效。

（2）衍化方：桂枝汤。（《伤寒论》）

◆ 组成：桂枝、芍药、炙甘草、生姜、大枣。

◆ 功效：解肌发表，调和营卫。

◆ 主治：外感风寒表虚证。症见恶风发热，汗出头痛，鼻鸣干呕，苔白不渴，脉浮缓或浮弱。

◎ 鉴别要点：玉屏风散与桂枝汤均治表虚自汗。然桂枝汤所治之自汗，病由外感风寒、营卫不和所致，其云表虚，乃与麻黄汤之表实相对而言。本方证之自汗是因卫气虚弱、腠理不固所致。二者均有汗出恶风，但桂枝汤证当见发热、鼻鸣、身痛等外感症状。

※【现代药理学研究及内分泌科临床应用】

本方具有益气固表之功。现代药理学研究表明，本方具有抗菌、抗炎、抗病毒，增强免疫功能，抗氧化、抗纤维化、减少肝受损等作用。现代常用于治疗糖尿病多汗症、糖尿病肾病、Graves 病等内分泌科疾病属肺卫气虚证者。

1. 现代药理学研究

（1）抗菌、抗炎：玉屏风散醇提液和乙酸乙酯萃取物均可调控免疫反应，抑制 IFN-γ 和 IL-4 的分泌，降低 Th1 和 Th2 细胞因子水平。这表明玉屏风散通过作用于这些细胞因子发挥抗过敏、抗炎作用，对炎症效应阶段的作用可能与促进 Th2 细胞因子 IL-4 的分泌有关。

（2）增强免疫功能：玉屏风散提取液可显著促进小鼠脾淋巴细胞增殖和刀豆蛋白 A（Con A）诱导的脾淋巴细胞转化，增强巨噬细胞的吞噬能力和增殖，从而增强体液免疫作用。

（3）抗氧化、抗纤维化、减少肝受损：玉屏风散所含中药成分通过清除自由基、抑制脂质过氧化、稳定细胞膜、增强机体抗氧能力、降低炎性细胞因子释放等途径，显著降低化学系肝损伤和免疫学肝损伤小鼠的肝指数，减轻肝病理损伤。

2. 内分泌科临床应用

（1）糖尿病多汗症：玉屏风散加味治疗糖尿病多汗症可显著提高总有效率，减少白昼和寐中汗出症状，同时改善血糖控制功能。

（2）糖尿病肾病：加味玉屏风散辅助治疗糖尿病肾病，可显著改善血脂、肾功能，并降低 24 小时尿蛋白定量，提高临床有效率。

（3）Graves 病：赛治联合玉屏风散治疗 Graves 病，可提高治疗有效率，改善甲状腺功能指标，获得较好的远期疗效且不良反应小。

【参考文献】

［1］洪敏，王亮，郑劼等.玉屏风散不同提取物抑制迟发型超敏反应的特点［J］.中药药理与临床，2010，26（2）：4-6.

［2］王璐，邱培勇，王宝英等.玉屏风散提取液对小鼠脾淋巴细胞增殖及转化的影响［J］.新乡医学院学报，2009，26（2）：122-125.

［3］王璐，邱培勇，王亚莉等.玉屏风散提取液对小鼠腹腔巨噬细胞活化及增殖的影响［J］.新乡医学院学报，2010，27（3）：244-247.

［4］陈方军.玉屏风总多糖对急性肝损伤的保护作用及部分机制研究［D］.合肥：安徽医科大

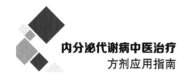

学，2008.

[5] 王颖政，牟悦，张亚楠.玉屏风散临床治疗肾病综合征的应用及机制研究进展［J］.辽宁中医药大学学报，2022，24（11）：158-161.

[6] 耿利娜，薛征.玉屏风散临床运用及药理研究进展［J］.山东中医杂志，2020，39（12）：1369-1374.

[7] 曹广海，刘翠华，田明，等.玉屏风颗粒联合西药治疗儿童原发性肾病综合征40例［J］.中医研究，2019，32（10）：13-16.

[8] 王靖.玉屏风散加味辅治糖尿病多汗症临床观察［J］:实用中医药杂志，2021，37（4）：600-602.

[9] 巩振东，李翠娟，刘春莹.加味玉屏风散治疗糖尿病肾病疗效观察［J］.天津中医药，2016，33（9）：532-535.

[10] 余中宝，余后意.赛治联合玉屏风治疗 Graves 病［J］.北方药学，2012，9（5）：14.

136. 玉液汤★——《医学衷中参西录》

【方歌】玉液山药芪葛根，花粉知味鸡内金；

消渴口干溲多数，补脾固肾益气阴。

【出处原文】"治消渴。消渴，即西医所谓糖尿病，忌食甜物。生山药（一两），生黄芪（五钱），知母（六钱），生鸡内金（二钱，捣细），葛根（钱半），五味子（三钱），天花粉（三钱）……投以玉液汤，加野台参四钱，数剂渴见止，而小便仍数，又加萸肉五钱，连服十剂而愈。"（《医学衷中参西录》）

【组成】山药、黄芪、知母、鸡内金、葛根、五味子、天花粉。

【功效】益气生津，润燥止渴。

【主治】气阴两虚之消渴。口干而渴，饮水不解，小便频数量多，或小便浑浊，困倦气短，舌嫩红而干，脉虚细无力。

【方解】此为足太阴、足少阴之方。方中山药、黄芪补气养阴、益脾固肾，为君药。阴虚而内热生，遂以知母、天花粉滋阴清热、润燥止渴，为臣药，二药与君药相配伍，则元气升而真阴复，气旺自能生水。原书云："黄芪能大补肺气，以益肾水之上源，使气旺自能生水，而知母又大能滋肺中津液，俾阴阳不至偏胜，即肺脏调和而生水之功益著也。"佐以葛根升阳生津，助黄芪以补脾气上升，散精达肺；鸡内金助脾健运，化水谷为津液；五味子酸收而固肾生津，不使津液下流。诸药合用，益气养阴，固肾止渴，使脾旺肾固，诸症可愈。

【加减及衍化方】

（1）加减：气虚较甚者，加人参；小溲频数重者，加山茱萸。

（2）衍化方：玉液汤。（《医学入门》）

◆ 组成：半夏、生姜。

◆ 功用：去痰涎，利胸膈。

◆ 主治：七情气郁生痰，上逆头目眩晕，心嘈怔悸，眉棱骨痛。

◎ 鉴别要点：《医学衷中参西录》所载玉液汤功擅益气生津、润燥止渴，主治气阴两虚之消渴；《医学入门》所载玉液汤功擅去痰涎、利胸膈，主治七情气郁生痰、上逆头目眩晕、心嘈怔悸、眉棱骨痛。

※【现代药理学研究及内分泌科临床应用】

本方具有益气生津、润燥止渴之功。现代药理学研究表明，本方具有降血糖、促进细胞代谢、抗氧化损伤等作用。现代常用于治疗 2 型糖尿病、糖尿病肾病、糖耐量减低（IGT）、糖尿病周围神经病变、甲状腺功能亢进症等内分泌科疾病属气阴两虚证者。

1. 现代药理学研究

（1）降血糖：玉液汤中多种药物可发挥降血糖作用。黄芪多糖（APS）具有双向调节血糖的能力，能有效对抗肾上腺素引起的血糖升高。山药水煎剂能降低血糖，并对抗四氧嘧啶引起的糖尿病。知母根茎水提物能降低胰岛素抵抗，减少血糖水平。天花粉中的聚糖具有降血糖作用。葛根及其所含葛根素能降低糖尿病患者的血糖，并改善肾功能。

（2）促进细胞代谢、延长寿命及抗氧化损伤作用：玉液汤中多种药物可发挥抗氧化作用。黄芪煎剂具有抗自由基损伤和抗脂质过氧化作用，能提高细胞的生命力和抵抗力。山药多糖能提高红细胞的抗氧化酶活性，降低血浆中的脂质过氧化物。知母煎剂能降低多巴胺-β-羟化酶活性，增强肾上腺功能。葛根及其所含葛根素能显著抑制血浆中的脂质代谢异常，提高组织中的抗氧化酶活性。五味子具有显著的抗氧化作用，能直接清除氧自由基。

（3）对肾功能的影响：玉液汤中多种药物可发挥肾保护作用。黄芪能治疗多种类型的肾炎，降低蛋白尿，改善肾功能。葛根素能抑制肾缺血再灌注引起的急性肾损伤，改善肾的形态结构及功能。五味子对免疫性肾炎有抑制作用，减少尿蛋白排泄，

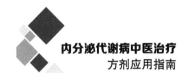
改善血清生化指标。

2. 内分泌科临床应用

（1）2 型糖尿病：玉液汤加减联合西药治疗 2 型糖尿病，对于降低空腹血糖、餐后 2 小时血糖及血脂显著有效，同时改善机体的氧化应激反应，提高安全性。

（2）糖尿病肾病：玉液汤联合贝那普利治疗早期糖尿病肾病，显著降低炎性因子，减少尿蛋白排泄，对肾功能有保护作用，效果优于单一药物治疗。

（3）糖耐量减低：玉液汤联合阿卡波糖治疗糖耐量减低患者，可有效降低血糖和改善胰岛素抵抗，促进血糖恢复正常，疗效优于单纯应用阿卡波糖治疗。

（4）糖尿病周围神经病变：玉液汤合当归四逆汤联合运用可改善糖尿病周围神经病变患者四肢麻木、冷痛不适等症状，改善其神经传导速度，促进其神经传导速度修复。

（5）甲状腺功能亢进症：玉液汤治疗甲状腺功能亢进症，总有效率可达 92.86%，提示本方在临床对甲状腺功能亢进症临床有确实疗效。

【参考文献】

［1］ 赵培科．玉液汤加减联合西药治疗 2 型糖尿病患者的效果［J］.中国民康医学，2021，33（21）：87－89.

［2］ 朱晓波，张晨亮，崔也桐，等．玉液汤联合贝那普利对早期糖尿病肾病炎性因子的影响［J］.中西医结合心血管病电子杂志，2020，8（14）：168，187.

［3］ 张王孝．玉液汤联合阿卡波糖治疗糖耐量减低（IGT）患者临床观察［J］.辽宁中医药大学学报，2012，14（8）：203－204.

［4］ 李文东，田风胜，吕树泉．玉液汤药物配伍的现代药理研究探要［J］.实用中医内科杂志，2011，25（2）：3－5.

［5］ 王艳芳，王桂芹，王效非等．健脾活血法治疗糖尿病周围神经病变 80 例临床观察［J］.中国民康医学，2006（20）：786，788.

［6］ 张姝．玉液汤合当归四逆汤加减治疗糖尿病周围神经病变临床观察［J］.世界最新医学信息文摘，2018，18（82）：150.

［7］ 赵文学．玉液汤治疗甲亢 42 例临床观察［J］.北京中医，1999（6）：24.

137.越鞠丸——《丹溪心法》

【方歌】越鞠丸治六般郁，气血痰火湿食因；

　　　　芎苍香附兼栀曲，气畅郁舒痛闷伸。

【出处原文】"越鞠丸，解诸郁。又名芎术丸。苍术、香附、抚芎、神曲、栀子各等分。上为末，水丸如绿豆大。"（《丹溪心法》）

【组成】香附、川芎、苍术、神曲、栀子。

【功效】行气解郁。

【主治】六郁证。症见胸膈痞闷，脘腹胀满或疼痛，嗳腐吞酸，恶心呕吐，饮食不消。

【方解】此为手足太阴、手少阳之方。六郁：气郁、血郁、痰郁、火郁、湿郁、食郁也。朱丹溪曰：郁为燥淫，燥乃阳明秋金之位，肺属金，主气，主分布阴阳，伤则失职，不能升降。故《黄帝内经》曰：诸气膹郁，皆属于肺。又郁病多在中焦。中焦，脾胃也，水谷之海，五脏六腑之主，四脏一有不平，则中气不得其和而先郁矣。此方药兼升降者，将欲升之，必先降之，将欲降之，必先升之。苍术辛烈雄壮，固胃强脾，能径入诸经，疏泄阳明之湿，通行敛涩；香附阴中快气之药，下气最速，一升一降，故郁散而平；川芎足厥阴药，直达三焦，上行头目、下行血海，为通阴阳血气之使，不但开中焦而已。胃主行气于三阳，脾主行气于三阴，脾胃既布，水谷之气得行，则阴阳脏腑不受燥金之郁，皆由胃气而得通利矣。神曲消食导滞，以治食郁；栀子清热泻火，以治火郁。诸药合用，行气解郁，气行血活，湿祛热清，食化脾健，气、血、湿、火、食五郁自解。

【加减及衍化方】

（1）加减：气郁偏重者，可重用香附，酌加木香、枳壳、厚朴等以增强其行气解郁之功；血郁偏重者，重用川芎，酌加桃仁、赤芍、红花等以增其活血祛瘀之力；湿郁偏重者，重用苍术，酌加茯苓、泽泻以利湿；食郁偏重者，重用神曲，酌加山楂、麦芽以消食；火郁偏重者，重用山栀子，酌加黄芩、黄连以清热泻火；痰郁偏重者，酌加半夏、栝蒌以祛痰。

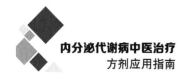
（2）衍化方：保和丸。（《丹溪心法》）

◆ 组成：山楂、神曲、半夏、茯苓、陈皮、连翘、莱菔子。

◆ 功效：消食化滞，理气和胃。

◆ 主治：食积证。脘腹痞满胀痛，嗳腐吞酸，恶食呕逆，或大便泄泻，舌苔厚腻，脉滑。

◎ 鉴别要点：越鞠丸所治之六郁证以气郁为主，气郁则诸郁随之而起，故治之重在行气解郁，使气行则血行，气行则痰、火、湿、食诸郁自解。保和丸为治疗"一切食积"轻证之常用方。以脘腹胀满、嗳腐厌食、苔厚腻、脉滑为辨证要点。

※【现代药理学研究及内分泌科临床研究】

本方具有行气解郁之功。现代药理学表明，本方主要有抗抑郁、保护心脏等作用。现代常用于治疗糖尿病前期、2 型糖尿病、糖尿病胃肠功能紊乱、糖尿病胃轻瘫、高脂血症等内分泌系统疾病证属郁证者。

1. 现代药理学研究

（1）抗抑郁作用：越鞠丸可通过改善血清中脑源性神经营养因子水平发挥抗抑郁作用。还可以通过促进西罗莫司靶蛋白磷酸化，抑制神经细胞过度自噬，从而保护神经，发挥抗抑郁的作用。

（2）保护心脏：越鞠丸可使心肌缺血模型大鼠 T 波抬高幅度明显降低，血清低密度脂蛋白、CK 的活性也有显著减弱，同时血清 SOD 和 GSH－Px 的活性明显升高，说明越鞠丸保护心肌的机制可能是提高心肌抗氧化能力。

2. 内分泌科临床应用

（1）糖尿病前期：加味越鞠丸治疗糖尿病前期气滞痰阻证，治疗总有效率为83.3%，能降低血糖、调节血脂、改善炎症反应，调节免疫功能。

（2）2 型糖尿病：将 2 型糖尿病的患者分为治疗组和对照组，治疗组在口服降糖西药、饮食控制及运动疗法的基础上加用越鞠丸加减方治疗。治疗后两组病例的临床症状及检测指标均显著改善，治疗组优于对照组且未发现明显不良反应。

（3）糖尿病胃肠功能紊乱：将肝郁脾虚型消渴病伴有痞满的患者分为治疗组和对照组，治疗组在控制血糖的基础上联合中药越鞠丸加味，疗效总有效率为91.1%，高于对照组的 86.0%，说明联合越鞠丸治疗糖尿病胃肠功能紊乱，疗效优于单纯使用莫沙必利。

（4）糖尿病胃轻瘫：将糖尿病胃轻瘫患者分为治疗组和对照组，治疗组采用越鞠丸加味，对照组给予莫沙比利，疗程均为 30 天。治疗组总有效率及临床症状积分均优于对照组，随访 6 个月后，症状复发率也较对照组低，说明越鞠丸加味治疗 2 型糖尿病胃轻瘫效果显著且减少了复发。

（5）高脂血症：将痰浊阻遏型高脂血症患者分为治疗组和对照组，治疗组用中药越鞠丸加山楂、决明子治疗，疗程 4 周。结果显示，越鞠丸加山楂、决明子与辛伐他汀的疗效相当，治疗组无明显不良反应。

【参考文献】

［1］ 陈琪，尹丽花，毛叶，等.加味越鞠丸治疗糖尿病前期 30 例临床观察［J］.湖南中医杂志，2020，6：9－11.

［2］ 李素琴.越鞠丸加减治疗 2 型糖尿病 68 例疗效观察［J］.山西中医学院学报，2009，10（6）：54－55.

［3］ 王婷婷，樊志明.中药联合莫沙必利治疗消渴病患者肝郁脾虚型痞满 45 例观察［J］.浙江中医杂志，2014，49（5）：372.

［4］ 杨玉莲.越鞠丸加味治疗 2 型糖尿病胃轻瘫 80 例［J］.山东中医杂志，2007，8：529－530.

［5］ 冯笑予，高嵩山.越鞠丸治疗痰浊阻遏型高脂血症患者疗效观察［J］.黑龙江医学，2013，9：796－798.

138. 增液汤——《温病条辨》

【方歌】增液汤用玄地冬，滋阴润燥有殊功；

　　　　热病津枯肠燥结，增水行船便自通。

【出处原文】"阳明温病，无上焦证，数日不大便，当下之，若其人阴素虚，不可行承气者，增液汤主之。服增液汤已，周十二时观之，若大便不下者，合调胃承气汤微和之。"（《温病条辨》）

【组成】玄参、麦冬、生地黄。

【功效】增液润燥。

【主治】阳明温病，津亏肠燥证。大便秘结，口渴，舌干红，脉细数或脉沉无力者。

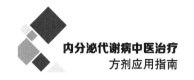

【方解】此为手太阴、阳明经之方。《温病条辨》中焦篇第 11 条曰："阳明温病，无上焦证，数日不大便，当下之，若其人阴素虚，不可行承气汤者，增液汤主之。"患者素体阴虚，又兼有温病，使肠燥津涸、肠失濡润、传导不利，故大便秘结，即"无水舟停"，此证属"液干多而热结少者"，尤以偏于阴亏津枯之本虚标实证，其治不可用承气汤重竭其津，当用增液汤润燥之法，以"增水行舟"。方中重用玄参为君药，其苦咸而寒，清热养阴生津，启肾水以滋肠燥。以细生地黄为臣药，其甘苦而寒，清热滋阴，壮水生津，与君药玄参相须相宜。肺与大肠相表里，故用麦冬甘寒，滋肺增液、生津润肠以润燥，为佐药。三药合用，"寓泻于补，以补药之体，作泻药之用，既可攻实，又可防虚"，养阴增液而清热，使肠燥得润，大便自下，故名之曰"增液汤"。

【加减及衍化方】

（1）加减：若津亏燥热已甚，服增液汤大便不下者，可加生大黄、芒硝以清热泻下、软坚润燥。

（2）衍化方：增液承气汤。（《温病条辨》）

◆ 组成：玄参、麦冬、生地黄、大黄、芒硝。

◆ 功效：滋阴增液，泄热通便。

◆ 主治：阳明热结阴亏证。大便秘结，下之不通，脘腹胀满，口干唇燥，舌红、苔黄，脉细数。

◎ 鉴别要点：增液汤、增液承气汤均为"增水行舟"之剂。然增液承气汤系增液汤加大黄、芒硝，其泻下之力尤强，用于肠燥阴亏、热结较重者。

※【现代药理学研究及内分泌科临床应用】

本方具有增液润燥之功。现代药理学研究发现，本方具有降血糖作用。现代常用于治疗 2 型糖尿病、糖尿病便秘等内分泌科疾病。

1. 现代药理学研究

（1）降血糖：增液汤具有促进胰岛素分泌、改善胰岛素抵抗、促进胰岛 β 细胞功能恢复，从而降糖、改善糖耐量的作用。

（2）2 型糖尿病：增液汤加减方在治疗 2 型糖尿病中显著有效，较单用瑞格列奈治疗，可显著改善糖化血红蛋白、餐后 2 小时血糖、空腹血糖 de 水平，降低 hs-CRP、IL-6、IL-10 的水平，有效控制血糖和减轻炎症反应。

（3）糖尿病便秘：加味增液汤治疗糖尿病便秘症效果显著，总有效率达 90%，优于常规西医治疗组的 76.67%，显示出其在改善糖尿病便秘方面的明显优势。

2. 内分泌科临床应用

现代常用于治疗 2 型糖尿病、糖尿病便秘等内分泌科疾病属津亏肠燥证者。

【参考文献】

［1］ 向琳，袁丽娟.增液汤联合瑞格列奈治疗 2 型糖尿病的有效性分析［J］.深圳中西医结合杂志，2021，31（20）：65－67.

［2］ 李盼盼，宋宗良.加味增液汤治疗糖尿病性便秘 60 例临床观察［J］.糖尿病新世界，2015（7）：23.

［3］ 杨帆，戚进，朱丹妮.增液汤降糖作用实验研究［J］.中国实验方剂学杂志，2010，16（8）：98－102.

139. 真武汤★——《伤寒论》

【方歌】真武汤壮肾中阳，苓芍术附加生姜；

少阴腹痛寒水聚，悸眩润畅急煎尝。

【出处原文】"太阳病，发汗，汗出不解，其人仍发热，心下悸，头眩，身𣊫动，振振欲擗地者，真武汤主之。"（《伤寒论》）

【组成】茯苓、白芍、白术、生姜、附子。

【功效】温阳利水。

【主治】①阳虚水泛证。症见小便不利，四肢沉重疼痛，水肿，腰以下为甚，畏寒肢冷，腹痛，下利，或咳，或呕，舌淡胖、苔白滑、脉沉细。②太阳病发汗过多，阳虚水泛证。症见汗出不解，其人仍发热，心下悸，头眩，身𣊫动，振振欲擗地。

【方解】此为足少阴之方。少阴属肾，肾病不能制水，水饮停为水气。方中君药附子大辛大热，入足太阴脾经、足少阴肾经，温肾助阳以化气行水，暖脾抑阴以温运水湿。茯苓、白术同入足太阴脾经，补气健脾，利水渗湿，合附子可温脾阳而助运化，同为臣药。佐以辛温之生姜，配附子温阳散寒，伍茯苓、白术辛散水气，并可和胃而止呕。配伍酸收之白芍，其意有四：一者利小便以行水气，《本经》言其能"利小便"，《名医别录》亦谓之"去水气，利膀胱"；二者柔肝缓急以止腹痛；三者敛阴舒筋以解筋肉动；四者防止附子燥热伤阴，亦为佐药。全方泻中有补，标本兼顾，共奏温阳利

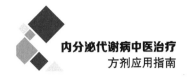
水之功。

【加减及衍化方】

（1）加减：咳者，加干姜、细辛、五味子以温肺化饮；腹泻较重者，可去白芍之寒，加干姜、益智仁以温中止泻；呕者，可加吴茱萸、半夏以温胃止呕。

（2）衍化方：附子汤。（《伤寒论》）

◆ 组成：炮附子、茯苓、人参、白术、芍药。

◆ 功效：温经助阳，祛寒化湿。

◆ 主治：寒湿内侵，身体骨节疼痛，恶寒肢冷，苔白滑，脉沉微。

◎ 鉴别要点：附子汤与真武汤药物组成仅一味之差，均可治疗阳虚水湿泛溢之证。但前者重用附子、白术，并配伍人参，重在温补脾阳而祛寒湿，主治阳虚寒湿内盛所致之痹证；后者附子、白术量减半，并佐以生姜，重在温补肾阳而散水气，主治阳虚水湿泛溢之证。

※【现代药理学研究及内分泌临床应用】

本方具有温阳利水之功。现代药理学研究表明，本方具有强心、利尿、改善肾功能等作用。现代常用于治疗糖尿病肾病、糖尿病神经源性膀胱排尿障碍、甲状腺功能减退性心脏病等内分泌科疾病属阳虚水泛证者。

1.现代药理学研究

（1）强心作用：研究表明，真武汤可降低患者 NT-proBNP 水平，改善心力衰竭症状。其作用机制主要集中于肾素-血管紧张素-醛固酮系统，抑制血管紧张素 I（Ang I）的分泌。真武汤调节多条信号通路，包括 MAPKs、JAK-STAT、TGF-β/Smad JNK 等，以促进心室重构的治疗效果。同时，通过抑制炎症反应机制，减少 IL-6、IL-1 的含量，有效预防心肌肥厚和细胞凋亡。

（2）利尿作用：真武汤通过调节肾小管、集合管减少水和无机盐的重吸收，发挥显著的利尿作用。水通道蛋白（AQP）在此过程中扮演关键角色，AQP1 和 AQP2 的上调减轻尿蛋白，缓解肾病变。研究证明，真武汤通过对 AVP-V2R-AQP2 通路的干预，增加 V2R、PKA、p-AQP2、AQP2 的蛋白表达，进一步促使利尿。同时，真武汤通过抑制 Na^+-K^+-Cl^{2-}共转运子，增大 Na^+、Cl^-的排出，实现利尿效果。

（3）改善肾功能：真武汤调节 IGF-1 的表达，降低 IGF-1 蛋白和 mRNA 水平，显著降低尿蛋白、尿素氮、血肌酐、尿肌酐水平，有效改善糖尿病肾病大鼠的肾功能。

2. 内分泌科临床应用

（1）糖尿病肾病：真武汤联合常规西医方案能有效治疗糖尿病肾病，控制血糖，减少蛋白尿，改善氮质血症。

（2）糖尿病神经源性膀胱排尿障碍：加味真武汤联合督灸治疗脾肾阳虚型消渴病癃闭效果显著，临床总有效率达89.66%，优于甲钴胺片。治疗明显改善了患者膀胱残余尿量，优化美国泌尿协会症状指数评分（IPSS评分），以及空腹血糖、餐后2小时血糖、糖化血红蛋白和中医证候积分，表明此方案能有效缓解临床症状，提高患者生活质量。

（3）甲状腺功能减退性心脏病：左甲状腺素片联合真武汤治疗甲状腺功能减退性心脏病患者，总有效率明显高于使用左甲状腺素片的对照组。

【参考文献】

［1］ 陈仕飞，高芳颖，陆文，等.真武汤治疗糖尿病肾病临床效果的meta分析［J］.中国医药导报，2021，18（33）：131-134.

［2］ 黄凤怡，曾丽微，柳治宇，等.加味真武汤联合督灸治疗脾肾阳虚型消渴病癃闭的临床观察［J］.广州中医药大学学报，2023，40（4）：872-878.

［3］ 蒋晓霞，冷静，陆纪元，等.左甲状腺素片结合真武汤加味治疗甲状腺功能减退性心脏病临床观察［J］.湖北中医药大学学报，2016，4：61-63.

140. 镇肝熄风汤——《医学衷中参西录》

【方歌】镇肝熄风芍天冬，玄参龟板赭茵从；

龙牡麦芽膝草楝，肝阳上亢能奏功。

【出处原文】"治内中风证（亦名类中风，即西人所谓脑充血证），其脉弦长有力（西医血压过高），或上盛下虚，头目时常眩晕，或脑中时常作疼发热，或目胀耳鸣，或心中烦热，或时常噫气，或肢体渐觉不利，或口眼渐形喎斜，或面色如醉，甚或眩晕，至于癫仆，昏不知人，移时始醒，或醒后不能复原，精神短少，或肢体痿废，或成偏枯。"（《医学衷中参西录》）

【组成】牛膝、代赭石、龙骨、牡蛎、龟板、白芍、玄参、天冬、川楝子、麦芽、

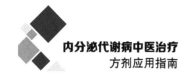

茵陈、甘草。

【功效】镇肝熄风，滋阴潜阳。

【主治】肝肾阴虚、肝阳上亢，类中风。头晕眩目，目胀耳鸣，脑部热痛，面色如醉，心中烦热，或时常嗳气，或肢体渐觉不利，口眼渐形喝斜；甚或眩晕癫仆，昏不知人，移时始醒，或醒后不能复原，脉弦长有力。

【方解】此为足厥阴、足少阴经之方。方中怀牛膝苦酸性平，归肝肾经，重用以引血下行，折其阳亢，并有补益肝肾之效，为君药。代赭石质重沉降，镇肝降逆，合牛膝引气血下行以治其标；龙骨、牡蛎、龟板、白芍，益阴潜阳、镇肝熄风，共为臣药。玄参、天冬，滋阴清热、壮水涵木；肝为刚脏，喜条达而恶抑郁，过用重镇之品以强制，势必影响其疏泄条达之性，故又以茵陈、川楝子、麦芽清泄肝热，疏理肝气，以顺肝性，利于肝阳的平降镇潜，均为佐药。甘草调和诸药为使，合麦芽又能和胃安中，以防金石、介壳类药物质重碍胃之弊。诸药相伍，共奏镇肝熄风、滋阴潜阳之功。

【加减及衍化方】

（1）加减：心中烦热甚者，加石膏、栀子以清热除烦；痰多者，加胆南星、竹沥水以清热化痰；尺脉重按虚者，加熟地黄、山茱萸以补肝肾；中风后遗有半身不遂、口眼喝斜等不能复原者，可加桃仁、红花、丹参、地龙等活血通络。

（2）衍化方：建瓴汤。(《医学衷中参西录》)

◆ 组成：山药、怀牛膝、生赭石、生龙骨、生牡蛎、生怀地黄、生杭芍、柏子仁。

◆ 功效：镇肝熄风，滋阴安神。

◆ 主治：肝阳上亢证。症见头目眩晕、耳鸣目胀、心悸健忘、烦躁不宁、失眠多梦、脉弦长而硬。

◎ 鉴别要点：建瓴汤与镇肝熄风汤均能镇肝熄风、滋阴潜阳，用于肝肾阴亏、肝阳上亢之证。但后者镇潜清降之力较强，用于阳亢化风，气血逆乱而见脑部热痛、面色如醉，甚或中风昏仆者；而前者宁心安神之力略优，适用于肝阳上亢而见失眠多梦、心神不宁者。

※【现代药理学研究及内分泌科临床应用】

本方具有镇肝熄风、滋阴潜阳之功。现代药理学研究表明，本方对中枢神经系统具有一致的镇静、镇痛作用，有降血压、改善心脏功能、抗动脉硬化等作用。现代常用于治疗糖尿病合并急性脑梗死、糖尿病皮肤瘙痒症等内分泌科疾病属肝肾阴虚、肝阳上亢证者。

1. 现代药理学研究

（1）镇静、镇痛：镇肝熄风汤对中枢神经系统具有镇静、镇痛作用。

（2）降血压：镇肝熄风汤具有降血压、改善心脏功能、抗动脉硬化等作用。

2. 内分泌科临床应用

（1）糖尿病合并急性脑梗死：加减镇肝熄风汤联合西药治疗糖尿病合并急性脑梗死，可有效改善临床症状，改善神经功能缺损情况，还能提高患者生活能力。

（2）糖尿病皮肤瘙痒症：采用张锡纯镇肝熄风汤化裁治疗顽固性糖尿病皮肤瘙痒症，总有效率达 92.5%。

【参考文献】

［1］ 牛学霞.镇肝熄风汤加减治疗急性期糖尿病性脑梗死疗效分析［J］.深圳中西医结合杂志，2017，20：35－36.

［2］ 张希洲，连玲霞.镇肝熄风汤化裁治疗顽固性糖尿病皮肤瘙痒症53例［J］.浙江中医杂志，2006，6：338.

141. 指迷茯苓丸*——《证治准绳》

【方歌】指迷茯苓丸半夏，风硝枳壳姜汤下；

中脘停痰肩臂痛，气行痰消痛自罢。

【出处原文】"茯苓丸（一名《指迷》茯苓丸）本治臂痛，具《指迷方》中，云：有人臂痛，不能举手足，或左右时复转移，由伏痰在内，中脘停滞，脾气不流行，上与气搏。四肢属脾，脾沸而气不下，故上行攻臂，其脉沉细者是也。后人为此臂痛，乃痰证也，但治痰而臂痛自止。及妇人产后发喘，四肢水肿者，用此而愈。半夏（二两），茯苓（一两），枳壳（去瓤，麸炒，半两），风化朴硝（二钱五分，如一时未易成，但以朴硝撒在竹盘中，少时盛水，置当风处，即干如芒硝，刮取用亦可）。上为细末，生姜汁煮面糊为丸，如桐子大。每服三十丸，姜汤送下。累有人为痰所苦。"（《证治准绳》）

【组成】半夏、茯苓、枳壳、芒硝、生姜。

【功效】燥湿行气，软坚消痰。

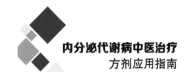
【主治】脾失运化，痰停中脘证。症见两臂疼痛，或四肢水肿，或咳嗽痰多，胸脘满闷，或产后发喘，苔白腻，脉弦滑。

【方解】此为足太阴、阳明经之方。《医学心悟》中说"肩背痛，古人主以茯苓丸，谓痰饮为患也……痰饮随风走入经络而肩背肿痛……治无不效"。中脘留伏痰饮，脾胃虚弱，运化失司，痰邪滞于经络，筋脉不通则痛。方用半夏入脾胃经，功善燥化中焦痰湿，以助脾胃运化，合以枳壳、风化芒硝理气软坚润下为配伍特点。茯苓味甘，入脾经，健脾补中，尤善渗泄水湿，使湿无所聚、痰无由生。生姜温中止咳，并可解半夏毒。临床应用以痰停中脘引起的脘闷臂痛或四肢水肿、苔白腻、脉弦滑为辨证要点。

【加减及衍化方】

（1）加减：气虚者，加人参、白术；阴虚者，加麦冬、地黄；久服而津伤化燥者，加玉竹、沙参；阳虚者，加鹿角片；寒者，加干姜、肉桂；热者，加黄芩、栀子；气滞甚者，加厚朴、木香；兼瘀者，轻则加桃仁、红花，重则加三棱、莪术。

（2）衍化方：指迷丸。（《症因脉治·卷二》）

◆ 组成：半夏、白茯苓、广皮、枳壳、元明粉、甘草。

◆ 功效：燥湿化痰、理气和中。

◆ 主治：痰饮在胃，每多攻注，四肢肩背，或为麻木，软痹肿痛。

◎ 鉴别要点：指迷丸是在指迷茯苓丸的基础上加广皮、甘草而成，在燥湿化痰的基础上增强理气和中之效。

※【现代药理学研究及内分泌科临床应用】

本方具有燥湿行气、软坚消痰之功。现代药理学研究认为，本方有中枢神经抑制、消化道保护等作用，现代常用于治疗糖尿病周围神经病变证属痰瘀证者。

1. 现代药理学研究

（1）中枢神经抑制：指迷茯苓丸的药物组分可以发挥中枢神经抑制作用。生姜油对中枢神经系统具有显著的抑制作用。它能有效减少小鼠的自发活动，延长戊巴比妥钠诱导的睡眠时间，并对抗戊四氮引起的惊厥。此外，生姜油还具有镇痛效果，并能降低酵母引起的发热反应。

（2）保护消化道：指迷茯苓丸的药物组成之一半夏可减少胃液分泌，防止溃疡并保护胃黏膜。

2. 内分泌科临床应用

糖尿病周围神经病变：指迷茯苓丸合黄芪桂枝五物汤加减方在治疗糖尿病周围

神经病变痰瘀阻络证的临床应用中表现出显著的疗效。其能有效改善下肢震动感觉阈值、优化伦多临床评分系统评分及中医证候评分，进而缓解糖尿病周围神经病变症状，提高患者生活质量。

【参考文献】

［1］ 黄坤林，邱彬．指迷茯苓丸合黄芪桂枝五物汤加减治疗糖尿病周围神经病变痰瘀阻络证临床研究［J］．新中医，2021，53（21）：28－31．

［2］ 张楚欣，王坦，唐博杰，等．指迷茯苓丸证治内涵探析［J］．中华中医药杂志，2023，3：1070－1073．

142. 止嗽散——《医学心悟》

【方歌】止嗽散用桔甘前，紫菀荆陈百部研；

　　　　止咳化痰兼透表，姜汤调服不用煎。

【出处原文】"大法，风寒初起，头痛鼻塞，发热恶寒而咳嗽者，用止嗽散，加荆芥、防风、苏叶、生姜以散邪。若暑气伤肺，口渴烦心溺赤者，其症最重，用止嗽散，加黄连、黄芩、花粉以直折其火。若湿气生痰，痰涎稠黏者，用止嗽散，加半夏、茯苓、桑白皮、生姜、大枣以祛其湿。若燥火焚金，干咳无痰者，用止嗽散加括楼、贝母、知母、柏子仁以润燥。"（《医学心悟》）

【组成】桔梗、荆芥、紫菀、百部、白前、甘草、陈皮。

【功效】宣肺疏风，止咳化痰。

【主治】风邪犯肺之咳嗽证。症见咳嗽咽痒，咳痰不爽，或微恶风发热，舌苔薄白，脉浮缓。

【方解】此为手太阴之方。肺为娇脏，外感风邪首先犯肺，宣降失司，痰滞气阻，故作咳嗽、咳痰。方中紫菀、百部甘苦而微温，专入肺经，为止咳化痰要药，对于新久咳嗽皆宜，故共用为君药。桔梗苦辛而性平，善于宣肺止咳；白前辛苦微温，长于降气化痰。两者协同，一宣一降，以复肺气之宣降，合君药则止咳化痰之力尤佳，共为臣药。荆芥辛而微温，疏风解表，以祛在表之余邪；陈皮行气化痰，二者共为佐

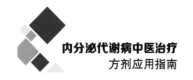
药。甘草合桔梗以利咽止咳，兼能调和诸药，是为佐使之用。诸药配伍，肺气得宣，外邪得散，则咳痰咽痒得瘥。诚如《医学心悟》所谓："本方温润和平，不寒不热，既无攻击过当之虞，大有启门驱贼之势。是以客邪易散，肺气安宁。"

【加减及衍化方】

（1）加减：风寒初起者，加荆芥、防风、紫苏叶、生姜以散邪；暑气伤肺、口渴烦心尿赤者，加黄连、黄芩、天花粉；湿气生痰、痰涎稠黏者，加半夏、茯苓、桑白皮、生姜、大枣；燥气伤肺、干咳无痰者，加栝蒌、贝母、知母、柏子仁。

（2）衍化方：金沸草散。（《博济方》）

◆ 组成：旋覆花、麻黄、前胡、荆芥穗、炙甘草、半夏、赤芍、生姜、大枣。

◆ 功效：发散风寒，降气化痰。

◆ 主治：伤风咳嗽。症见恶寒发热、咳嗽痰多、鼻塞流涕、舌苔白腻、脉浮。

◎ 鉴别要点：止嗽散与金沸草散皆属治疗风邪犯肺之常用方。止嗽散以紫菀、白前、百部、桔梗等宣利止咳为主，解表祛邪之力不足，故主治外邪将尽、肺气不利之咳嗽；金沸草散则以旋覆花、半夏、前胡与麻黄、荆芥穗等相配，解表与化痰之功略胜，故主治风邪犯肺初起之咳嗽痰多者。

※【现代药理学研究及内分泌科临床应用】

本方具有宣肺疏风、止咳化痰之功。现代药理学研究表明，本方具有抗病原微生物、止咳、化痰、平喘、抗炎、抗氧化损伤、解热、镇痛等作用。现代常用于治疗2型糖尿病合并慢性支气管炎急性发作、2型糖尿病合并社区获得性肺炎及各种内分泌科疾病合并咳嗽咳痰属风邪犯肺证者。

1. 现代药理学研究

（1）抗病原微生物：止嗽散中的君药紫菀体外实验对大肠杆菌、宋内痢疾杆菌、变形杆菌等均有不同程度的抑制作用。百部含多种生物碱，其水煎及醇浸剂对金黄色葡萄球菌、乙型溶血性链球菌、肺炎杆菌等均有抑制作用。荆芥煎剂体外实验对金黄色葡萄球菌、白喉杆菌有较强的抗菌作用。

（2）止咳、化痰、平喘作用：紫菀水煎剂及苯、甲醇提取物具有显著的祛痰作用，祛痰主要成分为丁基-D-核酮糖苷。百部所含生物碱等有效成分能降低呼吸中枢兴奋性，抑制咳嗽反射。桔梗所含的皂苷能增加支气管黏膜分泌，稀释痰液，从而达到镇咳化痰的功效。甘草次酸有明显的中枢性止咳作用，对5-羟色胺等引起的支气管痉挛有一定的保护作用。陈皮中含有的柠檬烯具有刺激性祛痰作用，可以刺激呼吸道黏膜导致分泌增多，稀释痰液，起到祛痰止咳的目的。荆芥中所含的胡椒酮及少量右旋柠檬烯具有镇咳祛痰作用。

（3）抗炎、抗氧化损伤：止嗽散中含有的槲皮素、山奈酚、甘草酸等活性成分能够抑制脂质过氧化，抑制自由基产生，具有抗炎、抗氧化损伤作用。

（4）解热、镇痛作用：止嗽散中百部提取物、荆芥水提取物、桔梗皂苷等具有解热、镇痛、镇静、催眠等作用。

2. 内分泌科临床应用

（1）2型糖尿病合并慢性支气管炎急性发作：在治疗中，采用止嗽散加味对照西医常规治疗，发现该中药方能显著提高肺功能指标（FVC、FEV1/Pre、FEV1/FVC），降低糖代谢指标（空腹血糖、餐后2小时血糖、糖化血红蛋白）及血清炎性因子（hs-CRP、IL-6、TNF-α）水平。这表明止嗽散加味在改善患者肺功能、控制血糖水平及减轻炎症反应方面具有显著效果。

（2）2型糖尿病合并社区获得性肺炎：在肺炎常规治疗（抗感染、退热、化痰、控制血糖等）基础上给予三拗汤合止嗽散治疗2型糖尿病合并社区获得性肺炎患者，治疗后其外周血炎症因子低于治疗前，患者症状改善，临床疗效显著且安全可靠。

【参考文献】

［1］ 于龙，王叶.止嗽散加味治疗慢性支气管炎急性发作合并2型糖尿病临床研究［J］.辽宁中医药大学学报，2021，23（2）：29-32.
［2］ 蓝志明，唐明文，姜晓琳，等.三拗汤合止嗽散加减干预对2型糖尿病合并社区获得性肺炎患者的临床疗效［J］.中国药物经济学，2022，9：93-96，100.
［3］ 范存伟.解析止咳散方中主要药物的药理作用[J].陕西中医，2005，26（5）：457.

143. 枳实导滞丸——《内外伤辨惑论》

【方歌】 枳实导滞曲连芩，大黄术泽与茯苓；

食湿两滞生郁热，脘痞泻痢此方寻。

【出处原文】 "枳实导滞丸 治伤湿热之物，不得施化，而作痞满，闷乱不安。大黄（一两），枳实（麸炒，去瓤）、神曲（炒，以上各五钱）、茯苓（去皮）、黄芩（去腐）、

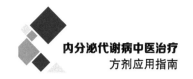

黄连（拣净）白术（以上各三钱）、泽泻（二钱）。上件为细末，汤浸蒸饼为丸，如梧桐子大，每服五十丸至七十丸，温水送下，食远，量虚实加减服之。"（《内外伤辨惑论》）

【组成】大黄、枳实、神曲、茯苓、黄芩、黄连、白术、泽泻。

【功效】消食导滞，清热祛湿。

【主治】湿热积滞证。症见脘腹胀痛，下痢泄泻，或大便秘结，小便短赤，舌苔黄腻，脉沉有力。

【方解】此为足太阴、阳明之方。饮食伤滞，作痛成积，非有以推荡之则不行，积滞不尽，病终不除，方中以归脾胃、大肠经之大黄为君药。大黄气味重浊，直降下行，走而不守，有斩关夺门之功，尤善攻积泻热，使积滞湿热从大便而下。以苦辛微寒之枳实为臣药，入脾胃经，行气化滞，既助大黄攻积之力，又解气滞之腹满痞痛；神曲甘辛性温，消食健脾，使食消而脾胃得和。病属湿热，故佐苦寒之黄连、黄芩清热燥湿且可厚肠止痢；茯苓、泽泻甘淡渗湿，使湿热从小便分消；白术甘苦性温、健脾燥湿，协茯苓、泽泻以祛湿且可防大黄、枳实攻积伤正，以及黄芩、黄连苦寒败胃。诸药合用，使积去食消、湿化热清，对于湿热食积较重者尤为适宜。此方用于湿热食滞之泄泻、下痢，亦属"通因通用"之法。

【加减及衍化方】

（1）加减：胀满较重、里急后重者，可酌加木香、槟榔等以理气导滞；热毒泻痢者，宜加金银花、白头翁以清热解毒止痢；兼呕吐者，宜加竹茹以清胃止呕。

（2）衍化方：木香导滞丸。（《幼科发挥》）

◆ 组成：枳实、厚朴、槟榔、黄连、黄芩、黄柏、大黄、木香、黑牵牛。

◆ 功效：行气导滞，清热祛湿。

◆ 主治：痢不问赤白，有湿热食积，可下者。

◎ 鉴别要点：枳实导滞丸与木香导滞丸均能消积导滞、清热祛湿。枳实导滞丸消下与清利并用，以攻下湿热积滞为主，并兼顾正气，主治湿热食积证；木香导滞丸纯以攻下湿热积滞为主，作用强于枳实导滞丸，但无扶正作用，主治湿热痢疾和湿热食积。

※【现代药理学研究及内分泌科临床应用】

本方具有消食导滞、清热祛湿之功。现代药理学研究表明，本方具有保肝利胆、抗菌、镇静、镇痛、保护心脏等作用。现代常用于治疗 2 型糖尿病、糖尿病胃轻瘫及各种内分泌科疾病合并痞满、食积等属湿热积滞证者。

1. 现代药理学研究

（1）保肝利胆：枳实导滞丸有强大的保肝利胆、可抗肝硬化、抗胃溃疡作用，对胃肠运动均呈双相调节作用，可治疗胃肠功能紊乱。

（2）抗菌：枳实导滞丸不仅有强大而广谱的抗病原微生物作用，而且还能消除耐药菌质粒作用，有抗内毒素、抗外毒素作用。

（3）镇静、镇痛：枳实导滞丸煎剂对神经系统有一定的镇静、镇痛、解热作用，同时对缺血再灌注脑损伤有一定保护作用。

（4）心脏保护：枳实导滞丸能显著增强心脏功能，可抗心律失常、保护心肌细胞，具有降血压、改善血液流变学的作用。

2. 内分泌科临床应用

（1）2型糖尿病：在胰岛素强化治疗的基础上加用枳实导滞丸加减方，患者的空腹血糖、餐后2小时血糖和空腹胰岛素水平明显改善，同时胰岛素用量和体重指数也有所降低，证实了枳实导滞丸加减方在改善血糖控制方面的有效性。

（2）糖尿病胃轻瘫：在糖尿病胃轻瘫的治疗研究中，枳实导滞丸加减方与西医治疗相结合的方法被用于传统西医治疗的补充。研究显示，结合治疗的有效率显著高于单纯的西医治疗。

【参考文献】

［1］ 刘守华.枳实导滞丸加减联合胰岛素强化治疗2型糖尿病的效果观察［J］.临床医学工程，2021，28（9）：1253-1254.
［2］ 张超.枳实导滞丸加减辅治糖尿病胃轻瘫临床分析［J］.实用中医药杂志，2021，37（12）：2058-2060.

144. 枳实消痞丸——《兰室秘藏》

【方歌】枳实消痞四君先，麦芽夏曲朴姜连；

蒸饼糊丸消积满，清热破结补虚痊。

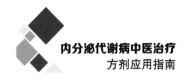

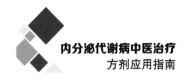

内分泌代谢病中医治疗
方剂应用指南

【出处原文】"失笑丸 一名枳实消痞丸治右关脉弦，心下虚痞，恶食，懒倦，开胃进饮食。"（《兰室秘藏》）

【组成】干姜、炙甘草、麦芽曲、茯苓、白术、半夏曲、人参、厚朴、枳实、黄连。

【功效】行气消痞，健脾和胃。

【主治】脾虚气滞，寒热互结证。症见心下痞满，不欲饮食，倦怠乏力，舌苔腻而微黄，脉弦。

【方解】此为足太阴、阳明之方。脾虚不运，故痞满恶食；脾主四肢，虚故懒倦；右关属脾，脉弦者，脾虚而木来侮之也。本方由枳术汤、半夏泻心汤、四君子汤三方加减而成。枳实苦辛微寒、行气消痞为君药。厚朴苦辛性温、下气除满，与枳实相须为用，以增强行气消痞之力；重用黄连苦寒降泄、清热燥湿而开痞，共为臣药。佐以半夏曲散结和胃，干姜温中祛寒，二者与黄连相伍，辛开苦降以除痞。又伍麦芽曲消食和胃，人参、白术、茯苓、炙甘草补中健脾，亦为佐药。炙甘草尚具调药之用，兼为使药。诸药配伍，可行气消痞、健脾和胃。

【加减及衍化方】

（1）加减：脾虚甚者，重用人参、白术以增益气健脾之功；偏寒者，减黄连，加重干姜用量，可再加高良姜、肉桂等以助温中散寒之力；胀满重者，可加陈皮、木香以加强行气消胀之效。

（2）衍化方一：枳术汤。（《金匮要略》）

◆ 组成：枳实、白术各二两。上二味，以水五升，煮取三升，分温三服。

◆ 功效：行气消痞。

◆ 主治：气滞水停。症见心下坚，大如盘，边如旋盘。

（3）衍化方二：枳术丸。（《脾胃论》）

◆ 组成：枳实（麸炒黄色，去瓤）一两，白术二两。上同为极细末，荷叶裹烧饭为丸，如梧桐子大，每服五十丸，多用白汤下，无时。

◆ 功效：健脾消痞。

◆ 主治：脾虚气滞，饮食停积。症见胸脘痞满、不思饮食、舌淡苔白、脉弱。

◎ 鉴别要点：枳实消痞丸、枳术汤、枳术丸三方均为消补兼施之剂。枳实消痞丸用行气消痞之药配伍益气健脾、辛开苦降及寒热同调之品，适用于脾虚气滞、寒热互结之心下痞满；枳术汤与枳术丸皆用行气之枳实配伍益气健脾之白术，但枳术汤中的枳实量重于白术,消大于补,适用于气滞水停心下坚满之证;而枳术丸中的白术量倍于枳实,补大于消,且为丸剂,作用更缓,适用于脾虚气滞停食之证。

※【现代药理学研究及内分泌科临床应用】

本方具有行气消痞、健脾和胃之功。现代药理学研究表明,本方具有调节胃肠功能、镇静、镇痛、抗惊厥、内分泌调节等作用。现代常用于治疗糖尿病胃轻瘫、各种内分泌科疾病合并功能性消化不良等属脾虚气滞、寒热互结证者。

1.现代药理学研究

(1)调节胃肠功能:枳实消痞丸能加快胃肠蠕动作用,促进胃排空。

(2)镇静、镇痛、抗惊厥:枳实消痞丸具有镇静、镇痛、抗惊厥的作用,能够改善脑循环。

(3)内分泌调节:枳实消痞丸对网状内皮系统功能的激活作用,可对神经、内分泌系统功能进行反馈调节。

2.内分泌科临床应用

(1)糖尿病胃轻瘫:枳实消痞丸加味在糖尿病胃轻瘫治疗中具有显著效果。患者在常规血糖控制基础上加用此方剂,其有效率达到89.29%,显著高于单纯常规治疗的66.67%。

(2)非酒精性脂肪肝:枳实消痞丸加减在非酒精性脂肪肝治疗中可有效提升治疗效果。研究中,患者在常规治疗基础上加用此方剂,结果显示在提高总有效率、改善肝功能指标和降低血脂方面均优于单纯常规治疗。

【参考文献】

[1] 吴震东,吴芳汀.枳实消痞丸加味治疗糖尿病性胃轻瘫观察[J].实用中医药杂志,2005,(6):333.
[2] 李杨.中西医治疗糖尿病胃轻瘫研究进展[J].河南中医,2013,33(7):1180-1181.
[3] 邹海鸥,吴友山.枳实消痞丸联合马来酸曲美布汀治疗功能性消化不良临床研究[J].中外医疗,2021,40(28):70-73.

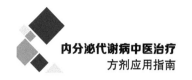
145. 炙甘草汤——《伤寒论》

【方歌】炙甘草汤参姜桂，麦冬生地黄火麻仁；

大枣阿胶加酒服，虚劳肺痿俱可尝。

【出处原文】"伤寒脉结代，心动悸，炙甘草汤之。"（《伤寒论》）

【组成】炙甘草、生姜、桂枝、人参、生地黄、阿胶、麦冬、麻仁、大枣。

【功效】滋阴养血，益气温阳，复脉止悸。

【主治】①阴血不足，阳气虚弱证。症见脉结代，心动悸，虚羸少气，舌光少苔，或质干而瘦小者。②虚劳肺痿。症见咳嗽，涎唾多，形瘦短气，虚烦不眠，自汗盗汗，咽干舌燥，大便干结，脉虚数。

【方解】此为手足太阴之方。方中重用生地黄为君药，滋阴养血。臣药以炙甘草益气养心；麦冬滋养心阴；桂枝温通心阳，与生地黄相伍，可收气血阴阳并补之效。佐以人参补中益气；阿胶滋阴养血；麻仁滋阴润燥；大枣益气养血；生姜辛温，具宣通之性，合桂枝以温通阳气，配大枣以益脾胃、滋化源、调阴阳、和气血。用法中加酒煎服，清酒辛热，可温通血脉，以行药势。诸药配伍，阴血足而血脉充、阳气旺而心脉通，气血充足，阴阳调和，则悸定脉复，故本方又名"复脉汤"。虚劳肺痿为阴阳气血诸不足。本方滋阴养血、益气温阳，故可用治阴阳气血俱虚之虚劳肺痿。

【加减及衍化方】

（1）加减：方中可加酸枣仁、柏子仁，以增强养心安神定悸之力，或加龙齿、磁石以资重镇安神之功。

（2）衍化方：加减复脉汤。（《温病条辨》）

◆ 组成：炙甘草、地黄、白芍、麦冬、阿胶、麻仁。

◆ 功效：滋阴养血，生津润燥。

◆ 主治：温热病后期，邪热久羁、阴液亏虚证。症见身热面赤、口干舌燥、脉虚大、手足心热甚于手足背者。

◎ 鉴别要点：炙甘草汤与加减复脉汤均具有滋阴养液之功。炙甘草汤重在气血阴阳并补，于滋阴补血、益气养心之品中，加温经通脉之桂枝、生姜、清酒，适用于阴血阳气俱虚之证；加减复脉汤则于炙甘草汤中去甘温之人参、大枣，以及辛温通散之桂枝、生姜、清酒，加入养血敛阴之白芍，全方重在滋阴养液、敛阴复脉。

※【现代药理学研究及内分泌科临床应用】

本方具有滋阴养血、益气温阳、复脉止悸之功。现代药理学研究表明，本方具有抗心律失常、抗炎、抗心肌损伤、补血、抗衰老、抗缺氧等作用。现代常用于治疗2型糖尿病合并心律失常、糖尿病性心肌病、糖尿病合并冠心病、甲状腺功能亢进性心脏病及各种内分泌科疾病合并心律失常属阴血不足、阳气虚弱证者。

1. 现代药理学研究

（1）抗心律失常的作用：炙甘草汤能延缓乌头碱诱发的大鼠心律失常，通过延长心耳组织场电位时程（fAPD），显示其电生理机制在抗心律失常中的作用。

（2）对病毒性心肌炎的作用：炙甘草汤能有效抑制慢性病毒性心肌炎小鼠的炎症反应，减轻心肌组织的胶原增生。

（3）抗心肌损伤：炙甘草汤能对抗心肌缺血再灌注期心律失常，降低心肌损伤发生率，提高运动力竭小鼠的SOD水平，降低心肌损伤指标。

（4）补血的作用：通过对小鼠灌药前后断尾采血测定红细胞数目和血红蛋白含量发现，炙甘草汤有较好的补血作用。

（5）抗衰老作用：炙甘草汤能增强小鼠体内SOD活性，降低脂质过氧化物含量，促进新陈代谢，增强大脑皮质的兴奋性，改善多个系统的功能。

（6）其他作用：炙甘草汤还具有抗缺氧，影响核酸、蛋白质代谢的作用。

2. 内分泌科临床应用

（1）2型糖尿病合并心律失常：炙甘草汤在治疗2型糖尿病合并心律失常方面表现出显著的疗效。观察组在常规药物卡维地洛片的基础上加用炙甘草汤，治疗12周后，观察组在血压、心率、心率变异性、QT离散度及炎症因子水平上的改善显著优于仅使用卡维地洛片的对照组，临床有效率达90.70%，高于对照组的74.42%。

（2）糖尿病性心肌病：炙甘草汤结合普罗帕酮在糖尿病性心肌病治疗中表现出良好效果。治疗组在普罗帕酮治疗基础上加用炙甘草汤。结果显示，与治疗前相比，治疗组在传导阻滞、各类心律失常的发生率上的改善显著超过只使用普罗帕酮的对照组。

（3）糖尿病合并冠心病：炙甘草汤合血府逐瘀汤加减治疗冠心病合并糖尿病患者，可有效改善其心绞痛症状及心功能，改善血糖、血脂水平，从而提高临床疗效。

（4）甲状腺功能亢进性心脏病：加味炙甘草汤联合西药治疗甲状腺功能亢进性心

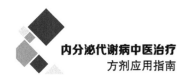

脏病的有效率为 87.5%，说明可降低甲状腺激素水平，改善患者症状。

【参考文献】

[1] 李文红，莫宁春，关永红，等.炙甘草汤的药效分析 [J].吉林中医药，2001，23（4）：62.

[2] 娜几娜·吾格提，艾力曼-马合木提，张玲，等. 心肌组织/硅基质微电极芯片技术对炙甘草汤含药血清作用于心肌电生理的研究 [J].医学研究生学报，2014，27（11）：1160-1163.

[3] 陈会君，胡妮娜.炙甘草汤对慢性病毒性心肌炎小鼠心肌病理损伤的影响 [J].求医问药，2012，10（12）：54-55.

[4] 邝志斌.炙甘草汤对慢性病毒性心肌炎小鼠病理损伤的影响 [J].中国现代药物应用，2015，9（11）：268-269.

[5] 胡因铭，陈奇，张文然，等. 炙甘草汤对大鼠实验性心肌缺血再灌注损伤的影响 [J].中国实验方剂学杂志，1995，1（1）：18-21.

[6] 谭现花.炙甘草汤对反复力竭运动大鼠不同时相心肌保护作用的研究 [C]//贵州省体育科学学会.2014 年中国运动生理生化学术会议，贵阳，2014：288.

[7] 陈伟.炙甘草汤联合卡维地洛对老年 2 型糖尿病合并心律失常患者血清炎症因子水平的影响 [J].西部中医药，2021，34（4）：109-113.

[8] 王志颖，陈曦.炙甘草汤合血府逐瘀汤加减治疗冠心病合并糖尿病临床研究 [J].新中医，2021，11：27-30.

[9] 朱林.加味炙甘草汤联合西药治疗甲亢性心脏病 40 例 [J].中医研究，2015（8）：32-34.

146. 猪苓汤——《伤寒论》

【方歌】猪苓汤用猪茯苓，泽泻滑石阿胶并；

小便不利兼烦渴，利水养阴热亦平。

【出处原文】"若脉浮发热，渴欲饮水，小便不利者，猪苓汤主之。阳明病，汗出多而渴者，不可与猪苓汤，以汗多胃中燥，猪苓汤复利其小便故也。"（《伤寒论》）

【组成】猪苓、茯苓、泽泻、阿胶、滑石。

【功效】利水渗湿，养阴清热。

【主治】水热互结伤阴证。症见发热，口渴欲饮，小便不利，或心烦不寐，或咳嗽，或呕恶，或下利，舌红、苔白或微黄，脉细数；亦治热淋、血淋等。

【方解】此为足太阳、阳明之方。热上壅则下不通，下不通热益上壅；又湿郁则为热，热蒸更为湿，故心烦而呕渴、便秘而发黄也。淡能渗湿，寒能胜热，茯苓甘淡，渗脾肺之湿；猪苓甘淡，泽泻咸寒，二者归肾与膀胱经，可泻肾与膀胱之湿；滑石甘淡而寒，体重降火，气轻解肌，通行上下表里之湿；阿胶甘平润滑，以疗烦渴不眠；要使水道通利，则热邪皆从小便下降，而三焦俱清矣。阿胶滋阴止血，既益已伤之阴，又防诸药渗利重伤阴血，正如吴崑在《医方考》中所言："四物皆渗利，则又有下多亡阴之惧，故用阿胶佐之，以存津液于决渎尔。"并止淋证出血，俱为佐药。诸药配伍，利水渗湿，兼养阴清热，俾水湿去，邪热清，阴津复，则诸症可痊。

【加减及衍化方】

（1）加减：亦可用于热淋、血淋属湿重热轻而兼阴虚者。若治热淋，宜加栀子、车前子以清热利水通淋；血淋者，宜加白茅根、大蓟、小蓟以凉血止血。

（2）衍化方：五苓散。（《伤寒论》）

◆ 组成：猪苓、泽泻、白术、茯苓、桂枝。

◆ 功效：利水渗湿，温阳化气。

◆ 主治：①蓄水证，小便不利，头痛微热，烦渴欲饮，甚则水入即吐，舌苔白，脉浮。②痰饮，脐下动悸，吐涎沫而头眩，或短气而咳者。③水湿内停证，水肿，泄泻，小便不利及霍乱吐泻等。

◎ 鉴别要点：猪苓汤与五苓散均含泽泻、猪苓、茯苓三药，为利水渗湿之常用方剂，皆可用于小便不利、身热口渴之证。然五苓散治证由膀胱气化不利、水湿内盛而致，故配伍桂枝温阳化气兼解太阳未尽之邪，白术健脾燥湿，共成温阳化气利水之剂；猪苓汤治证乃因邪气入里化热，水热互结，灼伤阴津而成里热阴虚、水湿停蓄之证，故配伍滑石清热利湿，阿胶滋阴润燥，共成利水清热养阴之方。

※【现代药理学研究及内分泌科临床应用】

本方具有利水清热养阴之功。现代药理学研究表明，本方具有利尿、改善肾局部炎症、保护肾功能、抑制肾结石形成、抗菌等作用。现代常用于治疗糖尿病肾病、2型糖尿病合并尿路感染、糖尿病神经源性膀胱、糖尿病性腹泻等内分泌科疾病属水热互结伤阴证者。

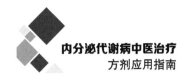

1. 现代药理学研究

（1）利尿作用：猪苓汤的利尿作用可能与降低血清 AVP 含量和下调肾 γ –ENa C 蛋白表达有关。

（2）改善肾局部炎症：猪苓汤可通过降低关键细胞因子（如 IL–6、IL–1β、TNF–α）的活性和表达，有效治疗原发性系膜增殖性肾炎。

（3）保护肾功能：猪苓汤对庆大霉素引起的急性肾小管损伤有显著保护作用，可修复肾小管上皮细胞损伤，促进细胞再生，减少肾损伤。

（4）抑制肾结石形成：猪苓汤能抑制肾结石大鼠骨桥蛋白（OPN）的基因表达，阻止草酸钙结晶的合成，有效预防尿结石的形成。

（5）抗菌：猪苓汤对易引起感染的大肠埃希菌和变形杆菌具有较强的抑菌作用。

2. 内分泌科临床应用

（1）糖尿病肾病：猪苓汤治疗糖尿病肾病的有效率可达 85%。根据患者的不同症状，灵活随证加减。肝肾阴虚者，可加入女贞子、黄芪；脾肾气虚者，则添加太子参、山药；气阴两虚者，则用麦冬、五味子；阴阳两虚者，加入附子、生地黄。

（2）2 型糖尿病合并尿路感染：加味猪苓汤在治疗 2 型糖尿病合并尿路感染方面取得显著成效。加味猪苓汤联合常规疗法的观察组在血尿素氮、血清肌酐、微量白蛋白、24 小时尿蛋白定量等指标上均优于只使用常规疗法的对照组，总有效率亦高于对照组。

（3）糖尿病神经源性膀胱：猪苓汤在治疗糖尿病神经源性膀胱（DNB）中表现出较高的疗效。治疗 4 周后，猪苓汤联合甲钴胺胶囊的治疗组的总有效率为 93.3%，显著高于仅使用甲钴胺胶囊的对照组的 80.0%，表明猪苓汤能显著提升治疗效果。

（4）糖尿病性腹泻：临床上部分糖尿病患者肾阴亏耗，下焦生热，水中火衰，气不摄水，水热互结于下焦，形成阴虚水气证，若水气偏渗大肠则下利，表现为腹泻，效仲景之猪苓汤养阴清热利水、邪正兼顾，常获佳效。

【参考文献】

［1］ 徐文峰，何泽云，唐群，等 . 猪苓汤对阿霉素肾病大鼠肾脏 AQP2 表达的影响［J］. 中国中西医结合肾病杂志，2013，14（9）：759–763.

［2］ 全世建 . 猪苓汤治疗原发性系膜增殖性肾炎的假说及其实验研究［C］// 中华中医药学会博士学会研究分会 .2002 中医药博士论坛——中医药的继承、创新与发展，北京：北京出

版社，2002.

［3］ 刘宝利.猪苓汤和真武汤调节肾小管间质损伤的实验研究［D］.北京：北京中医药大学，2006.

［4］ 张保国，刘庆芳.猪苓汤的现代药理研究与临床应用［J］.中成药，2014，36（8）：1726-1729.

［5］ 桑岚.猪苓汤治疗糖尿病性肾病35例临床报道［J］.河南中医药学刊，2000（3）：34-35.

［6］ 周海珍.加味猪苓汤结合常规疗法治疗糖尿病肾病的临床疗效分析［J］.黑龙江中医药，2021，50（5）：71-72.

［7］ 刘臣.猪苓汤加味治疗2型糖尿病合并泌尿系感染50例［J］.湖北中医杂志，2005（4）：40.

［8］ 符杨浠.猪苓汤加味治疗糖尿病神经源性膀胱的临床疗效研究［J］.河北中医药学报，2018，33（6）：24-26.

［9］ 陈曦，高蕾，赵和，等.猪苓汤治疗糖尿病性腹泻［J］.中国保健营养，2012，22：5422-5423.

147. 竹叶石膏汤——《伤寒论》

【方歌】竹叶石膏汤人参，麦冬半夏甘草临；

再加粳米同煎服，清热益气养阴津。

【出处原文】"伤寒解后，虚羸少气，气逆欲吐者，竹叶石膏汤主之；患者脉已解，而日暮微烦，以病新瘥，人强与谷，脾胃气尚弱，不能消谷，故令微烦，损谷则愈。"（《伤寒论》）

【组成】竹叶、石膏、半夏、麦冬、人参、甘草、粳米。

【功效】清热生津，益气和胃。

【主治】伤寒、温病、暑病余热未清，气津两伤证。症见身热多汗，心胸烦闷，气逆欲呕，口干喜饮，虚羸少气，或虚烦不寐，舌红少苔，脉虚数。

【方解】此为手太阴、足阳明之方。暑热初起，耗气伤阴或热病后期，余热未尽，气津两伤。方中石膏辛甘大寒，入肺、胃经，为清泄肺胃二经气分实热之要药，清热生津、除烦止渴，为君药。人参益气生津，麦冬养阴生津清热，二者气阴双补，共为臣药。君臣相合，清补并行。半夏降逆和胃止呕，其性虽温，但与倍量之麦冬相伍，

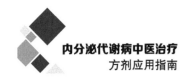

则温燥之性去而降逆之用存且亦使人参、麦冬补而不滞；竹叶甘寒入心经，善于清心除烦、生津止渴；粳米、甘草养胃和中，与半夏相合可防石膏寒凉伤胃，与人参相伍可益脾养胃，共为佐药。甘草调和诸药，兼为使药。诸药相伍，共奏清热生津、益气和胃之效。本方由白虎汤去知母，加竹叶、半夏、麦冬、人参组成，正如《医宗金鉴》所言："以大寒之剂，易为清补之方。"

【加减及衍化方】

（1）加减：胃阴不足、胃火上逆、口舌糜烂、舌红而干者，可加石斛、天花粉等以清热养阴；胃火炽盛、消谷善饥、舌红脉数者，可加知母、天花粉等以加强清热生津的作用。

（2）衍化方：白虎汤。（《伤寒论》）

◆ 组成：石膏、知母、炙甘草、粳米。

◆ 功效：清热生津。

◆ 主治：气分热盛证。壮热面赤，烦渴引饮，汗出恶热，脉洪大有力。

◎ 鉴别要点：白虎汤、竹叶石膏汤均以石膏为君药，具清热生津之功。白虎汤主治气分热盛之证，为正盛邪实、里热内炽，故用石膏、知母之重剂，重在清热；竹叶石膏汤为余热未清、气阴已伤，故去苦寒质润之知母，加竹叶以助石膏清其余热并除烦渴，人参、麦冬益气生津，半夏和胃降逆止呕，而成清补兼施之剂。

※【现代药理学研究及内分泌科临床应用】

本方具有清热生津、益气和胃之功。现代药理学研究表明，本方具有调节糖代谢、脂代谢、抗氧化、改善肾功能、增强认知能力等作用。现代常用于治疗糖尿病、糖尿病泌汗功能异常、糖尿病肾病、甲状腺癌术后等内分泌科疾病属余热未清、气津两伤证者。

1. 现代药理学研究

（1）调节糖、脂代谢：竹叶石膏汤对糖尿病患者具有显著的降血糖、降血脂作用。它能有效降低空腹血糖和尿糖水平，同时减少糖化血红蛋白、胆固醇、甘油三酯和MDA的水平，从而有助于控制糖尿病的血糖和血脂水平。

（2）抗氧化：竹叶石膏汤具有显著的抗氧化作用，能提高血清中SOD的活性，增强体内的抗氧化能力。这有助于减轻氧化应激，对抗自由基的损伤，从而保护身体免受氧化压力的影响。

（3）改善肾功能：竹叶石膏汤对糖尿病肾病患者的肾功能有积极的改善作用，可降低尿蛋白水平，有助于减轻肾的负担和改善肾脏健康。

（4）增强认知能力：竹叶石膏汤还能增强 2 型糖尿病大鼠的学习记忆能力。这种作用可能与其对海马区 TNF-α 的过度表达的抑制作用有关。

2.内分泌科临床应用

（1）糖尿病：竹叶石膏汤对老年 2 型糖尿病的治疗效果显著。在西格列汀的基础上增加竹叶石膏汤治疗，显著降低了患者的空腹血糖、糖化血红蛋白、总胆固醇、低密度脂蛋白胆固醇水平。此外，患者的 SOD、GSH-Px 水平提升，MDA、ROS 水平降低，显示了竹叶石膏汤在改善氧化应激方面的优势。另一研究中，竹叶石膏汤结合针刺治疗 2 型糖尿病，取得了 92.3% 的总有效率。

（2）糖尿病泌汗功能异常：竹叶石膏汤在治疗糖尿病泌汗功能异常方面疗效显著。在基础治疗和甲钴胺胶囊治疗的基础上加入竹叶石膏汤，治疗组的多汗症疾病严重程度量表（HDSS）显著低于对照组且在临床治愈率、显效率、有效率及症状改善率上均优于对照组。此外，治疗组的空腹血糖、餐后 2 小时血糖指标降糖效果也显著优于对照组。

（3）糖尿病肾病：运用竹叶石膏汤加味治疗糖尿病肾病气阴亏虚证患者，可降低尿蛋白，改善症状，扶正祛邪，说明其在提高机体免疫力方面更有优势。

【参考文献】

[1] 李玉洁，李雪莹，陈莹莹，等.竹叶石膏汤改善 2 型糖尿病大鼠记忆功能衰退症状的作用机制［J］.中国老年学杂志，2020，40（21）：4611-4616.

[2] 裴晶，郑绍琴.竹叶石膏汤对 2 型糖尿病模型大鼠降糖降脂及抗氧化作用［J］.广州中医药大学学报，2017，34（5）：729-733.

[3] 章联欢，王冰清，孙莉，等.竹叶石膏汤联合西格列汀治疗老年 2 型糖尿病临床研究［J］.新中医，2021，53（23）：35-38.

[4] 廖为民.竹叶石膏汤结合针刺治疗 2 型糖尿病 52 例疗效观察［J］.江西中医药，2004，11：26.

[5] 唐珊珊.竹叶石膏汤加减治疗糖尿病泌汗异常（阴虚火旺型）的临床疗效观察［D］.乌鲁木齐：新疆医科大学，2022.

[6] 郭鑫，何丽清.竹叶石膏汤加味治疗糖尿病肾病的体会［J］.山西中医学院学报，2012，13（2）：58-59.

[7] 彭秀山，张国斌，张明昌.竹叶石膏汤在早期分化型甲状腺癌根治术后患者中的应用效果［J］.河南医学研究，2023，18：3391-3395.

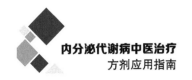

148. 左归丸★——《景岳全书》

【方歌】左归丸内山药地，萸肉枸杞与牛膝；

菟丝龟鹿二胶合，壮水之主方第一。

【出处原文】"治真阴肾水不足，不能滋养营卫，渐至衰弱，或虚热往来，自汗盗汗，或神不守舍，血不归原，或虚损伤阴，或遗淋不禁，或气虚昏运，或眼花耳聋，或口燥舌干，或腰酸腿软，凡精髓内亏，津液枯涸等证，俱速宜壮水之主，以培左肾之元阴，而精血自充矣。宜此方主之。"（《景岳全书》）

【组成】熟地黄、菟丝子、川牛膝、龟板胶、鹿角胶、山药、山茱萸、枸杞子。

【功效】滋阴补肾，填精益髓。

【主治】真阴不足证。症见头晕目眩，腰酸腿软，遗精滑泄，自汗盗汗，口燥舌干，舌红少苔，脉细。

【方解】此为足少阴之方。肾阴不足，精髓不充，封藏失职，则头晕目眩、腰酸腿软、遗精滑泄；阴虚阳亢，清窍失濡，故自汗盗汗，口燥舌干；舌红少苔、脉细等亦为阴虚有热之象。方中重用大熟地黄滋肾阴、益精髓，以补真阴之不足，为君药。用山茱萸补养肝肾、固秘精气；山药补脾益阴、滋肾固精；龟板胶滋阴补髓；鹿角胶补益精血、温壮肾阳，配入补阴方中，而有"阳中求阴"之义，皆为臣药。枸杞子补肝肾、益精血；菟丝子补肝肾、助精髓；川牛膝益肝肾、强筋骨，俱为佐药。左归丸是张介宾由六味地黄丸化裁而成。他认为："补阴不利水，利水不补阴，而补阴之法不宜渗。"遂去泽泻、茯苓、牡丹皮，加入枸杞子、龟板胶、牛膝以增滋补肝肾之力；更加入鹿角胶、菟丝子温润之品，补阳益阴、阳中求阴，即张介宾所谓"善补阴者，必阳中求阴，则阴得阳升而泉源不竭"。是方虽用"三补"，但去"三泻"而为纯补真阴不足之剂，亦可令后学者领悟填补肾精与纯补真阴两法中之"补"与"泻"配伍同中有异之妙。

【加减及衍化方】

（1）加减：真阴失守、虚火上炎者，宜用纯阴至静之剂，于本方去枸杞子、鹿胶，加女贞子三两、麦冬三两；火烁肺金、干枯多嗽者，加百合三两；如夜热骨蒸，加地骨皮三两；如小水不利、不清，加茯苓三两；如大便燥结，去菟丝子，加肉苁蓉三两；气虚者，加人参三四两；如血虚微滞，加当归四两；如腰膝酸痛，加杜仲三两

（盐水炒用）；脏平无火而肾气不充者，加补骨脂三两（去心），莲子肉、胡桃肉各四两，龟板胶不必用。

（2）衍化方：左归饮。（《景岳全书》）

◆ 组成：熟地黄、山药、枸杞子、炙甘草、茯苓、山茱萸。

◆ 功效：补益肾阴。

◆ 主治：真阴不足证。症见腰酸遗泄、盗汗、口燥咽干、口渴欲饮、舌尖红、脉细数。

◎ 鉴别要点：左归饮与左归丸均为纯补之剂，同治肾阴不足之证。然左归饮以纯甘壮水之品补益肝肾，适用于真阴不足之证；左归丸则在滋阴之中又配以血肉有情之味及助阳之品，用于肾阴亏损较重者。

※【现代药理学研究及内分泌科临床应用】

本方具有滋阴补肾、填精益髓之功。现代药理学研究表明，本方具有延缓衰老、调节免疫、保护并修复神经系统、促进成骨细胞分化、调节内分泌系统、调节生殖系统等作用。现代常用于治疗糖尿病、糖尿病性肾病、糖尿病性骨质疏松症、绝经后膝骨关节炎、原发性骨质疏松症、多囊卵巢综合征等内分泌科疾病属真阴不足证者。

1. 现代药理学研究

（1）延缓衰老：左归丸能显著改善 D-半乳糖引起的亚急性衰老模型大鼠的老化状态，提高抗氧化能力，减少自由基对细胞膜的损伤，并增强细胞膜离子转运能力，有效抑制细胞凋亡，具有显著的抗衰老作用。

（2）调节免疫系统：左归丸能影响小鼠脾 Treg 亚群及相关细胞因子的表达，具有显著的免疫调节作用。它还能通过抑制 DNMTs 活性，降低 IL-2 基因甲基化水平，促进 IL-2 表达，从而调节免疫系统。

（3）保护并修复神经系统：左归丸能促进大鼠视网膜 Muller 细胞的表达，维持视网膜结构完整性，减少节细胞凋亡。同时，它还促进 GAP-43 蛋白的表达，抑制 Nogo-A 表达，促进神经细胞再生和轴突修复，改善肾虚体质大鼠的脑功能衰退。

（4）促进成骨细胞分化：左归丸通过增强 ALP、TGF-β1、Smad4 蛋白的表达，影响 TGF-β1/Smad4 信号途径，促进骨髓间充质干细胞向成骨细胞的分化，显示其在骨骼健康和修复中的重要作用。

（5）调节内分泌系统：左归丸能有效抑制甲状旁腺增生，改善肾性骨病，同时促进大鼠卵巢卵泡和子宫的发育，可能与提高雌激素水平有关。

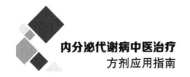

（6）调节生殖系统：左归丸能提高宫内发育迟缓模型胎鼠的骨骼肌肌酸激酶活性，从能量代谢角度支持中医"肾为先天之本""肾主生殖发育"的理论。

2. 内分泌科临床应用

（1）2型糖尿病：左归丸加减在治疗2型糖尿病方面表现出色。与二甲双胍治疗相比，左归丸加减的应用显著提高了治疗效果，包括症状积分、血糖、体重指数和胰岛素水平的改善。左归丸加减还对治疗糖尿病黎明现象的患者表现出降糖和降脂抗凝作用，对预防和治疗糖尿病及其并发症具有重要意义。

（2）糖尿病性肾病：在治疗气阴两虚夹瘀证的早期糖尿病肾病患者中，左归丸加减联合培哚普利叔丁胺片可有效改善症状，提高血糖控制水平，并降低血清胱抑素-C和β_2-微球蛋白水平。对于老年糖尿病肾病患者，左归丸加减联合厄贝沙坦治疗表现出理想的疗效，其改善血糖和肾功能的作用，可能与下调miRNA-21表达有关。

（3）糖尿病合并骨质疏松症：左归丸对2型糖尿病骨质疏松症患者肾阴虚证的治疗有效，未见不良反应。左归丸组的骨密度、血骨钙素、甲状旁腺素和碱性磷酸酶水平均有显著改善，治疗骨痛的效果更为显著。

（4）绝经后膝骨关节炎：左归丸加减对于绝经后膝骨关节炎患者的治疗表现出优异的效果。它能减轻症状，改善关节功能，调节内分泌激素水平，减轻焦虑和抑郁，提高患者日常生活能力和临床疗效。

（5）原发性骨质疏松症：左归丸能有效维持原发性骨质疏松症患者的骨密度，降低骨代谢指标，提高血清β-catenin水平，显著改善患者的生活质量。

（6）多囊卵巢综合征：左归丸联合苍附导痰汤能通过改善肾虚痰湿型多囊卵巢综合征不孕症患者相关激素水平及子宫内膜容受性，进而改善其妊娠结局。

【参考文献】

［1］ 王艳宏.左归丸联合二甲双胍治疗气阴两虚型2型糖尿病随机平行对照研究［J］.实用中医内科杂志，2014，28（3）：92-94.

［2］ 刘瑞霞，吴红，徐东娟，等.左归丸化裁治疗糖尿病黎明现象30例［J］.中国中医药信息杂志，2005（8）：71-72.

［3］ 庞健丽，钟润芬.左归丸加减联合培哚普利叔丁胺片治疗气阴两虚夹瘀证早期糖尿病肾病临床观察［J］.中国实验方剂学杂志，2023，29（1）：105-112.

［4］ 何小泉，苏保林.左归丸对老年糖尿病肾病患者外周血miRNA-21表达影响及临床疗效研究［J］.辽宁中医杂志，2020，47（3）：124-127.

［5］ 王如然，鞠大宏，黄胜男，等.左归丸治疗2型糖尿病合并骨质疏松肾阴虚证30例临床观察［J］.中国中医基础医学杂志，2014，20（2）：259-261.

［6］ 许日明，陈美雄，林业武，等.从肾论治绝经后膝骨关节炎肝肾亏虚证的临床观察［J］.中国实验方剂学杂志，2020，26（13）：150-155.

［7］ 李明超，张前德.左归丸治疗老年性骨质疏松症临床观察［J］.河北中医，2018，40（5）：673-676.

［8］ 劳斌章.左归丸联合苍附导痰汤治疗肾虚痰湿型多囊卵巢综合征不孕症的临床效果分析［J］.广西医科大学学报，2021，9：1786-1790.

149. 左金丸——《丹溪心法》

【方歌】左金连萸六一丸，肝经火郁吐吞酸；

加入芍药名戊己，热泻热痢服之安。

【出处原文】"左金丸治肝火。一名回令丸。黄连（六两，一本作芩），吴茱萸（一两或半两）。上为末，水丸或蒸饼丸。白汤五十丸。"（《丹溪心法》）

【组成】黄连、吴茱萸。

【功效】清泻肝火，降逆止呕。

【主治】肝火犯胃证。症见胁肋疼痛，嘈杂吞酸，呕吐口苦，舌红苔黄，脉弦数。

【方解】此为足厥阴之方。方中黄连用量为吴茱萸的6倍，重用黄连为君药，一则与吴茱萸相伍，亦可入肝经而清肝火；二则善清胃热；三则泻心火，寓"实则泻其子"之意。然气郁化火之证，纯用苦寒之品，既恐郁结不开，又虑折伤中阳，故少佐辛热之吴茱萸，主入肝经，辛开肝郁，苦降胃逆，既可助黄连和胃降逆，又能制黄连之寒，使泻火而不凉遏、苦寒而不伤胃，并可引黄连入肝经，是为佐使药。二药配伍，共奏清泻肝火、降逆止呕之功。本方又名回令丸，《医方集解》名萸连丸。

【加减及衍化方】

（1）加减：吞酸重者，加海螵蛸、煅瓦楞以制酸止痛；胁肋疼甚者，可合四逆散，以加强疏肝和胃之功。

（2）衍化方一：戊己丸。（《太平惠民和剂局方》）

◆ 组成：黄连、吴茱萸、白芍。

◆ 功效：疏肝理脾，清热和胃。

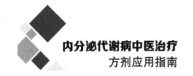
◆ 主治：肝火横逆犯脾胃，肝脾胃不和证。症见胃痛吞酸、腹痛泄泻。

（3）衍化方二：龙胆泻肝汤。（《医方集解》）

◆ 组成：龙胆草、黄芩、栀子、泽泻、木通、车前子、当归、生地黄、柴胡、甘草。

◆ 功效：清泻肝胆实火，清利肝经湿热。

◆ 主治：①肝胆实火上炎证，症见头痛目赤、胁痛、口苦、耳聋、耳肿、舌红苔黄、脉弦数有力。②肝经湿热下注证，症见阴肿、阴痒、筋痿、阴汗、小便淋浊或妇女带下黄臭、舌红苔黄腻、脉弦数有力。

◎ 鉴别要点：左金丸为戊己丸去白芍，再改变黄连与吴茱萸的用量比例而成。戊己丸中黄连与吴茱萸等量而用，清热与开郁并重，配伍白芍意在和里缓急，有疏肝理脾和胃之功，故可用于治疗肝脾不和之胃痛吞酸、腹痛泄泻。左金丸与龙胆泻肝汤皆用于肝火胁痛、口苦之症，同具清泻肝火之功。左金丸主治肝经郁火犯胃之呕吐、吞酸等症，尚有降逆和胃之功，但无清利湿热之能，且泻火作用较之为弱；龙胆泻肝汤用治肝经实火上攻之目赤耳聋，或湿热下注之淋浊阴痒等症，尚有清利湿热之功，但无和胃降逆之能，且泻火之力较之为强。

※【现代药理学研究及内分泌科临床应用】

本方具有清泻肝火，降逆止呕之功。现代药理学研究表明，本方具有抗溃疡及抑制胃酸分泌、中枢调节、抗幽门螺杆菌、镇痛、抑菌、缓解平滑肌痉挛、抗肿瘤、降血压、抗抑郁等作用。现代常用于治疗糖尿病、糖尿病胃轻瘫及各种内分泌科疾病合并反流性食管炎等属肝火犯胃证者。

1. 现代药理学研究

（1）抗溃疡及抑制胃酸分泌作用：左金丸通过降低 ACTH 水平，抑制胃酸分泌，提高胃液 pH，减少溃疡发生。它还能更新胃黏膜表面细胞，增强胃黏膜屏障，恢复胃黏膜的平衡，从而减轻胃黏膜损伤。

（2）中枢调节作用：左金丸通过降低多种神经递质浓度，如 NE、DA 和 5-羟色胺，减少溃疡活化形成，抑制 HPA 轴激活，调节胃肠功能，发挥中枢应激调节作用。

（3）抗幽门螺杆菌作用：左金丸中的黄连主要成分小檗碱和黄连碱在体外对幽门螺杆菌具有显著抑制作用，优于呋喃唑酮的效果。吴茱萸含有的生物碱也显示出抗幽门螺杆菌活性。

（4）镇痛作用：实验证明，经过现代制药技术精制而成的左金丸总生物碱具有明显改善和显著抑制疼痛模型的作用且与左金丸的药理作用在一定程度上相似，提示生物碱类成分可能是左金丸药理效应的物质基础。

（5）抑菌作用：左金丸对多种细菌（如金黄色葡萄球菌、霍乱弧菌、乙型链球菌等）具有较强的抑制作用。

（6）对胃肠运动的影响：左金丸能调节和治疗胃肠道运动亢进所导致的胃肠功能紊乱，缓解平滑肌痉挛，抑制胃肠运动。

（7）抗肿瘤作用：左金丸可通过诱导肿瘤细胞凋亡、抑制肿瘤细胞增殖和侵袭转移、耐药逆转等发挥抗肿瘤的效应。

（8）降血压作用：左金丸方中黄连的小檗碱通过阻断血管平滑肌上的 α 受体降低外周阻力，吴茱萸的成分通过扩张外周血管降低血压。

（9）抗抑郁作用：左金丸可通过调节 5-羟色胺能神经元的活性起到抗抑郁作用。

2.内分泌科临床应用

（1）糖尿病：仝小林等总结糖尿病治疗的临床用药经验得出本方适于肝火犯胃证者，表现为反酸、胃脘嘈杂等症状。

（2）糖尿病胃轻瘫：在常规糖尿病治疗的基础上，使用参苓白术散合左金丸加减的方法治疗糖尿病轻胃瘫，对照组患者使用多潘立酮。治疗结果显示，使用参苓白术散合左金丸加减的治疗组有效率达到 100%，明显优于对照组的 67.5%。

（3）内分泌疾病合并反流性食管炎：对于反流性食管炎患者，加味左金丸为在常规西药治疗（如奥美拉唑、莫沙必利、铝碳酸镁片）的基础上提供了额外的治疗效果。使用加味左金丸的治疗组显示出更高的总有效率和较低的不良反应发生率，说明其在改善临床症状和降低不良反应方面具有优势。

【参考文献】

［1］ 管懋莹，徐蔚杰，李和根.左金丸现代药理研究进展［J］.中医药学报，2020，48（5）：78-81.

［2］ 仝小林，刘文科，徐国良，等.黄连治疗糖尿病的临床剂量及用药经验［J］.中医杂志，2011，52（18）：1604-1605.

［3］ 周太平.参苓白术散合左金丸加减治疗糖尿病胃轻瘫临床观察［J］.湖北中医杂志，2008，250（2）：48.

［4］ 谢燕，茅靖.中西医结合治疗 90 例反流性食管炎的临床疗效观察［J］.上海医药，2023，44（7）：22-24.

方剂索引

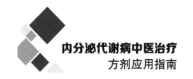

小青龙汤（《伤寒论》）：麻黄　芍药　细辛　炙甘草　干姜　桂枝　五味子　半夏

小建中汤（《伤寒论》）：饴糖　桂枝　白芍　炙甘草　大枣　生姜

小承气汤★（《伤寒论》）：大黄　厚朴　枳实

小柴胡汤（《伤寒论》）：柴胡　黄芩　半夏　人参　生姜　大枣　炙甘草

小陷胸汤（《伤寒论》）：黄连　半夏　栝蒌

小蓟饮子《济生方》：生地黄　小蓟　滑石　木通　蒲黄　藕节　淡竹叶　当归　栀子　炙甘草

川芎茶调散（《太平惠民和剂局方》）：川芎　白芷　羌活　细辛　防风　荆芥　薄荷　炙甘草

四画

天麻钩藤饮（《杂病证治新义》）：天麻　钩藤　石决明　栀子　黄芩　川牛膝　杜仲　益母草　桑寄生　夜交藤　朱茯神

五苓散（《伤寒论》）：猪苓　茯苓　白术　泽泻　桂枝

五味消毒饮★（《医宗金鉴》）：金银花　野菊花　蒲公英　紫花地丁　紫背天葵子

止嗽散（《医学心悟》）：桔梗　荆芥　紫菀　百部　白前　甘草　陈皮

贝母栝蒌散（《医学心悟》）：贝母　栝蒌　天花粉　茯苓　橘红　桔梗

丹参饮★（《时方歌括》）：丹参　檀香　砂仁

丹溪痛风方★（《丹溪心法》）：天南星　苍术　黄柏　川芎　白芷　神曲　桃仁　红花　龙胆草

乌梅丸（《伤寒论》）：乌梅　花椒　细辛　附子　干姜　桂枝　人参　当归　黄连　黄柏

六君子汤★（《医学正传》）：人参　白术　茯苓　甘草　陈皮　半夏

六味地黄丸★（《小儿药证直诀》）：熟地黄　山茱萸　山药　泽泻　牡丹皮　茯苓

五画

玉女煎★（《景岳全书》）：生石膏　熟地黄　麦冬　知母　牛膝

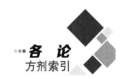

玉屏风散（《丹溪心法》）：防风　黄芪　白术

玉液汤★（《医学衷中参西录》）：山药　黄芪　知母　鸡内金　葛根　五味子天花粉

左归丸★（《景岳全书》）：熟地黄　菟丝子　牛膝　龟板胶　鹿角胶　山药山茱萸　枸杞子

左金丸（《丹溪心法》）：黄连　吴茱萸

右归丸★（《景岳全书》）：熟地黄　山药　山茱萸　枸杞子　鹿角胶　菟丝子杜仲　当归　肉桂　附子

龙胆泻肝汤★（《医方集解》）：龙胆草　栀子　黄芩　木通　泽泻　车前子　柴胡甘草　当归　生地黄

平胃散★（《太平惠民和剂局方》）：厚朴　陈皮　苍术　甘草　生姜　大枣

归脾汤（《正体类要》）：白术　人参　黄芪　当归　炙甘草　茯苓　远志　酸枣仁木香　龙眼肉　生姜　大枣

四君子汤★（《太平惠民和剂局方》）：人参　茯苓　白术　炙甘草

四妙丸（四妙方）★（《成方便读》）：黄柏　苍术　牛膝　薏苡仁

四物汤★（《太平惠民和剂局方》）：白芍　当归　熟地黄　川芎

四逆汤（《伤寒论》）：附子　干姜　炙甘草

四逆散★（《伤寒论》）：炙甘草　枳实　柴胡　白芍

四磨汤（《严氏济生方》）：人参　槟榔　沉香　天台乌药

生脉散★（《医学启源》）：麦冬　五味子　人参

仙方活命饮（《校注妇良人》）：白芷　浙贝母　防风　赤芍　当归尾　甘草　皂角刺　穿山甲（代）　天花粉　乳香　没药　金银花　陈皮

白头翁汤（《伤寒论》）：白头翁　黄连　黄柏　秦皮

白虎汤（《伤寒论》）：石膏　知母　炙甘草　粳米

栝蒌薤白白酒汤（《金匮要略》）：栝蒌实　薤白　白酒

栝蒌薤白半夏汤★（《金匮要略》）：栝蒌实　薤白　半夏　白酒

半夏白术天麻汤★（《医学心悟》）：半夏　天麻　茯苓　橘红　白术　甘草　生姜　大枣

半夏泻心汤（《伤寒论》）：半夏　黄芩　黄连　人参　干姜　炙甘草　大枣

半夏厚朴汤（《金匮要略》）：半夏　厚朴　茯苓　生姜　紫苏叶

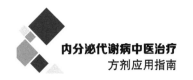

加味肾气汤★（《杂病证治新义》）：熟地黄、山茱萸、山药、茯苓、牡丹皮、泽泻、肉桂、熟附片、杜仲、补骨脂、胡桃肉

六画

地黄饮子★（《黄帝素问宣明论方》）：熟地黄　巴戟天　山茱萸　石斛　肉苁蓉　附子　五味子　肉桂　白茯苓　麦冬　石菖蒲　远志　生姜　大枣

芍药甘草汤★（《伤寒论》）：白芍　炙甘草

百合固金汤（《医方集解》引赵氏方）：熟地黄　生地黄　当归　白芍　甘草　桔梗　玄参　贝母　麦冬　百合

当归六黄汤（《兰室秘藏》）：当归　生地黄　黄芩　黄柏　黄连　熟地黄　黄芪

当归四逆汤（《伤寒论》）：当归　白芍　桂枝　细辛　通草　大枣　甘草

当归补血汤（《内外伤辨惑论》）：黄芪　当归

竹叶石膏汤（《伤寒论》）：竹叶　石膏　半夏　麦冬　人参　甘草　粳米

血府逐瘀汤（《医林改错》）：桃仁　红花　当归　生地黄　牛膝　川芎　桔梗　赤芍　枳壳　甘草　柴胡

羊肝丸★（《肘后备急方》）：黄连　羊肝

安宫牛黄丸★（《温病条辨》）：牛黄　犀角　麝香　珍珠　朱砂　雄黄　黄连　黄芩　栀子　郁金　冰片　金箔　蜂蜜

导赤散（《小儿药证直诀》）：生地黄　木通　生甘草梢　竹叶

导痰汤★（《严氏济生方》）：半夏　天南星　橘红　枳实　赤茯苓　炙甘草　生姜

防己黄芪汤★（《金匮要略》）：防己　黄芪　甘草　白术　生姜　大枣

防风通圣散（《黄帝素问宣明论方》）：防风　大黄　芒硝　荆芥　麻黄　栀子　芍药　连翘甘草　桔梗　川芎　当归　石膏　滑石　薄荷　黄芩　白术

七画

麦门冬汤（《金匮要略》）：麦冬　半夏　人参　甘草　粳米　大枣

赤石脂汤★（《外台秘要》）：赤石脂　干姜　附子

抗心梗合剂★（《中华内科杂志》）：黄芪　丹参　党参　黄精　郁金　赤芍

苏子降气汤（《太平惠民和剂局方》）：紫苏子　半夏　当归　甘草　前胡　厚朴

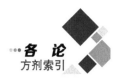

生姜汁　肉桂

　　杏苏散（《温病条辨》）：紫苏叶　半夏　茯苓　前胡　杏仁　桔梗　枳壳　橘皮
甘草　生姜　大枣

　　杞菊地黄汤★（《医级》）：枸杞子　菊花　熟地黄　山茱萸　牡丹皮　山药　茯苓
泽泻

　　连朴饮★（《霍乱论》）：厚朴　黄连　石菖蒲　半夏　豆豉　栀子　芦根

　　吴茱萸汤（《伤寒论》）：吴茱萸　人参　生姜　大枣

　　龟鹿二仙胶★（《医便》）：龟板胶　鹿角胶　人参　枸杞子

　　补中益气汤（《脾胃论》）：黄芪　白术　陈皮　升麻　柴胡　人参　甘草　当归

　　补阳还五汤★（《医林改错》）：黄芪　当归尾　赤芍　地龙　川芎　红花　桃仁

　　八画

　　青蒿鳖甲汤（《温病条辨》）：青蒿　鳖甲　生地黄　知母　牡丹皮

　　苓桂术甘汤★（《金匮要略》）：茯苓　桂枝　甘草　白术

　　肾气丸★（《金匮要略》）：干地黄　山药　山茱萸　泽泻　茯苓　牡丹皮　桂枝
附子

　　固冲汤（《医学衷中参西录》）：白术　黄芪　龙骨　牡蛎　山茱萸　白芍
海螵蛸　茜草　棕榈炭　五倍子

　　败毒散（《小儿药证直诀》）：柴胡　前胡　川芎　枳壳　羌活　独活　茯苓　桔梗
人参　薄荷　甘草　生姜

　　金锁固精丸（《医方集解》）：沙苑子　芡实　莲须　煅龙骨　煅牡蛎　莲子

　　炙甘草汤（《伤寒论》）：炙甘草　生姜　桂枝　人参　生地黄　阿胶　麦冬
麻仁　大枣

　　泻白散（泻肺散）（《小儿药证直诀》）：桑白皮　地骨皮　粳米　炙甘草

　　定喘汤（《摄生众妙方》）：白果　麻黄　紫苏子　甘草　款冬花　杏仁　桑白皮
黄芩　法半夏

　　实脾散（实脾饮）★（《严氏济生方》）：厚朴　白术　木瓜　木香　草果仁
大腹子　附子　茯苓　干姜　炙甘草

　　参芪地黄汤★（《杂病源流犀烛》）：人参　黄芪　熟地黄　山药　茯苓　牡丹皮
山茱萸

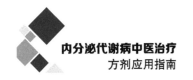

参苏饮(《太平惠民和剂局方》):人参　紫苏叶　葛根　半夏　前胡　茯苓　枳壳　木香　陈皮　甘草　桔梗

参附汤★(《正体类要》):人参　附子

参苓白术散★(《太平惠民和剂局方》):白扁豆　白术　茯苓　甘草　桔梗　莲子　人参　砂仁　陈皮　山药　薏苡仁

九画

指迷茯苓丸★(《证治准绳》):半夏　茯苓　枳壳　芒硝　生姜

茵陈蒿汤(《伤寒论》):茵陈　栀子　大黄

枳实导滞丸(《内外伤辨惑论》):大黄　枳实　神曲　茯苓　黄芩　黄连　白术　泽泻

枳实消痞丸(《兰室秘藏》):干姜　甘草　麦芽曲　茯苓　白术　半夏曲　人参、厚朴　枳实　黄连

厚朴温中汤(《内外伤辨惑论》):厚朴　陈皮　甘草　茯苓　草豆蔻仁　木香　干姜

保和丸★(《丹溪心法》):神曲　山楂　半夏　陈皮　连翘　茯苓　莱菔子　麦芽

独参汤★(《十药神书》):大人参

独活寄生汤(《备急千金要方》):独活　桑寄生　杜仲　牛膝　细辛　秦艽　茯苓　肉桂　防风　川芎　人参　甘草　当归　芍药　地黄

养阴清肺汤(《重楼玉钥》):生地黄　麦冬　生甘草　玄参　贝母　牡丹皮　薄荷　白芍

十画

真武汤★(《伤寒论》):茯苓　芍药　白术　生姜　附子

桂附地黄汤★(《医宗金鉴》):熟地黄　山茱萸　山药　牡丹皮　泽泻　茯苓　附子肉桂

桂枝汤(《伤寒论》):桂枝　白芍　甘草　大枣　生姜

桂枝茯苓丸★(《金匮要略》):桂枝　茯苓　牡丹皮　桃仁　芍药

桃红四物汤★(《医宗金鉴》):生地黄　当归　赤芍　川芎　红花　桃仁

桃核承气汤(《伤寒论》):桃仁　大黄　桂枝　炙甘草　芒硝

柴胡加龙骨牡蛎汤★（《伤寒论》）：柴胡　龙骨　黄芩　生姜　铅丹　人参　桂枝　茯苓　半夏　大黄　牡蛎　大枣

柴胡疏肝散★（《证治准绳》）：陈皮　柴胡　川芎　香附　枳壳　白芍　甘草

逍遥散（《太平惠民和剂局方》）：甘草　当归　茯苓　白芍　白术　柴胡　生姜　薄荷

凉膈散（《太平惠民和剂局方》）：连翘　芒硝　大黄　栀子　黄芩　甘草　薄荷竹叶

消风散（《外科正宗》）：当归　生地黄　防风　蝉蜕　知母　苦参　胡麻仁　荆芥苍术　牛蒡子　石膏　甘草　木通

消渴方★（《丹溪心法》）：黄连　天花粉　人乳汁（或牛乳）　藕汁　生地黄汁　生姜汁　蜂蜜

通窍活血汤★（《医林改错》）：赤芍　川芎　桃仁　红枣　红花　老葱　鲜姜　麝香

桑杏汤（《温病条辨》）：桑叶　杏仁　沙参　浙贝母　淡豆豉　栀子皮　梨皮

桑菊饮（《温病条辨》）：桑叶　菊花　杏仁　连翘　薄荷　桔梗　甘草　芦根

桑螵蛸散（《本草衍义》）：桑螵蛸　远志　石菖蒲　龙骨　人参　茯神　当归　龟甲

十一画

理中丸（《伤寒论》）：人参　干姜　炙甘草　白术

黄芪六一散★（《医方集解》）：甘草　黄芪　大枣

黄芪桂枝五物汤★（《金匮要略》）：黄芪　桂枝　芍药　生姜　大枣

黄连解毒汤（《外台秘要》）：黄连　黄芩　黄柏　栀子

萆薢分清饮（《丹溪心法》）：益智仁　萆薢　石菖蒲　乌药

银翘散（《温病条辨》）：连翘　金银花　桔梗　薄荷　竹叶　荆芥穗　生甘草淡豆豉　牛蒡子　芦根

猪苓汤（《伤寒论》）：猪苓　茯苓　泽泻　阿胶　滑石

麻子仁丸（《伤寒论》）：麻子仁　白芍　枳实　大黄　厚朴　杏仁　蜂蜜

麻杏石甘汤（《伤寒论》）：麻黄　杏仁　炙甘草　石膏

麻黄汤（《伤寒论》）：麻黄　桂枝　杏仁　炙甘草

鹿角胶丸★（《医学正传》）：鹿角胶　鹿角霜　熟地黄　川牛膝　茯苓　菟丝子

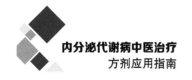

人参　当归　白术　杜仲　虎胫骨（人工虎骨代）　龟板

旋覆代赭汤（《伤寒论》）：旋覆花　半夏　炙甘草　人参　代赭石　生姜　大枣

清胃散（《兰室秘藏》）：生地黄　当归　牡丹皮　黄连　升麻

清营汤（《温病条辨》）：犀角（水牛角代）　生地黄　玄参　竹叶心　麦冬　丹参　黄连　金银花　连翘

清暑益气汤（《温热经纬》）：西洋参　石斛　麦冬　黄连　竹叶　荷梗　知母　甘草　粳米　西瓜翠衣

清燥救肺汤（《医门法律》）：桑叶　石膏　甘草　人参　胡麻仁　阿胶　麦冬　杏仁　枇杷叶

十二画

越鞠丸（《丹溪心法》）：香附　川芎　苍术　神曲　栀子

葛根芩连汤（《伤寒论》）：葛根　甘草　黄芩　黄连

痛泻要方（《景岳全书》引刘草窗方）：白术　白芍　陈皮　防风

温胆汤★（《三因极一病证方论》）：半夏　竹茹　枳实　陈皮　甘草　茯苓　生姜　大枣

温脾汤（《备急千金要方》）：附子　大黄　芒硝　当归　干姜　人参　甘草

犀角地黄汤（《备急千金要方》）：芍药　地黄　牡丹皮　犀角（水牛角代）

普济消毒饮（《东垣试效方》）：黄芩　黄连　陈皮　甘草　玄参　柴胡　桔梗　连翘　板蓝根　马勃　牛蒡子　薄荷　僵蚕　升麻

十三画

暖肝煎（《景岳全书》）：当归　枸杞子　小茴香　肉桂　乌药　沉香　茯苓

十四画

酸枣仁汤（《金匮要略》）：酸枣仁　甘草　知母　茯苓　川芎

磁朱丸★（《备急千金要方》）：神曲　磁石　朱砂

十五画

增液汤（《温病条辨》）：玄参　麦冬　生地黄

镇肝熄风汤（《医学衷中参西录》）：牛膝　代赭石　龙骨　牡蛎　龟板　白芍　玄参　天冬　川楝子　麦芽　茵陈　甘草

十六画

橘皮竹茹汤（《金匮要略》）：橘皮　竹茹　大枣　生姜　甘草　人参

十九画

藿香正气散（《太平惠民和剂局方》）：大腹皮　白芷　紫苏　茯苓　半夏曲　白术　陈皮　厚朴　桔梗　藿香　甘草

内分泌病症方剂索引

续表

病名	方剂	页码	病名	方剂	页码
糖尿病肾病	桑螵蛸散	242	糖尿病周围神经病变	龙胆泻肝汤	201
	芍药甘草汤	247		七味白术散	220
	参附汤	250		芍药甘草汤	247
	参芪地黄汤	253		四逆汤	277
	肾气丸	256		四物汤	279
	实脾散（实脾饮）	264		桃红四物汤	290
	四逆汤	277		乌梅丸	304
	桃核承气汤	287		血府逐瘀汤	351
	消渴方	324		玉女煎	369
	小柴胡汤	329	糖尿病下肢血管病变	独活寄生汤	124
	玉屏风散	372		黄芪桂枝五物汤	169
	玉液汤	374		四妙丸（四妙方）	269
	真武汤	381		桃核承气汤	287
	猪苓汤	396		桃红四物汤	290
	左归丸	402		五味消毒饮	313
糖尿病视网膜病变	参苓白术散	72		仙方活命饮	319
	加味肾气汤	177		血府逐瘀汤	351
	六君子汤	198	糖尿病心脏病	赤石脂汤	83
	七味白术散	220		丹参饮	102
	杞菊地黄汤	223		栝蒌薤白半夏汤	147
	通窍活血汤	294		桃红四物汤	290
	温胆汤	299		炙甘草汤	394
	血府逐瘀汤	351	糖尿病胃轻瘫	半夏泻心汤	54
	右归丸	366		保和丸	58
糖尿病周围神经病变	补阳还五汤	65		补中益气汤	68
	当归四逆汤	112		橘皮竹茹汤	182
	独活寄生汤	124		六君子汤	198
	葛根芩连汤	141		麦门冬汤	211
	桂附地黄汤	150		平胃散	216
	桂枝茯苓丸	158		七味白术散	220
	黄芪桂枝五物汤	169		四磨汤	272

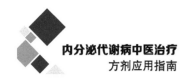

病名	方剂	页码	病名	方剂	页码
糖尿病胃轻瘫	四逆散	274	糖尿病皮肤瘙痒症	消风散	321
	温胆汤	299		小陷胸汤	342
	乌梅丸	304		玉女煎	369
	吴茱萸汤	307		镇肝熄风汤	383
	小柴胡汤	329	糖尿病合并高血压	半夏白术天麻汤	48
	旋覆代赭汤	349		杞菊地黄汤	223
	一贯煎	358		天麻钩藤饮	292
	越鞠丸	377	糖尿病合并高脂血症	栝蒌薤白半夏汤	147
	枳实导滞丸	389		六味地黄丸	195
	枳实消痞丸	391		七味白术散	220
	左金丸	405		通窍活血汤	294
糖尿病便秘	麻子仁丸	209		小承气汤	333
	清燥救肺汤	234	高脂血症	补中益气汤	68
	四磨汤	272		参苓白术散	72
	苏子降气汤	282		柴胡加龙骨牡蛎汤	77
	逍遥散	326		大柴胡汤	91
	小承气汤	333		大承气汤	95
	增液汤	379		二陈汤	128
糖尿病性腹泻	藿香正气散	174		桂枝茯苓丸	158
	理中丸	185		黄连解毒汤	167
	乌梅丸	304		连朴饮	188
	猪苓汤	396		七味白术散	220
糖尿病神经源性膀胱	八正散	35		四妙丸（四妙方）	269
	补中益气汤	68		四逆散	274
	暖肝煎	214		桃核承气汤	287
	四磨汤	272		桃红四物汤	290
	五苓散	310		通窍活血汤	294
	真武汤	381		五苓散	310
	猪苓汤	396		小陷胸汤	342
	犀角地黄汤	315		血府逐瘀汤	351

续表

病名	方剂	页码	病名	方剂	页码
高脂血症	越鞠丸	377	高尿酸血症及痛风	柴胡疏肝散	80
肥胖症	导痰汤	117		当归六黄汤	109
	二陈汤	128		二陈汤	128
	防风通圣散	136		二至丸	134
脂肪肝	柴胡疏肝散	80		六君子汤	198
	大柴胡汤	91		生脉散	259
	二陈汤	128		小柴胡汤	329
	苓桂术甘汤	192		一贯煎	358
	龙胆泻肝汤	201		玉女煎	369
	茵陈蒿汤	361		玉液汤	374
代谢综合征	半夏白术天麻汤	48	甲状腺功能减退症	补中益气汤	68
	柴胡疏肝散	80		二仙汤	132
	二陈汤	128		桂附地黄汤	150
	苓桂术甘汤	192		加味肾气汤	177
	六味地黄丸	195		理中丸	185
	平胃散	216		参附汤	250
高尿酸血症及痛风	白虎汤	37		肾气丸	256
	萆薢分清饮	63		四逆汤	277
	丹溪痛风方	104		逍遥散	326
	加味肾气汤	177		右归丸	366
	平胃散	216	桥本甲状腺炎	补中益气汤	68
	七味白术散	220		桂附地黄汤	150
	芍药甘草汤	247		生脉散	259
	四妙丸（四妙方）	269		小柴胡汤	329
	四物汤	279	甲状腺结节	半夏厚朴汤	51
	桃红四物汤	290		六君子汤	198
	温胆汤	299	亚急性甲状腺炎	川芎茶调散	84
	五苓散	310		大柴胡汤	91
	血府逐瘀汤	351		清营汤	232
	柴胡加龙骨牡蛎汤	77		桑菊饮	240

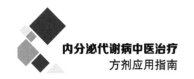

病名	方剂	页码	病名	方剂	页码
亚急性甲状腺炎	桑杏汤	245	围绝经期综合征	二仙汤	132
	小柴胡汤	329		归脾汤	155
	银翘散	364		青蒿鳖甲汤	225
骨质疏松症	补中益气汤	68		四物汤	279
	大补阴丸	89		小柴胡汤	329
	地黄饮子	119	多囊卵巢综合征	半夏泻心汤	54
	二仙汤	132		柴胡疏肝散	80
	二至丸	134		导痰汤	117
	龟鹿二仙胶汤	153		固冲汤	143
	归脾汤	155		六味地黄丸	195
	六味地黄丸	195		六君子汤	198
	鹿角胶丸	203		四物汤	279
	清燥救肺汤	234		桃核承气汤	287
	肾气丸	256		五苓散	310
	四物汤	279		逍遥散	326
	一贯煎	358		旋覆代赭汤	349
	右归丸	366		右归丸	366
	左归丸	402	睡眠障碍	柴胡加龙骨牡蛎汤	77
围绝经期综合征	百合固金汤	43		磁朱丸	87
	补中益气汤	68		四逆散	274
	大补阴丸	89		酸枣仁汤	284
	当归六黄汤	109		温胆汤	302